现代肿瘤
诊断思维与实践

XIANDAI ZHONGLIU ZHENDUAN SIWEI YU SHIJIAN

主编 尚 娟 田 涛 王运龙 夏依拉·艾合买提
田 飞 于 惠 王 蔚

黑龙江科学技术出版社

图书在版编目(CIP)数据

现代肿瘤诊断思维与实践 / 尚娟等主编. -- 哈尔滨：
黑龙江科学技术出版社，2022.8
ISBN 978-7-5719-1582-7

Ⅰ．①现… Ⅱ．①尚… Ⅲ．①肿瘤－诊疗 Ⅳ.
①R73

中国版本图书馆CIP数据核字（2022）第152002号

现代肿瘤诊断思维与实践

XIANDAI ZHONGLIU ZHENDUAN SIWEI YU SHIJIAN

主　　编	尚　娟　田　涛　王运龙　夏依拉·艾合买提　田　飞　于　惠　王　蔚	
责任编辑	包金丹	
封面设计	宗　宁	
出　　版	黑龙江科学技术出版社	
	地址：哈尔滨市南岗区公安街70-2号　邮编：150007	
	电话：（0451）53642106　传真：（0451）53642143	
	网址：www.lkcbs.cn	
发　　行	全国新华书店	
印　　刷	哈尔滨双华印刷有限公司	
开　　本	787 mm×1092 mm　1/16	
印　　张	29	
字　　数	733千字	
版　　次	2022年8月第1版	
印　　次	2023年1月第1次印刷	
书　　号	ISBN 978-7-5719-1582-7	
定　　价	198.00元	

前言

肿瘤是指机体在各种致瘤因子作用下,局部组织细胞增生所形成的新生物,这种新生物多呈占位性块状突起,因此也称赘生物。近年来,随着科技发展的不断加速,肿瘤的诊断技术也有了很大发展,包括肿瘤标记物、磁共振成像、正电子断层扫描、肿瘤分子病理诊断等,使得肿瘤的诊断变得精确化、个体化。在治疗方面,相关新药层出不穷,新的治疗方法不断涌现,提高了肿瘤的根治率、延长了晚期肿瘤患者的生存时间,使提高患者的生活质量成为可能。技术的发展要求临床医师要更多地了解和掌握有关肿瘤诊治的新理论、新观点、新技巧,以提高临床诊疗水平。基于以上需求,我们特组织一批肿瘤学专家编写了《现代肿瘤诊断思维与实践》一书。

本书结合专业的知识和权威的数据,通俗易懂地阐述了临床常见肿瘤的发生、发展机制,诊断和鉴别诊断,以及治疗思路,并特色性地加入了肿瘤的中医治疗和肿瘤的护理内容,突出了新技术、新方法在临床上的应用。本书结构严谨、重点突出,反映了当今临床强调的规范化、个体化治疗和循证医学的理念,可以指导临床医师从患者的细微变化中获得肿瘤的信息,达到疾病早发现、早诊断、早治疗的目的,可供肿瘤科临床工作者阅读参考。

本书在编写过程中,借鉴了诸多资料,但由于编者身负肿瘤临床诊治工作,编写时间仓促,因此书中难免存在不足之处,恳请广大读者见谅,并给予批评指正,以更好地总结经验,达到共同进步、提高肿瘤科相关医务人员诊疗水平的目的。

《现代肿瘤诊断思维与实践》编委会
2022 年 7 月

C_{ontents} 目 录

第一章 总论 ………………………………………………………………………… (1)

  第一节 肿瘤的概念 ………………………………………………………… (1)

  第二节 肿瘤的命名与分类 ………………………………………………… (1)

  第三节 肿瘤的形态与结构 ………………………………………………… (7)

  第四节 肿瘤的生长与扩散 ………………………………………………… (10)

  第五节 肿瘤的分级与分期 ………………………………………………… (15)

  第六节 肿瘤的分子流行病学 ……………………………………………… (16)

  第七节 肿瘤的预防 ………………………………………………………… (20)

第二章 肿瘤的病理诊断技术 ………………………………………………… (22)

  第一节 组织切片技术 ……………………………………………………… (22)

  第二节 组织的常规染色 …………………………………………………… (27)

  第三节 组织的特殊染色 …………………………………………………… (29)

  第四节 免疫组织化学技术 ………………………………………………… (31)

  第五节 免疫电镜技术 ……………………………………………………… (36)

  第六节 原位杂交技术 ……………………………………………………… (44)

第三章 肿瘤的放射治疗 ……………………………………………………… (50)

  第一节 近距离放射治疗 …………………………………………………… (50)

  第二节 远距离放射治疗 …………………………………………………… (61)

  第三节 立体定向放射 ……………………………………………………… (74)

第四章 肿瘤的化学治疗 ……………………………………………………… (84)

  第一节 临床常用抗肿瘤药 ………………………………………………… (84)

  第二节 治疗药物监测的临床应用 ………………………………………… (101)

第三节　化疗的不良反应与处理 ……………………………………………………… （102）

第五章　肿瘤的分子靶向治疗 ………………………………………………………… （109）

第一节　概述 ………………………………………………………………………… （109）

第二节　抗血管生成的靶向治疗 …………………………………………………… （109）

第三节　针对肿瘤基因的靶向治疗 ………………………………………………… （114）

第六章　肿瘤的介入治疗 ……………………………………………………………… （118）

第一节　概述 ………………………………………………………………………… （118）

第二节　肿瘤的血管性介入治疗技术 ……………………………………………… （119）

第三节　肿瘤的非血管性介入治疗技术 …………………………………………… （123）

第七章　神经系统肿瘤 ………………………………………………………………… （129）

第一节　神经胶质细胞瘤 …………………………………………………………… （129）

第二节　松果体区肿瘤 ……………………………………………………………… （131）

第三节　垂体腺瘤 …………………………………………………………………… （138）

第四节　脑膜瘤 ……………………………………………………………………… （150）

第五节　椎管内肿瘤 ………………………………………………………………… （158）

第八章　呼吸系统肿瘤 ………………………………………………………………… （159）

第一节　原发性气管癌 ……………………………………………………………… （159）

第二节　原发性支气管肺癌 ………………………………………………………… （161）

第三节　肺部转移癌 ………………………………………………………………… （184）

第九章　消化系统肿瘤 ………………………………………………………………… （189）

第一节　食管癌 ……………………………………………………………………… （189）

第二节　胆管癌 ……………………………………………………………………… （199）

第三节　胰腺癌 ……………………………………………………………………… （212）

第四节　小肠恶性肿瘤 ……………………………………………………………… （220）

第五节　结直肠癌 …………………………………………………………………… （223）

第十章　泌尿生殖系统肿瘤 …………………………………………………………… （233）

第一节　肾癌 ………………………………………………………………………… （233）

第二节　膀胱癌 ……………………………………………………………………… （237）

第三节　前列腺癌 …………………………………………………………………… （240）

第四节　睾丸肿瘤 …………………………………………………………………… （244）

第五节　外阴癌 ……………………………………………………………………… （261）

第六节　阴道恶性肿瘤 ……………………………………………………………………… (269)

第七节　子宫内膜癌 ………………………………………………………………………… (272)

第八节　子宫肉瘤 …………………………………………………………………………… (280)

第九节　卵巢恶性肿瘤 ……………………………………………………………………… (284)

第十一章　血液淋巴系统肿瘤 ……………………………………………………………… (295)

第一节　急性白血病 ………………………………………………………………………… (295)

第二节　多发性骨髓瘤 ……………………………………………………………………… (300)

第三节　骨髓增生异常综合征 ……………………………………………………………… (307)

第四节　恶性淋巴瘤 ………………………………………………………………………… (309)

第十二章　内分泌系统肿瘤 ………………………………………………………………… (326)

第一节　肾上腺肿瘤 ………………………………………………………………………… (326)

第二节　多发性内分泌腺肿瘤 ……………………………………………………………… (333)

第三节　弥散神经内分泌系统肿瘤 ………………………………………………………… (336)

第十三章　骨与软组织肿瘤 ………………………………………………………………… (345)

第一节　骨肉瘤 ……………………………………………………………………………… (345)

第二节　骨转移癌 …………………………………………………………………………… (353)

第三节　软组织肉瘤 ………………………………………………………………………… (356)

第四节　尤文肉瘤 …………………………………………………………………………… (361)

第十四章　肿瘤的中医治疗 ………………………………………………………………… (364)

第一节　鼻咽癌 ……………………………………………………………………………… (364)

第二节　胃癌 ………………………………………………………………………………… (373)

第三节　原发性肝癌 ………………………………………………………………………… (386)

第四节　乳腺癌 ……………………………………………………………………………… (403)

第十五章　肿瘤的护理 ……………………………………………………………………… (418)

第一节　甲状腺癌 …………………………………………………………………………… (418)

第二节　胰岛素瘤 …………………………………………………………………………… (430)

第三节　胃泌素瘤 …………………………………………………………………………… (435)

第四节　胆囊癌 ……………………………………………………………………………… (439)

第五节　皮肤癌 ……………………………………………………………………………… (445)

参考文献 ……………………………………………………………………………………… (451)

第一章 总 论

第一节 肿瘤的概念

肿瘤又称新生物,是机体在各种致病因素的长期作用下发生的细胞过度增殖。肿瘤细胞与正常细胞相比,有结构功能和代谢的异常,具有超常的增殖能力。肿瘤的发生是一个复杂的过程,宿主受某些物理、化学、生物等因素的影响,细胞的 DNA 发生改变,形成变异细胞,此阶段称为启动阶段。再结合某些因素的影响,进入促进阶段,癌细胞开始形成。癌细胞的特性包括细胞的无休止和无序的分裂,并有侵蚀性和转移性。

肿瘤一旦形成,不因诱因消除而停止生长。良性肿瘤对机体危害一般较轻;恶性肿瘤则会对机体构成严重威胁。特征为失控性过度生长,并由原发部位向其他部位转移和侵犯,如不能得到控制,将侵犯重要器官和组织,引起衰竭,导致患者死亡。

恶性肿瘤以其高发病率和高病死率,严重威胁人民群众的生命安全,并给家庭和社会带来沉重的经济负担。

中医学认为,肿大成块,留居不散之物为肿瘤。3500 年前的甲骨文上已有"瘤"字。2000 多年前的《周礼》已记载有专门治疗肿瘤的医师,称为"疡医"。历代中医均对肿瘤进行过描述,病名有 20 余种,如噎膈、反胃、积聚、乳岩、瘿瘤、崩漏、带下、癌等。明代以后才开始用"癌"来统称恶性肿瘤。

(尚 娟)

第二节 肿瘤的命名与分类

一、肿瘤的命名

肿瘤的命名应以能反映肿瘤的部位、组织来源及其良、恶性为原则,但因历史的原因,有些命名并不符合这一原则。目前常用的命名方法有普通命名法和特殊命名法。

(一)普通命名法

普通命名法主要依据肿瘤的生物学行为、解剖部位、组织结构、细胞类型等,分为以下几类。

1.良性肿瘤

按部位+组织分化类型+瘤,如支气管乳头状瘤、卵巢浆液性乳头状囊腺瘤等。

2.交界性肿瘤

按部位+交界性或非典型性或侵袭性+组织分化类型+瘤,如卵巢交界性浆液性乳头状囊腺瘤、非典型性脑膜瘤和跟骨侵袭性骨母细胞瘤等。

3.恶性肿瘤

(1)一般命名:①上皮组织来源的恶性肿瘤,按部位+上皮组织分化类型+癌,如食管鳞状细胞癌、直肠腺癌、膀胱移行细胞癌和肺泡细胞癌。②间叶组织来源的恶性肿瘤,按部位+间叶组织分化类型+肉瘤,如腹膜后平滑肌肉瘤、头皮血管肉瘤和小腿上皮样肉瘤等。③有些肿瘤采用恶性+组织分化类型+瘤,如恶性纤维组织细胞瘤、恶性黑色素瘤和恶性淋巴瘤等。④向胚胎组织分化的肿瘤,按部位+母细胞瘤,多数为恶性,如肾母细胞瘤、肝母细胞瘤、胰母细胞瘤、视网膜母细胞瘤和神经母细胞瘤等,少数为良性,如脂肪母细胞瘤和骨母细胞瘤。⑤当肿瘤内同时含有上皮和肉瘤成分时,按部位+癌或腺+肉瘤,如膀胱癌肉瘤和子宫腺肉瘤等。⑥当肿瘤内含有两种或两种胚层以上成分时,按部位+畸胎瘤或未成熟畸胎瘤,如卵巢成熟性囊性畸胎瘤和睾丸未成熟畸胎瘤等,加以恶性,如子宫恶性中胚叶混合瘤等。

(2)也有学者按以下方法命名:①根据生物学行为可将肿瘤分为良性瘤、交界瘤、恶性瘤,其中恶性瘤中来源于上皮组织的称为癌,来自间叶组织的则称为肉瘤。②根据恶性程度可分为低度恶性、中度恶性及高度恶性肿瘤。③根据生长方式可分为原位癌、浸润癌、转移癌。④根据波及范围可分为早期癌、中期癌和晚期癌,以及原发性癌、继发性癌。⑤根据解剖部位可分为食管癌、胃癌、大肠癌、肝癌、鼻咽癌、肺癌、乳腺癌、宫颈癌、皮肤癌等。⑥根据组织结构可分为乳头状瘤、乳头状癌、囊腺瘤、囊腺癌、绒毛状腺瘤、管状癌、腺样囊腺癌、叶状囊肉瘤、腺泡细胞癌、腺泡状软组织肉瘤、滤泡性癌等。⑦根据细胞来源可分为鳞状细胞癌、基底细胞癌、移行细胞癌、腺瘤、腺癌、精原细胞瘤、神经鞘瘤、神经节细胞瘤、软骨肉瘤、骨肉瘤、平滑肌瘤、横纹肌肉瘤等。⑧根据细胞的形状可分为梭形细胞癌、燕麦细胞癌、印戒细胞癌、上皮样肉瘤等。⑨根据细胞的大小可分为大细胞癌、巨细胞癌、小细胞癌等。⑩根据细胞的染色反应可分为嗜银细胞瘤、嗜铬细胞瘤、嗜酸细胞瘤、嗜碱细胞瘤、嫌色细胞瘤、透明细胞癌等。⑪根据细胞内所含的内容可分为黏液腺癌、恶性黑色素瘤、浆液性腺瘤。⑫含内分泌激素的可分为生长激素瘤、催乳素瘤、促甲状腺素瘤、促皮质激素瘤、胰岛素瘤、胃泌素瘤、高血糖素瘤等。⑬根据细胞的颜色可分为棕色瘤、绿色瘤、黄色瘤。⑭根据所含肿瘤成分命名,如癌肉瘤、腺鳞癌、基底鳞状细胞癌、黏液表皮样癌、红白血病、支持间质细胞瘤、纤维腺瘤、血管平滑肌脂肪瘤等。

(二)特殊命名法

特殊命名法无一定规律,多来自传统习惯或特殊情况的约定俗成。有以下几种方式。

1.按传统习惯

如白血病和蕈样真菌病等。

2.按人名

如 Hodgkin 病、Ewing 肉瘤、Wilms 瘤、Askin 瘤、Paget 病、卵巢 Brenner 瘤和 Merkel 细胞癌等。

3.按肿瘤的形态学特点

如海绵状血管瘤、多囊性间皮瘤和丛状神经纤维瘤等。

4.按解剖部位

如迷走神经体瘤和颈动脉体瘤等。

5.按地名命名

如地中海型淋巴瘤、非洲淋巴瘤等。

需要注意的是,有一些并非肿瘤的疾病却被称为瘤,应从肿瘤中剔除,如石蜡瘤、胆脂瘤、淀粉样瘤、动脉瘤等。

二、肿瘤的分类

一般按照肿瘤的生物学行为和肿瘤的组织来源进行分类。从2000年起,WHO分类引入细胞学和遗传学的相关内容。常见肿瘤分类见表1-1。

表1-1　常见肿瘤分类

组织来源	良性肿瘤	交界性肿瘤	恶性肿瘤
上皮组织			
鳞状上皮	鳞状上皮乳头状瘤、角化性棘皮瘤、透明细胞棘细胞瘤、大细胞棘皮瘤		Bowen病、鳞状细胞癌、疣状癌
基底上皮	基底细胞乳头状瘤		基底细胞癌(囊性型、腺样型、角化型、未分化型、实质型,色素型、硬化性、浅表型)
毛发上皮	毛发上皮瘤、毛母质瘤(钙化上皮瘤)、毛发瘤、毛鞘瘤、毛囊瘤		毛根鞘癌、毛母质癌
移行上皮	移行细胞乳头状瘤		移行细胞癌
黏液细胞	黏液性囊腺瘤	交界性黏液性囊腺瘤	黏液性囊腺瘤、杯状细胞癌、黏液腺癌、黏液表皮样癌、印戒细胞癌
皮脂腺细胞	皮脂腺腺瘤、皮脂腺上皮瘤、睑板腺瘤		皮脂腺腺癌、睑板腺癌
汗腺细胞	汗腺瘤		汗腺癌
Clara细胞	Clara细胞瘤		Clara细胞癌
Ⅱ型肺泡上皮	Ⅱ型肺泡上皮乳头状瘤		Ⅱ型肺泡上皮癌
支气管表面上皮	支气管乳头状瘤		支气管表面上皮癌
腺上皮	腺癌、乳头状腺瘤、管状腺瘤、乳头管状腺瘤、囊腺瘤		腺癌、乳头状腺癌、管状腺癌、乳头管状腺癌、导管腺癌、筛状癌、小梁状癌、腺样囊腺癌、实体癌、髓样癌
非造血系统间叶组织			

续表

组织来源	良性肿瘤	交界性肿瘤	恶性肿瘤
纤维组织	纤维瘤、结节性筋膜炎、增生性筋膜炎/肌炎、婴儿纤维性错构瘤、肌纤维瘤病、钙化性腱膜纤维瘤、各种纤维瘤病		纤维肉瘤
纤维组织细胞	纤维组织细胞瘤、幼年性黄色肉芽网状组织细胞瘤	非典型纤维黄色瘤、隆凸性皮肤纤维瘤、丛状纤维组织细胞癌、血管瘤样纤维组织细胞瘤、巨细胞成纤维细胞瘤	恶性纤维组织细胞瘤（席纹状-多形型、黏液型、巨细胞型、垂体黄色瘤）
脂肪组织	脂肪瘤、脂肪母细胞瘤、血管脂肪瘤、梭形细胞脂肪瘤、多形性脂肪瘤、血管平滑肌脂肪瘤、髓性脂肪瘤、冬眠癣、非典型性脂肪瘤		分化良好的脂肪肉瘤（脂肪瘤样型、硬化型、炎症型）、黏液样脂肪肉瘤、圆形细胞脂肪肉瘤、多形性脂肪肉瘤、去分化性脂肪肉瘤
平滑肌组织	平滑肌瘤、血管平滑肌瘤、上皮样平滑肌瘤（良性平滑肌母细胞瘤）、散在性腹腔平滑肌瘤病		平滑肌肉瘤、上皮样平滑肌肉瘤（恶性平滑肌母细胞瘤）
横纹肌组织	横纹肌瘤（成熟型、生殖道型、胎儿型）		横纹肌肉瘤（胚胎型、葡萄簇型、梭形细胞型、腺泡型、多形型）
血管和淋巴管内皮组织	乳头状血管内皮增生、血管瘤（毛细血管型、海绵型、上皮样型、肉芽肿型）、淋巴管瘤、淋巴管肌瘤和淋巴管肌瘤病、血管瘤病和淋巴管瘤病	血管内皮瘤（上皮样、梭形细胞、血管内乳头状）	血管肉瘤（淋巴管肉瘤）、Kaposi 肉瘤
血管外皮组织	良性血管外皮瘤、血管球瘤		恶性血管外皮瘤、恶性血管球瘤
滑膜组织	腱鞘巨细胞瘤（局限型、弥漫型）		恶性腱鞘巨细胞瘤
间皮组织	局限型纤维性间皮瘤、囊性间皮瘤、腺瘤样瘤、分化良好的乳头状间皮瘤		恶性局限型纤维性间皮瘤、弥漫型间皮瘤（上皮型、梭形型或肉瘤样型）
子宫内膜间质	子宫内膜间质结节		子宫内膜间质肉瘤
骨细胞	骨瘤、骨母细胞瘤、骨样骨瘤	侵袭性骨母细胞瘤	骨肉瘤
软骨细胞	软骨瘤、软骨母细胞瘤、软骨黏液纤维瘤		软骨肉瘤、间叶性软骨肉瘤、去分化软骨肉瘤
破骨细胞	巨细胞瘤		恶性巨细胞瘤
脑膜	脑膜瘤	非典型性脑膜瘤	恶性脑膜瘤
淋巴造血组织			
B 细胞		淋巴滤泡不典型增生	B 细胞性淋巴瘤
T 细胞			T 细胞性淋巴瘤

组织来源	良性肿瘤	交界性肿瘤	恶性肿瘤
组织细胞			真性组织细胞增生症、恶性组织细胞增生症、Langerhans 组织细胞增生症、滤泡树突细胞肉瘤、交指树突细胞肉瘤、浆细胞样单核细胞淋巴瘤
多种细胞 Sternberg-Reed 细胞			Hodgkin 淋巴瘤（淋巴细胞为主型、结节硬化型、混合细胞型、淋巴细胞消减型）
造血细胞			白血病，包括粒细胞白血病、淋巴细胞白血病、单核细胞白血病、红血病、红白血病、嗜酸性粒细胞白血病、嗜碱粒性细胞白血病、巨核细胞白血病、浆细胞白血病、毛细胞白血病、干细胞白血病、肥大细胞白血病
中枢神经组织 胶质细胞	星形细胞瘤（纤维型、原浆型、肥胖星形母细胞瘤细胞型）、毛发型星形细胞瘤、多形性黄色星形细胞瘤、室管膜下巨细胞星形细胞瘤、少突胶质细胞瘤、室管膜细胞瘤（细胞丰富型、乳头型、上皮型、透明细胞型）、黏液乳头室管膜瘤。混合性胶质细胞瘤	星形母细胞瘤	间变性星形细胞瘤、多形性胶质母细胞瘤、极性胶质细胞瘤、恶性少突胶质细胞瘤、恶性室管膜瘤、恶性混合性胶质细胞瘤
脉络丛细胞	脉络丛乳头状瘤		脉络丛乳头状癌
神经元及髓上皮	节细胞神经瘤、中央性神经细胞瘤		神经母细胞瘤、髓上皮瘤、髓母细胞瘤（结缔组织增生性髓母细胞瘤、髓肌母细胞瘤、黑素细胞髓母细胞瘤）、原始神经上皮瘤
周围神经组织 周围神经	损伤性神经瘤、Morton 神经瘤、神经肌肉错构瘤、Schwann 瘤（丛状型、细胞丰富型、退化型或陈旧型）、神经纤维瘤（弥漫型、丛状型、环层小体型或 Pasini 型、上皮样型）、颗粒细胞瘤、黑色细胞 Schwann 瘤、神经鞘膜黏液瘤、神经节细胞瘤、色素性神经外胚叶瘤（网膜始基瘤）		恶性周围神经鞘膜瘤（恶性蝾螈瘤、腺型恶性周围神经鞘膜瘤、上皮样型恶性周围神经鞘膜瘤）、恶性颗粒细胞瘤、透明细胞肉瘤（软组织恶性黑素瘤）、恶性黑素细胞 Schwann 瘤、神经母细胞瘤、节细胞神经母细胞瘤、神经上皮瘤、视网膜母细胞瘤、嗅神经母细胞瘤
内分泌组织			
松果体细胞	松果体细胞瘤		
促生长细胞	生长激素瘤	浸润性垂体腺瘤	垂体腺癌

组织来源	良性肿瘤	交界性肿瘤	恶性肿瘤
促肾上腺皮质细胞	促肾上腺皮质激素瘤		
促甲状腺细胞	促甲状腺素瘤		
促性腺细胞	促性腺激素瘤		
肾上腺髓质细胞	嗜铬细胞瘤		恶性嗜铬细胞瘤
肾上腺皮质细胞	肾上腺皮质腺瘤		肾上腺皮质腺癌
甲状腺细胞	甲状腺腺瘤		甲状腺癌
甲状旁腺细胞	甲状旁腺腺瘤		甲状旁腺癌
胰岛 β 细胞	胰岛素瘤		恶性胰岛素瘤
胰岛 δ 细胞	胃泌素瘤		恶性胃泌素瘤
胰岛 α 细胞	高血糖素瘤		恶性高血糖素瘤
胰岛非 β 细胞	血管活性肠肽瘤		恶性血管活性肠肽瘤
副交感副神经节细胞	副交感副神经节瘤		恶性副交感副神经节瘤
交感副神经节细胞	交感副神经节瘤		恶性交感副神经节瘤
分散的神经内分泌细胞			神经内分泌癌,包括类癌
Merkel 细胞			Merkel 细胞癌
甲状腺 C 细胞			甲状腺髓样癌
性腺组织			
生殖细胞	畸胎瘤（囊性）	畸胎瘤（实质性）	无性细胞瘤（精原细胞瘤）、卵黄囊瘤（内胚窦瘤）、胚胎性癌、多胚瘤、绒毛膜癌、畸胎瘤（未成熟型）、恶性畸胎瘤
性索间充质细胞			
粒层及卵泡膜细胞	卵泡膜细胞瘤、卵巢纤维瘤、黄体瘤	粒层细胞瘤	恶性粒层细胞瘤、恶性卵泡膜细胞瘤、卵巢纤维肉瘤
支持细胞-间质细胞	PICK 管状腺瘤,门细胞瘤、支持-间质细胞瘤	中间型支持-间质细胞瘤	恶性支持-间质细胞瘤
两性细胞	两性母细胞瘤		
生殖细胞＋性索间充质细胞	生殖腺母细胞瘤		
特殊组织			

续表

组织来源	良性肿瘤	交界性肿瘤	恶性肿瘤
牙组织	造釉细胞瘤、牙源性腺样瘤(腺样造釉细胞瘤)、牙源性钙化上皮瘤、牙源性钙化囊肿、牙源性鳞状细胞瘤、牙源性纤维瘤、牙源性黏液瘤、牙本质瘤、牙骨质瘤、化牙骨质纤维瘤、造釉细胞纤维瘤、造釉细胞牙瘤、造釉细胞纤维牙瘤、牙瘤(混合性牙瘤、组合性牙瘤)		造釉细胞癌、颌骨原发性鳞状细胞癌、牙源性纤维肉瘤、造釉细胞纤维肉瘤、造釉细胞牙肉瘤
脊索			脊索瘤
颅咽管	颅咽管瘤		
胸腺	胸腺瘤	浸润性胸腺瘤	胸腺癌
黑素细胞	黑痣		恶性黑素瘤
两种以上成分各种"母细胞"			肝母细胞瘤、胰母细胞瘤、肾母细胞瘤、肺母细胞瘤
其他	混合瘤、纤维腺瘤、纤维上皮瘤、间叶瘤		癌肉瘤、恶性混合瘤、叶状囊肉瘤、恶性纤维上皮瘤、恶性中胚叶混合瘤、恶性间叶瘤
组织来源不明	先天性颗粒细胞瘤、黏液瘤(皮肤、肌肉、血管)、副脊索瘤		腺泡状软组织肉瘤、上皮样肉瘤、骨外 Ewing 肉瘤、滑膜肉瘤、恶性横纹肌样瘤、儿童结缔组织增生性小细胞瘤

（尚　娟）

第三节　肿瘤的形态与结构

一、大体形态

(一)肿瘤的形状

因肿瘤生长的部位不同形态各异,一般呈实性或囊性。膨胀性生长的肿瘤边界清楚或有包膜,浸润性生长的肿瘤边界不清,边缘不规则,常呈犬牙交错状、蟹足样或放射状伸入邻近的正常组织内。常见形状见表 1-2。

(二)肿瘤的体积

肿瘤大小不一,一般位于躯体浅表或狭窄腔道(如颅腔、椎管和耳道)的肿瘤较小,位于深部体腔(如腹膜后和纵隔)的肿瘤体积较大。大者可达数十千克,小者小到不易被肉眼发现,微小癌或隐匿性癌直径不超过 1 cm,如甲状腺乳头状微癌;特大肿瘤多为生长缓慢、长在非要害部位的良性或低度恶性的肿瘤;恶性肿瘤生长迅速,易转移,在未达到巨大体积前患者往往已死亡。

表 1-2　肿瘤常见形状

肿瘤生长部位	肿瘤形状
深部组织	多呈结节状
两层致密组织间	扁圆形
神经鞘内	长梭形
椎孔、肋间处	哑铃形或葫芦状
软组织中、实质器官内	圆、椭圆、分叶状
表浅部位	息肉状、菜花状、蕈伞状、乳头状、浅表播散状、斑块状、皮革袋状、空洞状、溃疡状、草莓状、蟹足状等

(三)肿瘤的颜色

多数肿瘤的切面呈灰白、灰红或灰褐色,体积较大的肿瘤常伴有出血、坏死或囊性变。有时可从肿瘤的色泽推断肿瘤的类型,如脂肪瘤和神经鞘瘤呈黄色,血管瘤呈红色,黑色素性肿瘤呈灰黑色或黑色,粒细胞肉瘤在新鲜标本时呈绿色,软骨性肿瘤呈浅蓝灰色,淋巴管肌瘤切开时可见乳白色液体流出等。但由于肿瘤不断增大,瘤组织营养不良,发生淤血、出血、坏死、纤维化等继发性改变,可致颜色改变,常见肿瘤颜色见表 1-3。

表 1-3　常见肿瘤颜色

肿瘤颜色	原因	常见肿瘤
苍白	供血不足,大量胶原纤维伴玻璃变、钙化	乳腺癌、胃癌、纤维瘤、纤维肉瘤
淡红	供血丰富	血管瘤、肝癌、胃癌
紫红	血管、血窦丰富,继发出血	血管瘤
灰红	组织颜色	肌原性肿瘤
枣红	含大量甲状腺胶质样物质	甲状腺胶质腺瘤、甲状腺滤泡型癌
浅蓝	组织颜色	软骨性肿瘤
淡黄	含脂类多	脂肪瘤、脂肪肉瘤
灰黄	继发坏死	肿瘤坏死区
淡绿	髓过氧化酶引起绿色色素	绿色瘤
铁锈色	陈旧性出血	肿瘤陈旧性出血区
透明胶质状	分泌黏液或伴黏液性变	黏液瘤、黏液癌
黑棕色	黑色素沉着	黑色素瘤、色素性基底细胞癌
多彩	瘤囊腔内含有多种液体	肾透明细胞癌、卵巢黏液型囊腺癌

(四)肿瘤的数目

通常单个出现,有时可为多个或呈多中心性生长。但多灶性肿瘤并不罕见,有报道,子宫平滑肌瘤可多达 310 个,多发生骨髓瘤、神经纤维瘤、家族性大肠腺瘤病常见有数百个病灶。转移性肿瘤大多为多个病灶,常累及多种器官,甚至广泛播散到全身,称为弥漫性癌病。

(五)肿瘤的质地

取决于肿瘤实质和间质的成分和数量,以及有无伴发变性和坏死等。一般来说,实质多于间质的肿瘤较软,反之则较硬。癌的质地一般硬而脆;而高度恶性的肉瘤则软而嫩,呈鱼肉样;各种腺瘤、脂肪瘤和血管瘤的质地较柔软;纤维瘤病、平滑肌瘤则较坚韧;而骨瘤或伴有钙化、骨化的肿瘤质地坚硬。

1.特别坚硬者

硬癌、骨肿瘤、软骨瘤、钙化上皮瘤。

2.特别柔软者

海绵状血管瘤、脂肪瘤、黏液瘤、髓样瘤。

3.骨骼系统以外的肿瘤

一般都较其起源组织或邻近组织坚硬。

肿瘤组织的坚硬度也可因变性、坏死、囊性变而变软,或因纤维化、钙化、骨化而变硬。

(六)肿瘤的包膜

良性肿瘤一般包膜完整,恶性肿瘤包膜不完整或无包膜。

二、组织结构

任何肿瘤的显微镜下形态结构都可分为实质和间质两部分。

(一)实质

实质是肿瘤的主要部分,由肿瘤细胞组成,决定肿瘤的特性及其生物学行为。良性肿瘤的瘤细胞与其起源组织相似,而恶性肿瘤则多显示与其起源组织有相当程度的差异,这种差异越大,表示肿瘤细胞的分化程度越低,反映出肿瘤的恶性程度越高;反之,瘤细胞在形态上越接近起源组织,则瘤细胞分化程度越高,反映肿瘤的恶性程度越低。因此,根据肿瘤的细胞形态可识别其组织来源,根据肿瘤分化程度,可衡量肿瘤的恶性程度。构成肿瘤实质的瘤细胞类型和形态多种多样。肿瘤病理学通常根据瘤细胞的类型及其排列方式来进行肿瘤的分类、命名和诊断,并根据瘤细胞的分化程度和异型性来确定肿瘤的性质。

(二)间质

间质是肿瘤的支持组织,由结缔组织、血管和神经等组成,起着支持和营养肿瘤实质的作用。间质不具有肿瘤的特性,在各种肿瘤中基本相似,只是在数量、分布、各种间质成分的比例上有差别。肿瘤的生长依靠间质的支持,但又受间质固有成分及浸润细胞等制约,即实质与间质互相依赖又相互拮抗。间质中结缔组织的固有细胞由纤维细胞和成纤维细胞组成,还包括一些未分化间叶细胞和巨噬细胞。未分化的间叶细胞多分布于血管周围,具有多向分化的潜能。结缔组织中的纤维成分包括胶原纤维、弹力纤维和网状纤维。结缔组织的基质由黏多糖和蛋白质组成。间质内往往还有数量不等的淋巴细胞、浆细胞、中性粒细胞和嗜酸性粒细胞浸润,常为宿主针对肿瘤组织的免疫反应。一般来说,淋巴造血组织肿瘤、胃肠道黏液腺癌、乳腺髓样癌等肿瘤内的结缔组织较少,而乳腺硬癌、胆管癌和一些促进结缔组织增生的肿瘤内的结缔组织则较多。网状纤维多存在于间叶组织肿瘤内,可出现于瘤细胞之间,而在癌组织中,网状纤维仅围绕在癌巢周围,在癌和肉瘤的鉴别诊断中具有一定的参考价值。间质内血管的数量因肿瘤而异,一般来说,生长较快的肿瘤血管丰富,生长缓慢的肿瘤血管稀少。间质内的神经多为固有神经,指纹状、旋涡状或不规则分支状,腔隙常有不规则扩张。

三、超微结构

一般来说,恶性肿瘤的核异形且大,核膜常曲折,核质比例大,核仁及常染色质都较显著,染色质在有丝分裂期凝集成染色体,染色体的数目偏离正常的二倍体,出现超二倍体、亚四倍体、多倍体、非整倍体,形态不规则,表现为易位、断裂、缺失、重复、倒置、环状等。染色体的改变随恶性程度的递增而加重。肿瘤细胞的线粒体变得十分畸形,线粒体嵴变少,排列方向杂乱。粗面内质网在肿瘤细胞中一般是减少,也有的仍保留丰富的粗面内质网,但显畸形。分化较好或分泌功能旺盛的肿瘤中高尔基体发达,恶性程度高的肿瘤细胞内高尔基体不易见到。肿瘤细胞中微丝减少,直径较小。弹力纤维也减少,肿瘤细胞的微管一般也减少。肿瘤细胞的中间丝在结构和数量上无明显改变,各种中间丝的生化组成及其抗原性具有细胞类型的特点,肿瘤细胞仍可能保持这种特点。肿瘤的溶酶体在侵袭性强的瘤细胞中数量显著增多,常见的为多泡体及残余体。生长活跃的肿瘤细胞有丝分裂增多,中心体容易见到。通常肿瘤细胞的细胞膜连接结构减少,细胞表面可出现较丰富的不规则的微绒毛、胞质突起和伪足等。

四、排列方式

(一)常见上皮性肿瘤的排列方式

腺泡状排列、腺管状排列、栅栏状排列、乳头状排列、筛孔状排列、圆柱状排列、菊形团样排列、条索状排列、片状排列、实性团或巢状排列、丛状排列等。

(二)非上皮性肿瘤的排列方式

栅栏状排列,旋涡状排列,洋葱皮样排列,腺泡状排列,分叶状、结节状或弥漫片状排列,交织的条索状或编织状排列,波纹状排列,席纹状或车辐状排列,鱼骨样或人字形排列,器官样排列,丛状排列,菊形团样排列等。

（尚　娟）

第四节　肿瘤的生长与扩散

恶性肿瘤除了不断生长,还发生局部浸润,甚至通过转移播散到其他部位。本节介绍肿瘤的生长与扩散的生物学特点和影响因素。

一、肿瘤的生长

(一)肿瘤的生长方式

肿瘤的生长方式主要有三种:膨胀性生长、外生性生长和浸润性生长。

1.膨胀性生长

实质器官的良性肿瘤多呈膨胀性生长,其生长速度较慢,随着体积增大,肿瘤推挤但不侵犯周围组织,与周围组织分界清楚,可在肿瘤周围形成完整的纤维性包膜。有包膜的肿瘤触诊时常常可以推动,手术容易摘除,不易复发。这种生长方式对局部器官、组织的影响,主要是挤压。

2.外生性生长

体表肿瘤和体腔(如胸腔、腹腔)内的肿瘤,或管道器官(如消化道)腔面的肿瘤,常突向表面,呈乳头状、息肉状、蕈状或菜花状。这种生长方式称为外生性生长。良性肿瘤和恶性肿瘤都可呈外生性生长,但恶性肿瘤在外生性生长的同时,其基底部往往也有浸润。外生性恶性肿瘤,由于生长迅速,肿瘤中央部血液供应相对不足,肿瘤细胞易发生坏死,坏死组织脱落后形成底部高低不平、边缘隆起的溃疡(恶性溃疡)。

3.浸润性生长

恶性肿瘤多呈浸润性生长。肿瘤细胞长入并破坏周围组织(包括组织间隙、淋巴管或血管),这种现象叫作浸润。浸润性肿瘤没有包膜(或破坏原来的包膜),与邻近的正常组织无明显界限。触诊时,肿瘤固定,活动度小;手术时,需要将较大范围的周围组织一并切除,因为其中也可能有肿瘤浸润,若切除不彻底,术后容易复发。手术中由病理医师对切缘组织作快速冷冻切片检查以了解有无肿瘤浸润,可帮助手术医师确定是否需要扩大切除范围。

(二)肿瘤的生长速度

不同肿瘤的生长速度差别很大。良性肿瘤生长一般较缓慢,肿瘤生长的时间可达数年甚至数十年。恶性肿瘤生长较快,特别是分化差的恶性肿瘤,可在短期内形成明显的肿块。影响肿瘤生长速度的因素很多,如肿瘤细胞的倍增时间、生长分数、肿瘤细胞的生成和死亡的比例等。

肿瘤细胞的倍增时间指细胞分裂繁殖为两个子代细胞所需的时间。多数恶性肿瘤细胞的倍增时间并不比正常细胞更快,所以,恶性肿瘤生长迅速可能主要不是肿瘤细胞倍增时间缩短引起的。生长分数指肿瘤细胞群体中处于增生状态的细胞的比例(图 1-1)。处于增生状态的细胞,不断分裂繁殖;细胞每一次完成分裂、形成子代细胞的过程称为一个细胞周期,由 G_1、S、G_2 和 M 四个期组成。DNA 的复制在 S 期进行,细胞的分裂发生在 M 期。G_1 期为 S 期做准备,G_2 期为 M 期做准备。恶性肿瘤形成初期,细胞分裂繁殖活跃,生长分数高。随着肿瘤的生长,有的肿瘤细胞进入静止期(G_0 期),停止分裂繁殖。许多抗肿瘤的化学治疗药物是通过干扰细胞增生起作用的。因此,生长分数高的肿瘤对于化学治疗敏感。如果一个肿瘤中非增生期细胞数量较多,它对化学药物的敏感性可能就比较低。对于这种肿瘤,可以先进行放射治疗或手术,缩小或大部去除瘤体,这时,残余的 G_0 期肿瘤细胞可再进入增生期,从而增加肿瘤对化学治疗的敏感性。

图 1-1 肿瘤细胞增生状态和非增生状态

肿瘤细胞增生过程中,有的细胞进入非增生状态(进入 G_0 期或分化或死亡),处于增生状态的仅为部分肿瘤细胞

肿瘤细胞的生成和死亡的比例是影响肿瘤生长速度的一个重要因素。肿瘤生长过程中,由于营养供应和机体抗肿瘤反应等因素的影响,有一些肿瘤细胞会死亡,并且常常以凋亡的形式发生。肿瘤细胞的生成与死亡的比例,可能在很大程度上决定肿瘤是否能持续生长、能以多快的速度生长。促进肿瘤细胞死亡和抑制肿瘤细胞增生是肿瘤治疗的两个重要方面。

(三)肿瘤的血管生成

肿瘤直径达到 $1 \sim 2$ mm 后,若无新生血管生成以提供营养,则不能继续增长。实验显示,肿

瘤有诱导血管生成的能力。肿瘤细胞本身及炎细胞(主要是巨噬细胞)能产生血管生成因子,如血管内皮细胞生长因子(vascular endothelial growth factor,VEGF),诱导新生血管的生成。血管内皮细胞和成纤维细胞表面有血管生成因子受体。血管生成因子与其受体结合后,可促进血管内皮细胞分裂和毛细血管出芽生长。近年研究还显示,肿瘤细胞本身可形成类似血管、具有基底膜的小管状结构,可与血管交通,作为不依赖于血管生成的肿瘤微循环或微环境成分,称为"血管生成拟态"。肿瘤血管生成由血管生成因子和抗血管生成因子共同控制。抑制肿瘤血管生成或"血管生成拟态",是抗肿瘤研究的重要课题,也是肿瘤治疗的新途径。

(四)肿瘤的演进和异质性

恶性肿瘤是从一个发生恶性转化的细胞单克隆性增生而来。肿瘤性增生所具有的这种克隆性特点,在女性可用多态 X 性联标记,如雄激素受体的杂合性来测定(图 1-2)。

图 1-2　用 X 性联标记显示肿瘤细胞的克隆性

女性的一对 X 染色体分别来自其父母。胚胎发育过程中细胞内的一个 X 染色体被随机灭活。每一体细胞中的活化的 X-性联标记(如雄激素受体或 G6PD 同工酶)基因随机来自其父或母(图中的 A 或 B)。分析 X-性联标记杂合的女性患者发生的肿瘤,可显示肿瘤细胞中 X-性联标记基因或来自母亲的 A,或者来自父亲的 B,而不是同时具有两个等位基因,说明该肿瘤具有克隆性

理论上,一个恶性转化细胞通过这种克隆增生过程,经过大约 40 个倍增周期后,达到 10^{12} 细胞,可引起广泛转移,导致宿主死亡;而临床能检测到的最小肿瘤(数毫米大),恶性转化的细胞也已增生了大约30个周期,达到 10^9 细胞(图 1-3)。

图 1-3　肿瘤生长的生物学

肿瘤的克隆性增生、肿瘤细胞演进与异质性的关系：一个发生了转化的细胞（肿瘤细胞）克隆性增生，并衍生出众多亚克隆；侵袭性更强、更能逃避宿主反应的亚克隆得以存活与繁衍，演进为侵袭性更强的异质性的肿瘤

恶性肿瘤在其生长过程中出现侵袭性增加的现象称为肿瘤的演进，可表现为生长速度加快、浸润周围组织和发生远处转移。肿瘤演进与它获得越来越大的异质性有关。肿瘤在生长过程中，经过许多代分裂繁殖产生的子代细胞，可出现不同的基因改变或其他大分子的改变，其生长速度、侵袭能力、对生长信号的反应、对抗癌药物的敏感性等方面都可以有差异。这时，这一肿瘤细胞群体不再是由完全一样的肿瘤细胞组成的，而是具有异质性的肿瘤细胞群体，即具有各自特性的"亚克隆"。在获得这种异质性的肿瘤演进过程中，具有生长优势和较强侵袭力的细胞压倒了没有生长优势和侵袭力弱的细胞。

近年来对白血病、乳腺癌、前列腺癌、胶质瘤等多种肿瘤的研究显示，一个肿瘤虽然是由大量肿瘤细胞组成的，但其中具有启动和维持肿瘤生长、保持自我更新能力的细胞是少数，这些细胞称为癌症干细胞、肿瘤干细胞或肿瘤启动细胞（tumor initiating cell，TIC）。对肿瘤干细胞的进一步研究，将有助于深入认识肿瘤发生、肿瘤生长及其对治疗的反应，以及新的治疗手段的探索。

二、肿瘤的扩散

恶性肿瘤不仅可在原发部位浸润生长、累及邻近器官或组织，而且还可通过多种途径扩散到身体其他部位。这是恶性肿瘤最重要的生物学特性。

(一)局部浸润和直接蔓延

随着恶性肿瘤不断长大,肿瘤细胞常常沿着组织间隙或神经束衣连续地向周围浸润生长,破坏邻近器官或组织,这种现象称为直接蔓延。例如,晚期子宫颈癌可直接蔓延到直肠和膀胱。

(二)转移

恶性肿瘤细胞从原发部位侵入淋巴管、血管或体腔,迁徙到其他部位,继续生长,形成同样类型的肿瘤,这个过程称为转移。通过转移形成的肿瘤称为转移性肿瘤或继发肿瘤,原发部位的肿瘤称为原发肿瘤。

发生转移是恶性肿瘤的特点,但并非所有恶性肿瘤都会发生转移。例如,皮肤的基底细胞癌,多在局部造成破坏,但很少发生转移。恶性肿瘤可通过以下几种途径转移。

1.淋巴道转移

淋巴道转移是上皮性恶性肿瘤(癌)最常见的转移方式,但肉瘤也可以淋巴道转移。肿瘤细胞侵入淋巴管,随淋巴流到达局部淋巴结(区域淋巴结)。例如,乳腺外上象限发生的癌常首先转移至同侧的腋窝淋巴结,形成淋巴结的转移性乳腺癌。肿瘤细胞先聚集于边缘窦,以后累及整个淋巴结(图1-4),使淋巴结肿大,质地变硬。肿瘤组织侵出包膜,可使相邻的淋巴结融合成团。局部淋巴结发生转移后,可继续转移至淋巴循环下一站的其他淋巴结,最后可经胸导管进入血流,继发血道转移。值得注意的是,有时肿瘤可以逆行转移或者越过引流淋巴结发生跳跃式转移。前哨淋巴结是原发肿瘤区域淋巴结群中承接淋巴引流的第一个淋巴结。在乳腺癌手术中,为了减少同侧腋窝淋巴结全部清扫造成的术后并发症,如淋巴水肿等,临床上做前哨淋巴结术中冷冻活检,判断是否有转移来决定手术方式。该方法也用在恶性黑色素瘤、结肠癌和其他肿瘤的手术中。

图1-4 癌的淋巴道转移模式图
淋巴流向(实线箭头);癌细胞流向(虚线箭头)

2.血道转移

瘤细胞侵入血管后,可随血流到达远处的器官,继续生长,形成转移瘤。由于静脉壁较薄,同时管内压力较低,故瘤细胞多经静脉入血。少数亦可经淋巴管间接入血。侵入体循环静脉的肿瘤细胞经右心到肺,在肺内形成转移瘤,如骨肉瘤的肺转移。侵入门静脉系统的肿瘤细胞,首先发生肝转移,例如胃肠道癌的肝转移。原发性肺肿瘤或肺内转移瘤的瘤细胞可直接侵入肺静脉或通过肺毛细血管进入肺静脉,经左心随主动脉血流到达全身各器官,常转移到脑、骨、肾及肾上腺等处。因此,这些器官的转移瘤常发生在肺内已有转移之后。此外,侵入胸、腰、骨盆静脉的肿瘤细胞,也可以通过吻合支进入脊椎静脉丛。例如,前列腺癌可通过这一途径转移到脊椎,进而转移到脑,这时可不伴有肺的转移。

恶性肿瘤可以通过血道转移累及许多器官,但最常受累的脏器是肺和肝。临床上常做肺及肝的影像学检查以判断有无血道转移、确定患者的临床分期和治疗方案。形态学上,转移性肿瘤的特点是边界清楚,常为多个,散在分布,多接近于器官的表面。位于器官表面的转移性肿瘤,由于瘤结节中央出血、坏死而下陷,形成所谓"癌脐"。

3.种植性转移

发生于胸腹腔等体腔内器官的恶性肿瘤,侵及器官表面时,瘤细胞可以脱落,像播种一样种植在体腔其他器官的表面,形成多个转移性肿瘤。这种播散方式称为种植性转移。

种植性转移常见于腹腔器官恶性肿瘤。例如,胃肠道黏液癌侵及浆膜后,可种植到大网膜、腹膜、盆腔器官如卵巢等处。在卵巢可表现为双侧卵巢长大,镜下见富于黏液的印戒细胞癌弥漫浸润。这种特殊类型的卵巢转移性肿瘤称为 Krukenberg 瘤,多由胃肠道黏液癌(特别是胃的印戒细胞癌)转移而来(应注意 Krukenberg 瘤不一定都是种植性转移,也可通过淋巴道和血道转移形成)。

浆膜腔的种植性转移常伴有浆膜腔积液,可为血性浆液性积液,是由于浆膜下淋巴管或毛细血管被瘤栓堵塞、毛细血管通透性增加、血液漏出,以及肿瘤细胞破坏血管引起的出血。体腔积液中可含有不等量的肿瘤细胞。抽取体腔积液做细胞学检查,以发现恶性肿瘤细胞,是诊断恶性肿瘤的重要方法之一。

（尚　娟）

第五节　肿瘤的分级与分期

一、肿瘤的分级

肿瘤的组织学分级依据肿瘤细胞的分化程度、异型性、核分裂象和有无坏死来确定,一般用于恶性肿瘤。对于上皮性瘤,较常采用的是三级法,即Ⅰ级为高分化,属低度恶性;Ⅱ级为中分化,属中度恶性;Ⅲ级为低分化,属高度恶性。如食管或肺的鳞状细胞癌可分为Ⅰ级、Ⅱ级和Ⅲ级。胃或大肠癌类型可分为分化好、分化中等和分化差,或分为低度恶性(包括分化好和中分化)和高度恶性(包括低分化和未分化)。中枢神经系统肿瘤通常分成 4 级,Ⅰ级为良性,Ⅱ、Ⅲ和Ⅳ级分别代表低度、中度和高度恶性。Ⅳ级肿瘤包括胶质母细胞瘤、松果体母细胞瘤、髓上皮瘤、室管膜母细胞瘤、髓母细胞瘤、幕上原发性神经外胚层瘤(PNET)和非典型性畸胎样/横纹肌样瘤。

二、肿瘤的分期

目前,被大家普遍应用的为国际抗癌联盟(UICC)制定的 TNM 分期系统。

TNM 分期系统是目前国际上最为通用的分期系统。首先由法国人 Pierre Denoix 于 1943 年至 1952 年间提出,后来美国癌症联合委员会(AJCC)和国际抗癌联盟(UICC)逐步开始建立国际性的分期标准,并于 1968 年正式出版了第 1 版《恶性肿瘤 TNM 分类法》手册。TNM 分期系统已经成为临床医师和医学科学工作者对于恶性肿瘤进行分期的标准方法。

TNM 分期系统是基于肿瘤的范围("T"是肿瘤一词英文"Tumor"的首字母),淋巴结播散情况("N"是淋巴结一词英文"Node"的首字母),是否存在转移("M"是转移一词英文"Metastasis"的首字母)所构成的,见表 1-4。

表 1-4　肿瘤 TNM 分期

分期符号	临床意义
Tx	原发肿瘤的情况无法评估
T$_0$	没有证据说明存在原发肿瘤
Tis	早期肿瘤没有播散至相邻组织
T$_{1\sim4}$	大小和/或原发肿瘤的范围
Nx	区域淋巴结情况无法评估
N$_0$	没有区域淋巴结受累(淋巴结未发现肿瘤)
M$_0$	没有远处转移(肿瘤没有播散至体内其他部分)
M$_1$	有远处转移(肿瘤播散至体内其他部分)

每一种恶性肿瘤的 TNM 分期系统各不相同,因此 TNM 分期中字母和数字的含义在不同肿瘤所代表的意思不同。TNM 分期中 T,N,M 确定后就可以得出相应的总的分期,即Ⅰ期,Ⅱ期,Ⅲ期,Ⅳ期等。有时候也会与字母组合细分为Ⅱa 或Ⅲb 等。Ⅰ期的肿瘤通常是相对早期的肿瘤有着相对较好的预后。分期越高意味着肿瘤进展程度越高。

（尚　娟）

第六节　肿瘤的分子流行病学

肿瘤分子流行病学属肿瘤流行病学的一个分支,其产生和发展得益于分子生物学理论和方法的迅速发展和不同学科间的相互渗透。肿瘤分子流行病学把群体研究与微观研究有机地结合起来,为肿瘤流行病学研究开辟了一个崭新的领域,另一方面,肿瘤分子流行病学的发展也给肿瘤流行病学研究带来了生机。

一、概述

肿瘤分子流行病学是采用流行病学研究方法,结合肿瘤分子生物学的理论和技术,在有代表性人群中用定性或定量方法研究致癌物在体内暴露引起的生物学作用及癌变发生机制。

随着分子生物学技术的发展和进步,肿瘤分子流行病学研究的内容和方法也得到了迅速发展,肿瘤分子流行病学主要研究内容包括测量环境及内源性致癌物在体内暴露的剂量、了解致癌物在体内代谢过程的个体差异、确定致癌物与靶器官作用的生物有效剂量及对 DNA 造成的损伤、评价个体对肿瘤的易感性、在分子水平上评价干预效果等。

在肿瘤发生、发展的多阶段演变过程中,贯穿着一系列分子事件的发生,包括癌基因激活、抑癌基因失活等。此外,个体的遗传易感性在肿瘤的发生、发展中也起重要作用。近年来,随着流行病学研究的不断深入和分子生物学技术的发展,对一些肿瘤的发病机制更加明确,如宫颈癌病因研究取得了重大突破,目前已确证宫颈癌与 HPV 感染密切相关,HPV 感染是造成宫颈癌的必要条件。除宫颈癌外,其他肿瘤的发生机制并不完全清楚,致癌的环境因素如何启动癌变过程,如何引起癌基因或抑癌基因的改变,个体的遗传因素在致癌物的代谢、激活、与大分子结合、对 DNA 损伤修复能力等方面的作用尚不十分明确,需要用肿瘤分子流行病学方法去探索、研究。

二、致癌物暴露的检测

人类对致癌物的暴露状况可通过各种方式进行检测。分析流行病学可通过调查癌症患者和对照有关因素的暴露史或直接测定外环境中某些可疑致癌物获得信息。如在研究肝癌的致病因素时,除乙肝病毒感染外,黄曲霉毒素也是人们高度怀疑的致病因素,通过在高发区对肝癌患者食用发霉食品进行调查,间接测定对黄曲霉毒素的可能暴露剂量。另外,在肿瘤分子流行病学研究中越来越多地采用已成熟的技术直接测定人体内致癌物——DNA 加合物及致癌物代谢产物,即通过对体液如尿液、血清,以及组织细胞中 DNA 加合物及致癌物代谢产物的直接定量测定,来评价致癌物在体内暴露的水平,如在研究肝癌危险因素时可应用免疫亲和纯化联用高效液相色谱测定尿液中黄曲霉毒素 B_1 的鸟嘌呤加合物,从而获得暴露信息。

由于致癌物在体内暴露的剂量低,因此要采用敏感性高、特异性强,且可重复性的检测方法。比较常用的检测方法包括免疫法、荧光法、^{32}P-后标记法等。荧光法中的色谱/质谱法灵敏度可达 0.1~1.0 个加合物/10^8 核苷酸,但每次分析需要 DNA 的量高;而 ^{32}P-后标记法灵敏度可达 1 个加合物/$10^{8~10}$ 核苷酸,每次分析所需的 DNA 量仅为 5~10 μg,因此被广泛应用。

(一)^{32}P-后标记法

^{32}P-后标记法是 1981 年由 Randerath 和 Gupta 等首先建立的一种 DNA 加合物检测分析方法,目前已成为灵敏度最高、应用最为广泛的 DNA 加合物检测方法。该方法的基本步骤包括将完整的 DNA 降解为脱氧 3'-单核苷酸;在 T4 多聚核苷酸激酶的作用下,将 ^{32}P 标记到单核苷酸的 5'端,伸之形成 3',5'-二磷酸核苷;经过多向薄层层析(TLC)分离出 ^{32}P 标记的加合物,通过放射活性测定加合物的含量。^{32}P-后标记分析测试 DNA 加合物可以对所测试的加合物进行定量,并且重现性好,但缺点是不安全,且有污染性。

^{32}P-后标记法可以检测亚硝基化合物、多环芳烃、烷化剂等与 DNA 形成的加合物。

(二)色谱法

高效液相色谱(HPLC)是目前许多实验室普遍拥有的设备,操作简单,分离效果好,其附带的紫外检测器和荧光检测器能够有效检测出具有紫外特定波长吸收特征和荧光特性的物质。如应用高效液相色谱法可以检测苯并(a)芘与 DNA 形成的加合物,此外,应用液相色谱-电化学法可以检测丙烯醛与 DNA 形成的加合物 8-羟基脱氧鸟苷(8-OHdG)。

(三)免疫法

免疫法测定 DNA 加合物是基于抗原-抗体特异性反应形成免疫复合体的原理,其灵敏度一般为1个加合物/$10^{7\sim8}$核苷酸。1977 年 Poirier 等人率先报道用竞争性放射免疫法(RIA)测定 DNA 加合物,这种方法利用同位素标记物质与核苷酸结合后,与无同位素标记的核苷酸竞争结合特异性加合物受体,根据所生成免疫复合物的放射性强度对 DNA 加合物进行定量。此后,逐渐发展了酶联免疫吸附法(ELISA)、放射免疫吸附法(RIST)等。如采用 ELISA 方法可检测8-甲氧基补骨脂素(8-MOP)与 DNA 形成的加合物。

总之,DNA 加合物的形成被认为是致肿瘤过程的一个重要阶段。近年来,对 DNA 加合物的检测已成为肿瘤流行病学研究的热点,具有重要意义。

三、分子标志物的筛选

肿瘤分子流行病学研究中很重要的一部分内容是分子标志物的筛选。在环境致癌物的暴露到肿瘤的发生、发展过程中,可以从以下几个方面考虑筛选分子标志物:环境致癌物在体内暴露的指示物、致癌物代谢的中间产物、致癌物与体内大分子形成的加合物、致癌物造成的 DNA 损伤、遗传易感性因素等。根据研究目的和研究类型不同,筛选不同的标志物。

虽然研究者不断探索和尝试用分子标志物去评价人类对致癌物的暴露及其生物作用,但由于人类对肿瘤的病因及发病机制尚不完全明确,研究范围有限,同时受到样本量、检测方法、混杂因素等限制,分子标志物的研究尚有待深入。

分子标志物的研究需注意以下两个方面:①实验研究方法需完善,寻找更加敏感、特异且重复性好的检测方法。②应考虑个体在代谢致癌物能力上的差异,因此,需发展新的手段,在评价体内暴露剂量高低的同时区别个体危险性的大小。

在研究分子标志物时通常采用的方法包括横断面研究、病例-对照研究、前瞻性研究和干预研究。横断面研究用来了解分子标志物的检出率,建立外环境暴露与体内暴露的联系和剂量反应关系。病例-对照研究用来评价分子标志物与肿瘤发生发展的关系。在进行病例-对照研究时,病例和对照的选择应具有代表性。前瞻性研究是通过对一特定人群的生物标记进行追踪,以了解过去暴露、新的暴露,以及影响生物标记的因素。干预研究是肿瘤预防的重要手段,生物标志物的检测为客观评价干预试验的效果提供了重要手段。

四、肿瘤遗传易感性研究

肿瘤的发生是多因素参与的多阶段过程,是环境因素与遗传因素共同作用的结果。宿主的遗传差异是造成个体对肿瘤易感性不同的主要因素。如何区别和明确不同个体的遗传差异,确定高危个体,有针对性地进行个体化治疗,仍然是肿瘤研究领域面临的重要科学问题。

事实上遗传性肿瘤只占极少部分,大多数常见肿瘤是散发性的而不是家族性的,散发性肿瘤的遗传易感性因素尚没有被完全阐明。近年来,国内外学者对肿瘤易感基因进行了大量研究,发现一些易感基因多态与常见的一些散发性肿瘤的发病风险密切相关。

基因多态性在本质上是染色体 DNA 中核苷酸排列顺序的差异性,在人群中出现的频率不低于 1%。其中单核苷酸多态(single nucleotide polymorphisms,SNPs)是最主要的多态形式,是决定个体之间遗传差异的重要物质基础,占所有已知多态性的 90% 以上。SNP 在人类基因组中广泛存在,平均每 500~1 000 个碱基对中就有 1 个,估计其总数可达 300 万个甚至更多。大量存在的 SNP 位点可以用于高危个体的发现及疾病相关基因的鉴定等。

目前研究较多的肿瘤易感基因包括代谢酶基因,免疫反应相关基因,DNA 损伤修复基因,细胞生长、增殖相关的癌基因、抑癌基因等。

(一)代谢酶基因多态

环境致癌物大多数是前致癌物,没有直接的致癌作用,前致癌物需经过体内代谢活化形成终致癌物。使前致癌物激活的酶为Ⅰ相酶,如细胞色素 P450(CYP)酶系统。使致癌物降解失去癌活性的酶被称为Ⅱ相酶,如谷胱甘肽转移酶(GST)。代谢酶基因多态可以影响酶的活性,因此,研究代谢酶基因多态性对于评价个体对环境致癌因素危险性具有重要意义。

(二)免疫反应相关基因

许多肿瘤的发生与生物致病因素有关,如胃癌的发生与幽门螺杆菌感染密切相关。免疫反应相关基因多态可能影响个体对生物致病因素引起的炎症反应的强度,以及对肿瘤的易感性,目前研究较多的有白细胞介素-1(IL-1)、IL-8、IL-10 和肿瘤坏死因子-α(TNF-α)等基因多态与肿瘤的遗传易感性。

(三)DNA 损伤修复基因

人类细胞具有一系列 DNA 修复系统,以保护基因组的稳定和完整性,在极其复杂的 DNA 损伤修复体系中,已发现某些基因存在多态性,目前研究比较多的有 5,10-亚甲基四氢叶酸还原酶(MTHFR),碱基切除修复系统重要基因 XRCC1、XPD,^{6}O-甲基鸟嘌呤-DNA 甲基转移酶(MGMT),8-羟基鸟嘌呤-DNA 糖基化酶(OGG)等,这些基因多态将造成个体对 DNA 损伤修复能力形成差异。

(四)癌基因、抑癌基因

肿瘤发生过程中涉及众多癌基因的激活和抑癌基因的失活,肿瘤相关基因的多态性如果影响到基因表达调控或其产物的功能,就必然会影响到个体对肿瘤的易感性。p53 抑癌基因在细胞周期调控和凋亡中都有重要作用,是与肿瘤发生相关性最高的抑癌基因之一。研究发现,*p53* 基因第 72 位密码子基因多态与许多肿瘤的易感性有关,另外研究较多的还有 *p21*、*L-myc* 基因多态与肿瘤的发病风险。

上述根据基因功能选择基因的单个或者几个 SNPs 进行关联研究的策略是候选基因策略,这种策略具有一定的局限性,因为肿瘤是多基因参与的复杂性疾病,候选基因策略无法观察到因实际上存在的多因素间相互作用的结果。近年来,随着高通量技术的迅速发展,全基因组关联研究(gcnome-wide association study,GWAS)应运而生。GWAS 是基于连锁不平衡原理同时选择全基因组范围内数百万个 SNPs,应用高通量基因分型平台进行检测,以寻找与疾病或性状关联的基因及遗传变异。GWAS 一般所采用的研究样本量非常大,并要进行多个独立验证,因此既能比较全面地观察全基因组遗传变异,又能有效避免候选基因策略的局限性。例如,采用 Affymetrix 芯片,在全基因组水平上同时检测几百万个 SNPs 并加以分析,通过 SNPs 与性状的关联来寻找易感基因,因此,GWAS 是研究肿瘤相关基因的一项创新性研究方法,它不事先根据生物功能提出假设,是无偏倚的全面筛查。目前各国科学家运用 GWAS 在人类肿瘤研究中取得了一系列重要研究成果,如中国科学家运用 GWAS 对多种肿瘤如肝癌、胃癌、肺癌、食管癌、胰腺癌、前列腺癌等进行研究,发现了多个肿瘤易感基因,为肿瘤病因的研究提供了新的思路和方法。

（尚　娟）

第七节 肿瘤的预防

一、肿瘤的一级预防

肿瘤的一级预防即病因学预防。主要措施为改善人群的生活方式,减少环境中致癌物的暴露,从而减少发生肿瘤的危险。

(一)控制吸烟

据统计,在引起癌症的各种危险因素中,吸烟占 30%～32%。吸烟者比不吸烟者患癌的死亡率高3～4倍。吸烟与肺癌的关系人尽皆知。吸烟还可增加患唇癌、口腔癌、鼻咽癌、喉癌和食管癌的危险。吸烟与胰腺癌、膀胱癌、肾癌的发生也有关。控制吸烟的策略主要有鼓励不吸烟和营造不吸烟的环境。

(二)健康饮食

人们每天通过摄取食物来获取营养,但不健康的饮食习惯,对健康产生不良影响,甚至导致恶性肿瘤的发生。据统计,30%～35%恶性肿瘤的发生与饮食有关。因此要教育人们注意饮食的危险因素,纠正不良的饮食习惯,建立合理的饮食结构。注意食物多样化,维持适宜的体重。

(三)避免或减少职业和环境致癌物的暴露

环境致癌物可引发恶性肿瘤已得到证实。预防策略:对新化学品进行安全性评价;建立职业保护相关法律;设立国家安全允许浓度标准;加强技术改造,寻找安全的新化学物代替致癌物;加强个人防护。

(四)避免日光过度照射

受日光紫外线的过度照射,可引起皮肤癌,因此在强烈的日光下应予以遮挡。

(五)生殖健康的教育

宫颈癌的发生与多种因素有关,包括早婚、早育、多产、性生活混乱。如人类乳头状瘤病毒、疱疹病毒是宫颈癌的危险因素之一。因此,要从学校开始对年轻人进行性与生殖行为教育,强调安全性行为的重要性和安全套的价值。

(六)减少药物患癌的危险

现已证实,有些药物虽然可以治疗某种疾病,但可引发其他疾病甚至导致癌症的发生。因此,应尽量避免使用不必要的药物,如必须使用,应在医师指导下使用。

(七)接种乙型肝炎病毒疫苗

乙型肝炎病毒感染是肝癌发生的危险因素。必须强化乙型肝炎疫苗的接种工作。

二、肿瘤的二级预防

肿瘤的二级预防又称发病学预防。主要措施包括早期信号和症状的识别、肿瘤普查、治疗癌前病变等。

(一)早期信号和症状的识别

恶性肿瘤如能早期发现和诊断,多数患者可治愈。因此,应做好健康宣教,让人们了解恶性肿瘤的早期征象,学会自我发现。恶性肿瘤常见的 10 个早期征象:①身体任何部位的肿块,尤其是逐渐增大的。②身体任何部位的溃疡,尤其是久治不愈的。③进食时胸骨后不适感,或进行性加重的吞咽梗阻。④持续性咳嗽,痰中带血。⑤耳鸣、听力减退、鼻出血、鼻咽分泌物带血。⑥中年以上的妇女不规则阴道出血或流液。⑦大便习惯改变,或有便血。⑧长期消化不良,进行性食欲减退,消瘦,又未找出明确原因者。⑨黑痣突然增大、出血、脱毛、痒、破溃等现象。⑩无痛性血尿。

(二)对无症状人群的普查和高危人群的筛查

肿瘤普查是指在无症状的人群中发现肿瘤。目前主张在较小范围、高危险人群或高发区对某种或几种肿瘤进行筛查,例如,在育龄妇女中普查宫颈癌并治疗宫颈糜烂,降低宫颈癌发病率;肝癌高发区甲胎蛋白免疫测定(AFP)进行筛查,辅以 B 超检查,以早期发现肝癌。

(三)治疗癌前病变

癌前病变是恶性肿瘤发生的一个阶段,易演变为癌。虽然并非所有癌前病变都会发展为癌,但及时发现和治疗癌前病变,对癌症的预防有重要意义。常见癌前病变有黏膜白斑、宫颈糜烂、纤维囊性乳腺病、结肠息肉、直肠息肉、萎缩性胃炎及胃溃疡、皮肤慢性溃疡、老年日光性角化病、乙型病毒性肝炎、肝硬化。

(四)加强对易感人群的监测

对遗传因素或家族性肿瘤,除积极采取一级预防措施外,尚需加强对其家族的调查了解,掌握其发病倾向。

(五)肿瘤自检

对身体暴露部位如皮肤、乳腺、睾丸、外阴等,可通过自我检查,早期发现肿瘤或癌前病变。

三、肿瘤的三级预防

肿瘤的三级预防即合理治疗与康复,以提高疗效,延长生存期,提高生活质量。

(一)积极治疗已发生的癌症

对已确诊的患者,即使较晚也应采取及时合理的治疗。当前,肿瘤的治疗手段有手术治疗、放射治疗(简称放疗)、化学治疗(简称化疗)、免疫治疗和中医中药治疗等,应根据患者的具体情况进行综合治疗。

(二)肿瘤康复

康复的主要目的是提高肿瘤患者的生活质量。传统上认为康复是治疗后的一个阶段,但是从预防的角度,康复应贯穿于治疗的全过程,即从患者确诊开始,由医师、护士、心理治疗师、营养师、物理治疗师、社会服务等专业人员共同研究制订康复计划,包括预防、重建、支持和姑息,尽可能减少疾病及治疗对患者造成的影响,重建或代偿已失去的活动能力和功能,使其达到生活自理,重返社会的目的。对已失去治愈机会的患者要减轻疼痛,控制症状,提高生活质量。对终末期的患者要实施临终关怀,为患者提供一个安静舒适的环境,精心护理,使其无痛苦地度过生命的最后时刻,也是肿瘤康复的一个组成部分。

（尚　娟）

第二章 肿瘤的病理诊断技术

第一节 组织切片技术

不同的切片制备方法,其切片方法也有较大差别,组织切片法包括石蜡切片法、冰冻切片法、火棉胶切片法、石蜡包埋半薄切片法、树脂包埋薄切片法和大组织石蜡切片法等。常用的切片工具包括组织切片机、切片刀和自动磨刀仪器等。以下分别加以叙述。

一、石蜡切片法

组织经石蜡包埋后制成的蜡块,用切片机制成切片的过程称为石蜡切片法。为现在病理诊断常用的制作切片方法。在切片前应先切去标本周围过多的石蜡(此过程称为"修块"),但也不能留得太少,否则易造成组织破坏,连续切片时分片困难。一般切 4~6 μm 的切片,特殊情况可切 1~2 μm。要观察病变的连续性可制作连续切片。除此之外,石蜡包埋的组织块便于长期保存,因此石蜡切片仍是目前各种切片制作方法中最常用、最普遍的一种方法。

(一)切片前的准备

(1)固定后的标本经脱水、透明、浸蜡和包埋后,制成蜡块。高质量的蜡块和锋利的切片刀是保证切片质量的关键环节。检查切片刀是否锋利,简便的方法是用头发在刀锋上碰一下。如一碰即断。说明刀锋锋利。用显微镜观察可确定刃口是否平整、有无缺口。

(2)准备充足的经过处理的清洁载玻片和恒温烤片装置,用大中号优质狼毫毛笔和铅笔(用于在载玻片的粗糙端写号)书写,如用普通载玻片,可用碳素墨水和蛋白甘油按 3∶1 体积混合后书写。

(二)切片制作过程

(1)预先修好的组织块先在冰箱中冷却,而后装在切片机固定装置上。将切片刀装在刀架上,刀刃与蜡块表面呈 5°夹角。将蜡块固定,调整蜡块与刀至合适位置,并移动刀架或蜡块固定装置,使蜡块与刀刃接触。

(2)切片多使用轮转式切片机,使用时左手执毛笔,右手旋转切片机转轮。先修出标本,直到组织全部暴露于切面为止,但小标本注意不要修得太多,以免无法切出满意的用于诊断的切片,大标本应注意切全。切出蜡片后,用毛笔轻轻托起,而后用齿科镊夹起,正面向上放入展片箱(展片温度根据使用的石蜡熔点进行调整,一般低于蜡熔点,10～12 ℃),待切片展平后,即可进行分片和捞片。切片经 30% 的乙醇初展后,再用载玻片捞起放入展片箱展片更易展平。为减少切片刀与组织块在切片过程中产生的热量,使石蜡保持合适的硬度,切片时可经常用冰块冷却切片刀和组织块,尤其在夏季高温季节更为必要。

(3)轮转式切片机切取组织是由下向上切,为得到完整的切片,防止组织出现刀纹裂缝,应将组织硬脆难切的部分放在上端(如皮肤组织,应将表皮部分向上。而胃肠等组织,应将浆膜面朝上)。

(4)捞片时注意位置,要留出贴标签的空间,并注意整齐美观。捞起切片后,立即写上编号。

(5)切片捞起后,在空气中略微干燥后即可烤片。一般在 60 ℃ 左右烤箱内烤 30 分钟即可,也可用烤片器烤片,血凝块和皮肤组织应及时烤片,但对脑组织(人体较大组织)待完全晾干后,才能进行烤片。否则,可能产生气泡影响染色。

(三)切片的注意事项

1.组织的取材和固定

取材时,组织块的大小厚薄应适当,过大、过厚的组织,固定液不易渗透,易引起固定不良。过小、过薄的组织,在固定和脱水的过程中易变硬或产生弯曲扭转,同样影响切片质量。陈旧、腐败和干枯的组织不宜制作切片。用陈腐组织制成的切片往往核浆共染,染色模糊,组织结构不清,无法进行观察。固定不及时和固定不当的组织,染色时常出现核质着色较浅,轮廓不清,出现不同程度的片状发白区。组织固定时,固定液的量应充足,要在 4 倍以上,同时注意组织块不要与容器贴壁。至于组织固定的时间,根据具体情况加以掌握。

2.组织脱水、透明和浸蜡

组织脱水用的各级乙醇,应保证相应浓度,以便组织脱水彻底。但无水乙醇中,组织块放置时间不宜过长,否则组织过硬,切片困难。遇到此情况,可将组织浸在香柏油中软化,用二甲苯洗去香柏油后,再重新浸蜡和包埋。脱水乙醇,尤其是无水乙醇中混有水分,则组织脱水不干净。经二甲苯时,组织也无法透明,呈现浑浊。此时,应将组织在新的乙醇中重新脱水。二甲苯透明也应充分,否则不利于石蜡的浸透。但组织在三甲苯内的时间应严格掌握,时间过长组织易碎,也无法切出好的切片。时间不足,则石蜡不易浸透。浸蜡的温度也不宜过高,时间长短也应加以控制。总之,组织脱水、透明和浸蜡对于切片质量都有一定影响,组织脱水、透明和浸蜡过度,组织块变硬变脆,因此对于小块组织或小动物标本应注意时间。但若时间不够,组织块硬化不够,也不利于切片和染色,对诊断带来困难。因此应注意各具体环节的操作,并注意保证各种试剂的质量。

3.切片

组织块固定不牢时,切片上常形成横皱纹。切片刀要求锋利且无缺口,切片自行卷起多由切片刀不锋利所致,切片刀有缺口时,易造成切片断裂破碎和不完整。骨组织切片时,用重型较好。全钢刀或单面钨刀也适合石蜡或火棉胶包埋的骨组织。

4.切片刀和切片机

切片刀放置的倾角以 20°～30° 为好。倾角过大切片上卷,不能连在一起。过小则切片皱起。应注意维护切片机,防止因螺丝松动产生震动,切片时会造成切片厚薄不均。遇硬化过度的肝、脑、脾等组织时,应轻轻切削,防止组织由于震动产生空洞现象。

5.特殊要求切片的制作

石蜡切片虽然有很多优点,但制片过程中要经过乙醇和二甲苯等有机溶剂处理,因此很易造成组织内抗原性的丧失,在用于免疫组化染色时影响结果的准确性。因而,有人采用冷冻干燥包埋法,即将新鲜组织低温速冻,利用冷冻干燥机在真空和低温条件下除去组织内的水分,然后用甲醛蒸汽固定干燥后的组织,而后在进行浸蜡、包埋和切片。此法可保存组织内的可溶性物质,防止蛋白质变性和酶的失活,减少抗原的丢失。用于免疫荧光标记、免疫酶标记和放射自显影。

二、冰冻切片法

冰冻切片在组织学技术中应用广泛,对临床手术患者的术中快速病理诊断尤其具有重要意义。另外,因冰冻切片制作时不经各级乙醇的脱水及二甲苯的透明等过程,因此对脂肪和类脂的保存较好,在进行脂肪染色和神经组织髓鞘的染色常用。

(一)直接冰冻切片法

冰冻切片多用于新鲜组织和用甲醛固定的组织和低温冰箱冷藏的组织块等。组织块不经任何包埋剂而直接放在制冷台上冷却后进行切片。

1.恒冷箱切片

将组织块在恒冷箱的切片机上切片。恒冷箱切片机的种类较多,可根据实际情况加以选用。一般调节温度为－25 ℃左右。箱内温度下降后,打开观察窗,将组织固着器放置到速冻台上,先放少量 OCT 或羧甲基纤维素,待冻结后将组织块放上,并在其周围加适量包埋剂,将组织块包埋。组织冻结后将组织固着器装到切片机上,调整组织的切面与刀刃平行并贴近刀刃,将厚度调至适当位置后,关闭观察窗。初步修出组织切面后放下防卷板,开始切片。切出切片用载玻片贴附后,进行吹干或固定。这种切片用于科研和教学的连续切片,效果较好。在切片前,应预先启动进行预冷,同时准备多个冷却头,用于多块组织切片。

2.半导体制冷冰冻切片法

组织块放置在半导体制冷台上,加少许蒸馏水,调好切片的厚度。接通循环流水后,再接通电源,而且在使用的全过程中流水不能中断,关闭电路后才能停水。还应注意电源正负极不能接反,用整流电源控制温度。冰冻组织周围的水不宜过多,用手检查组织块的硬度,当可切成厚薄一致的切片时,即可切片。切片用毛笔展平后,立即用载玻片贴附,待切片刚要融化时,即刻入固定液内固定 1 分钟。已固定的组织切片,收集于清水中。根据目的进行染色。暂时不染色的切片,用载玻片敷贴。

3.甲醇制冷器制冷箱

甲醇制冷器制冷箱为附有带导管的制冷台和制冷刀的甲醇循环装置。其冷却速度较快,属开放式,做一般常规冰冻切片用。

4.二氧化碳冰冻法

将组织块放在冰冻切片机的冷冻台上,加 OCT 少许。打开冷冻台的二氧化碳开关,二氧化碳气体喷出,待组织出现冷霜时,关闭二氧化碳,即可切片。组织冷冻过硬易碎,若冷冻不够,组织块硬度不足,切片呈粥糜状,无法成片,应用间歇冷却法继续冷却。硬度一般在刚开始解冻时最适合,应迅速切片。

(二)冰冻切片粘片法

1.蛋白甘油粘片法

冰冻切片粘片法基本按石蜡切片的粘片处理,但烤片温度不宜超过 40 ℃。烤干后立即取出,温度过高,时间过长,则切片易碎。烤干后用 70％乙醇和自来水略洗后即可染色。

2.Lillie 明胶粘片法

切片放入 1％明胶水溶液数分钟,捞到载玻片上,倾去多余液体。用 5％甲醛水溶液固定 5 分钟,水洗 10 分钟,即可染色。

3.乙醇明胶粘片法

切片浸于 0.1％或 0.75％明胶溶液(用 40％乙醇配制)数分钟,用载玻片捞起后,室温干燥,入氯仿1 分钟,经 95％和 75％乙醇洗去氯仿,再经蒸馏水洗后即可染色。

三、火棉胶切片法

(一)切片方法

火棉胶切片使用滑动式切片机。切片前应检查切片机情况,保证刀片锋利,无缺口,胶块硬度也应合适。切片刀与滑行轨道的角度以 20°～40°为好,组织较硬者,角度要小。清除角(刀刃与胶块平面的夹角)为 4°～6°,切片时,用右手推刀,左手用毛笔蘸 70％或 80％乙醇,随时湿润胶块和切片刀。切片时,右手来回推拉切片机的滑动部分(有刀架滑动和标本台滑动两种)进行切片,用力尽量均匀,不要中途停顿,速度过慢可能造成锯齿不平,过猛易引起切片碎裂。当修块到组织块切面全部露出时,即可正式切片。一般切片厚度 10 μm。切连续切片时,切好的胶片应先放在 70％或 80％的乙醇中,而不立即贴在载玻片上。同时做好号码标记(书写液配方:丙酮∶乙醚∶浓墨汁＝5∶5∶3)。余下的胶块也应保存在 80％乙醇中。

(二)切片的注意事项

火棉胶切片是采用湿切的方法,与石蜡切片法不同。用火棉胶包埋的组织块,在切片前后均应保存在 70％乙醇中,防止火棉胶继续挥发,影响硬度。切片时也应随时用 70％或 80％乙醇涂在火棉胶组织块和切片刀上,保持一定的湿度和硬度。在支持器上固定火棉胶组织块的方法是用乙醚先溶解组织块的底部,而后用 8％的液体火棉胶粘贴组织块。

(三)火棉胶切片粘片法

1.蛋白甘油粘片法

切片放在涂有薄层蛋白甘油的载玻片上,用滤纸吸干,加几滴丁香油,放置数分钟,用滤纸沾去丁香油,经 95％乙醇和蒸馏水冲洗,即可染色。

2.明胶粘片法

明胶 4 g,溶于 20 mL 冰醋酸,在 65～70 ℃水浴内加温溶化。加 70％乙醇 70 mL 和 5％铬矾水溶液1～2 mL。将以上混合液滴在载玻片上,干燥后即形成一层明胶膜,遇水后明胶膜溶化产生一定黏性,将切片贴附。

3.火棉胶粘片法

将切片从 70％乙醇移到载玻片,展平后,滤纸吸干,在切片上薄涂一层 0.5％火棉胶溶液,蒸馏水洗后染色。

四、大组织石蜡切片法

制备大组织块可观察完整的组织病变情况,以及保持结构上的连续性。有时在病理诊断上有重要的意义。因为有些病变在肉眼无法分辨正常组织和病变组织的界限,尤其像甲状腺组织肿瘤,观察有无包膜浸润或包膜是否完整,如不用大组织块,则必须将一完整肿瘤的断面分成若干小组织块,如果包埋不当或切面不正,则无法全面观察病变组织的分布情况而影响诊断。因此,制备大石蜡组织切片很有必要。制备方法简介如下。

(一)取材

组织取材厚度为 0.3～0.5 cm,也可厚 0.5～0.8 cm。

(二)冲洗

对陈旧性标本应用自来水冲洗 24～48 小时,而后用蒸馏水充分洗涤,再用乙醇氨水溶液浸泡组织10 小时。

(三)脱水、透明和浸蜡

不同厚度的组织块。相应的时间不同。

(四)包埋

用 52～54 ℃石蜡包埋,包埋时注意放平整,否则切片不易切完整。

(五)切片

为减少大块组织块切片困难,可考虑采用以下方法:①用较软的蜡包埋,适当减小蜡块硬度。②切片前不用冰箱预冷。③切片刀尽量锋利,蜡块略倾斜。

(六)展片和烤片

切片切出后,用毛笔轻轻移到纸上,放入冷蒸馏水中,等片刻后用大载玻片捞到 20 ℃温水中,而后再入 40～50 ℃温水。完全展平后,捞片,晾干后烤片 5 分钟。

(七)染色

HE 染色时,切片脱蜡后,为防脱片,可用 5%火棉胶薄层覆盖,用 85%乙醇和水洗硬化。Harris 苏木精液染 3～5 分钟,盐酸乙醇适度分化,胞质用伊红乙醇饱和溶液。用中性树胶封片。根据需要,也可做特殊染色和免疫组化染色。

五、石蜡包埋半薄切片法

切片与常规方法相同,但切片刀要锋利,最好用一次性切片刀。气温高时,可将蜡块和切片刀冷却后切片。

六、树脂包埋半薄切片法

切片时用钢锉修整聚合块,露出组织。在普通切片机用硬质钨钢刀,切 1～2 μm 的切片。在常温水展平后,贴附于载玻片,充分烤干后即可按需要染色。

七、振动切片

用振动切 4 片机,可把新鲜组织(不固定,不冰冻)切成厚 20～100 μm 的切片。可用漂染法在反应板进行免疫组化染色,而后在立体显微镜下检出免疫反应阳性部位。经修整组织,进行后固定,再按电镜样本制备、脱水、包埋、超薄切片和染色观察。可较好地保存组织内脂溶性物质和细胞膜抗原,用于显示神经系统抗原分布。这种切片法尤其适用于免疫电镜观察。

八、塑料切片

塑料包埋组织的切片方法与常规切片方法相同。可同时进行光镜和电镜检测,定位准确。

塑料包埋切片厚度可达 0.5～2 μm(半薄切片)。塑料切片主要用于免疫电镜的超薄切片前定位。包埋前染色的标本,切半薄切片后不需染色,直接在相差显微镜下观察。免疫反应部位成黑点状,定位后进一步做超薄切片,这样可明显提高免疫电镜阳性检出率。

九、碳蜡切片

按石蜡切片法切片,但操作时注意碳蜡块尽量不要接触水和冰块,储存应密封干燥冷藏。该方法的缺点是夏季室温高时,切片困难,连续切片不如石蜡切片容易。但碳蜡吸水性较强,也不易长期保存。

十、超薄切片

用于电镜标本的制备。

(刘一雄)

第二节 组织的常规染色

苏木精和伊红染色方法简称 HE 染色方法,是生物学和医学的细胞与组织学最广泛应用的染色方法。病理细胞和组织学的诊断,教学和研究都是用 HE 染色方法观察正常和病变组织的形态结构。

一、HE 染色的基本原理

(一)细胞核染色的原理

细胞核内的染色主要是去氧核糖核酸(DNA),DNA 的双螺旋结构中,两条链上的磷酸基向外,带负电荷,呈酸性,很容易与带正电荷的苏木精碱性染料以离子键或氢键结合而被染色。苏木精在碱性溶液中呈蓝色,所以细胞核被染成蓝色。

(二)细胞质染色的原理

细胞质内主要成分是蛋白质,为两性化合物,细胞质的染色与 pH 有密切关系,当 pH 调到蛋白质等电点 4.5～5.0 时,胞质对外不显电性,此时酸或碱性染料不易染色。当 pH 调至 6.7～6.8时,大于蛋白质的等电点的 pH,表现酸性电离,而带负电荷的阴离子,可被带正电荷的染料染色,同时胞核也被染色,核和胞质难以区分。因此必须把 pH,调至胞质等电点以下,在染液中加入醋酸使胞质带正电荷(阳离子),就可被带负电荷(阴离子)的染料染色。伊红 Y 是一种化学合成的酸性染料,在水中离解成带负电荷的阴离子,与蛋白质的氨基正电荷(阳离子)结合而使细胞质染色,细胞质、红细胞、肌肉、结缔组织、嗜伊红颗粒等被染成不同程度的红色或粉红色,与蓝色的细胞核形成鲜明对比。伊红是细胞质的良好染料。

(三)HE 染色中二甲苯、乙醇和水洗作用

1.二甲苯的作用

石蜡切片的常规染色必须先用二甲苯脱去切片中的石蜡,其作用是二甲苯可以溶解切片中的石蜡,以使染料易于进入细胞和组织,因为石蜡的存在妨碍水和染料进入细胞。染色后二甲苯起透明切片的作用,以利于光线的透过。

2.乙醇的作用

乙醇用于苏木素染色前由高浓度向低浓度逐渐下降处理切片,是为了洗脱用于脱蜡的二甲苯,使水能进入细胞和组织中,因为纯乙醇可以和二甲苯互溶,二甲苯经过二次纯乙醇的洗涤完全被除去,再经过乙醇使水分逐渐进入切片,以免引起细胞形态结构的人工改变。

伊红染色以后的乙醇由低浓度80%、90%、95%乙醇向100%乙醇逐渐过渡是为了逐渐脱去组织中的水分,为二甲苯进入细胞创造条件,这时必须彻底脱水,否则二甲苯不能进入细胞,组织切片透明度达不到光学显微镜观察时透光度的要求,在显微镜下不能显示清晰的细胞和组织结构。

3.水洗的作用

在脱蜡经乙醇处理之后,用水洗切片,使切片进入水,才能使苏木精染液进入细胞核中,使细胞核染色。染色之后的水洗作用是为洗去与切片未结合的染液。分化以后的水洗则是为了除去分化液和脱下的染料,终止分化作用。在伊红染色之后也可以用水洗去未结合的染液,以防止大量伊红染液进入脱水的乙醇中。

(四)分化和蓝化作用

1.分化作用

苏木精染色之后,用水洗去未结合在切片中的染液,但是在细胞核中结合过多的染料和细胞质中吸附的染料必须用分化液1%盐酸乙醇脱去,才能保证细胞核和细胞质染色的分明,把这个过程称为染色的分化作用。因酸能破坏苏木精的醌型结构,使色素与组织接合,分化不可过度。

2.蓝化作用

分化之后苏木精在酸性条件下处于红色离子状态,在碱性条件下则处于蓝色离子状态,而呈蓝色。所以分化之后用水洗除去酸而终止分化,再用弱碱性水使苏木精染上的细胞核便呈蓝色,称蓝化作用,一般用自来水冲洗即可变蓝,也可用稀氨水或温水变蓝。

二、染色中注意事项

(一)脱蜡

石蜡切片必须经过脱蜡后才能染色,脱蜡切片要经过烘烤,这样使组织与玻璃片粘贴牢固。组织切片脱蜡应彻底,脱蜡好坏主要取决于二甲苯的温度和时间,所有的时间都是指新的二甲苯在室温25 ℃以下时,如果二甲苯使用过一段时间,切片又比较厚,室温低应增加脱蜡时间,脱蜡不尽是影响染色不良的重要原因之一。

(二)染色

石蜡切片经水洗后放入苏木精染色,一般情况下在新配的苏木精溶液中只需要染10分钟左右,应根据染片的多少,逐步把染色时间延长。苏木精染色后,不宜在水中和盐酸乙醇中停留过长,切片分化程度应在镜下观察,分化过度,应水洗后重新在苏木精中染色,在水洗分化和使切片在自来水或稀氨水中充分变蓝。

新配的伊红染色快,切片染色不宜过长,应根据染切片的多少逐步延长时间,切片经伊红染后,水洗时间要短。

(三)脱水

切片经过染色后,通过各级乙醇脱水,首先从低浓度到高浓度,低浓度乙醇对伊红有分化作用,切片经过低浓度时间要短,向高浓度时逐步延长脱水时间,脱水不彻底,使切片发雾,在显微镜下组织结构模糊不清。

(四)透明与封片

石蜡组织切片染色经过脱水后必须经二甲苯处理,使切片透明,才能用树胶封片。在封片时,树胶不能太稀或太稠,不能滴加得太多或太少,太稀或太少切片容易出现空泡,树胶也不可太多,否则会溢出玻片四周。标签要敷贴牢固,封片中不能对着切片呼气。

(五)常规石蜡切片和 HE 染色标本的质量标准(全国统一评定标准)

(1)切片完整,厚度 4~6 μm,厚薄均匀,无褶无刀痕。

(2)染色核浆分明,红蓝适度,透明洁净,封裱美观。

(刘一雄)

第三节　组织的特殊染色

现代病理诊断中免疫组织化学、电子显微镜,以及其他细胞和分子生物学技术的应用日益广泛,但简便的特殊染色在病理诊断中仍然有重要的应用价值。特殊染色技术常常用以帮助判断肿瘤的组织来源、分化程度和良恶性等。判断肿瘤的组织来源通常是根据肿瘤细胞胞质的特种成分和特殊的胞质产物,以及特殊的酶。判断肿瘤组织的分化程度一般根据细胞核染色质核酸的含量,而胞质所含某些特有的酶或其他成分的出现和变化,对肿瘤细胞分化程度的判断也有一定参考价值。近年来用细胞核核酸含量判断肿瘤的良恶性的各种技术日益增多,但将其应用于日常病理诊断工作尚需进一步探索。常用的特殊染色方法如下。

一、PAS 染色

用以显示糖原、一些中性黏多糖、富于涎酸的酸性黏多糖,以及一些黏蛋白。糖原呈 PAS 阳性(淀粉酶消化后阴性)。富含糖原的肿瘤,如卵巢透明细胞癌、肝细胞癌等。富含中性黏多糖的肿瘤如结肠腺癌 PAS 多为阳性。富含涎酸黏液的肿瘤如涎腺多形性腺瘤。含黏蛋白的肿瘤如垂体嗜碱性腺瘤。此外,一些真菌荚膜、肾小球基膜也呈 PAS 阳性。PAS 染色阳性结果为红色或紫红色。

二、亲银染色

肠嗜铬细胞及其他胺类激素(5-羟色胺)细胞用亲银染色显示棕色胞质颗粒,亲银染色阳性细胞称为亲银细胞,亲银细胞形成的肿瘤称为亲银细胞瘤,属于 APUD 瘤或神经内分泌瘤。亲银染色是银染法中的一种,通常用 Masson-Fontana 银染法。

嗜银染色:胺类激素和肽类激素细胞可用嗜银染色显示(黑色颗粒)。阳性细胞也称嗜银细胞。通常用 Bodian 银染法或 Grimelius 银染法。大部分神经内分泌肿瘤都呈嗜银染色阳性。

神经内分泌肿瘤或 APUD 瘤可用亲银染色和嗜银染色结合进行评价。一般以含胺类激素(或神经递质)为主的神经内分泌肿瘤细胞多为亲银染色阳性,以含肽类激素为主者多为嗜银染色阳性。相当一部分神经内分泌肿瘤细胞亲银和嗜银染色双阳性。肠道类癌呈亲银和/或嗜银染色阳性。支气管类癌多为嗜银染色阳性。

三、Van Gieson 染色

Van Gieson 染色用于鉴别纤维组织和肌组织。纤维组织（胶原纤维）呈粉红色，肌组织呈黄色。常用于鉴别纤维肉瘤和平滑肌肉瘤。

（一）Masson 三色染色

Masson 三色染色可用于鉴别梭形细胞肿瘤，通常用于鉴别纤维组织肿瘤和肌组织肿瘤。纤维组织肿瘤或各种肿瘤中的胶原纤维呈绿色，肌组织呈红色。

（二）PTAH 染色

PTAH 染色通常用于寻找骨骼肌中的横纹以确定横纹肌肉瘤的诊断。在 PTAH 染色中，肌纤维（平滑肌和骨骼肌）和神经胶质纤维都呈深蓝色。

（三）网状纤维染色

网状纤维纤细，HE 染色中很难辨认，通常多用镀银法显示（黑色），例如 Foot 或 Gomer 氨银染色法。

（四）弹力纤维染色

弹力纤维在身体中广泛存在，如皮肤、动脉壁都有丰富的弹力纤维，通常用 Verhoeff 或 Weigert 弹力纤维染色，呈黑色或蓝黑色。

（五）类淀粉染色

类淀粉或称淀粉样物，是由轻链多肽组成的蛋白。许多肿瘤的间质有类淀粉样物质沉着，如甲状腺髓样癌、胃肠道类癌和胰岛细胞瘤等。在肿瘤组织中显示类淀粉样物质常用刚果红和甲紫染色，有时加用 Van Gieson 染色。刚果红呈橘红色，甲紫呈紫红色，Van Gieson 呈橘红色。

结缔组织包括纤维组织、骨组织和平滑肌组织、脂肪组织、血管组织，以及软骨、骨组织等。这些组织来源于间叶组织，它们形成的高分化肿瘤均可用特殊染色鉴别（表 2-1）。

表 2-1　结缔组织染色反应

结缔组织	Van Gieson	Masson	PTAH	镀银染色
胶原	红	绿/蓝	蓝	灰
肌组织	黄	红	深蓝	黑
网状纤维	（－）	绿/蓝	棕红	黑
软骨	（－）/粉红	（－）	棕红	（－）
骨样组织	红	（－）	棕红	（－）

四、铵银染色

通常用 Masson-Fontana 染色，用于显示肿瘤组织中的黑色素（呈棕黑色颗粒），对诊断恶性黑色素瘤很有帮助。

（一）普鲁士蓝反应

利用含铁血黄素中的三价铁置换亚铁氰化钾中的二价铁，转变为高铁氰化钾，在含铁血黄素存在的部位显示蓝色颗粒。

（二）Van Gieson 染色

Van Gieson 染色可用于显示肝外组织及肿瘤组织中的胆红素（呈绿色颗粒或结晶状）。

五、酪氨酸酶染色（DOPA 反应）

DOPA（3,4-二羟苯丙氨酸）是酪氨酸酶的底物。酪氨酸存在于黑色素细胞中,利用 DOPA 反应可证明黑色素细胞中酪氨酸酶的存在,特别有助于在 HE 染色中观察不到黑色素的无色素性黑色素瘤。

六、其他染色

（一）革兰氏染色

革兰氏阴性菌呈红色,革兰氏阳性菌呈蓝色。

（二）抗酸染色

抗酸杆菌 Ziehl-Neelsen 法呈红色,如结核病及麻风的诊断中,找到抗酸染色阳性的杆菌就能准确诊断。

（三）Grocott 氯铵银真菌染色

真菌呈黑色,菌丝体呈灰红色。

（四）Feulgen 染色

近年来多用核酸染色判断肿瘤的增殖活性和恶性度,胞核主要成分为 DNA,核仁为 RNA。DNA 经盐酸水解后释放出醛基,再与 Schiff 试剂作用而呈紫红色,着色程度可大致反映 DNA 含量的多少。

（刘一雄）

第四节　免疫组织化学技术

在生物学、组织学、胚胎学和病理学曾广泛使用组织化学技术,该技术是通过分解置换、氧化和还原等化学变化,经呈色反应显示组织细胞内化学成分。1941 年 Coons 首创荧光标记抗体,开创了免疫组织化学的新技术。它是利用免疫学中的抗原抗体反应,借助可见的标记物,对相应抗原或抗体进行定位、定性和定量检测的一种免疫检测方法。

常用的免疫组织化学方法有荧光免疫和酶免疫组化技术、金标免疫组织化学技术和免疫电镜。在免疫组织化学检查中,现在仍以免疫荧光标记法和免疫酶标记法的应用最为广泛。

一、酶免疫组织化学技术

酶免疫组织化学技术（enzyme immunohistochemistry technique,EIHCT）是利用酶标记已知抗体（或抗原）,然后与组织标本中相应抗原（或抗体）在一定条件下相互结合形成带酶分子的复合物,酶遇到底物时,能催化底物水解,或氧化或还原,产生有色的不溶性产物,出现显色反应,在显微镜下进行细胞与组织表面或内部某种抗原成分的定位观察分析。

（一）组织切片的处理

待检组织要尽可能新鲜,经速冻储存于－70 ℃冰箱内,绝大多数待检物的抗原性可保持数年不变。检查时取组织用恒温冷冻切片机切成 4 μm 厚的薄片,用铝箔包裹切片放 −20 ℃冰箱可保存约 1 个月。

酶免疫染色的标本必须固定,其目的是防止切片上的细胞脱落,去除干扰抗原抗体结合的类脂。另外,标本一经固定,可保证在染色和反复清洗切片过程中抗原不致释放,从而可获得良好的染色,固定的标本又便于保存。

(二)直接法(一步法)

1.原理

在处理过的组织切片上,直接加酶标记抗体,再用底物二氨基苯胺(diamirlobenzidine,DAB)和 H_2O_2 进行显色,置普通光学显微镜下观察。

本法简便、快速、特异性强,非特异性背景反应低,结果可靠,可精确定位抗原,切片可较长期保存。

2.操作

(1)冷冻切片贴附后,吹干固定。冷丙酮固定 5 分钟,95%乙醇固定 10 分钟,PBS 洗涤 3 次后,用二甲苯脱 2 次蜡,用无水乙醇洗涤 2 次。

(2)用新配制的 3% H_2O_2 处理切片 10 分钟,以封闭内源性过氧化酶。再经无水乙醇处理。

(3)用 0.1 mol/L PBS 充分洗涤 2 次,每次 20 分钟。

(4)滴加最适浓度的 HRP 标记抗体,室温下湿盒内反应 60 分钟。

(5)用 PBS 洗涤 3 次,边洗边振荡,每次 5 分钟。

(6)用 0.05 mol/L Tris-HCl 缓冲液(pH 7.6)洗涤 5 分钟。

(7)用新配制的 DAB 反应液(3,3-二氨基联苯胺,内含 0.005% H_2O_2)于室温下,与组织切片反应5~30分钟。显微镜下观察染色情况。

(8)先用 Tris-HCl 缓冲液,后用自来水冲洗。

(9)必要时可用 Mayer 苏木精复染细胞核。

(10)脱水、透明和封固,抗原阳性部位有棕黑色沉淀。

(三)间接法(二步法)

1.原理

在直接法的基础上,为了增加敏感性和实用性而在酶标抗体与组织内抗原之间增加抗体反应层次。即先用未标记的特异性抗体与标本中相应抗原反应,再用酶标记的抗特异性抗体与之反应,形成抗原-抗体-酶标抗抗体复合物,加底物显色。该方法的敏感性比直接法高。

2.操作

切片及其处理同直接法的操作(1)~(3)步。

(1)滴加 1:10(3%)的产生二抗的正常动物血清,置温湿盒中反应 10 分钟,然后倾去多余血清。此步为减少非特异性背景。

(2)滴加特异性一抗,室温下于湿盒内反应 30~60 分钟或 4 ℃过夜。

(3)用 PBS 充分冲洗 3 次。

(4)滴加 HRP 标记的二抗,温湿盒内反应 30~60 分钟。

(5)先用 PBS,再用 Tris-HCl 缓冲液各冲洗 10 分钟。

(6)用新配制的 DAB 染色 5~30 分钟。

(7)用 Tris-HCl 缓冲液,自来水冲洗。

(8)用苏木精或甲基绿复染。

(9)脱水,透明,封固和镜检。

(四)过氧化物酶-抗过氧化物酶法

过氧化物酶-抗过氧化物酶(peroxidase anti-peroxidase,PAP)法是 1970 年 Sternherger 首先报道,其基本原理是先用足量的过氧化物酶与抗过氧化物酶结合,制成由 3 个酶分子和两个抗酶抗体分子组成的环形复合物,即 PAP,其相对分子质量为 432 000,直径 20.5 μm,结构非常稳定,在染色冲洗过程中酶分子不会脱落。PAP 中不存在游离的免疫球蛋白,不易产生非特异性染色,因而特异性、敏感性和重复性良好,可用于抗原损失较多的石蜡包埋组织的免疫组织化学检测。

(五)ABC 法

1.原理

亲和素-生物素-酶复合物法(ABC 法)的基本原理:特异性的一抗体与细胞或组织抗原结合后,再通过生物素标记的桥抗体,即第二抗体与一抗体结合将生物素带到抗原部位,生物素与 HRP 标记的亲和素可自行结合,于是形成酶-生物素-亲和素复合物,通过酶反应显示抗原。此法不仅非特异性着色少,背景清晰,对比效果佳,而且是目前最敏感的免疫组化方法,有广阔的应用前景。

2.操作

大体步骤如下。

(1)切片及其处理同免疫酶染色法。如是石蜡切片应当用胰蛋白酶消化,消除甲醛固定所致的掩盖作用,减少背景反应,通常用 0.134%CaCl₂,(pH7.8)配制的 0.1%酶液,于 37%处理切片 15~60 分钟。

(2)用 PBS 洗 3 次,每次 5 分钟。

(3)滴加 1∶10 正常羊血清,温湿盒内放置 10 分钟,倾去多余血清液。

(4)滴加适当稀释的一抗,温湿盒内反应 1 小时或 4 ℃过夜。

(5)用 PBS 洗 3 次。

(6)滴加生物素标记的二抗(如羊抗兔 Ig 抗体),于湿盒内 37 ℃下保温 30 分钟。

(7)用 PBS 洗 3 次,每次 5 分钟。

(8)滴加亲和素-过氧化物酶复合物,湿盒内 37 ℃下保温 1 小时。

(9)依次用 PBS 和 0.05 mol/L Tris-HCl 缓冲液(pH 7.6)洗 10 分钟。

(10)用含 0.03%~0.05%H₂O₂ 的 DAB 液显色,室温下 5~10 分钟。光镜监测显色。

(11)依次用 Tris-HCl 缓冲液和水冲洗。

(12)用 2%甲基绿或苏木精复染。

(13)脱水、透明、封片和观察。

二、荧光免疫组织化学技术

(一)原理

荧光免疫组织化学技术是采用荧光素标记已知抗体(或抗原)作为探针,检测组织与细胞标本中的靶抗原(或抗体)。在此法中,以荧光素为标记物,当标记抗体与其相应抗原反应时,就将荧光带到抗原的部位。在荧光显微镜下观察荧光斑点。

常用的标记用荧光素有异硫氰酸（FITC）和罗丹明 B200（RB200）。前者的最大激发光 λ＝495 nm，最大发射荧光 λ＝525（490～619）nm，黄绿色，RB200 的最大激发光 λ＝560 nm，最大发射荧光 λ＝595（540～660）nm，橙红色。FITC 和 RB200 常用以标记 Ig。

（二）分类

荧光免疫组织化学技术也分直接法和间接法。

1.直接法

将荧光素（或其他标记物）标在第一抗体（一抗）上，然后用标记的一抗直接显示相应的抗原，其优点是特异性高、快速和简便，缺点是灵敏性差、费抗体和需标记每一种抗体。

2.间接法

用荧光素（或其他标记物）标记第二抗体（二抗），一抗与抗原相结合后，借此于二抗与一抗结合，显示抗原。直接法多用以检测 IgG、IgA、IgM 和补体 C_3 和 C_4；间接法灵敏度高，省抗体，一种标记抗体可显示多种抗原，但非特异性高。多用于检测自身抗体，检测某些细菌与寄生虫抗体。

（三）操作

1.荧光素标记抗体直接显示 B 细胞表面 Ig（SIg）

（1）取静脉抗凝血经 Ficoll 液离心分离。

（2）淋巴细胞洗净悬浮于含 5％小牛血清的 PBS 或 Hanks 液中，浓度（2～3）×10^6/mL。

（3）FITC-抗人 Ig 抗体（若测鼠 SIg 时用 FITC-抗鼠 Ig 抗体），3 000 转/分钟，离心 30 分钟，除去聚合的 Ig。

（4）取 0.1 mL 细胞悬液，加稀释适度的 0.1 mL FITC-抗人 Ig 抗体，37 ℃下湿盒中静置 30 分钟。

（5）用预温为 37 ℃的含 5％血清的 0.01 mol/L PBS（pH 7.4）洗 2 次，洗去游离的荧光素标记抗体。

（6）荧光显微镜观察。将细胞悬液滴于载片上盖片，用蓝紫激发滤片（或紫外滤片），510 nm 隔阻滤片，SIg 阳性细胞发黄绿荧光。荧光定位于 B 细胞表面，呈环状、斑块或帽状分布。

（7）计数时先计视野中带荧光的 B 细胞，再在普通光源下计淋巴细胞总数，求 200～500 个淋巴细胞中 B 细胞数。正常人外周血中 SIg 阳性细胞占 12％～30％。

2.免疫荧光间接法染组织特异抗原

（1）组织经冷冻切片 2～4 μm，并黏附于载玻片上。

（2）将标本干燥，丙酮固定 5～10 分钟，95％乙醇固定 10～30 分钟，勿用戊二醛固定，因其有自发荧光。

（3）用 0.01 mol/L PBS 洗 3 次，每次 5 分钟。

（4）滴加一抗，置湿盒中 37 ℃下保温 30 分钟或 4 ℃下过夜。

（5）用 0.01 mol/L PBS 洗 3 次，每次 5 分钟，边洗边振荡。

（6）滴加荧光标记的二抗，置湿盒中 37 ℃下保温 30 分钟。

（7）洗净，封片待检。

（8）荧光显微镜下观察。

若标本切片上不加一抗或加同种动物的正常血清，滴加荧光标记的二抗，则荧光观察为阴性。

三、免疫金(银)组织化学技术

1971 年,Faulk 和 Taylor 最先将胶体金技术应用于免疫组化研究,1974 年 Romano 等用胶体金标记第 2 抗体,建立了间接免疫胶体金染色法,1981 年 Dascller 建立了用银显影液增强光学显微镜下金颗粒可见性的方法,以后亲和素金银染色法及固相金银染色法也相继建立。

免疫胶体金制备简便,能与多种蛋白稳定结合,即可用于光学显微镜,又可用于电子显微镜。在用于前者时,染色操作简单,显色底物没有致癌性,染色结果可长期保存,是迄今最灵敏的免疫组化方法,用于电子显微镜时,由于金颗粒的电子密度高,使电镜的分辨率提高,有益于超微结构的观察。另外,免疫胶体金技术,还可通过用不同粒径的胶体金颗粒进行双重和多重标记。这种技术适用于各种生物分子在细胞表面和细胞内的定位分布,也适于检测体液中的抗原或抗体。而且,这种技术不需要复杂仪器设备,试剂已国产化,便于推广应用。

(一)原理

以不同的方法和实验条件,将氯金酸($HAuCl_4$)制成粒径不同的胶体金,再与抗原或抗体结合。这种结合可能是因为金颗粒表面带负电荷,蛋白质分子表面带正电荷,由静电吸引造成的。胶体金标记的抗原或抗体,可用于免疫组化检测与之相应的抗体或抗原,也可以在金标记抗体染色后,进一步用银显影液处理,金粒子还原银粒子生成银颗粒,在光学显微镜检查时,阳性部位呈现金属银的黑褐色,在电镜检查时,标记抗体的金颗粒沉着于相应抗原处。免疫胶体金还可用于免疫凝集试验,当胶体金标记的抗体与相应抗原相遇发生凝集时,胶体金颗粒越聚越大,引起散射光变化,产生肉眼可见的颜色变化,用分光光度计可进行定量测定。

(二)操作

1.胶体金制备

(1)维生素 C 还原法:将 20 mL 三蒸水、1 mL 0.1 mol/L K_2CO_3 和 1 mL 1‰ 氯金酸水溶液,在冰水浴上混合,并立即加入 1 mL 7.0 g/L 的维生素 C,充分摇动至呈紫红色,再加三蒸水至 100 mL,煮沸至显红色即可。此法制得的胶体金粒径为 10～15 nm。

(2)枸橼酸三钠还原法:将 125 mL 三蒸水煮沸,加 7.5 mL 1‰ 的枸橼酸三钠后再煮 5 分钟,立即加入 1.25 mL 1‰ 的氯金酸,在 100 ℃ 水浴上反应 15 分钟,放冷备用。此法可制备 8～10 nm 的胶体金。

(3)枸橼酸钠-鞣酸还原法:往 100 mL 三蒸水中加入 1 mL 1‰ 的氯金酸,煮沸,加入1.25 mL 枸橼酸钠-鞣酸液(2 mL 1‰ 枸橼酸钠＋0.45 mL 1‰ 的鞣酸),继续煮沸 15 分钟即可。所得胶体金粒5～6 nm。

(4)枸橼酸三钠法:100 mL 0.01‰ 氯金酸煮沸,边搅拌边加入 0.7 mL 1‰ 的枸橼酸三钠溶液,在2 分钟内金黄色的氯金酸变为紫红色,接着再煮 15 分钟,冷却后用蒸馏水恢复到原体积。此法由于反应条件不同,虽与枸橼酸三钠还原法均为枸橼酸三钠还原,但所得胶粒直径为 60～70 nm。在可见光区的最高吸收峰在 535 nm,A 1 cm 535－1.12。胶体金的粒径随加入的枸橼酸三钠的量而变化,加入量越大粒径越小。

为了获得大小均匀的胶体金颗粒,在按上述方法制备之后,可用蔗糖密度梯度离心法再分级。在制备胶体金过程中,应注意所用容器的清洁、水的纯度、pH 和温度。

一般而言,5～15 nm 粒径的胶体金可用于免疫组化实验,20 mm 以上者适用于免疫凝集试验。

2.免疫胶体金制备

(1)抗体蛋白的预处理:用超速离心的方法除去低温贮存过程中可能形成的聚合物,并对 0.05 mol/L NaCl 液(pH 7.0)透析,去除磷酸根或硼酸根。

(2)胶体金的预处理:根据标记蛋白的不同,调制胶体金的 pH,使之接近或略高于欲标记蛋白质的等电点。抗血清 IgG 标记 pH 为 9.0,单抗 IgG 的 pH 为 8.2,亲和层析纯的抗体结合时 pH 7.6,而 SPA 纯化抗体的 pH 为 5.9~6.2。

(3)确定胶体金与蛋白的合适比例:可将欲标记蛋白质配成一系列不同的浓度,各取 0.1 mL 加到1 mL胶体中,对照管只有胶体金不含蛋白。5 分钟后,向各管各加 0.1 mL 10%NaCl 溶液,混匀后室温静置 2 小时,不稳定的胶体金将发生聚沉。加入 0.1 mL 1% 的 PEG(相对分子质量 20 000)终止凝聚。此时溶液由红变蓝色或无色。以保持红色不变的最低的蛋白量的 110%~120%,为稳定 1 mL 胶体金的实际蛋白用量。

(4)胶体金与蛋白质的结合:在搅拌条件下,往处理过的胶体金溶液中,加入预处理过的蛋白质,足量后再搅拌 5~10 分钟。加入 50 g/L 的 BSA 使其终浓度达到 10 g/L。亦可用终浓度为 0.5 g/L 的 PEG 代替 BSA。

(5)纯化:可用超速离心或凝胶过滤法纯化。离心速度一般在 10 000~100 000 g 下离心 30~60 分钟,沉淀悬浮于含 0.2~0.5 mg/mL PEG 的缓冲液中,洗涤,最终将浓度调整为 A 1 cm 540=1.5 左右,加 0.5 mg/mL NaN₃ 防腐,4 ℃保存。

(6)凝胶过滤:可用丙烯葡聚糖 S-400 柱,用含 0.1%BAS 的 0.02 mol/L Tris 缓冲液(pH 8.2)洗脱。

(7)保存:保存缓冲液的离子浓度不能过高,加 BAS 或 PEG 有利于胶体金的稳定,低浓度下保存更稳定。4 ℃下加 NaN₃ 防腐可贮存数月,若加少量甘油−70 ℃下储存时间更长。

(刘一雄)

第五节　免疫电镜技术

免疫电镜技术是将免疫化学技术与电镜技术相结合,在超微结构水平研究和观察抗原、抗体结合定位的一种方法学。它主要分为两大类:一类是免疫凝集电镜技术,即采用抗原抗体凝集反应后,再经负染色直接在电镜下观察;另一类则是免疫电镜定位技术。该项技术是利用带有特殊标记的抗体与相应抗原相结合,在电子显微镜下观察,由于标记物形成一定的电子密度而指示出相应抗原所在的部位。免疫电镜的应用使得抗原和抗体定位的研究进入到亚细胞的水平。

用于电镜观察的标记物有 3 类:一类是电子密度致密的标记物,如铁蛋白、辣根过氧化物酶(HRP)等。另一类则是放射性同位素,如 ¹²⁵I、³⁵S、³²P、¹⁴C、³H 等。第 3 类则是有独特形状的标记物,如血蓝蛋白、噬菌体等。要求标记物具有特定的形状、不影响抗原抗体复合物的特性与形状。目前用于免疫电镜的标记物主要是铁蛋白和 HRP。两者各有其优点,铁蛋白电子密度致密。观察时反差大,优于酶标记,但铁蛋白相对分子质量大(460 000),穿透能力差,所以适于细胞表面抗原的定位,另外铁蛋白的标记过程比较复杂。HRP 相对分子质量小(40 000),穿透力强,有利于标记抗体进入细胞内,适于细胞内的抗原定位。

一、影响免疫电镜效果的因素

(一)固定

固定是免疫电镜较关键的一步,免疫电镜中的固定与一般超薄切片中的固定的不同之处在于既要保存细胞的超微结构,又要考虑到抗原的失活性问题。

1.固定剂的要求

不损害细胞内抗原的活性;固定速度快、效果好;相对分子质量小,易于渗透;固定后,不引起此细胞组分的间断阻碍,影响标记抗体进入抗原位。

常用的固定液:4%聚甲醛;1.5%～2%戊二醛;1%多聚甲醛＋1%戊二醛;4%多聚甲醛＋0.5%苦味酸＋0.25%戊二醛;96%乙醇＋1%醋酸。不论采用哪种固定液,使用前必须用已知效价的抗原做　系列预实验。如固定剂的种类、浓度、温度、pH 及固定时间等。然后作出预处理的效价,作为失活参考以再选择最适条件。

2.影响固定的因素

固定剂的种类;固定剂的浓度,浓度过大,对抗原的活性有影响,浓度过小,固定效果差;固定剂的 pH;固定剂的温度,一般采用 2～4 ℃冷固定,这样能降低细胞的自溶作用和水分的抽提;固定时间与温度有关,温度高,固定快;也与缓冲系的离子强度有关,离子强度大,渗透压大,穿透力强,固定也快。不同的固定剂,或同一固定剂的不同浓度所需的固定时间也不一致;也与被固定的细胞类型有关。

(二)非特异性吸附

非特异性吸附与酶标抗体、抗血清的稀释度、染色时间、温度及介质等有关,其中最主要的是抗血清及标记抗体的稀释。一般认为高效价抗血清或标记抗体稀释到低蛋白浓度,用于标记染色可获得最理想的结果。因为低蛋白浓度有利于降低非特异性吸附。实际应用的蛋白浓度大致在 0.5～2.0 mg/mL。工作效价一般在 1∶20～1∶400,在实际工作中,将标记抗体或抗血清稀释到 1∶100 以上则可获得理想的阳性结果,而非特异性吸附必然降得很低。

工作浓度的选择是将标记抗体或抗血清做 1∶2,1∶4,1∶8,…,1∶256 的稀释,观察已知阳性标本的标记染色,取其阳性沉积物明显,而非特异性吸附最低的稀释度作为工作浓度。

(三)标记染色法

标记染色法分为直接染色法与间接染色法两种。前者的特点是特异性较高,敏感性低,标记抗体只能用于检测一种抗原。后者敏感性较强,一种标记抗体可用于多种抗原的检测。缺点是特异性较差。

二、免疫染色

免疫染色的方法有包埋前染色、包埋后染色和超薄切片染色。

(一)包埋前染色

可先用振动切片机切得厚切片,进行免疫染色,在解剖镜下将免疫反应阳性部位检出,再按常规电镜方法处理,进行锇酸后固定、脱水、包埋、制片。包埋前染色的组织,以中层较为理想。表层结构往往不完整,深层因抗体不能透入,免疫反应较弱或无反应。应先制作半薄切片,以帮助定位阳性部位。PAP 染色的材料,可在相差显微镜下对半薄切片进行不染色观察,免疫反应部位呈黑点状。经 HE 或甲苯胺蓝染色后,阳性部位呈棕黄色。

该法的优点是切片染色前不经过锇酸后固定、脱水、树脂包埋等,抗原保存好,免疫反应效果好。另外,可以在反应阳性部位定位超薄切片,提高了电镜的检出率。特别适合于含抗原量较少的组织。但经过一系列的免疫染色步骤,常造成一定的超微结构损伤。

(二)包埋后染色

组织标本经过固定、脱水、树脂包埋、切片后,再进行免疫组化染色。由于是用贴在载网上的超薄切片进行免疫染色,又称为载网染色。载网应该选用镍网或金网代替铜网,以避免其与化学物质起反应,在免疫组化染色的过程中,应保持网面湿润,避免因干燥影响抗原活性。但是否应用锇酸还存在争议。

该法的优点是超微结构保存较好,阳性结果有高度的可重复性,可以在同一张切片上进行多重免疫染色。但抗原活性在电镜制样过程中可能减弱或丧失;环氧树脂中的环氧基,在聚合过程中可能与组织成分发生反应而改变抗原性质;包埋在环氧树脂中的组织不易进行免疫反应等。现普遍使用在进行免疫染色前,用 H_2O_2 液蚀刻数分钟,去除锇酸和增强树脂的穿透性。但 H_2O_2 对细微结构有损伤,能使反应部位产生空洞。

(三)超薄切片染色

据 Tokuyasu 建立的方法,将组织放入 2.3 mol/L 蔗糖中,用液氮速冻,在冷冻超薄切片机上切片,切片厚度可略厚于常规树脂切片。该种切片不经过固定、脱水、包埋等程序,直接进行免疫染色,抗原性保存较好,兼有前两种方法的优点。

三、常用免疫电镜技术

(一)酶免疫电镜技术

1.原理

免疫酶细胞化学技术是以酶作为抗原抗体反应的标记物,在不改变抗原抗体的免疫反应及不影响酶活性的条件下,与相应的酶底物作用,形成不溶性的反应产物。光镜下观察,要求反应的终末产物是不溶性的有色物质,电镜观察则要求终末产物有较高的电子密度。辣根过氧化物酶(HRP)具有稳定性强和反应特异性高等优点,是目前应用最多的酶标记物,包括酶标记抗体法、非标记抗体酶法和非标记的过氧化物酶-抗过氧化物酶技术。酶免疫电镜技术是利用酶的高效率的催化作用对其底物的反应形成不同的电子密度,借助于电子显微镜观察,证明酶的存在,从而对抗原进行定位。

2.材料与试剂

(1)PBS 液:NaCl 8.5 g,Na_2HPO_4 0.85 g,KH_2PO_4 0.54 g,加水至 1 000 mL。

(2)DAB 溶液:取 5 mg DAB(3,3 二氨基联苯胺)加入 10 mL Tris-HCl 缓冲液(0.05 mmol/L,pH 为 7.6),加 1% H_2O_2 0.5~1.0 mL。配制时,避光进行,现用现配。在显色完成冲洗过程中,要保持流水冲洗,防止非特异性物质积于标本上。

(3)戊二醛固定液。

3.操作方法

(1)制备酶标抗体。

(2)取材:将培养细胞或悬浮细胞用 0.1 mol/L PBS 液冲洗,离心沉淀后,立即转入固定液(2%甲醛液或 2%戊二醛液均可)pH 为 7.2,4 ℃固定 5~30 分钟(依抗原性质所定)。如病料为组织块,则取适当大小,先固定 1 小时,然后取出,以锋利的双面刀片切成 50~100 μm 的薄组织再固定 1～2 小时。

（3）漂洗：以 PBS 液漂洗过夜，换液 3～4 次。

（4）血清孵育：25 ℃，1 小时或 4 ℃过夜，孵育的标本放置于加盖的瓷盘内，底层垫数层纱布。防止抗血清干燥凝固，不易洗脱，造成非特异性吸附。

（5）PBS 冲洗 3～4 次，每次 10 分钟。

（6）2.5％戊二醛再固定 15～30 分钟。

（7）PBS 液冲洗 3～4 次，每次 10 分钟。

（8）酶标记抗体孵育。用适当稀释的酶标抗体（211 作浓度）＋25 ℃湿盒内孵育 1 小时或 4 ℃过夜。

（9）PBS 液冲洗 3～4 次，每次 10 分钟或 4 ℃漂洗过夜。

（10）酶显色处理。将漂洗后的标本浸入 DAB-H_2O_2 底物溶液中，20 ℃，10～30 分钟。显色强弱与戊二醛的固定有关。若显色弱则可减少甚至取消戊二醛的固定时间。

（11）常规包埋、切片、电镜观察。在经过脱水包埋确定抗原性不致引起失活的前提下可在包埋切片后做标记染色，切片厚一般在 2～4 μm，切片后染色不存在通透困难的问题。无论在标记染色后切片还是在切片后标记染色，最好在光镜下定位选择后，再做电镜定位包埋，这样目的性强，可减少工作量。

4.结果判定

在已知阳性、阴性样品成立的前提下，凡出现棕色颗粒，即指示抗原抗体的存在，同时可观察到病毒颗粒的存在，判为阳性（＋），否则判为阴性（－）。

（二）铁蛋白免疫电镜技术

1.原理

铁蛋白是一种含铁（约 23％）的蛋白质，相对分子质量 $460×10^3$，直径 10～12 μm。免疫铁蛋白技术是以铁蛋白标记抗体形成一种双分子复合物，其既保留抗体的免疫活性，又具有很高的电子密度，便于电镜观察。用铁蛋白抗体与待检抗原作用，通过电镜检查，观察到铁蛋白抗体所在的位置，即抗原所在。铁蛋白来自很多动物，以肝、脾含量较高，其中马脾脏含量最高。

2.操作方法

（1）铁蛋白的纯化：①配制 2％硫酸铵液，并以 1 mol/L 的 NaOH 或 HCl 调 pH 为 5.85，取 1 g 铁蛋白溶于 100 mL 的 2％硫酸铵液中。②加入 20％硫酸镉，使最终浓度为 5％，混匀，4 ℃过夜。③1 500 g 离心（4 ℃）2 小时，去上清。仍加 2％硫酸铵至 100 mL，混匀，离心，去除不纯沉渣。④于上清液中重新加入 20％硫酸镉，重复步骤②，离心，去上清。⑤检查沉渣，置显微镜下检查，应具有典型的黄褐色结晶，结晶为六角形，如结晶不典型，应继续重复以上步骤。⑥以少量的蒸馏水溶解，再加 50％饱和硫酸铵溶液，使之沉淀，离心，去上清。⑦重复步骤⑥一次。⑧以少量蒸馏水溶解，常规透析 24 小时后，以 0.05 mol/L pH 为 7.5 的 PBS 透析 24 小时。⑨100 000 r/min 离心 2 小时，去除无色上清液（约 3/4 总量），置冰箱内 4 ℃过夜。⑩用微孔滤膜（孔径 0.45 μm）过滤，使铁蛋白含量为 65～75 mg/mL，分装，冰箱内 4 ℃保存，不要冻干保存，以免铁蛋白结构遭破坏。

（2）铁蛋白-抗体交联法：一般用低相对分子质量的双功能试剂把两者连接起来，常用的双功能试剂有双异氰酸镉二甲苯（Metaxylene dlisocyante，XC）；甲苯 2,4-二异氰酸盐（TC）；邻茴香胺（BDD）；戊二醛等。一般认为戊二醛作为连接剂效果较好，对抗体活性影响小，标记抗体产量高。

3.铁蛋白-抗体结合物处理标本

(1)将标本以5%甲醛 pH 为7.2(4 ℃)的 PBS 液固定40～60分钟。

(2)用冷的 PBS 液洗涤,离心。

(3)如是组织块,则在立体显微镜下切成较小块,放入试管中,加入铁蛋白-抗体结合物置室温20分钟,不时振荡。

(4)以冷 PBS 液洗涤3次,离心。

(5)沉淀以2.5%戊二醛固定20分钟,以 PBS 洗涤。

(6)再以锇酸固定,脱水包埋。也可以先超薄切片,再进行铁蛋白-抗体结合物染色。操作如下:①将培养细胞以1%福尔马林 PBS 液固定(4 ℃)。②PBS 液洗涤离心。③以0.5 mL,30%牛血清蛋白 PBS 液悬浮置入胶透析膜袋中,再将袋置于吸水剂粉末上,待牛血清蛋白成胶状物时,将透析袋移至2%戊二醛 PBS 液(pH 为7.5)中固定3小时。④取出,切成小块,以 PBS 液洗涤。⑤置干燥器中以硅胶干燥。⑥包埋、切片,在水上收集切片置于经4%牛血清蛋白 PBS 液处理的被有胶膜的载网上。牛血清蛋白的处理在于减少铁蛋白结合物非特异性吸附于载网上。⑦滴1滴铁蛋白-抗体结合物于载网上。⑧5分钟后,浮网于 PBS 液面,标本面向下,以除去多余的结合物。⑨晾干后,滴1滴醋酸双氧铀或氢氧化铅以复染。⑩水洗、晾干、电镜观察。

4.结果判定

在已知对照样品成立的前提下,凡是出现黑色的铁分子颗粒即表示抗原的存在,判定阳性(＋),否则判为阴性(－)。

(三)免疫电镜胶体金标记法

金标记法是 Faulk 和 Taylor(1971)提出的,并首先用于免疫电镜。它是利用胶体金在碱性环境中带有负电的性质,使其与抗体相吸附,从而将抗体标记。免疫电镜胶体金标记法已被应用于生物学的各个方面,20世纪80年代以来有取代免疫电镜 PAP 技术的趋势。胶体金标记抗体技术在电镜水平应用有许多优点:手续不如 PAP 法烦琐,不需用 H_2O_2 等损伤微细结构的处理步骤,对微细结构的影响较少。金颗粒具有很高的电子密度,在电镜下金颗粒清晰可辨,易于与其他免疫产物相区别。金标记法还可以和 PAP 法相结合进行双重或多重染色的定位。利用不同直径的金颗粒标记不同的抗体,是研究突触小泡内神经递质共存的有力工具。抗原抗体反应部位结合金颗粒数量的多少可进行粗略的免疫细胞化学定量研究。金标抗体还可加入培养液中,对培养细胞内抗原进行标记定位。由于金具有强烈的激发电子的能力,可以用于透射电镜的超薄切片观察及扫描电镜对细胞表面的抗原、受体的标记定位观察。金标液无毒性,对人体无损伤。

1.电镜水平的免疫金染色法

应用于电镜水平的免疫法,可分为包埋前染色和包埋后染色,由于包埋前染色对细胞膜的穿透性差,一般只用于细胞表面的抗原标记,如需穿透细胞膜,则需辅以冻融法或加入 Triton X-100、皂素等活性剂,但会破坏细胞超微结构,现较普遍采用包埋后染色。

(1)包埋后染色。①超薄切片厚50～70 nm,载于200～300目的镍网上。②置1% H_2O_2 内10分钟～1小时(据树脂的硬度和切片的厚度而定),除去锇酸和增进树脂穿透性。如切片很薄或于低温包埋时,此步可省略。操作时,滴入1% H_2O_2 液1滴于蜡板上,将载网有切片面浮于液滴上。对中枢神经系统切片,有主张以1%过碘酸钾(KIO_4)代替 H_2O_2 的。③双蒸馏水洗3次,每次 10 分钟,第 1、2 次浮于液滴上冲洗,第 3 次以盛双蒸馏水的注射器沿镍网面冲洗,水流应有适当压力,但不宜过强,用滤纸在镍网边缘将水吸干。④浮于正常羊血清(1∶50~1∶100)滴上,室温 30~60 分钟,以饱和固定剂中的游离醛基占据非特异性结合部位。PBS 漂洗 3 分钟。⑤滤纸吸干,滴上第一抗体血清,先室温预孵 1 小时,再于 4 ℃孵育 24~36 小时。PBS 漂洗 3 次,每次 3 分钟。⑥pH 为 8.2 的 PBS(内含 1% 的牛血清蛋白)中,5 分钟。⑦胶体金标记抗体液(1∶30~1∶100),淡红色为适宜稀释液,室温孵育 10 分钟~1 小时。双蒸馏水洗 3 次,每次 3 分钟。如作双重染色,则应将镍网翻过来,用另一类抗体血清,重复上述步骤②~⑦。⑧5% 醋酸铀(双蒸馏水配制)染 5 分钟,双蒸馏水冲洗。⑨枸橼酸铅(或醋酸铅)染色 5 分钟,双蒸馏水冲洗。⑩电镜观察。

(2)包埋前染色。①组织经过适当固定,为增强细胞穿透性,可在固定液中加入皂角素(Saponin),使其浓度为 0.01%,经含皂角素的固定剂处理 5~8 分钟后,应用 0.01 mol/L PBS(pH 为 7.4)冲洗 12 小时左右,中间换洗 3~4 次。②切片贴于涂有明胶的载玻片上,细胞可制成混悬液,用离心法操作或制成涂片。0.05 mol/L PBS(pH 为 7.4)洗 3 分钟。③室温下,以 1∶5 正常羊血清处理切片 30 分钟,以阻断非特异性吸附。④4 ℃下,第一抗体孵育 20 小时,后室温 2 小时或过夜。0.05 mol/L TBS(pH 为 7.4)洗 3 次,每次 3 分钟。⑤0.02 mol/L TBS(pH 为 8.2)洗 3 次,每次 3 分钟,为与胶体金结合做准备。⑥再次阻断非特异性吸附。⑦以金标记的第二抗体(工作浓度 1∶40 左右)在室温下孵育 1 小时。0.05 mol/L TBS pH 为 8.2 洗 3 分钟。然后再用 0.05 mol/L pH 为 7.4 的 TBS 洗 3 次,每次 3 分钟。⑧1% 锇酸(0.1 mol/L PBS 溶液)1 小时。双蒸馏水洗 15 分钟。⑨系列乙醇或丙酮脱水,包埋,超薄切片。⑩枸橼酸铅对照染色。

理想的免疫金染色切片,背景应清洁,无残留的金或其他无机盐颗粒,金粒集中在抗原、抗体反应部位。要获得理想的免疫金染色切片,需注意的因素很多,其中主要的如抗体血清的高度特异性和亲和力;被检组织应有较高浓度的抗原,冲洗液的清洁度,冲洗的彻底程度,以及整个过程中应用的各种器皿的清洁度等;所有溶液最好用微孔过滤器过滤,滤膜孔径 0.20~0.45 μm,所有器皿应清洁和专用。整个操作过程应在湿盒内进行,以使载网保持湿润。

2.胶体金标记蛋白 A 技术(Protein A-gold technique,PAg 法)

该法具有灵敏度高、方法简便和背景染色淡等优点。PAg 复合物制备方法简便,作为第二抗体,无种属特异性,可以避免不同种属动物要制备不同的特异性免疫球蛋白。PAg 复合物与包埋剂和细胞成分都极少发生非特异性的交互作用,蛋白 A 和金粒间非共价的结合特性既不影响蛋白 A 的活性,又能保持高度的稳定性,PAg 复合物分子小,易于穿透组织。

(1)蛋白 A-金(PAg)复合物的制备:①制备胶体金液。②准备待标记蛋白质和金溶液。注意用 0.2 mol/L K₂CO₃ 将金溶液调 pH 至 5.9~6.2。③确定胶体金与蛋白 A 的结合用量比例。取一系列盛有 0.1 mL 胶体金液的小玻璃管,分别加入不同量的蛋白 A,5 分钟后,再各加 0.25 mL 10% 的 NaCl。如加入的蛋白 A 浓度不够,不能稳住金粒,在电解质 NaCl 的影响下,金粒聚合沉淀,溶液由红变蓝。选择能防止溶液由红变蓝的最低浓度的蛋白 A 的量作为两者的结合比例。以枸橼酸钠法制成的胶体金每毫升约需要 5 μg 蛋白 A 来结合,方能保证其稳定性。④胶体金与蛋白 A 的结合和纯化。依上法测得所需的比例超过 10%,即每 30 mL 胶体金中加入 2 mg 蛋白 A,5 分钟后,加入 0.3 mL 聚乙二醇(PEG)作为稳定剂,以 15 000 r/min 离心 45 分钟(不同方法制备的金离心速度不同),略带红色的松散的复合物沉淀即为 PAg 复合物。小心弃去上清液,加入 PBS 冲洗,松散的 PAg 复合物置于 PBS 溶液中,按 0.2 mg/mL 的比例加入 PEG

作为稳定剂,保存于硅化的玻璃器皿中备用。PAg 复合物的原液在 4 ℃可保存达一年之久。

(2)电镜水平的 PAg 染色法:PAg 法在电镜技术的应用原则是二步标记法,可用于包埋前和包埋后染色。

它与一般胶体金免疫染色的主要区别在于:用 1‰卵清蛋白-PBS(pH 为 7.4)或 1‰卵清蛋白－0.05 mol/L Tris 缓冲液(pH 为 7.4)来封闭非特异性的结合部位,而不是采用羊或其他动物的正常抗血清,因为 PAg 复合物能够与正常血清组中的 Ig 结合,从而给出假阳性结果;在应用第一抗血清孵育和 PBS 冲洗后做第二抗血清即 PAg 复合物孵育前的准备时,应用的 PBS 或 TBS 的 pH 应变更为 7.4。

可采用下列步骤进行包埋后染色:①载有超薄切片的镍网或金网浮于 1‰卵清蛋白-PBS 液滴上,室温约 5 分钟。②载网不冲洗,直接移至第一抗血清液滴上,在室温孵育 2 小时或 4 ℃ 18～24 小时。③PBS 冲洗 2 次,每次 3 分钟。④将 PAg 原液稀释 10～20 倍,载网浮于该液滴上,室温孵育 1 小时。⑤PBS 冲洗 2 次,每次 5 分钟。⑥5%醋酸铀水溶液染色,水洗。⑦枸橼酸铅染色。⑧电镜观察。

3.免疫电镜金-银法染色技术

免疫金银细胞化学技术应用于电镜水平,一般用于包埋前染色。其主要操作步骤如下:①组织固定,振动切片机切片 10～30 μm。②入 3%正常羊血清,含 0.1%Triton X-100 的 PBS 孵育 30 分钟,以封闭非特异性结合部位。③1%硼氢化钠的 PBS 孵育 30 分钟。④一抗 37 ℃,2 小时。PBS 含 0.1%BSA(pH 为 7.4)冲洗 3 次,每次 3 分钟。再用 PBS 含 0.1%BSA(pH 为 8.2)冲洗 3 次,每次 3 分钟。⑤入 10～15 nm 金标羊抗兔抗血清,工作浓度约 1∶10,37 ℃孵育 45 分钟。⑥硝酸银液物理显影。⑦在解剖镜下取免疫反应阳性部位,入 1%锇酸后固定 20 分钟,常规脱水,树脂包埋。⑧超薄切片机切 0.1 μm 左右半薄切片,定位阳性反应部位,然后制作超薄切片。如用暗视野显微镜观察,金银粒呈金黄色闪光颗粒,即使微量金银也可定位。⑨铀-铅电镜染色,电镜观察。

免疫金银法敏感度高,金银颗粒电子密度高,反差强;应用包埋前染色可先定位阳性反应部位再作电镜超薄切片,获得阳性反应概率高,特别适用于含微量抗原的部位,如突触等。其不足是需经暗室显影,手续较繁杂,包埋前免疫染色易增加非特异性染色。另外,由于单个金粒周围结合的银粒不是固定的,受多种因素影响。因此,电镜免疫金粒染色法的金粒银粒计算不适于做半定量观察,误差较大。

(四)扫描免疫电镜技术

扫描免疫电镜技术可为研究细胞或组织表面的三维结构与抗原组成的关系提供可能性。

应用于扫描电镜的标记物应在扫描电镜可分辨的范围内,并能对细胞或组织抗原有较好的定位能力。在选择标记物时应根据研究目的而定,如标记细胞体积较大,可用体积大的标记物,如鉴别阳性(标记细胞)与阴性(未标记细胞),而要定位受体等则需选用较小的,易于辨认的标记物。

常用的标记物为颗粒性标记物。依其特性可分为蛋白类(如血蓝蛋白、铁蛋白等);病原体类(如烟草花叶病毒、南方菜豆花叶病毒、噬菌体 T_4、大肠杆菌 f_2、噬菌体等);金属颗粒胶体金;免疫金银标记技术和同位素放射性自显影的银颗粒等。

其中,以金属类颗粒标记物应用最为广泛。最常用的是胶体金,胶体金商品的直径在 3～150 nm,扫描免疫电镜常用的金颗粒直径在 30～60 nm 为宜。由于金本身系重金属,有较强的发射二次电子的作用,故不需喷镀金属膜,这是胶体金应用于免疫扫描电镜的标记优于其他标记物之处。免疫金银染色能加强细胞或组织表面金属颗粒聚集的密度。金、银粒在电镜显示为电子密度高,外形清晰的颗粒,易于识别和定位。病原体标记物主要利用其特殊的外形和结构以达到标记定位的目的,如噬菌体 T_4 形似星形的球拍,头部直径大约 100 nm,呈六角形星状,尾长约 100 nm,由颈部与头部相接;烟草花叶病毒为 15 nm×30 nm 的杆状病毒,而南方菜豆花叶病毒是直径 25 nm 的圆形颗粒,这些病原体的典型外形很易于辨认。铁蛋白由于含有致密的铁离子核心具有较高的电子密度,从而达到标记定位的目的。血蓝蛋白是从海螺类软体动物中提取的多分子聚合物,其外形为 35 nm×50 nm 的柱状体,多应用于病毒研究,但也有利用血蓝蛋白与过氧化物等的糖蛋白部分可与凝集素相结合的特性,进行细胞膜受体的定位。

扫描免疫电镜的具体操作步骤如下。

1.标本处理

(1)细胞悬液:用 10 mL PBS 内含 1 mg/mL 牛血清蛋白(PBS-BSA)悬浮细胞,离心 250 g,2 次,每次 5 分钟。加入 PBS-BSA 至 $10^5\sim10^6$ 细胞/mL,振摇成单细胞悬液。BSA 能减低生物标本的非特异性吸附,但注意浓度应适宜,过高会减弱特异性反应。

(2)细胞附着于固体支持物:由于固定与免疫标记的孵育过程会引起细胞凝集,妨碍细胞表面的暴露,而且反复的离心与悬浮会导致细胞表面形态的改变。因此,通常将悬液中的细胞黏附于过滤膜或涂有带正电荷聚合物的盖玻片上,在黏附之前可依(1)法清洗标本,以除去细胞表面的附着物。固体支持物可用涂有多聚-L-赖氨酸薄膜的载玻片或直径 13 nm,孔径 0.22 μm 或 0.45 μm 的过滤膜。将细胞悬液(如细胞数少可事先离心,取沉淀细胞)滴于滤膜或载玻片上,由于多聚赖氨酸的黏附性,在固定及免疫标记过程中细胞不至于脱落。但注意勿使细胞干燥。

(3)组织切片与固体组织:组织切片如为石蜡包埋应预先脱蜡,由二甲苯经梯度乙醇至水。组织切片与固体组织(勿过大)均应以 PBS-BSA 冲洗,并保持湿润避免干燥。

2.固定

(1)固定前用 PBS-BSA 冲洗 3 次,每次 5 分钟。

(2)选择加入适合的固定剂;可为 4% 多聚甲醛加 0.1%～0.5% 戊二醛(pH 为 7.4 的磷酸盐缓冲液配制)。室温固定 10～60 分钟,或 4 ℃下 30～120 分钟。

(3)PBS-BSA 冲洗 3 次,每次 5 分钟。

(4)除去残留的自由醛基,选以下任一方法:0.5 mg 硼氢化钠/1 mL PBS 10 分钟(新鲜配制);或者 0.05～0.20 mol/L 甘氨酸或赖氨酸-HCl/PBS 30～60 分钟;或者 0.1～0.5 mol/L 氯化钠/PBS 30～60 分钟;或者 PBS-BSA 冲洗 3 次,每次 5 分钟。

(五)冷冻蚀刻免疫电镜技术

从 20 世纪 70 年代初期开始,冷冻蚀刻免疫电镜技术已开始在应用,但由于免疫标记必须在冷冻蚀刻步骤以前进行,所以仅能标记细胞外表面。20 世纪 80 年代开始建立了断裂-标记细胞化学方法,将细胞膜劈开后,中央的两侧断面,以及各种细胞器的膜的各个表面及细胞质与核质都能被标记,为此技术的广泛应用创造了条件。应用此法还可对抗原与受体分子进行定量统计。

1.冷冻蚀刻表面标记免疫电镜技术

(1)新鲜或固定的细胞进行直接法或间接法免疫标记。

(2)PBS(pH 为 7.5)冲洗 2 次,每次 3 分钟,加入 1 mmol/L $MgCl_2$ 蒸馏水洗 3 次,每次 3 分钟,离心沉积细胞。

（3）将细胞团置于小纸板上，入液氮冷却的氟利昂中，取出入冷冻蚀刻仪中进行断裂操作，再于 -100 ℃蚀刻 1 分钟。

（4）制作断裂面复型。

（5）再次氯酸钠清洗复型，蒸馏水洗后进行观察。

本法的标记物只出现在细胞外表面上。

2.断裂-标记免疫电镜技术

先进行冷冻断裂，再做免疫标记，从而可以对断裂开的各种膜结构及细胞质断面进行标记。

（1）临界点干燥法：①固定，$1.0\%\sim2.5\%$ 戊二醛 PBS 液 $1\sim2$ 小时（4 ℃），PBS 冲洗 3 次，每次 3 分钟。如为细胞悬液，可加入 30% BSA 后加入 1% 戊二醛，使 BSA 凝胶化，将凝胶切成 2 mm 左右的小块，用 30% 的甘油-PBS 浸透后置于用液氮冷却的氟利昂中冷却。②冷冻断裂，将冰冻的凝胶小块放在盛有液氮的培养皿中，培养皿放置于二氧化碳-液氮槽中，用预冷的解剖刀切割凝胶小块进行冷冻断裂。③解冻，置碎块于 30% 甘油-1% 戊二醛磷酸缓冲液中解冻。④置换甘油，放入 1 mmol/L 氨基乙酰甘氨酸磷酸液去甘油，PBS 冲洗 2 次，每次 3 分钟。⑤免疫标记。⑥$1\%$ 锇酸，室温固定30 分钟。⑦系列梯度乙醇脱水，临界点干燥，喷镀铂-碳膜，次氯酸钠清洗复型，蒸馏水洗，捞于有Formvar膜铜网上透射电镜观察。

（2）超薄切片法。步骤：①~⑤同临界点干燥法。⑥$1\%$ 锇酸，室温固定 2 小时，系列乙醇或丙酮脱水，常规电镜包埋。⑦半薄切片，光镜定位合适的断裂部位，再切超薄切片，铅-铀染色，透射电镜观察。断裂标记法目前应用较多的是植物凝集素-胶体金免疫标记技术，常用的如刀豆球蛋白(ConA)-胶体金免疫标记技术，ConA 能与细胞膜中的甘露糖结合，有助于糖蛋白在超微结构水平的定位。为保证实验结果的准确性，每组实验在免疫标记阶段应设立对照组。

（刘一雄）

第六节　原位杂交技术

一、基本原理

原位杂交技术(in situ hybridization，ISH)是将核酸分子杂交技术与组织化学技术相结合来检测和定位核酸的一项新技术。它的基本原理是根据核酸碱基互补的原则，利用已知碱基序列并带有标记物的核酸(如 DNA、RNA 或寡聚核苷酸)作为探针，在一定条件下在组织细胞原位与待测核酸序列如 RNA 和 DNA 特异性结合而形成杂交体，然后通过与标记物相应的检测系统即应用组织化学或免疫组织化学的方法去检测带有标记物的核酸探针与待测核酸杂交体，从而达到在原位对组织细胞中的待测核酸序列进行定性、定位和相对性定量的目的。其生物化学基础是 DNA 变性、复性和碱基互补配对结合。

二、类型

根据所用探针和靶核酸的不同，原位杂交可分为 DNA-DNA 杂交，DNA-RNA 杂交和RNA-RNA 杂交三大类。根据探针的标记物是否能直接被检测，原位杂交又可分为直接法和间接法两类。所谓直接法,探针用放射性核素、荧光素或一些酶标记,探针与组织细胞内靶核酸所形成的杂交体可分别通过放射自显影、荧光显微镜术或呈色的酶促反应直接显示;而间接法一般都用半抗原来标记探针,最后通过用免疫组织化学对半抗原的定位,间接地显示探针与组织细胞内靶核酸所形成的杂交体。

三、优点

与其他形态学技术相比,原位杂交技术具有下列优点。

(1)既具有分子杂交技术特异性强、灵敏度高的特点,又具有组织细胞化学染色的可见性。

(2)既可用新鲜组织做,又可用石蜡包埋组织做回顾性研究。

(3)所需标本量少,可用活检穿刺和细胞涂片标本。

(4)探针易于制备、特异性强、敏感性高。

(5)应用范围广泛,既可对组织细胞内特定基因和 mRNA 的表达进行定位、定性和定量检测,又可对病毒核酸进行组织分布、细胞及亚细胞定位研究。

四、操作流程

原位杂交技术的操作流程:①杂交前准备,包括固定、取材、玻片和组织的处理,如何增强核酸探针的穿透性、减低背景染色等;②杂交;③杂交后处理;④显示:包括放射自显影和非放射性标记的组织化学或免疫组织化学显色。

(一)固定

进行原位杂交,组织常需要用化学固定剂固定,目的是为了保持组织细胞形态结构,最大限度地保存细胞内的 DNA 或 RNA 的水平,以及增加组织的通透性。化学固定剂有沉淀固定剂和交联固定剂两类。常用的沉淀固定剂有乙醇、甲醇和丙酮等,交联固定剂有多聚甲醛、甲醛和戊二醛等。经过沉淀固定剂固定的组织通透性较好,利于探针穿入组织。但是,沉淀固定剂可能引起 RNA 的丧失,而且组织的形态结构保存也不十分理想。醛类交联固定剂可较好地保存组织中的 RNA,对组织形态结构的保存也优于沉淀固定剂,但是,组织经戊二醛这样的强交联剂固定后,通透性很低,致使探针进入组织较为困难。在大多数情况下,一般首选 4% 多聚甲醛溶液作为固定剂,可获得较好的原位杂交效果,也可将交联固定剂和沉淀固定剂联合应用。采用 4% 多聚甲醛溶液固定 1 分钟并将载玻片放在 70% 乙醇溶液中的方法,可获得最好的交联度和 RNA 序列的有效检测。固定方法可采用灌注法或浸渍法,适宜的固定时间取决于固定剂的种类,以及组织对固定剂的可透性,一般为室温 1 小时。也可将新鲜组织先制备成冷冻切片,然后冉固定,这种处理方法的杂交结果一般较好。

尽可能使用新鲜组织,由于多数 mRNA 降解速度很快,所以一般尽可能在离体或停止血液供应 30 分钟内将需要的组织块固定。如是动物实验最好进行灌流固定后取材,这样可使材料保持最新鲜。如是手术材料应在术后立即取材 10% 甲醛浸泡固定,组织块最好在 0.5～1.0 cm³,过大将影响组织块中央部分的固定效果。如手术后不可能立即固定可将材料保存在低温环境下,尽量减少由于组织自溶导致的mRNA降解。

(二)取材

组织应尽可能新鲜。固定应尽早进行,要求组织离体断血至进入固定液的间隔时间越短越好,一般新鲜组织和培养细胞应在 30 分钟内固定。如用手术切除标本或临床活检,应立即取材,标本运输时应把组织置于一个密闭的容器内,再放在冰上,然后可置液氮内速冻保存或固定处理。

(三)玻片和组织切片的处理

1.玻片的处理

用于原位杂交分析的玻片应予彻底清洁,去除灰尘及油脂,因为原位杂交过程步骤繁杂,处理条件苛刻,所以样品有可能会从载玻片上脱落下来,特别是采用甲醛固定、石蜡包埋的组织时更有可能发生。玻片包括盖玻片和载玻片应用热肥皂水刷洗,自来水清洗干净后,置于清洁液中浸泡 24 小时,清水洗净烘干,95%乙醇溶液中浸泡 24 小时后蒸馏水冲洗、烘干,烘箱温度最好在 150 ℃或以上过夜,以去除 RNA 酶。盖玻片在有条件时最好用硅化处理,锡箔纸包裹无尘存放。

要应用黏附剂预先涂抹在玻片上,干燥后待切片时应用,以保证在整个实验过程中切片不致脱落。常用的黏附剂有铬矾明胶液,其优点是价廉易得,但黏附效果较差。多聚赖氨酸液具有较好的黏附效果,但价格昂贵。一种新的黏附剂 APES 黏附效果好,价格较多聚赖氨酸便宜,制片后可长期保存应用。

2.增强组织的通透性和核酸探针的穿透性

增强组织通透性常用的方法如应用稀释的酸洗涤、去垢剂或称清洗剂 Triton ×100、乙醇或某些消化酶如蛋白酶 K、胃蛋白酶、胰蛋白酶、胶原蛋白酶和淀粉酶等。不经蛋白酶消化一般不会得到杂交信号。蛋白酶消化能使固定后被遮蔽的靶核酸暴露,以增加靶核酸的探针可及性。这种广泛的去蛋白作用无疑可增强组织的通透性和核酸探针的穿透性,提高杂交信号,但同时也会减低 RNA 的保存量和影响组织结构的形态,因此,在用量及孵育时间上应慎为掌握。蛋白酶 K 的消化作用的浓度及孵育时间视组织种类、应用固定剂种类、切片的厚薄而定。一般应用蛋白酶 K 1 μg/mL(于0.1 mol/L Tris/50 mmol/L EDTA,pH8.0 缓冲液中),37 ℃孵育 15~20 分钟,以达到充分的蛋白消化作用而不致影响组织的形态为目的。蛋白酶 K 还具有消化包围着靶DNA 的蛋白质的作用,从而提高杂交信号。甘氨酸是蛋白酶 K 的抑制剂,常用 0.1 mol/L 的甘氨酸溶液(在 PBS 中)清洗以终止蛋白酶 K 的消化作用。为保持组织结构,通常用 4%多聚甲醛溶液再固定。蛋白酶消化的程度要根据不同的实验条件经试验后确定,过度的蛋白酶消化会引起细胞形态结构的破坏及靶核酸的减少,也会导致标本从载片上脱落。

3.减低背景染色

背景染色的形成是诸多因素构成的。杂交后的酶处理和杂交后的洗涤均有助于减低背景染色。在多聚甲醛固定后,浸入乙酸酐和三乙醇胺中以减低静电效应,减少探针对组织的非特异性背景染色。预杂交是减低背景染色的一种有效手段。预杂交液和杂交液的区别在于前者不含探针和硫酸葡聚糖。将组织切片浸入预杂交液中可达到封闭非特异性杂交点的目的,从而减低背景染色。在杂交后洗涤中采用低浓度的 RNA 酶溶液(20 μg/mL)洗涤一次,以减低残留的内源性的 RNA 酶,减低背景染色。

4.防止 RNA 酶的污染

在标本处理过程中对内源性核酸酶的灭活和原位杂交全过程中避免外源性核酸酶的污染十分重要。特别是 RNase 普遍存在和十分耐热,由于在手指皮肤及实验用玻璃器皿上均可能有 RNA 酶,为防止其污染影响实验结果,在整个杂交前处理过程都需戴消毒手套。所有实验用玻璃器皿及镊子都应于实验前一天置高温(240 ℃)烘烤以达到消除 RNA 酶的目的。要破坏 RNA酶,其最低温度必须在 150 ℃左右。

(四)杂交

杂交是将杂交液滴于切片组织上,加盖硅化的盖玻片,或采用无菌的蜡膜代替硅化的盖玻片,加盖片防止孵育过程中杂交液的蒸发。在盖玻片周围加液状石蜡封固或加橡皮泥封固。硅化的盖玻片的优点是清洁无杂质,光滑不会产生气泡和影响组织切片与杂交液的接触,盖玻片自身有一定重量能使有限的杂交液均匀覆盖。可将复有硅化盖玻片进行杂交的载玻片放在盛有少量 5×SSC 或 2×SSC 溶液的湿盒中进行孵育。

(五)杂交后处理

杂交后处理的目的是除去未参与杂交体形成的过剩探针,消除与组织或细胞非特异结合的探针,减低背景,增加信/噪比。杂交后处理包括系列不同浓度、不同温度的盐溶液的漂洗。特别因为大多数的原位杂交实验是在低严格度条件下进行的,非特异性的探针片段黏附在组织切片上,从而增强了背景染色。RNA 探针杂交时产生的背景染色特别高,但能通过杂交后的洗涤有效地减低背景染色,获得较好的反差效果。在杂交后漂洗中的 RNA 酶液洗涤能将组织切片中非碱基配对 RNA 除去。一般遵循的共同原则是盐溶液浓度由高到低而温度由低到高。必须注意的是,漂洗过程中切勿使切片干燥,干燥的切片即使大量的溶液漂洗也很难减少非特异性结合,从而增强了背景染色。

(六)显示

探针与靶核苷酸结合形成杂交体,对其检测的方法因探针的标记物不同而异,根据核酸探针标记物的种类分别进行放射自显影或利用酶检测系统进行不同显色处理。当带有酶的抗半抗原抗体(或者抗生物素蛋白)通过搭桥(或直接)与探针连接后,酶催化底物混合液中的底物发生反应,使其产生有色沉淀物即为阳性反应。目前大多数学者都采用碱性磷酸酶和辣根过氧化物酶与抗半抗原抗体(或抗生物素蛋白)连接进行检测。

细胞或组织的原位杂交切片在显示后均可进行半定量的测定,如放射自显影可利用人工或计算机辅助的图像分析检测仪检测银粒的数量和分布的差异。非放射性核酸探针杂交的细胞或组织可利用酶检测系统显色,然后利用显微分光光度计或图像分析仪对不同类型数量的核酸显色强度进行检测。但做半定量测定必须注意严格控制实验的同一条件,切片的厚度和核酸的保存量如取材至固定的间隔时间等。如为放射自显影,核乳胶膜的厚度与稀释度等必须保持一致。

(七)对照实验和结果的判断

与免疫组织化学一样,为了确保原位杂交实验操作和结果的准确性、特异性、敏感性和重复性,需要设置一系列阳性对照和阴性对照。

1.组织对照

(1)阳性对照:用已知含靶核酸序列的组织作对照。

(2)阴性对照:用已知不含待测靶核酸序列的组织作对照。

(3)组织结构对照:用复染和基因产物的抗体作免疫组织化学检测的方法确定杂交信号的分布情况。

2.探针对照

(1)从被检测组织中提取总 RNA 或 DNA,然后分别用 Northern 或 Southern 印迹法分析。

(2)应用标记的和不标记的探针混合试剂与组织切片杂交,进行竞争性对照分析。

3.杂交对照

(1)省去标记探针。

(2)杂交前用核酸酶处理切片。这两种情况均应为阴性。

4.非放射性检测系统对照

类似免疫组织化学检测的一系列阳性对照和阴性对照。如省去检测反应中的一个步骤或多个步骤等,应当获得阴性结果。

五、原位杂交技术的应用

由于原位杂交技术既可从分子水平去研究 DNA 或 RNA 的性质及其病理变化,又能在细胞水平进行形态学观察,不仅可利用新鲜组织标本、培养细胞,而且可用于石蜡包埋切片进行回顾性研究。因此,随着该技术的发展和方法的不断改进与完善,在医学生物学的各个领域得到广泛的应用。

(一)病毒性疾病研究中的应用

病毒感染的诊断,最可靠的证据是在组织、细胞中直接证明病毒的存在。与病毒分离培养、形态学观察和血清学检查相比,原位杂交技术显得更加快速、敏感和有效,它既能在受感染的组织、细胞内显示特定病毒的 DNA 或 RNA 序列,确定感染病毒的类型,又可同时观察到组织病理变化,确定受感染细胞的类型,这有助于了解病毒性疾病的发病机制和病理过程。

1.乙型肝炎病毒

目前,应用原位杂交技术检测 HBV,是诊断乙型肝炎的最佳方法。乙型肝炎病毒(hepatitis B virus,HBV)DNA 主要存在于肝细胞的胞质中,也可存在于肝脏非实质性细胞内,最近有人在肝外组织、细胞中也找到 HBV DNA,说明 HBV 不仅仅是嗜肝组织病毒。引起广泛关注的是,肝癌细胞内发现有整合型 HBV DNA 及游离的 HBV DNA,在原发性肝癌中其整合率达 90%,在癌旁组织中也发现有 HBV DNA 存在,这些结果对进一步阐明 HBV 与原发性肝癌的关系有重要意义。

2.EB 病毒

EB 病毒(Epstein-Barr virus,EBV)是一种亲人 B 淋巴细胞性疱疹病毒。经原位杂交技术证实,EBV 还可在口咽上皮细胞、宫颈上皮细胞内复制;EBV 能引起传染性单核细胞增多症,并与 Burkitt 淋巴瘤和免疫功能受损患者淋巴瘤的发病有关,约 50%AIDS 相关淋巴瘤与 EBV 有关。在鼻咽癌的研究中,已发现 EBV 与未分化型和非角化型鼻咽癌的发生密切有关。关于 EBV 与其他类型上皮肿瘤的关系,如唾液腺癌、乳腺髓样癌、胸腺瘤、胃癌、肺癌等有一些研究报道,尚有待于深入探讨。

3.巨细胞病毒

巨细胞病毒(cytomegalo virus,CMV)是一种人类疱疹病毒,在免疫功能受损患者,它是引发多种疾病的一个主要致病因子。对于 AIDS 病、恶性肿瘤及器官移植患者,常常可发生 CMV 感染。用其他方法对 CMV 的检测阳性率和敏感性均较低,其中细胞培养的时间较长。如应用原位杂交技术可很方便地在活检组织的石蜡切片上检出 CMV,与组织培养相比,敏感性为94%,特异性为 100%。

4.人乳头瘤病毒

人乳头瘤病毒(human papilloma virus,HPV)与多种良、恶性上皮肿瘤相关。目前发现的 HPV 亚型有 100 多种,主要分为皮肤型和生殖道黏膜型,可以感染多种组织和器官。新近的研究证明,HPV 参与一些肿瘤的发病,特别是宫颈上皮肿瘤。使用各种亚型 HPV-DNA 探针检测子宫颈涂片,发现 HPV-DNA 阳性率高达 66%。鉴定病变组织中 HPV 的类型非常重要,因为,HPV 中有些型与良性肿瘤有关,而有些型则与癌或癌前病变有关。例如,16 型和 18 型 HPV 与宫颈癌,以及宫颈上皮内肿瘤有关。发现有 HPV 存在的肿瘤还有肺癌、消化系统肿瘤和泌尿系统肿瘤等。

(二)肿瘤研究中的应用

肿瘤的发生与控制细胞正常生长和分化的基因受到损伤而变异有关,这种损伤的累积导致了原癌基因的激活和抑癌基因的缺失或失活。原位杂交技术已用于肿瘤的病理诊断,探求恶性细胞的来源;研究基因表达、突变、丢失、插入对癌细胞分化、分裂、受体特性的影响,以及和恶性变及转移机制的关系。

应用原位杂交技术结合染色体显带技术可进行正常细胞基因和癌基因的染色体定位。用上述方法检出的癌基因有近 30 种,其中大部分已定位了人类染色体的特定区域。用原位杂交技术检测肿瘤细胞内癌基因 mRNA,可检出激活的癌基因,用不同种类的癌基因探针检测同一癌组织内癌基因 mRNA,可以明确肿瘤内有哪些癌基因被激活;同样,用癌基因特异的 DNA 探针可检测癌组织中癌基因的扩增情况。已有报道发现胃癌、肺癌细胞内 $H\text{-}ras$ 和 $c\text{-}myc$ 癌基因被激活;肝癌、大肠癌、淋巴瘤中 $c\text{-}myc$ 扩增;乳腺癌和肺癌中 $c\text{-}erbB\text{-}2$ 扩增。应用基因探针检测肿瘤细胞,不仅有助于探讨肿瘤的发生机制,而且有利于病理诊断、临床分期,以及指导治疗、估计预后。例如,神经母细胞瘤患者早期没有癌基因扩增,晚期有 N-myc 基因扩增;小细胞肺癌如果 $c\text{-}myc$ 基因扩增,c-myc mRNA 表达提高,就完全不同于典型的小细胞肺癌,而以低分化、高恶性度为其临床特征。

运用双重原位杂交技术,还可以探讨癌基因和病毒感染在肿瘤的发生过程中是否具有协同作用。例如,在皮肤、黏膜良性病变和恶性肿瘤中 HPV 感染情况与 $c\text{-}myc$ 和 $H\text{-}ras$ 癌基因活性的对比研究中发现:癌基因 myc 和 ras 与 HPV 感染在皮肤致癌方面可能有协同作用。另外,原位杂交检测肿瘤标志物 mRNA,对肿瘤的早期诊断及治疗均有重要意义。例如,人们在肝癌细胞和癌旁细胞中均发现了 AFP mRNA,但癌组织中 AFP mRNA 阳性细胞较均匀,而癌旁肝组织中 AFP mRNA 阳性细胞呈散在分布。

(三)细胞生物合成及遗传疾病研究中的应用

原位杂交检测组织细胞内 mRNA,不仅可以测定细胞质中 mRNA 和核中 mRNA 的含量,还可以反映细胞合成某种蛋白质或多肽的能力;其敏感性要比直接测定蛋白质高 1 000 倍左右。以 cDNA 作为探针的原位杂交技术结合免疫组织化学技术,可以了解单个细胞内 mRNA 的翻译水平,即蛋白质的合成能力,从而了解组织器官的代谢和功能状态,以及器官组织内不同细胞群的功能差异,并能同时进行形态学观察。这些应用的内容在研究正常细胞向癌细胞演进过程中的生物学特征方面有着十分重要的价值。核酸分子杂交技术结合其他 DNA 重组技术可准确地确定基因的核苷酸序列和基因突变的位置,直接分析遗传缺陷,如可应用 DNA 探针进行产前诊断,对提高人类的优生率具有深远意义。

总之,原位杂交是生物学和病理学研究的新手段,其技术日趋成熟。尤其是非放射性标记探针的广泛应用,以及与其他分子生物学和免疫组织化学技术相结合,在基础研究方面起着重要作用并具有很好的临床应用价值。

(刘一雄)

第三章　肿瘤的放射治疗

第一节　近距离放射治疗

"近距离治疗"来源于希腊字 Brachy,是"近"或"短"的意思,它与希腊字 tele(远)相对。从广义的角度上说,近距离就是放射源与治疗靶区距离为 0.5～5.0 cm 以内的放射治疗,是指将密封的放射源通过人体的天然腔道(如食管、气管),或经插针置入、经模板敷贴于瘤体内或临近瘤体表面进行的照射,指腔内照射、管内照射、组织间照射、术中置管术后照射和模具或敷贴器治疗。其基本特征是放射源可以最大限度地贴近肿瘤组织,使肿瘤组织得到有效的杀伤剂量,而周围正常组织受量较低。近距离放疗是放射治疗的重要方法之一,由早期的镭针插植、施源器、氡籽植入演变至目前常用的后装治疗,是一个不断发展的过程。它随社会科技进步而不断进行演变、改进以适应临床的需要。在电子计算机发展迅速的年代,剂量测量准确度明显提高,由计算机控制的遥控和治疗计划系统可使靶区剂量分布更理想、疗效更明显。因此近距离治疗在放射治疗学中占据了不可替代的地位。

"近距离治疗"至今已有很长历史。1898 年居里夫人发现镭,1905 年即进行了第一例镭针插置治疗。1930 年 Paterson 及 Parker 建立了曼彻斯特系统,即建立了镭模制作及插植的规则及剂量计算方法。1935 年小居里夫妇发现了人工放射性同位素。20 世纪 50 年代,外照射发展很快,^{60}Co 远距离治疗机,以及后来迅速发展的电子直线加速器,它们的防护性能好,深度剂量高,因而近距离治疗的发展受到一定限制。1965 年 Pierquin 及 Dutrex 建立了巴黎系统,20 世纪 80 年代中期现代近距离治疗迅速发展起来。它安全、可靠、防护好,灵活性高,因而近年来发展很快,取代了传统的近距离治疗。

一、近距离放射治疗的特点

与远距离放射治疗相比较,近距离放射治疗的特点见表 3-1,主要有以下几方面。

(1)近距离放射治疗的放射源活度小(一般不大于 10 Ci)、治疗距离短(在 0.5～5.0 cm)。

(2)近距离放射治疗的辐射能量大部分被组织吸收,而远距离治疗,其放射线的能量大部分被准直器、限束器等屏蔽,只有少部分能达到组织。

表 3-1　近距离放射与远距离放射的区别

比较项目	近距离放疗	远距离放疗
放射源强度	小(10 Ci)	大
治疗距离	短(0.5～5 cm)	长
组织吸收的能量	多	少
到达肿瘤的途径	直接	经皮肤及正常组织
区靶剂量分布	不均匀	均匀

（3）远距离放射治疗因必须经过皮肤和正常组织才可到达病变,为防止正常组织超过耐受量,必须选择不同能量的射线和多野或旋转照射等复杂技术,而近距离照射则不一样。

（4）吸收剂量分布特点:外照射治疗计划要求靶区内剂量变化保持在肿瘤量的±10％以内,而精度误差(即周边-中心量差)控制在±5％以内。近距离照射时施源器的表面剂量最高,随离源距离的增加而剂量迅速减小,故近距离治疗是在不均匀递减剂量(率)模式下进行(图 3-1)。靶区剂量分布的均匀性远比远距离照射的差,应注意靶区部分组织剂量过高或部分组织剂量过低的情况发生。再则在内外组合照射时,其射线的生物效应与剂量率、治疗分次及分次剂量等参数密切相关,故显示其内外合照时应采用线性二次方程 L-Q 公式换算成等效生物剂量(BED)表示,用叠成物理剂量方式处理没有意义。

图 3-1　不同核素在水中的剂量递减变化与距离反平方曲线的比较

（5）近距离治疗放射物理概念:与远距离照射互为相通,原理一致,基本物理效应相同,但某些范畴上有差异。例如,远距离照射靶区指接受特定吸收剂量和剂量时间模式照射的区域,不仅包括显在的瘤体,还包括潜在的、可能受肿瘤侵犯的组织(靶区可能不止一个),靶区的确定与剂量分布无关。近距离照射的靶区主要指显见的瘤体,应给出物理尺寸,以便进行体积剂量(率)的计算。近距离和外照射合用时,应对各自的靶区分别描述。

(6)远距离照射的治疗区由特定的等剂量面即以靶区剂量的最小值形成的等值面来描述。而近距离治疗时,只能由医师指定的剂量等值面来确定治疗区。通常采用绝对吸收剂量(率)值,不用百分相对剂量(率)来确定,因放射源周围剂量梯度变化大,加上肿瘤位置、形状和大小的千差万别,很难选择普遍认可的归一点。近代腔管内治疗,宫颈癌仍以传统的 A 点为剂量参考点,食管、气管癌的剂量参考点,一般设在距源轴 10 mm 处,直肠、阴道癌设在黏膜下,即施源器表面外 5 mm 处。

(7)远距离照射的照射区比治疗区范围广,它接受的剂量用于评价组织耐受性,通常用靶区剂量的 50%所定的区域。近距离照射的照射区与外照射类同,但照射区的范围实际上是全身照射。

(8)参考体积:近距离照射时应确定参考区的大小,参考体积即是由参考剂量值包括的范围,参考剂量是为了便于各放疗部门之间相互比较而约定的剂量值,治疗区的治疗处方剂量值与参考剂量值可相等也可不等。而外照射则不用参考体积的概念。近距离照射靶区内剂量不均匀,因此只有靶区剂量最小值和参考点剂量才有实际意义,越邻近放射源剂量越高。

(9)危及器官:指邻近及位于靶区内的敏感器官,它们的放射耐受量直接影响治疗方案及放射量的选定,腔内照射范围的定义与外照射相同,如宫颈癌腔内放疗,主要危及的器官有直肠、膀胱,应考虑直肠、膀胱的受量。

二、近距离照射技术分类

(一)模具或敷贴器治疗

将放射源置于按病种需要制成的模具(一般用牙模塑胶)或敷贴器内进行治疗,多用于表浅病变或容易接近的腔内(如硬腭)。为降低靶区剂量变化梯度,需避免直接将塑管贴敷于皮肤表面,可用组织等效材料、蜡块或凡士林纱布隔开。辐射源和病变间的距离通常为 0.5～1.0 cm。近年来已为浅层 X 射线或电子束治疗所替代。

(二)组织间插植治疗

组织间插植治疗是通过一定的方法将放射源直接植入人体治疗部位,对肿瘤组织(瘤床)进行高剂量照射的一种近距离治疗方法。根据放射源的排列方式,可将其分为单平面插植、双平面或多平面插植,以及直接用插植的几何形状,如圆柱形予以叙述。具体的植入方式可分为以下几种:①模板插植;②B 超或 CT 图像引导下插植;③立体定向插植;④借助各种内镜辅助插植;⑤术中直接插植(手术中在瘤体范围预置数根软性塑管,术后行高剂量率后装分次照射)。

组织间植入治疗可分为暂时性插植和永久性插植两种。暂时性插植现多采用高剂量率后装分次照射,先将空心针管植入组织内或瘤体内,再导入步进源进行照射。永久性插植需用特殊的施源器将放射性粒子种植到组织内或瘤体内,粒子可长期留存在体内,最常用的有^{125}I、^{103}Pd、^{198}Au。随着后装放疗技术的迅速发展和普及,组织间的照射应用很广泛,如脑瘤、头颈部肿瘤、乳腺癌、前列腺癌、软组织肿瘤等。单纯使用组织间插植根治性治疗时,必须是病变小、局限、放射敏感性中等或较好并且无淋巴结转移的病变。最常用于外照射后和手术中插植。如果肿瘤过大,易造成坏死;在肿瘤边界不清时,如肿瘤侵犯骨组织,则治愈机会很少,造成骨坏死概率却较大;如肿瘤体积难确定,容易造成某一部位低剂量或超量,以上情况都不适合组织间插植治疗。

(三)腔内治疗或管内治疗

先将不带放射源的施源器或导管置放于人体自然体腔或管道内,固定后再用放射源输送管将施源器或导管与放射源贮源罐连接,遥控操作后装机导入步进源进行照射。适用于宫颈、宫体、阴道、鼻咽、气管、支气管、肝管、胆管、直肠、肛管等癌肿的治疗。传统的腔内放疗需带源操作,防护性差,现已弃之不用。

(四)放射粒子植入治疗

粒子种植治疗属于近距离治疗的范畴,但是又有别于传统的后装近距离治疗,包括短暂种植治疗和永久种植治疗两种。短暂种植治疗需要后装机将放射性粒子传输到肿瘤组织间,根据计划进行治疗,达到规定时间后粒子自动回到后装机内;永久种植治疗是通过术中或在CT、B超图像引导下,根据三维立体种植治疗计划,利用特殊的设备直接将放射性粒子种植到肿瘤靶区,放射性粒子永久留在体内。它一般需三个基本条件:①放射性粒子;②粒子种植三维治疗计划系统和质量验证系统;③粒子种植治疗所需要辅助设备。

1.放射性粒子

放射性粒子的选择取决于肿瘤种植治疗的种类、放射性粒子的供应情况和医师对其特性的了解。短暂种植治疗核素包括^{192}Ir、^{60}Co和^{125}I;永久种植治疗核素包括^{198}Au和^{125}I等。^{125}I是既可作为短暂治疗,又可作为永久治疗的放射性粒子。短暂粒子种植治疗的放射性核素穿透力较强,不宜防护,因此临床应用受到很大限制。而永久粒子种植治疗的放射性核素穿透力较弱、临床操作易于防护、对患者和医护人员损伤小,尤其是^{103}Pd和^{125}I两种粒子,近年来临床应用发展非常迅猛。

2.三维治疗计划系统和质量验证系统

粒子种植治疗有三种治疗方式:①模板种植;②B超和CT图像引导下种植;③术中种植。由于粒子种植是在三维空间上进行,而每种放射性粒子的物理特征又不相同,因此每一种核素均需要一种特殊的三维治疗计划系统。

这一系统的原理是根据B超和CT扫描获得的靶区图像,计算机模拟出粒子种植的空间分布,同时决定粒子种植个数和了解靶区及周围危及器官的剂量分布,指导临床粒子种植治疗。

3.粒子种植治疗的辅助设备

根据肿瘤部位不同,选择粒子种植治疗的辅助设备,如脑瘤可利用Leksell头架辅助三维立体定向种植粒子。头颈和胸腹部肿瘤可利用粒子种植枪或粒子种植针进行术中种植。盆腔肿瘤可在B超或CT图像引导下利用模板引导种植粒子。其他的一些辅助设备包括粒子储存、消毒和运输装置等,用以确保放射性粒子的防护安全。

粒子治疗后由于人体活动和器官的相对运动,需要通过平片和/或CT扫描来验证粒子种植的质量,分析种植后的粒子空间分布是否与种植前的治疗计划相吻合,剂量分布是否有变异和种植的粒子是否发生移位。

放射性粒子种植治疗肿瘤是一种非常有效的局部治疗手段,它的生物学优势是:①放射粒子种植可以提高靶区局部与正常组织剂量分配比。②永久种植时放射性粒子留在体内,肿瘤的再增殖由于受到射线持续的照射而明显减少。③连续低剂量的照射抑制肿瘤细胞的有丝分裂。④近距离治疗时,乏氧细胞放射抗拒力降低,同时在持续低剂量照射的条件下乏氧细胞再氧合,提高了其对射线的敏感性。

放射性粒子种植治疗已应用于临床,如脑胶质瘤及脑转移瘤、鼻咽癌、口腔癌、肺癌、胰腺癌、直肠癌和前列腺癌等。对于术后复发的肿瘤,尤其是外科和放疗后复发的肿瘤,粒子种植治疗无疑是更合理、更有效的治疗途径。由于其创伤小、靶区剂量分布均匀和对周围正常组织损伤小等特点,粒子种植治疗肿瘤已显示了广泛的应用前景。

三、现代近距离治疗常用的放射性核素

表3-2列出了现代近距离治疗常用的放射性核素。其中铯-137已少用,因为它的活度低,体积大。为暂时性插植,腔内及管内照射主要用钴-60,而铱-192更合适更常用,这是因为其能量低,便于防护,作为永久性插值则用碘-125及钯-103。

表3-2 现代近距离治疗常用的放射性核素

核素	符号	半衰期	能量/MeV		
			α	β	γ
铯-137	^{137}Cs	30.0a	—	+	0.66
钴-60	^{60}Co	5.26a	—	+	1.17～1.33
铱-192	^{192}Ir	74.2d	—	+	0.03～0.40
碘-125	^{125}I	59.4d	—	+	0.28～0.35
金-198	^{198}Au	2.7d	—	+	0.41
钯-103	^{103}Pd	16.79d	—	+	0.020～0.023

注:+/—表示是否产生 α/β 射线

四、近距离治疗剂量率的划分

ICRU第38号出版物(ICRU,1985)将剂量率按以下标准进行分类:0.4～2.0 Gy/h为低剂量率(LDR),2.0～12.0 Gy/h为中剂量率(MDR),超过12.0 Gy/h为高剂量率(HDR)。长期以来采用镭针、镭模(低剂量率照射)治疗宫颈癌、舌癌、阴道癌、皮肤癌等已积累了大量的经验,取得了较好的效果,且有一整套完整的布源规范和剂量计算法可借鉴。有人认为低剂量率在一定范围内存在一个生物学的等效效应平台区。近期高剂量率技术的应用有发展,但应用时间较短,对它们的短时间高剂量照射的生物效应仍不十分清楚,临床也缺乏长期观察对比结果。然而它减少了医护人员工作量,缩短了患者治疗时间;方便患者,减少痛苦,受到患者的欢迎。高剂量率后期反应的问题应引起重视,采用增加分割次数、减少每次剂量的方法,类似于体外照射常规分割方法来消除远期不良反应,也是近来行之有效的方法,它与体外常规分割有类似之处。相反,次数减少,每次剂量增大则近期、远期反应都重。

五、现代近距离治疗的特点

(1)后装技术:早期近距离治疗基本是手工操作。具体操作步骤如下:首先由主管医师根据治疗部位的形状和体积,以及解剖结构的特点,按照特定剂量学系统的规则设计放射源的几何分布;然后主管医师在护理人员协助下,用手工方法直接将放射源植入治疗部位,即可实施治疗;待治疗结束后,医护人员再将放射源取出,放置在贮源器中。不难看出,这一操作方法,医护人员协助下,用手工方法直接将放射源植入治疗部位,即可实施治疗;待治疗结束后,医护人员一般只能采取简单的防护手段,不可避免地会受到放射源的辐照。后装技术正是为克服上述方法的不足而发展起来的。

后装技术,顾名思义,是主管医师首先通过手术方法或直接在患者的治疗部位放置不带放射源的治疗容器,包括能与放射源传导管连接的空的装源管、针和相应的辅助器材(又称施源器,可

为单个或多个容器),使用"假源"通过 X 射线影像技术,检验施源器位置准确无误后,再由医护人员在安全防护条件下或用遥控装置,用手工或机械驱动方式在隔室将放射源通过放射源导管,送至已安放在患者体腔内空的管道内,进行放射治疗。由于放射源是后来才装进去的,故称之为"后装式"。这种技术在手工操作或机械传动时都大大地减少或较好地防止了医护人员在放射治疗中的职业性放射,在解决防护问题上向前跨进了大大的一步。这种机器的面世,使传统的腔内治疗产生了根本的变革,起了革命性的改造,成为先进近距离放疗发展的重要基础。

现代近距离放疗实际上是远距离(控制)高剂量率(HDR)近距离治疗。应用高强度的微型源(以 ^{192}Ir 为最少),直径 0.5 mm×0.5 mm 或 1.1 mm×6.0 mm,在程控步进电机驱动下,可通过任何角度到达身体各部位肿瘤之中,并由电脑控制,得到任意的潴留位置及潴留时间,实现适应临床治疗要求的各种剂量分布(调强近距离治疗)。而且治疗时限短,仅需数分钟(一般为 1～12 分钟),再加上良好施源器的使用,使得治疗过程可在门诊完成,不必占床位。通常不需要麻醉,治疗过程中施源器移动的风险很低,器官运动幅度也很小,可精确控制给予肿瘤和周围正常组织的剂量,并可减少患者的不适感,因此颇受患者和医护人员的欢迎。

(2)治疗方式方法多元化,在临床更能适合体腔及组织或器官治疗所需的条件,因而补充了外放射治疗的不足,在单独根治或辅助性治疗或综合治疗等方面,已成为放射治疗中必不可少的方法之一。

(3)计算机优化、测算、控制、贮存治疗计划,使治疗更为合理、精细、准确、方便。

六、后装放射治疗的基本操作步骤

近距离治疗和远距离治疗一样也需要一组专业人员,包括放射治疗医师、护士、技术员及物理师等,治疗时要职责分明、配合默契、有条不紊。

(一)治疗前准备、施源器置放及护理措施

适合于做近距离放疗的肿瘤患者需按照治疗病种及技术充分做好疗前准备。准备工作主要由近距离治疗室的护士负责,他们除了要了解肿瘤患者的基础护理知识外,还需掌握近距离放射治疗中腔内、管内组织间插植、术中置管及模板敷贴等各具特点的技术操作。

(二)确定治疗靶区体积

通过详细的体格检查、各种特殊检查(内镜、B 超、X 线、CT、MRI 检查等),以及手术记录等材料,明确肿瘤的大小、侵及范围,以及和周围组织、器官的关系,确定靶区和治疗范围,设置剂量参考点和参考剂量低剂量率的治疗类似于传统镭疗,治疗时间长达数十小时。高剂量率后装治疗为分钟级,其生物效应比低剂量率者高,故应注意高低剂量率的转换(转换系数多为0.60～0.65)以避免正常组织的损伤。

(三)放置施源器和定位缆

施源器的置放可通过手术或非手术的方法,组织间插植一般需要手术方法,而腔内治疗一般可通过正常解剖腔道放入施源器,再通过施源器放置定位缆,在它上面按一定距离镶嵌着金属颗粒,可在 X 线片上显影,然后确切固定施源器和定位缆。

(四)拍摄定位片

一般要求等中心正交或成角两张平片;在模拟机或 X 射线机下拍摄 2 张不同的 X 线片。摄片首先确定中心点,再确定通过此点的中心轴,此点可作为三维空间坐标重建的原点。摄片定位的方法有正交法、等中心法、半正交法、变角法及空间平移法等。其中以正交法及等中心法为最常用。

1.正交法

该方法适用于同中心回转模拟定位机或附加影像增强器、重建装置的 X 射线机,拍摄正侧位片各一张,2 片线束中轴线垂直通过中心点,类似拍正侧位诊断片,但要求 2 片严格垂直(图 3-2)。

图 3-2　正交法示意图

2.等中心法

该方法适用于回转式模拟定位机或回转式 X 射线诊断机。先确定靶点到中心点的垂直距离,然后左、右摆动相同角度,拍摄 2 张 X 线片。图中 FID 为焦点到等中心的距离,IFD 为等中心与 X 线片的距离,α 为摆动角度(图 3-3)。

图 3-3　等中心法示意图

3.半正交法

半正交法似正交法,但在某些特殊情况下,拍摄正交片存在困难(如手术床上多针插植,患者不易挪动),可采取半正交法。本方法不要求严格的同中心正交,但经计算机相关的数学处理后,仍可获得准确的重建数据(图 3-4)。

图 3-4　半正交法示意图

4.变角法

变角法类似于等中心法,但左右 2 片的角度可不相等,焦点到等中心的距离也可不同(图 3-5)。

图 3-5　变角法示意图

5.平移法

平移法系拍摄患者在同一平面的 2 张 X 线片,可将 X 射线机球管与所要拍摄的平面平行移动一定距离摄片,但本方法不够精确,故不常用(图 3-6)。

图 3-6　平移法示意图

(五)放射源空间位置重建

重建的概念是从两组不同视角拍摄的投影定位片,经数学处理后获取施源器、放射源或解剖结构的三维空间位置坐标的过程。完成这一操作的是近距离后装治疗机的计划系统,它实际是一套计算机系统,主要有三部分功能。首先是获取患者的解剖图像和放射源信息;其次是剂量计算和优化处理剂量分布的显示和治疗计划的评估;最后生成步进源的驱动文件。首先在计算机计划系统中找"重建"菜单,重建项目中有关的子项(如正交法、等中心法等),输入计算机内,并逐步回答计算机提出的问题。如等中心法应回答以下问题:①焦点至中心距离;②中心至 X 线片距离;③对称角度;④所用管道数;⑤步数:国内后装机常按放射源移动 2.5 mm 为 1 步,5 mm 为 2 步,依此类推;⑥起始点:可为驻留点开始处,亦可为管道顶点;⑦终止点:指与起始点相对应的驻留点。回答完毕后,先将左侧等中心 X 线片置于图像数字化处理仪的发光板上,定出坐标原点及 X 轴,然后将 X 线片显示的定位金属标志点输入计算机内,再同法将右侧等中心 X 线片中显示的定位金属标志点输入计算机内,至此重建完成,计算机可显示三维空间的不同平面(如XY、YZ、XZ 平面)中放射源的位置。现多使用三维计划系统,可接收 CT/MRI/PET 等影像信息,自动完成重建。

(六)治疗计划、优化处理及计划的执行

放射源空间位置重建完成后,即着手设计具体的治疗计划。首先确定参照点的位置,对于子宫癌,参照点 A 点、F 点均在源旁 2 cm 的轴上,其他则依肿瘤具体情况及部位决定。如选择肿瘤表面、中心、基底、周围正常组织黏膜面及黏膜下层等,一般均离源 2 cm 以内。输入参照点,再将参照点的剂量输入计算机,然后进行剂量计算及剂量优化。所谓优化是利用计算机进行复杂的数学运算,根据临床对靶体积剂量分布的要求,设计和调整放射源配量——位置和/或强度,即

放射源在驻留点停留不同的时间,使得照射形成的剂量分布最大限度符合临床剂量学原则要求。近距离治疗剂量优化是对布源方式,包括施源器的使用数目和排列,放射源的位置和强度等,做个体化处理,以使得近距离照射形成的等剂量分布在三维方向能更好地覆盖患者的靶体积,同时周边的正常组织中剂量跌落更快。

根据计划系统显示的剂量分布图,以及一些计划评估工具,如剂量-体积图等,由主管医师确定治疗计划是否可以接受,并可适当调整剂量限制条件,重新计算和优化处理。待计划通过后,计划系统生成相应的后装治疗机步进源驱动文件。这一文件包括治疗所使用的放射源通道数,每一通道内放射源不同的驻留位置及相对驻留时间,和总治疗时间及参考总剂量。将驱动文件输入后装治疗机后即可实施治疗。

七、现代近距离治疗的发展

我国人口众多,癌症患者相应也多,近年来恶性肿瘤死亡率已攀升至我国死因的第1位。社会的迫切要求和临床实践的需要,促使我国现代近距离放疗取得突飞猛进的发展。为了取得更好的疗效,新的近距离放疗法在不断探求中。

(一)"吻合式放射疗法"(或称适形放疗)

其目的是利用3D(三维)图像及CT或磁共振检查所确定的肿瘤大小,在组织间插植治疗时,从多角度多针插植给予剂量,以便加大对肿瘤的放射剂量,同时避免伤害周围正常组织,这样就改善了对局部的控制而不增加并发症的发生率。

(二)放射性同位素永久插入法

对某些局限化的肿瘤(如前列腺癌B期)近年开发了一种新的治疗选择,即永久插入^{125}I(碘)种子形小管。种子形小管是在经直肠超声波的指引下用针插入的,这种治疗的5年控制率与根治性前列腺切除或根治性外放射治疗疗效相同。而且它有一个好处,就是不会引起旧疗法中常见的阳痿的并发症,所以颇受患者的欢迎。

(三)对良性疾病的探索性治疗

随着现代近距离放疗的广泛临床应用,治疗方法的改进,使用^{192}Ir同位素为放射源进行治疗,在剂量学及放射生物学方面已有更深刻的认识。临床学家们注意到高剂量率后装治疗剂量学的特点是靶区局部剂量极高,剂量下降梯度显著和射程短,符合对良性疾病治疗的要求:低剂量、高局控率、短时治疗、无严重并发症等,所以为良性疾病提供了新的治疗方法。目前临床已有报道的有血管瘤、男女生殖器性病中乳头状瘤包括尖锐湿疣等。

(四)中子后装治疗机

它是现代近距离治疗的新生儿,经过半个世纪的努力,以当前治疗的规范,现代遥控后装治疗机的机型和品种已基本定形,根本变革的机会不大。20世纪90年代早期,寻求新型放射源机械的发展有了新的动向。应用中子治疗癌症始于20世纪30年代,初期主要采用加速器中子源进行治疗,属于远距离放疗技术,直至近30年,属于近距离放疗技术的中子后装技术才得到较大的发展。欧、美、日等国在这方面取得较大的进展。目前经临床治疗实验已确认疗效显著的有子宫颈癌、子宫体癌、阴道癌、食管癌及皮肤黑色素细胞瘤等。^{252}Cf(锎)放射同位素在放射生物学领域中有一定的独特优势,从理论上讲大多数恶性肿瘤中存在乏氧细胞,而少许乏氧细胞的存在,将使肿瘤抗辐射能力加强,对低LET辐射(光子、电子)具有抗性[OER(增氧比)≈3]。相比之下,中子的OER值约为1.6,RBE(相对生物效应)一般在2~10。可见,中子治疗癌症的优势是明显的。

^{252}Cf 中子后装机是新一代的现代近距离治疗机械,由于还在研制阶段,其临床评价还不能定论,但造价十分昂贵,还不能商品化,相信在今后的发展中会在 γ 射线后装机中突围而出,成为近距离放疗的新式武器。

20 多年来,近距离放疗随着放射肿瘤学的发展也在高速前进。进入 20 世纪90 年代,由于高科技电子技术的快速发展,生物工程技术的开拓,在基础研究和理论验证的配合下,大大促进了新技术、新方法应用于临床,扩大了近距离治疗的适应证,产生了许多新理论。近距离放疗配合外照射,取得了明显的治疗效果,一些早期肿瘤,单纯放疗也获得治愈。

八、近距离治疗技术员职责

(1)检查施源器和其他辅助设备。

(2)对治疗设备进行日检。

(3)在插植过程中辅助医师(或护士)。

(4)拍摄定位片。

(5)在物理师监督下执行治疗计划。

(6)实施治疗。

(7)在控制台监测治疗过程。

(8)在相关档案中记录治疗过程。

九、近距离放射治疗病历报道的内容

完整的病历报道和记录有助于正确设计后续治疗的剂量,并为预后结果提供分析、总结的依据。报道和记录所需参数。

(一)对各区域的阐述最低限度

其应包括 GTV、CTV 和 TV。

(二)对源的描述

(1)核素及滤过壳层结构。

(2)源类型,如丝源、子粒源、塑封串源、发针型源及针状源。

(3)源的几何尺寸。

(4)源的参考空气比释动能率。

(5)源强分布(均匀分布或非均匀分布)。

(三)对治疗技术和源布局

若源布局是遵从某标准剂量学系统,则需明确指出,否则应按前面段落要求描述。与此同时还需记录以下数据。

(1)源的数量。

(2)线源间距和层间距。

(3)中心平面的源布局几何形状(如三角形、正方形等)。

(4)插植表面的形状(平面或曲面)。

(5)线源是否有交叉,交叉形式如何。

(6)施源管的材料、性质(柔性或刚性)、源位置是否采用模板确定。

（7）若采用遥控后装技术需指明类型。

（四）时间模式

对时间模式的叙述应包括与辐照方式有关的数据如剂量等，目的是计算瞬时和平均剂量率。

（1）连续照射：记录全程治疗时间。

（2）非连续照射：记录全程治疗时间和总照射时间，以及治疗间隔时间。

（3）分次和超分次照射：记录每次照射时间和脉冲宽度、分次间隔时间和脉冲间隔。

（4）当不同源的照射时间不相同时需分别记录。

（5）对移动源、步进源，应记录步长、驻留时间。

通过改变步进源的驻留时间可改变剂量分布。若采用了剂量优化处理需指出所用的类型（参考点优化还是几何优化）。

对脉冲照射需指出脉冲平均剂量率，即脉冲剂量与脉宽（时间）之比，另外还应指明距源 1 cm 处的最大局部剂量率。

振荡源：记录源向量在不同位置的速度。

（五）总参考空气比释动能

总照射时间内的参考空气比释动能（TRAK）应予记录。

（六）剂量分布的描述

以下剂量参数应予记录。

（1）处方剂量：若处方剂量不是按最小靶剂量（MTD）或平均中心剂量（MCD）概念定义的需另外指明；若因临床和技术原因，接受的剂量与处方不同时需加以说明。

（2）MTD 和 MCD。

（3）应记录高剂区 HDV 的大小、任何低剂量区的尺寸、剂量均度数据等。

（王　双）

第二节　远距离放射治疗

远距离放射治疗是放射治疗最主要的方式，通常提及放射治疗时多指远距离放射治疗。远距离放射治疗亦称外射束治疗（简称外照射），是指辐射源位于体外一定距离处（一般指至皮肤距离大于 50 cm），照射人体某一部位。远距离放射治疗的特点除了治疗距离外，主要采用辐射束形式进行治疗。外照射时射线需经过人体正常组织及邻近器官照射肿瘤。

一、远距离放射治疗的临床用途

（一）深部放射治疗

深部放射治疗是对位于人体内部并可能为健康组织包围的靶区所进行的放射治疗。

（二）表浅放射治疗

表浅放射治疗是对人体表浅组织（通常不超过 1 cm 深度）所进行的放射治疗。

（三）全身放射治疗

全身放射治疗是对人体全身所进行的放射治疗，主要用于骨髓移植或外周血干细胞移植前的预处理。

(四)全身皮肤电子束治疗

全身皮肤电子束治疗是用低能(4～6 MeV)电子束对全身皮肤病变进行的放射治疗。

(五)术中放射治疗

术中放射治疗是指在经外科手术切除肿瘤后或暴露不能切除的肿瘤,对术后瘤床、残存灶淋巴引流区或原发灶,在直视下避开正常组织和重要器官,一次给予大剂量电子束照射的放射治疗。术中放射治疗必须配备不同尺寸和形状的术中限束器。

二、远距离放射治疗对辐射性能的要求

辐射不是单个的粒子,而是粒子的集合。不是所有的电离辐射都适合用于放射治疗,放射治疗对电离辐射的性能有一定的要求。

(一)对电离辐射类型的要求

辐射类型是表征辐射或粒子性质的方式之一,不同类型具有不同的性能。放射治疗常关心辐射的放射生物学性能和放射物理学性能。对于所使用的每一种类型的电离辐射,希望这种类型电离辐射不要掺杂其他类型的电离辐射。

1.放射生物学性能

从放射生物学角度,辐射的生物学效应除依赖于吸收剂量外,还依赖于吸收剂量的分次给予、吸收剂量率和电离辐射在微观体积内局部授予的能量,即传能线密度(Linear Energy Transfer,LET)。常用的 X 辐射、γ 辐射和电子辐射都属低 LET 射线,相对生物效应为1,它们对细胞分裂周期时相及氧的依赖性较大,所以对 G_0 期、S 期和乏氧细胞的作用较小。中子辐射、重离子辐射(^{4}He、^{12}C、^{14}N、^{16}O等)属高 LET 射线,相对生物效应远大于1,它们对细胞分裂周期时相及氧的依赖性较小,所以对处于 G_0 期、S 期和乏氧细胞的作用仍较大。对普通 X 射线,γ 射线不敏感的肿瘤,采用这类射线可能获得较好的治疗效果。

虽然理论上高 LET 辐射的生物效应优于低 LET 辐射,但高 LET 辐射的装置复杂庞大,价格很贵,因此实际使用的主要是低 LET 辐射。

2.放射物理学性能

从放射物理学角度,辐射射入人体后的剂量分布影响它们的效果。从深度剂量分布,可分为有射程(带电粒子如电子、β 粒子、质子、α 粒子等)和无明显射程(电磁辐射如 X、γ、中性粒子如中子等)的两大类。电磁辐射虽没有明显的射程但具有剂量建成现象。重带电粒子辐射(电子除外)入射与出射剂量低于中心靶区剂量,相对于电磁辐射及中性粒子辐射具有物理特性方面的优越性。

(二)对电离辐射能量方面的要求

一般而言,1～50 MeV 都是放射治疗的适用能量范围。临床应用的最佳能量范围必须具体分析。总的需要考虑的因素有:在靶区有均匀而比较高的辐射剂量,周围正常组织的辐射剂量尽可能低,皮肤入射、出射的剂量尽可能低,侧散射少,骨吸收少,体剂量比大。

$^{60}_{27}$Co辐射源,在衰变过程中放出电子(β 射线)、γ 射线,最后变成稳定的元素镍($^{60}_{28}$Ni)。β 射线能被钴源外壳吸收,故可将 ^{60}Co 源看成为单纯的 γ 射线源,它的两种 γ 射线能量比较接近,分别为 1.17 MeV 和1.33 MeV,平均能量为 1.25 MeV,可认为是单能射线,其深度量相当于峰值3～4 MeV 的高能 X 射线;对于提供 X 辐射及电子辐射的医用电子加速器,电子辐射和 X 辐射

的能量均取决于电子加速能量,加速器输出的电子束能量不可能完全是单一的,而是具有一定的能谱分布范围,故放射治疗希望加速器输出的电子束有尽可能窄的能谱。

在远距离放射治疗中电子辐射主要用于表浅放射治疗及术中放射治疗、全身放射治疗等。能量在2~20 MeV范围,电子辐射在人体中的最大射程约为标称能量数值乘以0.5。50%剂量深度(cm)为标称能量数值的0.4左右。能量超过25 MeV时逐渐失去电子辐射射程特征。综合考虑,电子辐射能量一般选在4~25 MeV范围。

(三)对电离辐射强度的要求

远距离放射治疗最常用的辐射为X辐射及电子辐射。由于辐射强度即发射量率直接与吸收剂量率有关,而吸收剂量率又直接与每次治疗时间有关,故常用吸收剂量率表征辐射强度。

1.对X辐射强度的要求

对于大多数肿瘤,放射治疗要求在肿瘤靶区给予50~70 Gy的剂量。放射生物学要求采用分次疗法。常规放射治疗1个疗程一般分为25~35次,每次给予1.8~2.0 Gy。以每次治疗时间1分钟计,吸收剂量率在2~3 Gy/min范围即可。在全身放射治疗时,一般要求用低剂量率,在SSD=(350~400 cm)处,吸收剂量率以低于0.05 Gy/min为佳。

精确放射治疗往往采用低分次疗法,每次要求给予较高剂量,故希望有较高的剂量率,要求剂量率在5~8 Gy/min。

2.对电子辐射强度的要求

常规放射治疗电子辐射剂量率在2~4 Gy/min范围,过高的剂量率有不安全的隐患,最大剂量率常限制在10 Gy/min以下。采用全身电子束放射治疗,因为治疗距离往往要延长到350~400 cm,要求有高剂量率。

(四)对辐射野轮廓的要求

远距离放射治疗所用辐射野形状分为规则辐射野和适形辐射野两大类。

1.X辐射

(1)规则辐射野:常规放射治疗常用可调矩形辐射野,必要时加挡块,立体定向放射外科治疗常用圆形辐射野。

(2)适形辐射野:三维适形放射治疗及调强适形放射治疗需要采用适形辐射野,可以通过不规则形状挡块或多叶准直器来产生。

2.电子辐射

采用不同尺寸的矩形及圆形限束器获得矩形或圆形辐射野,必要时加挡块。

(五)对辐射野强度分布的要求

远距离放射治疗所用X辐射强度分布有三种方式。

1.均匀分布

均匀分布指在辐射野内,最高与最低吸收剂量之比不超过一定范围的分布,均匀分布是基本方式,用于常规放射治疗、三维适形放射治疗。

2.楔形分布

用于常规放射治疗,配合均匀分布的辐射野使用。

3.调强分布

不规则的、变化的强度分布,由逆向放射治疗计划求得,用于调强放射治疗。

远距离放射治疗对电子辐射强度分布要求是均匀分布。

三、远距离放射治疗装置

根据辐射来源可划分为以下类型。

(1)放射性核素远距离放射治疗机:临床最常用的是^{60}Co远距离治疗机,其次有^{137}Cs远距离治疗机。

(2)医用加速器:临床最常用的是医用电子直线加速器,另外还有医用质子加速器、医用重离子加速器、医用中子发生器。

四、远距离放射治疗技术

远距离放射治疗技术正逐渐由常规放射治疗(传统的二维放射治疗)向精确放射治疗发展,所谓精确放射治疗是指采用精确定位/精确计划/精确照射的放射治疗。

(一)常规放射治疗

常规放射治疗的照射区(Irradiation Volume,IV)(50%等剂量面包围的区域)是由2～3个共面的直角锥形束相交而成的照射体积,往往还会加上铅挡块,能将肿瘤全部包围住。由于大多数肿瘤形状是不规则的,所以不可能与靶区形状大小一致,特别是当肿瘤附近有要害器官时,不易躲开,照射区与靶区差别更大。正常组织及要害器官的耐受剂量往往限制了靶区内治疗剂量的提高,影响局部控制率。因此,随着放疗技术的发展,有逐渐被淘汰的趋势,仅用于姑息治疗和/或患者经济条件不能承担更先进放疗技术的情况。但常规放射治疗每次照射所需时间短(1～2分钟),摆位操作简单,是我国目前最常用的治疗方法。通常所说的放射治疗就是指常规放射治疗。

1.常规放射治疗的特点

(1)常用^{60}Co远距离治疗机发出的γ射线及医用电子直线加速器产生的高能X射线治疗深部肿瘤,有时采用电子辐射治疗浅表肿瘤,亦可采用低能X射线治疗浅表肿瘤。

(2)采用均匀分布辐射野,在X辐射时用均整过滤器,在电子辐射时用散射过滤器。IEC规定了允许的X辐射与电子辐射均整度。

(3)采用规则形状辐射野,X辐射野轮廓是由上下两对矩形准直器产生,最大辐射野的面积40 cm×40 cm,辐射束为锥形束,截面为可调矩形,有时附加挡块以保护重要器官;电子辐射野则由用不同形状和尺寸的矩形或圆形限束器来获得矩形或圆形辐射野,最大辐射野面积的直径在20 cm左右,附加低熔点合金块以保护正常组织。

(4)采用楔形过滤器,在X辐射时有时补充采用由楔形过滤器产生深部剂量的楔形分布和用补偿过滤器来补偿由于被照组织表面形状不规则而引起的辐射分布不均匀。

(5)采用放射治疗模拟机进行治疗前的模拟定位工作。

(6)治疗计划设计采用手工或计算机辅助二维治疗计划系统进行,主要计算剖面内的剂量分布。

2.常规放射治疗的方法

常规放射治疗通常用三种方法:源皮距(SSD)放射治疗技术、等中心定角放射治疗(SAD)技术和旋转放射治疗技术(ROT)。无论采用哪种治疗技术,放射治疗的疗效与治疗的定位、摆位都有着十分重要的关系。

(1)源皮距放射治疗技术:放射源到患者皮肤的距离是固定的,而不论机头处于何种角度。

治疗时将机架的旋转中心轴放在患者皮肤上的 A 点,肿瘤或靶区中心 T 放在放射源 S 和皮肤入射点 A 的连线的延长线上[图 3-7(a)]。

摆位要点:机架的转角一定要准确,同时要注意患者体位的重复性,否则肿瘤中心会偏离射野中心轴,甚至在射野之外。由此,SSD 技术在大的肿瘤中心只在姑息治疗和非标称源皮距治疗时才使用。

源皮距垂直照射摆位程序为:①体位,根据治疗要求,借助解剖标志,安置与固定好患者体位,并使照射野中心垂线垂直于床面,如需特殊固定,可应用头、颈和体部固定装置。②机架角和床转角都调整为 0°。③确定源皮距,打开距离指示灯,将灯光野中心"+"字线对准体表照射野中心"+",升降机头或将床升降到医嘱要求的照射距离。一般源皮距为 60 cm、80 cm 或100 cm。④照射野,打开照射野指示灯,调节照射野开关,将灯光野开到体表照射野大小,必要时调整小机头转方位角使灯光野与体表照射野完全重合。⑤挡野,根据治疗情况把照射野范围内需要保护的部分用铅块遮挡。应正确使用挡野铅块,将照射野挡至所需的形状。一般 5 个半价层厚度的铅块可遮挡 95% 的射线。⑥填充物,按医嘱要求,放置改变照射剂量的蜡块或其他等效物质。⑦摆好位回到操作室,不要急于开机治疗,要认真核实医嘱准确无误后,方可治疗。照射摆位工作要求医务工作者要有高度责任心,要严格按操作规范做,养成良好的科学作风,摆位治疗就会有条不紊,就能做到摆位既迅速又准确。

源皮距照射技术,在摆位时只注重照射野与体表中心相一致是远远不够的,因为每照射一野时都可能要改变患者体位。例如,食管癌用前一垂直野和后两成角野时,就需分别取仰卧位和俯卧位;对较肥胖或软组织松弛患者,按皮肤标记摆位误差更大。因此,源皮距摆位多用于姑息性放射治疗和简单照射野的放射治疗,如脊髓转移瘤的姑息照射、锁骨上或腹股沟淋巴区的照射等。

(2)等中心定角放射治疗技术(等中心照射技术):等中心是准直器旋转轴(假定为照射野中心)和机架旋转轴的相交点,与机房中所有激光灯出射平面的焦点相重合。此点到放射源的距离称源轴距(Source Axis Distance,SAD)。

等中心定角放射治疗,亦称固定源瘤距治疗,即放射源到肿瘤或靶区中心 T 的距离是固定的。其特点是只要将机器旋转中心放在肿瘤或靶区中心 T 上,即使机器转角准确性稍有误差或患者体位稍有偏差,都能保证射野中心轴能通过肿瘤或靶区中心[图 3-7(b)]。但是该技术要求升床距离必须准确。SAD 技术摆位方便、准确,故此技术应用广泛。这项技术实际上是一个完整的工艺,包括肿瘤定位、摆位、剂量处理等一系列过程。

坐标系统与面:要执行放射治疗,必须明确患者、组织、器官、靶区等与射线的关系,这就需要定义坐标系统。坐标系统由原点和三个相互垂直的轴构成。ICRU 62 号报道指出应定义三种坐标系统,为患者的坐标系统、影像设备的坐标系统、治疗机的坐标系统。

放射治疗中常用的人体坐标系统如图 3-8(a)所示:X 轴代表左右的方向,正方向为观察者面对患者时原点的右边(通常是患者的左边);Y 轴为头脚方向,正方向为原点向头的方向;Z 轴为前后方向,正方向指向前方。患者的坐标系统是对真实人体的抽象,通常是在模拟的时候确定的。在这个过程中,患者躺在舒适而可重复的位置,称为治疗位置。典型的情况是患者左右、前后水平的平面床上,无论是仰卧还是俯卧,都不应观察到有明显的扭曲和旋转。一般来说将患者坐标系统的原点放置在治疗靶区的中心上,并用体表的标志点来标志,这种方法比较方便,但不是必要的。患者的坐标系统也不总是要将标志点放在患者的皮肤上,也可根据一些明显的体内标志。有时,为了准确,也可使患者的坐标原点离开靶区的中心,而将其标在皮肤比较固定、平坦的地方,这样可避免由于皮肤的移位而造成的摆位误差。但总的来说,标记点应该离靶中心越近越好,而且体内标记比体外标记引起的误差要小得多。

人体三个面的确定如下:横断面为平行于 X 轴与 Z 轴确定的平面的面,将人体分为上下两部分。矢状面为平行于 Y 轴与 Z 轴确定的平面的面,纵向地由前向后将人体分为左右两部分。冠状面为平行于X 轴与 Y 轴确定的平面的面,将人体分为前后两部分。

影像设备的坐标系统如图 3-8(b)所示,治疗机的坐标系统如图 3-8(c)所示,坐标系统的原点定义在治疗机的等中心点上。X 轴为水平轴,Y 轴与治疗机的臂架旋转轴重合,Z 轴为垂直方向轴。如果患者仰卧在治疗床上,患者 Y 轴与治疗床纵轴平行,床的旋转角度为 0 的话,患者的坐标系统就与治疗机的坐标系统一致。

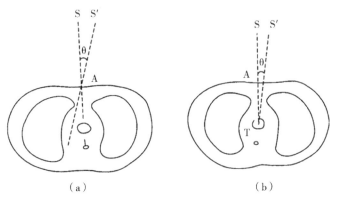

图 3-7　SSD 照射技术与 SAD 照射技术示意图

(a)SSD 照射技术;(b)SAD 照射技术

图 3-8　ICRU62 号报道定义的三种坐标系统

(a)患者的坐标系统;(b)影像设备的坐标系统;(c)治疗机的坐标系统

激光定位灯:现代放射治疗模拟机、治疗机机房一般都配备激光定位灯。激光定位灯是摆位的主要工具,激光定位灯安装是否准确直接影响到摆位的精确性。

激光定位灯目前种类品牌很多,有安装在治疗机机头上的,有安装在治疗室墙壁上的。有三个一组或四个一组的,也有按不同要求多个组合的。激光灯的光束有点状、十字点状,有纵轴线、横轴线或相交成十字线,还有随人体曲面投影激光线。其颜色有红色和绿色两种。

三个一组壁挂式是最常用的普通型组合(图 3-9)。在机架对面中央上方墙壁上安装一个人体曲面纵轴激光束激光灯,其作用是校正人体纵轴矢状面是否成直线,人体纵轴和人体中线要相重叠。在机架左、右两侧壁上安装一个具有双窗口双功能,有纵轴线和横轴线的双线激光灯,其纵轴线和横轴线相交成十字线,两侧纵轴线和横轴线在同一平面,十字线需相交重叠。它们的交点也正是旋转中心,即等中心治疗的靶区中心。在体表纵轴线可以校正人体横断面是否在一平面,横轴线可以校正人体冠状面是否在一平面(图 3-10)。

图 3-9 三个一组挂壁式激光定位灯的组合

图 3-10 双窗口十字线激光定位灯

激光定位灯在放射治疗、模拟定位及放疗摆位照射中都具有一定的意义。它可以使患者定位时的体位较好地在治疗机床上得到复原,可以保证每次治疗时的重复性。在照射时可以提供射线的入射点及入射方向,并可提示射线出射点及出射方向。在等中心照射时可提示靶区中心的体表位置,因此对一些照射技术要求严格的,如照射野偏小、体位易移动重复性差,周围重要器官比较多的照射野,最好都使用激光定位灯。

中央人体曲面纵轴激光束:它与治疗机机架在零度时的射野中心相重叠。在摆体位时,一般中央激光线都定到人体中线,它可以随人体曲面将人体中轴线表示出来。这就要求模拟定位机和治疗机中央激光体位线,在定位、治疗时保持一致,才能保证患者体位躺正不变,并可弥补单凭视觉摆体位的不足,达到摆位简捷、方便、精确、重复性好的效果。

左右两侧纵横双线激光束:纵轴激光束在人体横断面与射野中心线相交,它可以保证人体左右在一个平面,横轴激光束与等中心照射的靶区中心在一水平面。它可以提示出肿瘤中心在体表的位置,使用左、右激光十字线定两侧野照射野中心,可以保证体位要求正确,达到水平照射野在同一照射中心,并可保证左右两侧的射野中心入射角的正确,达到水平照射的目的。如两侧野照射面积相同,剂量比也相同。SSD 和 SAD 用激光灯水平照射摆位,这样两对穿野会得到一个较理想的剂量均匀分布。

激光灯的要求:性能精确、稳定,激光线清晰可见度好,在较强光环境下仍清楚可见,射线要精细,在3 m距离激光束不得宽于 1.5 mm。要准确可靠,在 1.5 m 距离时误差不得大于0.2 mm,同时要定期校正。

等中心治疗技术的定位方法:①在模拟机下对好 SSD,一般直线加速器为 100 cm。②找出肿瘤病变中心,打角。③升床,使病变中心置于旋转中心上。④机器复位,计算升床高度,即肿瘤深度,然后可进行等中心照射。

等中心治疗技术的摆位方法:摆位的最终目标是实现射线束与人体的相互关系。人体的空间位置与形状的确定,只是这个过程中的一个环节,要实现这个最终目标,放疗机、模拟机与空间坐标关系也应严格确定。实施等中心治疗技术,放疗设备必须是"等中心型"的机器,该机器必须有三个转轴和一个等中心点。①准直器必须能沿射野中心轴旋转,该轴通过等中心点。②机器臂架必须能绕一固定的水平轴旋转,该轴也通过等中心点。③治疗床身沿铅直线旋转,此轴同样通过等中心点。此三轴交于一点是等中心治疗机的必要条件,治疗机的灯光野投射一个光学的十字叉丝,可精确地表明射野中心轴的位置(图 3-11)。根据治疗机的质量保证要求,治疗机的床也要经过精确的校准,其运动轴必须为水平或者垂直的。通常,计划设计时将靶区的中心放在机器的等中心点上,然后从各个不同的臂架方向照射靶区。

图 3-11　治疗机的灯光野投射一个光学的十字交叉丝

那么,怎样才能把靶区中心放在机器的等中心点上,这里可以先做一个简化,将患者简化成一个刚性的物体,他的背部是平直的,而且肿瘤体积与周围正常器官的位置相对固定,对这样一个患者的摆位是很容易实现的。如图 3-12 所示,治疗机臂架取 0 度(垂直向下),由于患者背部是平直的,让他仰卧在平整的水平床面上,在该平面内左右、前后移动床面,使射野中心轴的十字叉丝与患者前表面的标志点重合,再垂直升高或降低床面。一般来说,治疗机都有一个简单的工具(光距尺)可以读出源到皮肤表面的距离(源皮距 SSD),它可以帮助精确地确定床面的高度。由于治疗机的源轴距 SAD 是确定的,根据患者肿瘤中心距体表的深度 d,源轴距减去深度就可知道 0 位源皮距。这样,就可将患者的靶区中心放在治疗机的等中心点上。也就是说,对这样一个简单的患者,一个患者前表面的标志点和一个深度似乎就足以确定等中心。

图 3-12　刚性患者的摆位:源皮距 SSD＝源轴距 SAD－深度 d

　　但实际的摆位是一个复杂的过程,即使对以上假设的刚性患者,上述的摆位过程也不足以充分地确定患者位置。假定已将靶区中心放在机器的等中心点上,然而,患者可旋转、滚动、倾斜,这样即使靶区中心受到了正确的照射,但整个靶体积及周围的正常组织却可能受到不正确的照射。因为,除中心点的坐标外,要描述一个刚性患者的位置还应有三种情况:左右滚动、上下倾斜及围绕垂直轴的旋转。如果一个刚性患者的背部是平坦的,仰卧在一个平板床上,就可限制他的左右滚动、上下倾斜。但围绕垂直轴的旋转问题依然没有解决。

　　以上讲到现代放射治疗模拟机、治疗机机房都配备激光灯。可通过激光灯的帮助来完善刚性患者的摆位:一般要求患者的纵轴与顶后壁激光灯平行,建立合适的患者坐标系统、定位,并根据激光灯做好体表的标志,包括患者两侧的标记和前表面的标志;在治疗机的床上仔细摆位,使患者坐标与治疗机坐标重合。重合的标准是两侧激光点对准患者两侧的标志,侧向激光灯的垂直激光线应精确通过患者体表的三个标志点,顶后激光通过患者的前表面标志,定义矢状面的位置(图 3-13)。由此可见,激光灯在摆位中有确定体位的作用,即根据患者体表上的标志点调整床面的位置及刚性患者的左右滚动、上下倾斜及围绕垂直轴的旋转,使激光点与标记点重合,确定患者的体位。这样,可将刚性患者等中心放射治疗计划的摆位总结为以下的步骤。①体位:患者采用合适的体位躺在治疗床上,必要时使用沙袋、枕头及固定设备。若治疗条件需要更换治疗床面时,应首先选定网状床面还是撤板床面,避免患者上床后更换。如需撤板床面治疗,还应注意按照射野大小撤同侧相应块数床板,多撤会影响体位,少撤会使部分照射野被挡。②确定距离:使用激光灯调节患者,按要求对准激光定位点(或"十"字线),再升床使患者两侧标记与激光投影重合。或将灯光野中心"十"字对准医师定位的体表"十"字,把床缓缓升至所需高度,达到 SSD 距离要求。③打角:按医嘱要求给大机架角度和小机头方位角,一定要准确无误,误差为0.1°。在给角度时,开始转速可快,但到所需角度时应该放慢速度,以确保角度准确。④照射野:如在操作台上可以设置照射野的治疗机,可首先在操作台上设置好照射时间、剂量、照射野面积,但要注意照射野 X、Y 轴的方向,它与机头角方位有关,并要注意医师对照射野宽度与长度要求。一般都是宽×长,如 6 cm×12 cm,6 cm 是照射野宽,12 cm 是照射野长。如有楔形板照射野,可在操作台上设置楔形板的角度及方向,同时注意机头角的方向。旋转臂架到照射的角度,读出源皮距 SSD,验证关系 SSD=SAD-d 是否正确,做进一步的验证。

以上的步骤可以充分地定位一个刚性患者的体位,但是对一个实际的患者,可能还不大充分。因为即使使用激光点的帮助,确定了等中心点的位置,阻止了患者三个轴向的旋转,可是患者的体形并不确定。患者体形的变形可能有弯曲变形、扭转变形、剪切变形、压缩变形和体积变形等。举例说明,虽然患者仰卧在平板床上,但是患者的颈部、脊柱、四肢却难以保证每次都可重复。这样,由于器官相对于患者坐标的移动,可能会造成靶区出现低剂量而危及器官却遭受高剂量的照射,患者实际的 DVH 与计划设计的 DVH 有很大不同。所以,越能使患者成为一个刚性的物体,就越容易实行精确的治疗摆位。以下给出一些建议:①定位时,患者应采取舒适、放松的体位,如果患者对体位感到不舒适,就会不由自主地运动,直到找到一个相对比较舒服的体位,另外,如果定位时,患者的肌肉比较紧张,而治疗时却放松,患者的体形也会发生改变。②充分地使用激光线调整体形,为了更好地调整体形,尽可能将患者体表的标志线画得长一些。③使用有效的固定装置。

图 3-13　摆位中使用激光灯确定体位(深色圆点为体表标志,深色线为激光线)

(3)SSD 与 SAD 放射治疗技术的区别如下:①SSD 是固定由源到皮肤的距离进行的照射。射线束从放射源中心射出由机架转角后通过身体照射野中心照射到肿瘤中心(靶区中心)位置。这就要求模拟机角度一定要准确,治疗时机架角要给准,若角度有偏差,即使源皮距离很准,射线束中心也通过照射野体表中心,但不一定照射到肿瘤中心(靶区中心)。因此,用 SSD 照射时,一定要先给准角度再对源皮距。②SAD 是将肿瘤中心(靶区中心)定到治疗机的旋转中心轴部位,也就是以肿瘤为中心,以治疗机源轴距为半径来照射。因此,只要将肿瘤定到旋转轴中心部位,角度略有误差肿瘤也会照到。最重要的是升床高度,因为升床高度也就是将肿瘤中心(靶区中心)送到治疗机旋转中心轴的位置。因此,SAD 照射时,必须先对好距离再给机架角度。③SSD 与 SAD 照射野标记的区别。SAD 照射时,医师在模拟定位机下定好升床高度及机架角度、照射野面积、机头转角等条件。患者采取仰卧体位时,只在照射野中心标记标出“十”字线,技术员摆位时按照模拟定位的条件,给好照射野大小,将灯光野中心对准体表野中心,按要求升床,给好机头角后,再转机架角,机架在任何角度都可以照射到病变,但为避开危险组织器官,一定按医嘱执行。SSD 给角照射时,体表一定要画出照射野的范围,如果背部给角度野照射时,患者取俯卧位,要先调准角度,再对距离和照射野。④SSD 剂量计算是用中心百分深度量查中心轴百分深度剂量(PDD)表求出,SAD 剂量计算是用肿瘤最大剂量比查组织最大剂量比(TMR)表求得。

等中心技术优于源皮距技术主要是摆位准确。如果患者采用等中心技术,那么只要第一个照射野摆位准确,照射以后的照射野时只需转动机架和小机头,调整照射野大小等,而不需要改变患者对治疗床的位置,既准确又省时。

(4)旋转放射治疗技术(ROT):与 SAD 技术相同,也是以肿瘤或靶区中心 T 为旋转中心,用机架的旋转运动照射代替 SAD 技术中机架定角照射。旋转照射是等中心照射的延伸,是放射源连续围绕患者移动进行的照射,可看作无数个等中心的照射。

旋转放射治疗可分为360°旋转照射和定角旋转照射。360°旋转照射即机架在转动时一直出射线。而定角旋转照射则是机架在做360°旋转时,为了保护某一角度内的正常组织和重要器官而在规定的角度中不出射线。如果只是部分旋转则称为弧形照射。旋转照射时照射野从各方向集中于患者体内某一点(该点为旋转中心),这样可以提高旋转中心的剂量,并可以大大降低表面剂量,同时也可以降低所经过的正常组织和重要器官的照射剂量。高能光子束旋转照射由于照射区范围较大,不同机架角度肿瘤的形状不一致,因此适用范围较窄。但对于一些小病变或圆柱形病变,简单的旋转照射就可取得较高的治疗增益比。另外,对于一些特殊部位的肿瘤如外周胸膜间皮瘤,不用旋转照射很难获得较理想的照射剂量分布。

旋转照射摆位程序:①按医嘱要求摆好体位,将照射野开至治疗单上要求的面积,再将灯光野中心"十"字对准体表野中心"十"字,如果是等中心旋转照射还需将床升至要求高度。②摆好位后不要急于离开治疗室,要检查治疗机头方位钮是否固定,在不出射线的情况下旋转一次,看周围有无障碍物、患者照射部位有无遮挡和吸收物质等。③在控制台上核对照射剂量,时间,照射方式,向左、向右旋转,起始角和终止角。④治疗时应在监视器中观察患者和机器运转情况,如遇异常情况随时停止治疗。

由于模拟定位机的普遍采用,多数钴治疗机和医用加速器都是等中心旋转型,加之 SAD 和 ROT 技术给摆位带来的方便和准确,SAD 技术应用越来越多,可用于固定野治疗,也可用于旋转和弧形治疗,它不仅可用于共面的二维治疗,也可用于非共面的三维立体照射技术。

(二)精确放射治疗

1.精确放射治疗概述

放射治疗是肿瘤的一种局部治疗模式,其根本目标是在保护正常组织,尤其是危及器官的前提下,给予靶区尽可能高的剂量,以便最大限度地杀死癌细胞、治愈肿瘤。从物理技术的角度看,实现这一根本目标的途径就是使高剂量分布尽可能地适合靶区的形状,并且靶区边缘的剂量尽可能地快速下降。因此必须从三维方向上进行剂量分布的控制。精确放射治疗是实现这一目标的有效物理措施,它包括三维适形放疗(three-dimensional radiotherapy,3DCRT)、调强放疗(intensity modulated radiotherapy,IMRT)和图像引导放疗(image-guided radiotherapy,IGRT)。

3DCRT 技术于20世纪80年代开始广泛应用于临床,目前在发达国家早已是常规,适用于所有不需要或不宜采用 IMRT 技术的情况;在中国采用该技术的患者也在逐年快速增长。该技术的发展得益于两方面的技术进步。首先是 CT 机的发明为获取患者 3D 解剖数据提供了条件,并有力地推动 3D 治疗计划系统的研制成功;其次是计算机控制的 MLC 的研制成功为射野适形提供了快捷的工具。CRT 的技术特征:①采用 CT 模拟机定位,根据 CT 断层图像或 CT 图像结合其他模式图像(如 MRI 和 PET)定义靶区。②采用 3D 治疗计划系统设计治疗计划,采用虚拟模拟工具布野,采用等剂量分布、剂量体积直方图等工具评价计划。③采用 MLC 或个体化挡块形成的照射野实施治疗。

适形可以在两个层面上理解。较低的层面是射野适形,即通过加挡块或用 MLC 形成与靶区投影形状一致的射野形状;而较高的层次是剂量适形,即多射野合成的剂量分布在 3D 空间中适合靶区的形状。对于凸形靶区,射野适形是剂量适形的充要条件,即只要用多个适形射野聚焦照射靶区,就可以实现剂量适形。对于凹形靶区,仅射野适形不能形成凹形剂量分布。这时需要调整适形野内诸点照射的粒子注量,即调强。因此,IMRT 技术可以理解为 3DCRT 技术的延伸。前者具有后者的一些技术特征(如 CT 模拟定位和 3D 计划系统设计计划),同时也延伸出一些新的技术特征(如计划只能逆向设计,治疗实施不仅可以采用计算机控制的 MLC,还有其他多种方式)。

IMRT 技术于 20 世纪 90 年代始用于临床,并迅速推广,目前在发达国家已是一些肿瘤的治疗常规,如头颈部肿瘤和前列腺癌;而在中国,由于经济条件的限制,在具有适应证的患者中,目前只有少数接受这种技术的治疗。

如果从字面理解,上述三种放疗技术都可以称为 IGRT 技术,因为它们在定位阶段、计划阶段和/或实施阶段都用到图像。如 2D 技术在定位阶段用到 2D 透视图像,在计划阶段用到横断面轮廓或图像。又如,3DCRT 和 IMRT 在定位阶段和计划阶段用到 3DCT 图像,或 3DCT 图像结合其他模式图像,在治疗阶段用到射野图像验证射野和患者摆位。显然字面上的理解不能反映 IGRT 的技术特征,不能区分它和其他的放疗技术。中国医学科学院、中国协和医科大学肿瘤医院戴建荣建议将图像引导放疗技术定义为利用在治疗开始前或治疗中采集的图像和/或其他信号,校正患者摆位或引导射线束照射或调整治疗计划,保证射线束按照设计的方式准确对准靶区照射的技术。采集的图像可以是 X 线 2D 透视图像或 3D 重建图像,或有时间标签的 4D 图像,也可以是超声 2D 断层图像或 3D 重建图像。通过比较这些图像和参考图像(模拟定位图像或计划图像),可以确定患者的摆位误差,并实时予以校正,或实时调整照射野。其他信号可以是体表红外线反射装置反射的红外线,或埋在患者体内的电磁波转发装置发出的电磁波。这些信号可以直接或间接地反映靶区的空间装置和运动状态。

根据上面的定义可知,IGRT 与上述其他三种技术不同,它不是一种独立的放疗技术,需要与其他技术结合应用。如与 3DCRT 结合形成 IG-CRT,与 IMRT 结合形成 IG-IMRT(表 3-3),其目的在于缩小计划靶区、正确评估器官受量、提高治疗精度,最终提高治疗比。

表 3-3　4 种放疗技术的特点和相互之间的关系

任务	技术		
	2D	3DCRT	IMRT
模拟定位:常规模拟机	√		
CT 模拟机	√	√	
计划设计:2D 计划系统			
3D 计划系统	√		
3D 逆向系统	√	√	
治疗实施:计算机控制的 MLC*	√	√	
能否与 IGRT 结合#	√	√	

注:"√"表示每种技术的标准配置情况;

　　* 计算机控制的 MLC 是实施 CRT 和 IMRT 治疗的主流工具,但不是唯一工具;

　　# 从理论上讲 IGRT 与 2D 技术可以结合,但从临床应用角度看,用 3DCRT 或 IMRT 技术代替 2D 技术显然比 IGRT 与 2D 技术结合意义更大。

2.精确放疗的实施过程

（1）体位及固定：尽量减少摆位误差，提高摆位的重复性，是常规放疗更是精确放疗的基本保证，摆位误差最好能控制在2～3 mm以内。患者一般取仰卧位，根据照射部位选择适当的固定设备，如头颈部肿瘤用头颈肩热塑面罩进行固定，并将患者的姓名、病案号、头枕型号、制作日期记录在面罩上，以便于使用时识别。

（2）CT模拟定位：3DCRT和IMRT的实施都是通过CT模拟定位系统来完成的。激光线对位，选择定位参考点，行模拟CT扫描。常规CT扫描，一般层厚为3 mm（图3-14）。

（3）图像传输：将CT扫描所获得的影像资料，通过网络系统输入TPS工作站（图3-15）。

（4）靶区设计：由临床医师根据肿瘤侵犯的范围，需要保护的重要组织和器官在工作站进行靶区的设计。根据具体情况可以设计多个GTV、CTV等，如鼻咽癌的原发肿瘤和颈部转移淋巴结可分为两个GTV进行勾画。

（5）计划设计：由物理师根据临床医师提出的要求进行计划设计。

（6）计划评估：用剂量体积直方图（DVH）等多种方法对治疗计划进行定量评估。

（7）确定照射中心：将各个照射野的等中心点根据相对于CT扫描时定位参考点的位移重新在患者的皮肤或固定装置上做好标记，再次行CT扫描，检验等中心点是否准确，确认无误后完成模拟定位工作（图3-16）。

（a）　　　　　（b）

（c）　　　　　（d）

图3-14　体位及其固定、CT模拟定位

（a）头颈部癌常用体位及固定方式；（b）定位参考点；（c）CT模拟定位；（d）CT扫描场景

图3-15　工作站接收患者的影像资料

图3-16　CT扫描时的定位参考中心点

(8)计划验证:由物理师进行剂量验证,未经验证的治疗计划不得执行。

(9)治疗的实施:确认治疗计划由两位物理人员和主管医师的签字认可后才能进行治疗,技术员根据治疗单的医嘱,在治疗室里完成患者的摆位及体位固定,开始治疗。第一次治疗要求物理师和主管医师参加摆位,并摄等中心验证片与模拟定位 CT 等中心图像进行比对,无误时才可开始治疗。

(王 双)

第三节 立体定向放射

立体定向放射包括立体定向放射外科(SRS)和立体定向放射治疗(SRT)。两者共同特点是借助于立体定向装置和影像设备准确定出靶区的空间位置,经计算机优化后通过 γ 线(γ 刀)或 χ 线(χ 刀)聚焦照射;使靶接受高剂量均匀照射而周围组织受量很低以达到控制或根除病变目的。SRS 始于 20 世纪 50 年代初,一般采用单次大剂量照射。经 50 年的发展,设备不断更新,技术日臻成熟,目前已成为某些颅脑疾病的重要治疗手段,在全世界许多医院应用。SRT 是在 SRS 基础上发展起来的90 年代初才用于临床的新技术。它采用多次分割治疗方法,更符合临床放射生物学要求。可用于头颅,亦可用于体部,扩大了适应证。立体定向放射在一定条件下能获得类似手术治疗的效果。因此,它是一项具有发展活力的新技术。

一、基本概念和原理

(一)立体定向技术发展

1.γ 射线的 SRS(γ 刀)

立体定向放射技术是 Leksell 首先提出这一理论并率先于 1951 年用 200 kV χ 线治疗机装上立体定向仪治疗某些脑功能性疾病。20 世纪 50 年代末质子等粒子线曾成为 SRS 的主角,但由于设备昂贵、笨重,技术要求高,只能在个别研究单位开展。1968 年世界第一台由 179 个 ^{60}Co 源组成的立体定向放射设备(γ 刀)在瑞典问世。到 20 世纪 80 年代初,机器有了很大改进,^{60}Co 源由 179 个增加到 201 个,扩大了半球面,准直器使光束在球形中心形成焦点,四套准直头盔其孔径分别为 4 mm、8 mm、14 mm 和 18 mm,可依病灶大小选用。每个源的射线经准直孔相交于中心点可形成一个以点向各方向呈等向递减的剂量分布,即一个类圆形照射区。^{60}Co 发射平均 1.25 MeV能量的 γ 射线,经此精确聚焦照射毁损病灶边缘锐利如刀割,而病灶中心"坏死"类似于手术切除效果(实际上是外科医师对放射效应的一种理解)故称之为 γ 刀,用于治疗某些颅内疾病比较理想,但因其用途专一,造价昂贵,且每隔 5~10 年需要换钴源 1 次,故很难普及。

2.等中心直线加速器 SRS 和 SRT

立体定向放射技术飞速发展和普及是以影像诊断技术发展和等中心直线加速器高精度为基础的 1982 年以来 Colombo 和 Betti 等研究用常规放疗的直线加速器和治疗计划系统实现 SRS,即利用 CT 或 MRI 及三维重建技术,确定病变和邻近重要器官的准确位置和范围,使复杂的立体图像重建和计算得以迅速实现。在加速器上装配专用限光筒和立体定向仪,用多个弧非共面旋转使射线集中于一点进行放射治疗。因直线加速器是发射 X 线,故有 χ 刀之称。与 γ 刀比较,χ刀具有易普及、价格效益比方面的优越性。因此在各国得到迅速发展。20世纪90年代初瑞典Karolinska医院的Blomgren和Lax等又将立体定向放射治疗应用到体部深在的肿瘤。他们成功地使用一种新的立体定向体部装置,用于颅外病灶靶区的定位、固定和治疗。使立体定向放射治疗近几年得到较快的发展。

3.立体定向放射的特点和优越性

(1)高精度:精确定位、精确摆位、精确剂量。一般用CT及血管造影检查等定位;设计三维治疗计划;每个环节严格操作,保证整个治疗误差<1 mm。计算机软件系统即时提供剂量分布,对治疗计划进行优化,靶区外剂量要求以每毫米7%～15%递减。就是说靶周边等剂量线为90%,在10 mm以外剂量降至10%以下,限光筒口径愈小,剂量下降梯度越大。由于高量靶区与低受量的正常组织界线分明,保护了正常组织器官。

(2)安全快速:为非创伤性治疗,无手术感染或并发症,手术有关的死亡罕有。SRS治疗痛苦很小,是受患者特别是不能承受手术患者欢迎的治疗手段。正确掌握适应证和质量控制。SRS所致并发症很低,当天完成治疗,不需住院或2～3天即可离院。

(3)疗效可靠:多年临床结果已得到证实。

(二)立体定向照射的生物学、物理学基础

1.常规分次照射治疗的根据

常规分次照射治疗是把总剂量在疗程内分成若干次照射完成,如6～7周内照射30～35次给予总剂量60～70 Gy。在正常组织中受照射后亚致死损伤的细胞在分次治疗间隔时间内几乎可以完全恢复。因此,分次照射对正常组织具有相对的"保护作用",而肿瘤组织细胞亚致死损伤的修复能力远低于正常组织。经照射后其中对放射敏感的细胞被杀灭数目减少后,原来对放射抵抗的乏氧细胞不断得到充氧和G_0期细胞进入分裂周期,变为对放射敏感,使得下一次照射仍可有效杀灭相当数量的肿瘤细胞。也就是说分次照射有利于杀灭肿瘤。多分次的放射治疗在对正常组织不造成严重损伤的前提下,对恶性肿瘤达到较好的控制效果。

2.SRS生物学和物理学特点

SRS,无论用γ刀或是χ刀都采用单次大剂量治疗,是利用物理学上放射剂量分布优势。通过三维空间立体照射,在小的靶体积内给予单次相当高的剂量,靶体积外剂量锐利下降,周围正常组织只受到小剂量照射。如果能严格掌握适应证,SRS照射确实是一种安全可行的方法。但这种单次照射有其本身不足。

(1)不符合肿瘤放射生物学的要求,因在单次照射中正常组织细胞无亚致死损伤的修复,肿瘤也没有乏氧细胞和G_0期细胞变为放射敏感细胞过程,靠单次照射得到对肿瘤控制的机会较小。除非单次剂量非常高,但这种高的单次剂量对正常组织细胞损伤又会加大。

(2)目前从理论和临床报道中都证实SRS并发症的发生与靶体积正相关。即在给予同样剂量,靶体积越大,放射损伤发生率就越高。为降低SRS治疗并发症,当靶体积增加时,总剂量必须减少。但从放射治疗考虑,为取得相同肿瘤控制,肿瘤体积越大所需的剂量就应越高。因此,SRS在治疗较大体积肿瘤时,为减少并发症发生,而减低单次剂量的结果又必然是降低了对肿瘤的控制。因此,γ刀或χ刀更适宜治疗体积小的病变。

(3)SRS一次大剂量照射生物效应强,不利于对正常组织,尤其晚反应组织的保护,易增加放射损伤的发生率。按放射生物学α/β值推算,与常规分割照射比较,采用15 Gy的单次照射,对早反应组织(皮肤、黏膜等)等于31 Gy的剂量;而对晚反应组织(肝、肺、脑等),等于64 Gy的照射剂量。

(三)容积剂量与疗效和损伤

1.容积

影响局部病灶控制率的因素很多,其中以病灶体积大小最为重要。容积越小疗效越好。以动静脉畸形(AVM)为例,病灶体积<4 cm³,2年闭塞率94%,3年达100%。若病灶>25 cm³,2、3年闭塞率分别为39%、70%。分析 AVM 治疗结果,不论采用重粒子、γ 刀或 X 刀,中位剂量在 20~35 Gy,对局部疗效影响最大的均为受治的靶体积大小。对正常组织来说,被照射的容积越大,耐受性越差,损伤越重。动物试验表明:1次照射4 mm长脊髓能耐受40 Gy,而照2 mm长时耐受量倍增达80 Gy。临床资料也证明,正常组织容积剂量低实施大剂量放疗才有安全保证。

2.剂量与损伤

视神经对1次照射很敏感。根据 Pittsburgh 大学经验,如果视神经视交叉部位一次剂量<8 Gy,无1例(0/35)发生视损害,1次>8 Gy 4/17 例(24%)有视力损伤。剂量>10 Gy,和剂量在10 Gy以上病例均有视神经并发症出现。故要求放射外科照射时,视神经受量应低于8 Gy安全阈值。又如第Ⅲ~Ⅵ对脑神经并发症,剂量>20 Gy有2/14例,>25 Gy有1/8例,>30 Gy有1/7发生脑神经损害。因此第Ⅲ~Ⅵ对脑神经受照量<15 Gy才安全。有别于常规分次照射,1次大剂量治疗所致并发症往往难预测,而且常常潜伏期较短,病情也较严重。Engenhart用SRS治疗18例良性瘤,中位剂量1次给25 Gy,伴发严重脑水肿5例(28%)。Sturm 报道12例单灶脑转移,1次剂量20~30 Gy。1例小脑部位转移灶较大,直径42 mm,中心剂量照射40 Gy,灶周有明显水肿,结果在照射后15小时因严重脑水肿致脑疝而死亡。Loeffler 治疗18例复发性脑转移,有17例曾行脑放疗,用限光筒17.5~37.0 mm,1次照9~25 Gy,无放射性坏死并发症,发生4例(22%)白质深部水肿,用激素2~6个月治疗才缓解。由于SRS1次用量往往高于正常组织尤其敏感结构的耐受量,加之放射敏感性的个体差异在单次大剂量照射时更为突出,对可能的并发症较难预料,给选剂量带来一定难度,因此要结合病情综合各方面因素慎重考虑。

3.剂量与疗效

一定范围内,剂量大小固然对疗效有直接影响,但在有效剂量范围内不同剂量的效果差别不大。动物实验,对小鼠听神经瘤模型分10 Gy、20 Gy、40 Gy三组照射,4~12周观察病理变化。20 Gy、40 Gy组瘤体积分别缩小46.2%、45%,两者无差别。而10 Gy组瘤体缩小16.4%与对照组也无区别。根据一些听神经瘤患者临床观察和尸检病理结果,认为在瘤周剂量为12~20 Gy即可控制肿瘤生长,有效率达85%~90%。故近年来对1~2 cm直径的听神经瘤的周边剂量已从25 Gy逐步下调至12 Gy左右。对 AVM 的周边剂量从20~25 Gy下调至15~20 Gy,疗效并无降低,而并发症则由10%~15%降至2%以下。总之,预选剂量要从安全、有效两者统一的原则出发,在有效剂量范围内对体积小病灶可用偏高些剂量治疗,对较大体积则用较低剂量。对良性疾病治疗要避免严重放射并发症发生,有时在剂量上要持"宁少勿多"的态度。

4.剂量与靶体积

严格掌握适应证,挑选小体积病变治疗、掌握容积剂量,既保证疗效又避免严重并发症。在容积与剂量关系,Kjiellberg 曾指出,质子治疗产生1%放射脑坏死的阈值为7 mm直径限光筒照射50 Gy剂量,50 mm直径限光筒照射量为10.5 Gy。参考预测脑损害风险公式,以及临床治疗经验,为避免或降低晚期并发症,一定要根据靶体积决定治疗剂量。以下数据可作为参考:

①靶直径≤20 mm,可给予 18~21 Gy(必要时至 24 Gy)。②靶直径 21~30 mm,可用 15~18 Gy(必要时至 21 Gy)。③靶直径 31~40 mm,可用 12~15 Gy(必要时至 18 Gy)。综上所述,1 次大剂量放疗依据放射生物原理即早反应组织和晚反应组织对照射剂量效应存在较大差别,尽管用物理学手段通过立体定向照射改善病变靶区与周围正常组织和器官的剂量分布,但当病灶偏大或所在部位限制时,采取低分割 SRT 治疗更为合适。

二、立体定向放射的临床应用

(一)工作程序

立体定向放射通过 4 个工作程序:定位、治疗计划、验证和照射。要保证定位准确、放疗设计优化、重复性强,精确照射。

1.头部 X 刀的治疗的操作程序

立体定向头架(或称头环)用螺钉可靠固定在患者颅骨,患者带着头环进行 CT 定位,把 CT 图像显示的靶区位置与头架附加的参照系统、方位资料转送入计算机化三维治疗计划系统。制订计划时对任意治疗设计逼真模拟,直视下进行动态观察和评估,通过优化制订最佳照射方案。限光筒为 5~50 mm,依病变性质、部位、大小所选用的限光筒应比病灶直径大 2~4 mm。对单病灶力争采用单个等中心,非共面等中心的弧数≥6 个,总度数大于 300°。靶灶周边剂量取 80%等剂量线,此剂量面把病变轮廓全包在内,必要时选多个等中心点照射,经验证无误之后,按打印的治疗单完成操作程序。治疗时,把头环固定在床架或地板支架上,遵医嘱完成照射。由于定位、计划、治疗,每个工作环节体位不变,连贯完成,保证治疗误差在 1 mm 以内。

在 X 刀配置基础上,头环的固定除用螺钉固定在颅骨上的方法外,还有无创牙模式头架或无创面膜头架,可施行头部立体定向分次放射治疗,适用于体积偏大的病变,或界限较明确的局限性脑胶质瘤。依据病情不同和病灶局部状况可在 1 周内分 2 或 3 次照射,2 周内治疗 4~6 次不等。每次照射剂量一般在 6~12 Gy 内选择,总剂量在 24~42 Gy 范围。

2.体部立体定向装置的应用

在立体定向体部框架内刻有标志线可显示断面扫描影像,框架的外界与框的内标尺用于靶区的坐标确定。立体定向体部框架是为分次 SRT 而设计的,患者可重复定位,而且准确性高,并可与多种诊断仪器如 CT、MRI、PET 设备相匹配。

立体定向体部框架内用一个真空垫固定患者的位置。患者在框架内位置保持重复性好取决于真空垫和 2 个标记(胸部和胫骨标记)来控制。为了保持立体定向框架水平位和控制膈肌运动对靶区定位的影响,专门制作一个控制水平位设备和控制膈肌运动设备。在一组研究中,共进行72 次位置定位的 CT 扫描,来比较立体定向系统对靶区重复定位的可靠性。这一检查包括了体内肿瘤本身的移动及患者在框架中的位置移动。所有扫描与首次 CT 扫描相比,肿瘤在横轴方向平均偏离面为 3.7 mm(95%在 5 mm 以内),在纵轴向为 5.7 mm(89%在 8 mm 以内)。

治疗技术是一种适形照射技术,采用 5~8 个非共面固定射线束,线束从任何角度都与肿瘤外形相适形,并在射线入射方向考虑重要器官所在的位置。临床靶体积(CTV)的勾画依据 CT、MRI 定位的肿瘤位置,即与重要组织和器官的关系,最后在射野方向观视下设计出治疗计划。此计划要求在不规则的靶体积要获得适形的剂量分布,依据病灶及与近邻正常组织关系进行三维空间照射优化。

(二)体部立体定向放射治疗(SRT)应用

1.常见肿瘤治疗

全身 SRS 技术是瑞典的 Karolinska 医院于 1991 年率先开展。我国 1995 年 11 月中国医学科学院肿瘤医院放疗科首先开展这项技术。1996 年 9 月原沈阳军区总医院放疗科应用 Philips SL-18 直线加速器,美国 Rend-plan 三维治疗计划和瑞典立体定向体部框架,系统地开展了该项技术,已治疗 380 多例患者。SRT 后肿瘤局部控制率国外报道为 90%~95%。下面简单分述几种常见肿瘤的 SRT。

(1)肝细胞性肝癌(HCC):手术虽然是治疗 HCC 的首选方法,但临床上遇到的患者多数已不适于手术。HCC 对放射又不敏感,根治剂量至少 60 Gy。这个剂量由于受到肝体积与剂量效应限制(全肝照射 35 Gy,半肝照射<55 Gy),以及对肝内肿瘤精确定位的困难,而无法对肿瘤给予一个根治剂量,因此常规放疗只能起到抑制肿瘤生长的姑息治疗作用。近年来 SRT 的技术已应用到躯体各部,收到了良好的临床效果。已治疗的 36 例 HCC 中,CTV 14~916 cm³,PTV 每次剂量 5~20 Gy,治疗 3~6 次,2~5 天 1 次。肿瘤消失 4 例(11.1%),缩小 20 例(55.0%),无变化 8 例(22.2%),未控 4 例(11.1%)。

(2)胰腺癌:患者大多数就诊时为中晚期,所以手术切除率仅在 12%左右。姑息性手术(胆囊空肠吻合术和扩大的胆总管空肠吻合术)不能延长生存期,平均生存 5.5 个月。化疗(静脉和动脉)效果不佳。放射治疗的疗效与剂量有明显关系,放射治疗剂量常常受到肿瘤周围组织和重要器官对放射耐受性的限制。术中放疗虽可直接高剂量照射病灶又保护了四周正常组织,但是 1 次大剂量照射对恶性肿瘤来讲不符合放射生物效应。所以说无论国内或国外目前尚缺少资料证明术中放疗这一方法比常规外照射有更大好处。SRT 既可以像术中放疗给予较高剂量照射又可以对恶性肿瘤给以分次照射,疗效明显优于其他方法。学者用 SRT 的方法治疗胰腺癌 26 例,CTV 20~434 cm³,PTV 每次剂量 6~18 Gy,治疗 2~6 次,2~5 天 1 次。结果是肿瘤消失 3 例(1.5%),缩小 11 例(42.3%),无变化 5 例(19.2%),未控 7 例(26.9%)。

(3)肺癌:目前对肺癌中占多数的非小细胞肺癌多采用以手术切除为主的综合治疗,但不能手术切除的仍占患者大多数,需做放射治疗。由于正常肺组织对放射耐受较低和一些部位特殊(如纵隔、靠近脊髓),使常规放疗剂量受到限制。SRT 与常规放疗配合,可改善剂量分布提高疗效。如对肺门纵隔区常规放疗后 SRT 补量到根治量,能提高局部控制率。经用 SRT 的 79 例肿瘤中,CTV 3~163 cm³,PTV 每次剂量 7.5~23.0 Gy。治疗 2~5 次,2~5 天 1 次。疗效是肿瘤消失 27 例(34.2%),缩小 44 例(57%),未控 7 例(包括 3 例失随病例,占 3.8%)。

(4)肝转移性肿瘤:肝转移癌的手术治疗,仅限于肝内小的孤立灶,无其他脏器转移者。肝动脉化疗对肝转移癌的效果一般不佳。肝脏转移灶由于受到肝体积与剂量效应及肝内肿瘤精确定位的限制,所以放疗难以给予根治剂量。假若对肝脏进行常规放射治疗,放射性肝炎的发生率在 5%时,全肝受照射的耐受量为≤35 Gy,半肝照射 55 Gy,1/4 肝受照射时,则耐受量增至 90 Gy。近年来采用 SRT 正是利用这个容积剂量原理,对肝内转移灶可给根治性剂量治疗。在对 26 例肝内 1~4 个转移灶的 SRT 资料里,一般 CTV 2~311 cm³,PTV 每次最小剂量 6.0~8.5 Gy,PTV 每次最大剂量 8~28 Gy,治疗 2~4 次,2~6 天 1 次。

(5)肺转移性肿瘤:肺转移灶有手术指征,应争取外科手术治疗。对有多个转移灶或其他不宜手术但病变较局限者可用 SRT。

综上所述,对肝脏和肺脏转移肿瘤,选择 SRT 两个主要原因是:①由于正常肝脏和肺脏组织对放射耐受性较低,且常规放疗一直不尽如人意。②肝脏和肺脏是一个功能均一的脏器,具有较大体积,代偿能力强,即使对相对较大的肿瘤体积采用 SRT 也不会损害患者的健康状况。在对肝脏和肺脏转移性肿瘤采用 SRT 前应明确原发肿瘤已控制,患者全身其他部位无转移灶,肝脏和肺脏转移灶的数目及每个转移灶的大小以决定是否适合做 SRT。

2.SRT 临床的放射不良反应与并发症

目前无论使用何种放射治疗技术,都不可避免地要照射到一些正常组织或器官。虽然使用 SRT 技术可以对各种肿瘤给予相对较高的剂量,以达到控制或治愈的目的,但是肿瘤周围正常组织和器官对射线敏感性和耐受性不同,所致放射反应就有异。应掌握适应证避免严重的反应。常见反应有以下几点。

(1)胸部肿瘤 SRT 后的不良反应:依据肿瘤的部位,大小,可出现不同的反应。肺周边肿瘤照射后无急性反应。中心型肺癌或肿瘤位于食管旁,患者可出现咳嗽、进食后有哽噎感。可给止咳药及保护食管黏膜的药物对症处理。肿瘤体积>125 cm,高剂量 SRT 几个小时后患者可出现发热(38.5 ℃以下),可用解热镇痛药(对乙酰氨基酚)处置。高剂量 SRT 几个月后多数患者在靶体积内出现放射性肺纤维化,少数患者在入射径路出现条索性放射纤维化改变,有些患者可出现节段性肺不张等晚期不良反应。

(2)原发性肝癌和肝转移性肿瘤 SRT 的不良反应。①急性反应:高剂量 SRT 几个小时后,有些患者出现发热寒战、恶心、呕吐,严重者在照射 1～3 天出现较重上腹痛,可能由于胃肠黏膜水肿所致。②晚期反应:对原发性肝癌患者可能增加肝硬化的发病率或加重原有肝硬化。对肝转移性肿瘤照射后 2 个月在病灶周围出现肝细胞性水肿。CT 表现病灶周围低密度,半年到 1 年后恢复正常。能否引起肝硬化目前尚在观察。多数患者受照射后对胃肠无损伤。在极少数患者可出现肠出血,肠狭窄,胃溃疡。为避免放射损伤,要掌握各类组织容积剂量(图 3-17)。

图 3-17 并发症发生率与正常组织受照容积,剂量-效应曲线

3.目前体部 SRT 在肿瘤放射治疗中的作用和地位

(1)补充治疗:在常规外照射疗程后期,剂量达 50～60 Gy 时,使用体部 SRT,在 1～2 周内治疗 2～4 次给予 18～24 Gy 的补量。提高治疗剂量又缩短疗程,争取更好的根治效果。

(2)转移癌灶的姑息治疗:如各个系统恶性肿瘤转移至肺、肝、骨、腹膜后区,使用此项治疗技术快捷有效。

(3)功能保护性治疗:如年龄>70 岁或心肺功能差、病期偏早肺癌、拒绝手术的高龄外周型肺癌患者,采用体部 SRT 可减少正常组织容积受照,保护肺功能。可以相信,继续深入临床研究,各种时间、剂量方案的立体定向照射与常规放疗有机结合,在肿瘤的综合性治疗中将会发挥

更大的作用,也有利放射反应的减轻和提高放疗的效果。

(三)颅内常见病的立体定向放射外科(SRS)应用

SRT 治疗的颅内常见病包括动静脉畸形(AVM),垂体及其他良性瘤,脑转移瘤,功能性疾病,脑膜瘤及某些脑胶质瘤。各类放射源在不同时期对 AVM 的治疗均占重要地位,γ 刀、χ 刀占 40%~50%,粒子治疗占 40%左右。近些年用于功能性疾病治疗有所减少,治疗脑肿瘤日趋增多,尤其 χ 刀在脑转移瘤的治疗中日益受到重视(表 3-4)。

表 3-4　SRS 各种放射源治疗的病种

技术	例数	血管病变	垂体瘤	听神经瘤	良性瘤	恶性瘤	功能病变
Kjidberg 质子线	2 118 例	777 例(30%)		59 例	33 例		
Kihlstron γ 刀	1 311 例	41%		14%		14%	
Chierego χ 刀	150 例	44%			33%		

1.疗效

(1)AVM:治疗经验最成熟,疗效满意,经 SRS 治疗,第 1 年血管闭塞率约 40%,随诊至 3 年闭塞率高达 85%左右。疗效与所用放射源所给的一定的剂量范围关系不大。而体积愈小疗效愈满意,AVM<4 cm³ 3 年血管闭塞率达 100%。此类患者治疗前 40%左右有出血病史,SRS 治疗后第 1 年未见明显减轻,在 2 年内仍可有 2%因出血致死。2 年以后才基本控制。因此疗后自我护理及定期复查,很有必要。

(2)垂体瘤:有效率在 85%以上,控制效果以激素恢复正常水平作为标准。一般激素改善在疗后半年左右开始,经 1.5~2.0 年才达到正常标准。在采用高剂量阶段,肢端肥大症型垂体瘤患者疗后不良反应,约 6%伴发眼球运动紊乱,10%垂体功能低下需补充类固醇或甲状腺素,或两者兼之。Degerbad 用 γ 刀治疗库欣(Cushing)综合征型垂体瘤,4 次照射 70~100 Gy,有12/22 例发生垂体功能不足。把剂量降至靶周边剂量 15~25 Gy 以后,并发症发生率减低到0.5%。为避免对视交叉、颅神经产生严重并发症,已不再用上述大剂量而多主张用较小剂量如10 Gy 照射鞍上区,鞍内用较大剂量照射。严格掌握适应证非常重要,挑选鞍内微小腺瘤作为SRS 对象,使视神经离靶>5 mm,才能保证 SRS 治疗的安全。

(3)听神经瘤、脑膜瘤:虽为良性肿瘤,由于部位深在手术有难度,如听神经瘤、颅底蝶嵴等脑膜瘤外科治疗不理想或不能切除。评定疗效以肿瘤缩小,或无变化即按局部有效计算。一组110 例听神经瘤,经 SRS 治疗病灶缩小 44%,无变化 42%,则局部控制率 86%,无效指肿瘤继续增大,占 14%。并发症有面神经功能障碍约 15%,三叉神经功能不全 18%。这些并发症大多为暂时性,最好能选择<25 mm 的听神经瘤做 SRS 治疗。表 3-5 介绍 4 组病例的治疗结果,随访均在 3 年以上。疗后瘤体缩小时间从 3 个月至33 个月,中位时间 12 个月。脑膜瘤局部控制率在 85%以上,其中瘤体缩小占 20%~50%,影像复查示肿瘤中央坏死,肿瘤稳定 30%~50%,约15%肿瘤继续增大。如瘤体偏圆形直径<30 mm,可优先考虑用 SRS 治疗,此外手术残留或术后复发也可选择病例治疗。

2.适应证和禁忌证

下述一些条件作为适应证参考:①外形较规则病灶体积不大,直径 20~35 mm,不宜超过40 mm,所治病种如 AVM、脑膜瘤、听神经瘤、垂体瘤等良性疾病,低分级脑胶质瘤或低放射敏感性脑转移瘤。②患者拒绝手术,或病变部位手术难度大,或常规外照射疗效差的颅内病变。

表 3-5 SRS 治疗良性瘤的结果

肿瘤	单位	技术	剂量(最低	中位	最高)	例数	局部控制率(%)	随访率
听神经瘤	Karolinska	γ 刀	10	17.5	35	227	85	4
4		Pittsburgh	γ 刀	12	16	20	136	89
脑膜瘤	Pittsburgh	γ 刀	10	17.5	25	97	95	4
3		Heidelberg	χ 刀	10	30	50	17	100

下述情况不宜单独 SRS 治疗:①病灶位于或紧靠敏感组织结构,如病灶处在视神经、视交叉处,要求距离>5 mm。②肿瘤急性出血,病灶周边外侵界限不明确,如脑胶质瘤。③对常规放疗敏感且易在中枢神经系统内播散的肿瘤如颅内生殖细胞瘤,室管膜瘤等均不宜首先使用 SRS。④病变四周严重水肿,且伴明显颅高压。⑤肿瘤中心积液,需综合治疗后才考虑。

(四)立体定向照射治疗脑转移

1.SRS 治疗脑转移瘤的适应证

(1)单发转移灶,瘤体直径≤35 mm,病情稳定适合手术切除而患者拒绝;或小瘤灶位置深在难以手术时,首先考虑用 χ 刀称为手术替代治疗。

(2)挑选放射敏感低的肿瘤类型如腺癌、肺泡癌、黑色素瘤脑转移。

(3)小细胞肺癌脑转移经外照射、化疗仍有残留病变,病情稳定者可考虑 χ 刀追加治疗。

(4)脑转移治疗后(包括外照射)原处复发或出现单个新病灶,或多发脑转移(病灶≤3 个),同时伴有神经功能障碍时,作为减症姑息治疗,慎重选用。对全身扩散病情发展快的患者,或多个病灶(>3 个)又无相应病症,或高龄兼体弱者应避免使用。

2.SRS 治疗脑转移的策略

因为脑转移有 50%~60%为多发,开始表现为单发者,其后常出现新的转移灶。故 SRS 常与全脑预防性外照射结合。既可减少新病灶的发生率,又可防止受 SRS 照射过的靶灶边缘复发,通常惯例先行外照射再做 χ 刀治疗,若患者因转移灶引起相应神经功能障碍,为尽早减症缓解病情,可考虑先行 χ 刀再做外照射的治疗方案。患者经 χ 刀治疗一般情况改善,便于后继的全脑外照射顺利完成。

临床资料证明,外照射与 χ 刀结合,其疗效优于单纯 χ 刀。如 Brigham and Wornem 医院统计 282 个转移灶经 SRS 疗后结果不够满意,有 6%原处复发;3%瘤灶周边复发;30%出现新转移灶或癌性脑膜炎,归因无全脑外照射配合。Flickinger 5 个医疗机构报道 116 例(116 个病灶)经 γ 治疗情况,其中 51 例单用 γ 刀,65 例结合外照射(平均 34 Gy)。单纯 γ 刀组控制率为(52.9±11.9)%,综合组高达(81.2±8.1)%。故应强调综合放疗,一般用 SRS 治疗脑转移瘤时要与全脑外照射匹配。

3.治疗结果

立体定向放射包括单次大剂量如 γ 刀和 χ 刀的治疗,也包括低分次高量照射(FSR)脑转移治疗已有不少报道。有资料表明做 γ 刀治疗脑转移,多发病灶转移与单灶转移中位生存期相近,决定预后主要原因是病情进展和全身转移扩散。也有报道认为单发灶脑转移预后较好,中位期为 10~12 个月,而多发灶者只有 3~4 个月。有的资料说明转移瘤局部控制率与肿瘤病理类型无统计学上的差别。也有些资料介绍,病理类型不同的肺癌单灶脑转移的预后主要与原发灶性质及病情进展有关。肺鳞癌、腺癌单灶脑转移的中位生存期分别为 52 周和 43 周。

χ 刀的治疗的结果,与 γ 刀无明显差别,病灶消退、缩小、稳定,合计有效率 85%～90%。SRS 1 次照射与 FSR 分次照射,疗效无明显差别,但后者有助于减轻放射反应和损伤。

4.充分个体化,拟定综合治疗方案

脑转移患者的治疗往往具有多向选择机会,在决定某种治疗方案之前宜结合病情、肿瘤病理性质、病灶多少并衡量疗效/并发症/经济比等条件慎重考虑。以乳腺癌为例,当病情稳定仅发现单发灶 2 年生存率达 24%～29%,而合并全身扩散或脑多发灶,则 2 年生存者不超过 4%。如日本报道一组 γ 刀治疗病例,单灶转移中位生存期 10.5 个月,多灶患者仅为 2.5 个月。资料表明,患者预后最终由病情进展程度决定。又如小细胞肺癌脑转移,常规放、化疗即很有效,原则上不用 χ 刀,手术切除、放射治疗,以及化疗的综合应用为行之有效的治疗方法。又如积液性颅咽管瘤采取手术切除,立体定向囊腔内放疗(核素 P-32)及 SRS 三者结合,是综合治疗的范例。χ 刀的介入,不应削弱、排挤惯用的手段,而应该正确挑选并合理匹配使用。由于脑转移属肿瘤临床 Ⅳ 期,整体方针是采取姑息性治疗。对病程进度各异的患者应深入分析病情在治疗上要有所区别。

(五)SRS 治疗后颅内并发症

1.常见并发症

偏低的剂量照射可引起脑组织水肿、脱髓鞘、反应性胶质化和血管增生;高剂量则为出血、凝固性坏死。照射后不同阶段可出现脑水肿、脑坏死、脑神经损伤、内分泌功能低下等相应的临床表现。

(1)急性反应:照射时或数天后,可出现头痛、呕吐、抽搐等症状,因血管性水肿所致。当照射累及第 4 脑室底部呕吐中枢,更易出现上述症状。在 SRS 照射前 6 小时用激素及脱水药物治疗,可达到预防目的。

(2)早期迟发反应:一般在 SRS 疗后数周至半年出现,如脑水肿、神经功能障碍、脑神经损伤等。如用 χ 刀或 γ 刀照射听神经瘤之后,一些患者有面部麻木、日后呈永久性面瘫,甚至造成三叉神经损害。

(3)晚期迟发反应:治疗后半年至数年出现,与剂量偏高有关。包括不可逆的放射性坏死,如高剂量受照部位脑组织坏死,前颅凹区域经 SRS 引致视神经损伤、失明,以及垂体功能不全等。

2.并发症预防

(1)健全组织制度:按规范诊治患者。正确认识立体定向照射的优点和局限性。

(2)严格掌握适应证:从疗效、安全、费用,以及疗程长短综合考虑。选择病例宁严毋滥。

(3)控制靶灶的体积:在有效的剂量范围内病灶偏小,可选偏高的剂量。病灶偏大用偏低剂量治疗对病变部位及邻近结构的敏感组织,受照射剂量要在安全阈值以下。如视神经、视交叉与病灶要有一定距离,最好≥5 mm。正确预选处方剂量,周边等剂量曲线按 50%～90% 计算,靶灶周边剂量可在 12～30 Gy 挑选。正确选用单个或多个等中心多弧非共面照射技术,使靶区内剂量分布均匀,力争靶中心最大剂量与靶边缘剂量差≤5 Gy。肿瘤体积、最大剂量、靶灶剂量均匀度是发生并发症相关因素(表 3-6),在放射外科治疗工作中要了解、掌握,以保证疗效,避免、减少放射并发症。

表 3-6　并发症几个相关因素

可变因素	范围	例数	并发症	
			例数	(%)
最大剂量	0～20 Gy	12	1	8.3
	20～25 Gy	17	3	17.6
	25～35 Gy	11	3	27.3
	>35 Gy	8	7	87.5
肿瘤体积	0～5 cm³	17	0	0
	5～10 cm³	14	5	35.7
	10～20 cm³	10	4	40.0
	>20 cm³	7	5	71.4
肿瘤剂量不均匀性	0～5 Gy	21	1	4.8
	5～10 Gy	9	2	22.2
	10～20 Gy	8	2	25.0
	>20 Gy	10	9	90.0

三、立体定向放射的展望

立体定向放射的问世和发展确实为沿用多年进展较缓慢的放射治疗注入了新的活力,扩大了放疗的适应证,提高了疗效。少数以往常规放疗不能治疗的疾病(如 AVM、脑功能性疾病等)和治疗但难以收效的肿瘤(如脑干部小肿瘤、肝、胰、腹膜后和纵隔等部位的肿瘤)立体定向放射获得了令人鼓舞的治疗效果。但是,无论 SRS 还是 SRT 治疗的适应证都是有一定限度的,多数情况下单独应用很难取得满意疗效,特别是肿瘤体积较大时,需与常规放疗或其他治疗方法配合应用。依物理学理论,只有经球形或半球形弧面的聚焦照射才能形成以焦点为中心向周围等梯度快速下降的环形等剂量曲线,这是 SRS 治疗的基础,也是之所以 SRS 只能用于颅内(个别鼻咽如颅底)疾病治疗之缘由。而体部肿瘤治疗不能采用单次大剂量的 SRS,必须采取分次较大剂量治疗(SRT),因此已无"刀"可言。实际 SRT 就是立体定向条件下的低分割放疗。立体定向可使靶区更准确划定,剂量分布与靶区适形。加上分次治疗对肿瘤有较好的放射生物效应,对晚反应组织损伤减轻。因此,SRT 的适应证较 SRS 广,不仅体部,头部疾病亦可应用,随着立体定向和患者支撑,固定装置的进一步改进和完善,今后会有更广泛的发展前景。

立体定向放射虽经 10 年发展,但还有不少问题有待解决,如目前的检查手段对多数肿瘤(不规则的形状,浸润性生长)特别是亚临床灶还难以准确确定边界给准确设靶带来困难。另外各种类型、大小的肿瘤病灶单次最佳剂量,最佳分割次数,总剂量与常规放疗配合的最佳方案等也有待摸索完善。立体定向放射临床资料已有几万例之多,但组织病理资料却十分有限,立体定向放射后肿瘤或邻近的正常组织近期和晚期反应过程,晚反应的真实发病率,影像检查与病理检查对比等还存在许多问题,包括检查定位治疗设备的精度,制度的建立和认真执行,人员整体素质提高等都需要进一步加强,这样才能确保治疗计划正确实施,临床资料可信。

（王　双）

第四章 肿瘤的化学治疗

第一节 临床常用抗肿瘤药

一、分类

(一)根据细胞增殖周期分类

肿瘤细胞包括增殖期细胞群、非增殖期细胞群和无增殖能力细胞三类(图 4-1)。

图 4-1 细胞增殖周期与抗肿瘤药分类示意图

增生细胞按细胞分裂能力,可分为 4 期:DNA 合成前期(G_1 期)、DNA 合成期(S 期)、DNA 合成后期(G_2 期)、有丝分裂期(M 期)。增生期细胞呈指数方式生长,代谢活跃,增生迅速,是肿瘤组织不断增大的根源。此类肿瘤细胞对药物敏感。

非增生期细胞主要是静止期(G_0)细胞,有增生能力但暂不增生,当增生周期中对药物敏感的细胞被杀灭后,G_0 期细胞即可进入增生期,以补充其损失,是肿瘤复发的根源。G_0 期细胞对药物不敏感。

肿瘤组织中尚有一部分无增生能力的细胞群,不能进行分裂增生,通过老化而死亡,在肿瘤化疗中无意义。

根据对细胞周期不同阶段的选择性作用,抗恶性肿瘤化疗药物可分为以下两类。

1.细胞周期非特异性药

对增殖周期各阶段细胞均有杀灭作用。而烷化剂和抗肿瘤抗生素等。

2.细胞周期特异药

仅对增殖周期中某一阶段细胞有杀灭作用。

(1)主要作用于 S 期的药物:如抗代谢类药甲氨蝶呤、氟尿嘧啶等。

(2)主要作用于 M 期的药物:如长春新碱。

(二)根据药物作用机制分类

根据作用机制可将抗肿瘤药分为以下四类,主要抗肿瘤药作用如下(图 4-2)。

图 4-2　抗恶性肿瘤药的主要作用机制

1.干扰核酸合成的药物

这类药物的化学结构与核酸合成代谢所必需的物质如叶酸、嘌呤、嘧啶相似,起到干扰酸代谢而阻碍肿瘤细胞分裂的作用,故又称为抗代谢药。根据作用靶位的不同分为以下几种。

(1)二氢叶酸还原酶抑制剂(叶酸拮抗药):如甲氨蝶呤等。

(2)胸苷酸合成酶抑制剂(抗嘧啶药):如氟尿嘧啶等。

(3)嘌呤核苷酸互变抑制剂(抗嘌呤药):如巯嘌呤等。

(4)核苷酸还原酶抑制剂:如羟基脲。

(5)DNA 聚合酶抑制剂:如阿糖胞苷。

2.干扰蛋白质合成的药物

(1)微管蛋白抑制剂:如长春碱类、紫杉类和鬼臼毒素。

(2)干扰核糖体功能:如高三尖杉碱。

(3)影响氨基酸供应:如 L-门冬酰胺酶。

3.直接破坏 DNA 结构与功能的药物

如烷化剂、丝裂霉素、柔红霉素等。

4.影响激素平衡的药物

如肾上腺皮质激素、性激素及其拮抗药。

二、常用抗恶性肿瘤药

(一)烷化剂

目前临床上常用的烷化剂主要有氮芥、环磷酰胺、塞替哌、白消安、福莫司汀等。此类药物分子中均含有 1~2 个烷基,所含烷基是活性基团,可使 DNA、RNA 及蛋白质中的亲核基团烷化,该类药物对 DNA 分子作用强,在一定条件下,DNA 碱基上的所有 N 和 O 原子都可以不同程度地被烷化,DNA 结构受到破坏,影响细胞分裂。属细胞周期非特异性药物。

1.药物作用及机制

此类药物对细胞增殖周期各时相均有细胞毒作用,而且对静止细胞 G_0 期亦有明显的杀伤作用。

(1)氮芥(HN_2):最早应用于临床的烷化剂是注射液,其盐酸盐易溶于水,水溶液极不稳定。此药是一高度活泼的化合物,可与多种有机亲核基团结合,其重要的反应是与鸟嘌呤第 7 位氮呈共价键结合,产生 DNA 的双链内的交叉联结或链内不同碱基的交叉联结,从而阻碍 DNA 的复制或引起 DNA 链断裂。对 G_1 期及 M 期细胞作用最强,对其他各期及非增殖细胞均有杀灭作用。

(2)环磷酰胺(CPA):较其他烷化剂的选择性高,体外无细胞毒作用,在体内活化后才能产生抗肿瘤作用,口服及注射均有效。抗肿瘤作用机制为无活性的 CPA,在体内经肝药酶作用转化为 4-羟环磷酰胺,进一步在肿瘤组织中分解成环磷酰胺氮芥,其分子中的 β-氯乙基与 DNA 双螺旋链起交叉联结作用,破坏 DNA 结构,抑制肿瘤细胞分裂。

(3)塞替哌(TSPA):有三个乙烯亚氨基,能与细胞内 DNA 的碱基结合,从而改变 DNA 功能。对多种移植性肿瘤有抑制作用。虽属周期非特异性药物,但选择性高,除可抑制人体细胞及肿瘤细胞的核分裂、使卵巢滤泡萎缩外,还可影响睾丸功能。

(4)白消安:属磺酸酯类化合物,在体内解离而起烷化作用。

2.药动学特点

(1)氮芥:注射给药后,在体内停留时间极短(0.5~1.0 分钟),起效迅速,作用剧烈且无选择性。有 90% 以上很快从血中消除,迅速分布于肺、小肠、脾脏、肾脏、肝脏及肌肉等组织中,脑中含量最少。给药后 6 小时与 24 小时血中及组织中含量很低,20% 的药物以二氧化碳形式经呼吸道排出,有多种代谢产物从尿中排除。

(2)环磷酰胺:口服吸收良好,生物利用度为 75%~90%,经肝转化成磷酰胺氮芥,产生细胞毒作用。静脉注射后,血中药物浓度呈双指数曲线下降,为二房室开放模型,$t_{1/2\alpha}$ 为 0.97 小时,$t_{1/2\beta}$ 为 6.5 小时,V_d 为 21.6 L/kg,清除率为 (10.7 ± 3.3) mL/miN。主要经肾排泄,48 小时内尿中排出用药量的 70% 左右,其中的 2/3 为其代谢产物。肾功能不良时,清除率下降,$t_{1/2\beta}$ 可延长到 10 小时以上。

（3）塞替哌：口服易被胃酸破坏，胃肠道吸收差，静脉注射后 1～4 小时血中药物浓度下降 90%，$t_{1/2}$ 约为 2 小时，能透过血-脑屏障。主要以代谢物形式经尿中排泄，排泄量达 60%～85%。

（4）白消安：口服易吸收，口服后 1～2 小时可达血药高峰，$t_{1/2}$ 约为 2.5 小时。易通过血-脑屏障，脑脊液中浓度可达血浓度的 95%。绝大部分以甲基磺酸形式从尿中排出。

3.临床适应证及疗效评价

（1）氮芥：它是第一个用于恶性肿瘤治疗的药物，在临床上主要用于恶性淋巴瘤，如霍奇金淋巴瘤及非霍奇金淋巴瘤等。尤其适用于纵隔压迫症状明显的恶性淋巴瘤患者。亦可用于肺癌，对未分化肺癌的疗效较好。

（2）环磷酰胺。具有广谱的抗肿瘤作用，可用以治疗多种恶性肿瘤。①恶性淋巴瘤：单独应用对霍奇金病的有效率达 60% 左右，与长春新碱、丙卡巴肼及泼尼松合用对晚期霍奇金病的完全缓解率达 65%。②急性白血病和慢性淋巴细胞白血病：有一定疗效，且与其他抗代谢药物无交叉抗药性，联合用药可增加疗效。③其他肿瘤：对多发性骨髓瘤、乳腺癌、肺癌、卵巢癌、尤文神经母细胞瘤、软组织肉瘤、精原细胞瘤、胸腺瘤等均有一定疗效。④自身免疫性疾病：类风湿关节炎、肾病综合征、系统性红斑狼疮、特发性血小板减少性紫癜及自身免疫性溶血性贫血等。

（3）塞替哌：对卵巢癌的有效率达 40%；对乳腺癌的有效率达 20%～30%，和睾酮合用可提高疗效；对膀胱癌可采用膀胱内灌注法进行治疗，每次 50～100 mg 溶于 50～100 mL 生理盐水中灌入，保留 2 小时每周给药 1 次，10 次为 1 个疗程；对癌性腹水、胃癌、食管癌、宫颈癌、恶性黑色素瘤、淋巴瘤等亦有一定疗效。

（4）白消安：低剂量即对粒细胞的生成有明显选择性抑制作用，仅在大剂量下才对红细胞和淋巴细胞有抑制作用，由于它对粒细胞的选择性作用，对慢性粒细胞白血病有明显疗效，缓解率可达 80%～90%，但对慢性粒细胞白血病急性病变和急性白血病无效，对其他肿瘤的疗效也不明显。

（5）福莫司汀：主要用于治疗已扩散的恶性黑色素瘤（包括脑内部位）和原发性脑内肿瘤，也用于淋巴瘤、非小细胞肺癌、肾癌等。

4.治疗方案

（1）氮芥：静脉注射，每次 4～6 mg/m²（或 0.1 mg/kg），每周 1 次，连用 2 次，休息 1～2 周重复。腔内给药：每次 5～10 mg，加生理盐水 20～40 mL 稀释，在抽液后即时注入，每周 1 次，可根据需要重复。局部皮肤涂抹，新配制每次 5 mg，加生理盐水 50 mL，每天 1～2 次，主要用于皮肤蕈样霉菌病。

（2）环磷酰胺：口服，每次 50～100 mg，每天 3 次。注射剂用其粉针剂，每瓶 100～200 mg，于冰箱保存，临用前溶解，于 3 小时内用完。静脉注射每次 200 mg，每天或隔天注射 1 次，1 个疗程为 8～10 g。冲击疗法可用每次 800 mg，每周 1 次，以生理盐水溶解后缓慢静脉注射，1 个疗程为 8 g。儿童用量为每次 3～4 mg/kg，每天或隔天静脉注射 1 次。

（3）塞替哌：常静脉给药，亦可行肌内及皮下注射，常用剂量为 0.2 mg/kg，成人每次 10 mg，每天 1 次，连用 5 天，以后改为每周 2～3 次，200～300 mg 为 1 个疗程。腔内注射为 1 次 20～40 mg，5～7 天 1 次，3～5 次为 1 个疗程。瘤体注射为 1 次 5～15 mg，加用 2% 普鲁卡因，以减轻疼痛。

（4）白消安：常用量为口服 6～8 mg/d，儿童 0.05 mg/kg，当白细胞下降至 1 万～2 万后停药或改为 1～3 mg/d，或每周用 2 次的维持量。

5.不良反应

(1)胃肠道反应:均有不同程度的胃肠道反应,预先应用氯丙嗪类药物可防止胃肠道反应,其中塞替哌的胃肠道反应较轻。福莫司汀可有肝氨基转移酶、碱性磷酸酶和血胆红素中度、暂时性增高。

(2)骨髓抑制:均有不同程度的骨髓抑制。抑制骨髓功能的程度与剂量有关,停药后多可恢复。

(3)皮肤及毛发损害:以氮芥、环磷酰胺等多见。

(4)特殊不良反应:①环磷酰胺可致化学性膀胱炎,出现血尿,血尿出现之前,可产生尿频和排尿困难,发生率及严重程度与剂量有关,主要是因为环磷酰胺代谢产物经肾排泄,可在膀胱中浓集引起膀胱炎,故用药期间应多饮水和碱化尿液以减轻症状;大剂量可引起心肌病变,可致心内膜、心肌损伤,起病急骤,可因急性心力衰竭而死亡,与放射治疗或阿霉素类抗生素并用时,也能促进心脏毒性的发生。②白消安久用可致闭经或睾丸萎缩,偶见出血、再障及肺纤维化等严重反应。

(5)其他:①环磷酰胺有时可引起肝损害,出现黄疸,肝功能不良者慎用。少数患者有头昏、不安、幻视、脱发、皮疹、色素沉着、月经失调及精子减少等。②氮芥有时可引起轻度休克、血栓性静脉炎、月经失调及男性不育。③福莫司汀少见发热、注射部位静脉炎、腹泻、腹痛、尿素暂时性增加、瘙痒、暂时性神经功能障碍(意识障碍、感觉异常、失味症)。

6.禁忌证

烷化剂类抗恶性肿瘤药毒性较大,因此,凡有骨髓抑制、感染、肝肾功能损害者禁用或慎用。过敏者禁用。妊娠及哺乳期妇女禁用。

7.药物相互作用

(1)氮芥:与长春新碱、丙卡巴肼、泼尼松合用(MOPP疗法)可提高对霍奇金淋巴瘤的疗效。

(2)环磷酰胺:可使血清中假胆碱酯酶减少,使血-尿酸水平增高,因此,与抗痛风药如别嘌呤醇、秋水仙碱、丙磺舒等同用时,应调整抗痛风药物的剂量。此外也加强了琥珀胆碱的神经肌肉阻滞作用,可使呼吸暂停延长。环磷酰胺可抑制胆碱酯酶活性,因而延长可卡因的作用并增加毒性。大剂量巴比妥类、皮质激素类药物可影响环磷酰胺的代谢,同时应用可增加环磷酰胺的急性毒性。

(3)塞替哌:可增加血尿酸水平,为了控制高尿酸血症可给予别嘌呤醇;与放疗同时应用时,应适当调整剂量;与琥珀胆碱同时应用可使呼吸暂停延长,在接受塞替哌治疗的患者,应用琥珀胆碱前必须测定血中假胆碱酯酶水平;与尿激酶同时应用可增加塞替哌治疗膀胱癌的疗效,尿激酶为纤维蛋白溶酶原的活化剂,可增加药物在肿瘤组织中的浓度。

(4)白消安:可增加血及尿中尿酸水平,故对有痛风病史的患者或服用本品后尿酸增高的患者可用抗痛风药物。

8.注意事项

(1)氮芥:本品剂量限制性毒性为骨髓抑制,故应密切观察血常规变化,每周查血常规1～2次。氮芥对局部组织刺激性强,若漏出血管外,可导致局部组织坏死,故严禁口服、皮下及肌内注射,药物一旦溢出,应立即用硫代硫酸钠注射液或1%普鲁卡因注射液局部注射,用冰袋冷敷局部6～12小时。氮芥水溶液极易分解,故药物开封后应在10分钟内注入体内。

(2)环磷酰胺:其代谢产物对尿路有刺激性,应用时应多饮水,大剂量应用时应水化、利尿,同时给予尿路保护剂美司钠。当大剂量用药时,除应密切观察骨髓功能外,尤其要注意非血液学毒性如心肌炎、中毒性肝炎及肺纤维化等。当肝肾功能损害、骨髓转移或既往曾接受多程化放疗时,环磷酰胺的剂量应减少至治疗量的 $1/3 \sim 1/2$。腔内给药无直接作用。环磷酰胺水溶液不稳定,最好现配现用。

(3)塞替哌:用药期间每周都要定期检查外周血常规,白细胞与血小板及肝、肾功能。停药后3 周内应继续进行相应检查,防止出现持续的严重骨髓抑制;尽量减少与其他烷化剂联合使用,或同时接受放射治疗。

(4)白消安:治疗前及治疗中应严密观察血常规及肝肾功能的变化,及时调整剂量,特别注意检查血尿素氮、内生肌酐清除率、胆红素、丙氨酸转移酶(ALT)及血清尿酸。用药期间应多饮水并碱化尿液或服用别嘌呤醇以防止高尿酸血症及尿酸性肾病的产生。发现粒细胞或血小板迅速大幅度下降时应立即停药或减量以防止出现严重骨髓抑制。

(二)抗代谢药

抗代谢药是一类化学结构与机体中核酸、蛋白质代谢物极其相似的化合物,所以在体内与内源性代谢物产生特异性、竞争性拮抗:①二者在同一生化反应体系中竞争同一酶系统,影响其正常反应速度,降低或取消代谢产物的生成,影响大分子(DNA、RNA 及蛋白质)的生物合成,并抑制核分裂。②以伪代谢物的身份参与生化反应,经酶的作用所生成的产物是无生理功能的,从而阻断某一生化反应而抑制细胞的分裂。此类药物属细胞周期特异性药物,临床上常用的有甲氨蝶呤、巯嘌呤、氟尿嘧啶、阿糖胞苷、盐酸吉西他滨等。

1.药理作用

(1)甲氨蝶呤:为叶酸类抗代谢药,其化学结构与叶酸相似,对二氢叶酸还原酶有强大的抑制作用,可与二氢叶酸还原酶形成假性不可逆的、强大而持久的结合,从而使四氢叶酸的生成障碍,干扰体内一碳基团的代谢,致使核苷酸的合成受阻,最终抑制 DNA 的合成。该药选择性地作用于细胞增殖周期中的 S 期,故对增殖比率较高的肿瘤作用较强。但由于其可抑制 DNA 及蛋白质合成,故可延缓 G_1-S 转换期。

(2)巯嘌呤:为嘌呤类抗代谢药,能阻止嘌呤核苷酸类的生物合成,从而抑制 DNA 的合成,属作用于 S 期的药物,亦可抑制 RNA 的合成。还具有免疫抑制作用。

(3)氟尿嘧啶:为嘧啶类抗代谢药。在体内外均有较强的细胞毒作用,且抗瘤谱广。进体内经转化后形成氟尿嘧啶脱氧核苷(5-FudRP),5-FudRP 可抑制胸腺嘧啶核肾酸合成酶(TS)活力,阻断尿嘧啶脱氧核苷酸(dUMP)甲基化形成胸腺嘧啶脱氧核苷酸(dTMP),从而阻止 DNA 合成,抑制肿瘤细胞分裂繁殖。另外,在体内可转化为氟尿嘧啶核苷掺入 RNA,从而干扰蛋白质合成。该药对 S 期敏感。

(4)阿糖胞苷:属于脱氧核糖核酸多聚酶抑制剂,抗肿瘤作用强大,另外还具有促分化、免疫抑制及抗病毒作用。Ara-C 抗肿瘤作用的机制是经主动转运进入细胞后,转化为阿糖胞苷三磷酸(Ara-CTP)而产生如下作用:①Ara-CTP 可抑制 DNA 聚合酶而抑制 DNA 合成。②Ara-CTP 也可掺入 DNA,干扰 DNA 的生理功能。③Ara-CTP 可抑制核苷酸还原酶活性,影响 DNA 合成。④Ara-C 还可抑制膜糖脂及膜糖蛋白的合成,影响膜功能。⑤Ara-CTP 亦可掺入 RNA,干扰其功能。

2.抗药性作用

(1)癌细胞与 6-MP 长期接触,可产生抗药性,主要是由于癌细胞内缺乏 6-MP 转化为 6-巯基嘌呤核苷酸的转换酶,另外也与膜结合型碱性磷酸酶活力升高导致癌细胞中硫代嘌呤核苷酸减少有关。

(2)肿瘤细胞与 5-FU 长期接触可出现抗药性,其抗药机制为:①肿瘤细胞合成大量的 TS。②细胞内缺乏足够的 5-FU 转化酶。③胸苷激酶量增加,可促进肿瘤细胞直接利用胸苷。

(3)肿瘤细胞与 Ara-C 长期接触可产生抗药性,可能与下列原因有关:细胞膜转运 Ara-C 能力下降;瘤细胞中活化 Ara-C 的酶活性提高,使之代谢失活;脱氧三磷酸胞苷(dCTP)增高,阻断其他脱氧核苷酸合成;细胞内 Ara-CTP 与 DNA 聚合酶的亲和力下降;Ara-CTP 从 DNA 解离。

3.药动学特点

(1)甲氨蝶呤(MTX):口服小剂量(0.1 mg/kg)吸收较好,大剂量(10 mg/kg)吸收较不完全,食物可影响其吸收。进入体内后全身分布,肝、肾等组织中含量最高,不易透过血-脑屏障,但可进入胸腔积液及腹水中。血药浓度呈三房室模型衰减:$t_{1/2}$ 为 2~8 分钟;$t_{1/2\beta}$ 为 0.9~2 小时;$t_{1/2\gamma}$ 为 0.4 小时,清除率每分钟大于 9 mL/m² 。在体内基本不代谢,主要以原形通过肾小球滤过及肾小管主动分泌,经尿排出,排除速度与尿 pH 有关,碱化尿液可加速排出。MTX 血药浓度与其骨髓毒性密切相关,可根据血药浓度监测毒性。

(2)巯嘌呤(6-MP):口服吸收不完全,生物利用度个体差异较大,为 5%~37%,可能与首关效应有关。静脉注射后,半衰期较短,$t_{1/2}$ 约为 50 分钟,脑脊液中分布较少。体内代谢有两种途径。①巯基甲基化后再被氧化失活,甲基化由硫嘌呤甲基转移酶(TPMP)催化;当 TPMP 活性低时,6-MP 代谢减慢,作用增强,易引起毒性反应。该酶活性在白种人为多态分布(约 15% 的人酶活性较低),而在中国人为均态分布。②被黄嘌呤氧化酶(XO)催化氧化为 6-硫代鸟酸。该药主要经肾排泄。

(3)氟尿嘧啶:口服吸收不规则且不完全,生物利用度可随剂量而增加,临床一般采用静脉注射给药。血中药物清除为一房室模型,$t_{1/2}$ 为 10~20 分钟。吸收后分布于肿瘤组织、肝和肠黏膜细胞内,可透过血-脑屏障及进入胸、腹腔癌性积液中。80% 在肝内代谢。在 8~12 小时内由呼吸道排出其代谢产物 CO_2,15% 左右以原形经尿排出。

(4)阿糖胞苷(Ara-C):口服无效,需静脉滴注。易透过血-脑屏障,在体内经胞嘧啶核苷脱氨酶作用,形成无活性的阿拉伯糖苷(ara-U)。该酶在肝、脾、肠、肾、血细胞及血浆中含量较高。药物的消除为二房室模型,$t_{1/2\alpha}$ 为 10~15 分钟,$t_{1/2\beta}$ 为 2~3 小时,24 小时内约有 80% 的药物以阿糖尿苷的形式排泄。

4.治疗方案

(1)甲氨蝶呤。①急性白血病:口服每天 0.1 mg/kg,也可肌内注射或静脉注射给药。一般有效疗程的安全剂量为 50~100 mg,此总剂量视骨髓情况和血常规而定。脑膜白血病或中枢神经系统肿瘤:鞘内注射 5~10 mg/d,每周 1~2 次。②绒毛膜上皮癌及恶性葡萄胎:成人一般 10~30 mg/d,每天 1 次,口服或肌内给药,5 天为 1 个疗程,视患者反应可重复上述疗程,亦可以 10~20 mg/d 静脉滴注(加于 5% 葡萄糖溶液 500 mL 中于 4 小时滴完),5~10 天为 1 个疗程。③骨肉瘤、恶性淋巴瘤、头颈部肿瘤等:常采用大剂量(3~15 g/m²)静脉注射,并加用亚叶酸(6~12 mg)肌内注射或口服,每 6 小时一次,共 3 天,这称为救援疗法。因为大剂量的 MTX 可提高饱和血药浓度,由此可升高肿瘤细胞内的药物浓度并便于扩散至血流较差的实体瘤中,但因血药浓度的提高,其毒性也相应增加,故加用 CF,后者转化四氢叶酸不受 MTX 所阻断的代谢途径的限制,故起解救作用,提高化疗指数。为了充分发挥解救作用,应补充电解质、水分及碳酸氢钠以保持尿液为碱性,尿量维持在每天 3 000 mL 以上,并对肝、肾功能、血常规,以及血浆 MTX 的浓度逐天检查,以保证用药的安全有效。对有远处转移的高危患者,则需和放线菌素 D 等联合应用,缓解率达 70% 以上。

(2)巯嘌呤。①白血病:2.5～3.0 mg/(kg·d),分 2～3 次口服,根据血常规调整剂量,由于其作用比较缓慢,用药后 3～4 周才发生疗效,2～4 月为 1 个疗程。②绒毛膜上皮癌:6 mg/(kg·d),1 个疗程为10 天,间隔 3～4 周后重复疗程。③用于免疫抑制:1.2～2.0 mg/(kg·d)。

(3)氟尿嘧啶。①静脉注射:10～12 mg/(kg·d),每天给药量约为 500 mg,隔天 1 次;国外常用"饱和"剂量法,即 12～15 mg/(kg·d),连用 4～5 天后,改为隔天1次,出现毒性反应后剂量减半;亦有以 500～600 mg·m²,每周给药 1 次;成人的疗程总量为 5.0～8.0 g。②静脉滴注:毒性较静脉注射低,一般为 10～20 mg/(kg·d),把药物溶于生理盐水或 5% 葡萄糖注射液中,2～8 小时滴完,每天 1 次,连续5天,以后减半剂量,隔天 1 次,直至出现毒性反应。治疗绒毛膜上皮癌时,可加大剂量至 25～30 mg/(kg·d),药物溶于 5% 葡萄糖液 500～1 000 mL 中点滴 6～8 小时,10 天为 1 个疗程,但此量不宜用作静脉注射,否则,将产生严重毒性反应。③动脉插管滴注:以 5～20 mg/kg 溶于 5% 葡萄糖液中(500～1 000 mL)滴注 6～8 小时,每天 1 次,总量为 5～8 g。④胸腹腔内注射:一般每次 1.0 g,5～7 天1次,共 3～5 次。⑤瘤内注射:如宫颈癌每次250～500 mg。⑥局部应用:治疗皮肤基底癌及癌性溃疡,可用5%～10%的软膏或 20% 霜剂外敷,每天 1～2 次。⑦口服:一般 5 mg/(kg·d),总量为 10～15 g 或连续服用至出现毒性反应,即停药。

(4)阿糖胞苷:①静脉注射,1～3 mg/(kg·d),连续 8～15 天。②静脉滴注:1～3 mg/(kg·d),溶于葡萄糖液中缓慢滴注,14～20 天为 1 个疗程。③皮下注射:做维持治疗,每次 1～3 mg/kg,每周 1～2 次。④鞘内注射:25～75 mg/次,每天或隔天注射一次,连用 3 次。

5.适应证及疗效评价

(1)甲氨蝶呤。①急性白血病:对于急性淋巴性白血病和急性粒细胞性白血病均有良好疗效,对儿童急性淋巴性白血病的疗效尤佳,对于成人白血病疗效有限,但可用于白血病脑膜炎的预防。②绒毛膜上皮癌、恶性葡萄胎:疗效较为突出,大部分患者可得到缓解,对于早期诊断的患者疗效可达 90%。③骨肉瘤、软组织肉瘤、肺癌、乳腺癌、卵巢癌:使用大剂量有一定疗效。④头颈部肿瘤:以口腔、口咽癌疗效最好,其次是喉癌,鼻咽癌疗效较差,常以动脉插管滴注给药。⑤其他:鞘内注射给药对于缓解症状较好,亦可用于预防给药和防止肿瘤转移。对肢体、盆腔、肝、头颈部肿瘤可于肿瘤区域动脉注射或输注,加用醛氢叶酸(CF),疗效较好。对自身免疫系统疾病如全身系统性红斑狼疮、类风湿关节炎等有一定疗效。另外,对牛皮癣有较好的疗效。

(2)巯嘌呤。①急性白血病:常用于急性淋巴性白血病,对儿童患者的疗效较成人好;对急性粒细胞、慢性粒细胞或单核细胞白血病亦有效。②绒毛膜上皮癌和恶性葡萄胎:我国使用大剂量 6-MP 治疗绒毛膜上皮癌收到一定疗效,但不如 MTX。③对恶性淋巴瘤、多发性骨髓瘤也有一定疗效。④近年已利用其免疫抑制作用,用于原发性血小板减少性紫癜、自身免疫性溶血性贫血、红斑狼疮、器官移植、肾病综合征的治疗。

(3)氟尿嘧啶。①消化道癌:为胃癌、结肠癌、直肠癌的最常用药物,常与丝裂霉素、阿糖胞苷、阿霉素、卡莫司汀、长春新碱、达卡巴嗪等合用;亦可作晚期消化道癌手术后的辅助化疗;亦可采用动脉插管注药或持久输注法治疗原发性肝癌。②绒毛膜上皮癌:我国采用大剂量 5-FU 与放线菌素 D 合用,治愈率较高③头颈部肿瘤:以全身用药或动脉插管注射、滴注,用于包括鼻咽癌等的头颈部肿瘤治疗。④皮肤癌:局部用药对多发性基膜细胞癌、浅表鳞状上皮癌等有效,对广泛的皮肤光化性角化症及角化棘皮瘤等亦有效。⑤对乳腺癌、卵巢癌,以及肺癌、甲状腺癌、肾癌、膀胱癌、胰腺癌有效,对宫颈癌除联合化疗外,还可并用局部注射。

(4)阿糖胞苷:①急性白血病,对急性粒细胞白血病疗效最好,对急性单核细胞白血病及急性淋巴细胞白血病也有效。但单独使用缓解率差,常与 6-MP、长春新碱、环磷酰胺等合用。②对恶性淋巴肉瘤、消化道癌也有一定疗效,对多数实体瘤无效。③还可用于病毒感染性疾病,如单纯疱疹病毒所致疱疹;牛痘病毒、单纯疱疹及带状疱疹病毒所致眼部感染。

6.不良反应

(1)胃肠道反应:均有不同程度的胃肠道反应,为常见的早期毒性症状。MTX 较严重,可引起广泛性溃疡及出血,有生命危险。巯嘌呤大剂量可致口腔炎、胃肠黏膜损害、胆汁淤积及黄疸,停药后可消退。5-FU 可致假膜性肠炎,此时需停药,并给予乳酶生等药治疗。

(2)骨髓抑制:均有不同程度的骨髓抑制。MTX 严重者引起全血抑制,当白细胞计数低于 $3 \times 10^9/L$、血小板计数低于 $0.5 \times 10^9/L$ 或有消化道黏膜溃疡时,应停用或用亚叶酸钙救援及对症治疗。6-MP 严重者也可发生全血抑制,高度分叶核中性白细胞的出现,常是毒性的早期征兆。

(3)皮肤及毛发损害常见于阿糖胞苷和盐酸吉西他滨。

(4)特殊不良反应:①MTX 有肝、肾功能损害,长期应用可能引起药物性肝炎、肝硬化和门脉高压;大剂量 MTX 应用,其原形及代谢产物从肾排泄,易形成结晶尿及尿路阻塞,形成肾损害,要多饮水及碱化尿液。②6-MP 可致部分患者出现高尿酸血症、尿酸结晶及肾功能障碍。③5-FU 毒性较大,治疗量与中毒量相近,可致神经系统损害:颈动脉插管注药时,部分患者可发生小脑变性、共济失调和瘫痪;还可引起心脏毒性即出现胸痛、心率加快,心电图表现为 ST 段抬高,T 波升高或倒置,同时可见血中乳酸脱氢酶升高。④阿糖胞苷可致肝损害,可见转氨酶升高、轻度黄疸,停药后可恢复。大剂量可致阻塞性黄疸。⑤盐酸吉西他滨可致泌尿生殖系统毒性:轻度蛋白尿及血尿常见,偶尔见类似溶血尿毒症综合性的临床表现,若有微血管病性溶血性贫血的表现,如血红蛋白及血小板迅速下降,血清胆红素、肌酐、尿素氮、乳酸脱氢酶上升,应立即停药。有时停药后,肾功能仍不能好转,则应给予透析治疗;呼吸系统:气喘常见,静脉滴注过程中可见支气管痉挛;心血管系统:可有水肿,少数有低血压。

(5)其他:①MTX 鞘内注射,可引起蛛网膜炎,出现脑膜刺激症状;长期大量用药可产生坏死性脱髓性白质炎。可引起间质性肺炎,出现咳嗽、发热、气急等症,部分患者可致肺纤维化;少数患者有生殖功能减退、月经不调,妊娠前 3 个月可致畸胎、流产或死胎。②5-FU 有时引起注射部位动脉炎,动脉滴注可引起局部皮肤红斑、水肿、破溃、色素沉着,一般于停药后可恢复。③阿糖胞苷有时可致小脑或大脑功能失调及异常抗利尿激素分泌综合征。

7.禁忌证

过敏者、感染患者、孕妇、哺乳妇女禁用,肝、肾功能障碍患者慎用。

8.药物相互作用

(1)MTX 蛋白结合率高,与磺胺类、水杨酸盐、巴比妥类、苯妥英钠合用,可竞争与血浆蛋白结合,使其浓度增高。糖皮质激素、头孢菌素、青霉素、卡那霉素可抑制细胞摄取 MTX,减弱其作用。苯胺蝶呤可增加白血病细胞中的二氢叶酸还原酶浓度,减弱 MTX 的作用。该药与氟尿嘧啶序贯应用,可使 MTX 作用增加,反之可产生阻断作用。长春新碱于 MTX 用前 30 分钟给予,可加速细胞对 MTX 的摄取,并阻止其逸出,加强 MTX 的抗肿瘤作用。天冬酰胺酶可减轻

MTX 的毒性反应。在给 MTX24 小时后加用天冬酰胺酶,可提高 MTX 对急性淋巴细胞白血病的疗效。

（2）与别嘌呤醇合用,可使 6-MP 抗肿瘤作用加强,还可减少 6-硫代尿酸的生成。

（3）甲酰四氢叶酸、胸腺嘧啶核苷、甲氨蝶呤、顺铂、氟尿嘧啶、双嘧达莫、磷乙天门冬氨酸可增强 5-FU 的抗肿瘤作用。别嘌呤醇可降低 5-FU 的毒性,但不影响抗肿瘤作用。

（4）阿糖胞苷与硫鸟嘌呤合用可提高对急性粒细胞性白血病的疗效;与四氢尿嘧啶核苷合用,使其 t_2 延长,增强骨髓抑制。大剂量胸腺嘧啶核苷酸、羟基脲可增强其抗肿瘤作用,阿糖胞苷亦可增强其他抗肿瘤药物的作用。

9.注意事项

应对患者的血小板、白细胞、中性粒细胞数进行监测,应根据骨髓毒性的程度相应调整剂量;静脉滴注药物时间延长和增加用药频率可增加药物的毒性;静脉滴注时,如发生严重呼吸困难（如出现肺水肿、间质性肺炎或成人呼吸窘迫症）,应停止药物治疗。早期给予支持疗法,有助于纠正不良反应;应定期检查肝、肾功能;盐酸吉西他滨可引起轻度困倦,患者在用药期间应禁止驾驶和操纵机器。

（三）抗肿瘤抗生素

抗肿瘤抗生素是由微生物产生的具有抗肿瘤活性的化学物质,至今报道具有抗肿瘤活性的微生物产物已超过 1 500 种,但应用于临床的抗肿瘤抗生素只有 20 多种,此类药物属细胞周期非特异性药物,他们通过各种方式干扰转录,阻止 mRNA 合成,抑制 DNA 复制,阻止肿瘤细胞的分裂、繁殖而起到抗肿瘤作用。此类药物对肿瘤选择性差,不良反应较多,毒性较大。常用的有多柔比星及柔红霉素、丝裂霉素、博来霉素、放线菌素 D 等。

1.药物作用机制

（1）多柔比星（ADM,DOX,阿霉素）及柔红霉素（DNR）:属于醌环类抗生素,体外具有明显的细胞毒作用,体内具有广谱抗肿瘤作用,还具有免疫调节作用。柔红霉素的细胞毒作用比多柔比星小。两药的抗肿瘤作用相似,经主动转运机制进入细胞内,其分子可插入 DNA 分子中,影响 DNA 功能。ADM 在细胞内的浓度较血浓度高出数倍,进入细胞后,很快与细胞核结合,与 DNA 形成稳定的复合物,使 DNA 链易于折断,导致 DNA、RNA 及蛋白质合成受到抑制。ADM 对 S 期细胞的杀伤作用最大。

（2）丝裂霉素（MMC）:本品具有烷化作用,主要影响 DNA 功能,可抑制 DNA 的合成,高浓度时使 DNA 崩解,细胞核溶解。还可抑制 RNA 合成。MMC 在体内经转化后,可与 DNA 产生交叉联结破坏 DNA,使 DNA 发生烷化,其中对 G_1 期细胞尤其是 G_1 晚期及 S 期最为敏感。对多种移植性肿瘤有强大抗肿瘤作用,抗瘤谱广。此外,还具有较强的抗菌作用,其抗菌谱广,对革兰阳性及阴性菌作用强,对立克次体及病毒亦有作用。同时具有免疫抑制作用。

（3）博来霉素（BLM,争光霉素）:与铁离子络合产生游离氧破坏 DNA,使 DNA 单链断裂,阻止 DNA 的复制,其抗瘤谱广。另外,还具有抗菌和抗病毒作用,可阻止 DNA 病毒的复制,对葡萄球菌、炭疽杆菌、枯草杆菌、大肠杆菌、痢疾杆菌、伤寒杆菌及分枝杆菌均有抑制作用。

（4）放线菌素 D（DACT,更生霉素）:抗瘤谱广,具有免疫抑制作用。其抗肿瘤机制主要为低浓度抑制 DNA 指导下的 RNA 合成;高浓度时抑制 DNA 合成,还可使某些肿瘤细胞发生凋亡。

2.抗药性作用

（1）癌细胞与 ADM 及 DNR 长期接触会产生抗药性。其间亦可产生交叉抗药性,并对长春新碱、长春碱及放线菌素 D 等产生抗药性。出现多药抗药性的机制复杂,可能是由于抗药性细胞抗药基因(mdr)的扩增,其基因产物 P170 糖蛋白具有能量依赖性药物外排泵性质,使大量药物被泵出细胞外。抗药性的产生还与某些肿瘤细胞内产生大量的谷胱甘肽过氧化物酶有关,可消除 ADM 及 DNR 所产生的自由基。此外,有些肿瘤细胞与 ADM 及 DNR 长期接触后,细胞内蛋白激酶 C 含量升高,肿瘤坏死因子(TNF)增加膜流动性提高,由此也可产生抗药性。

(2)长期与 MMC 接触,瘤细胞可产生抗药性。抗药性与药物还原型活化能力下降及 DNA 修复能力增加有关。该药与蒽环类及长春碱类可呈交叉抗药性。

(3)瘤细胞与 BLM 长期接触可产生抗药性,机制未明,可能与细胞内 BLM 灭活酶 B 含量增高、谷胱甘肽、谷胱甘肽过氧化物酶(GSH-PX)含量增高,细胞对 BLM 摄取减少,BLM 从细胞内溢出增高有关,也可能与 BLM 所诱导的 DNA 损伤易于修补有关。

(4)癌细胞与 DACT 长期接触可产生抗药性:与蒽环类抗生素及长春碱类之间有交叉抗药性,出现多药抗药性。抗药性主要是由于 mdr 基因过度表达,癌细胞上产生大量 P170 糖蛋白,致使 DACT 泵出细胞。抗药性产生还与瘤细胞内拓扑异构酶 II 活性降低有关。

3.药动学特点

(1)多柔比星及柔红霉素:ADM 口服无效,DNR 口服吸收欠佳。ADM 静脉给药后很快分布于肝、肾、肺等组织中,在肿瘤组织中浓度亦较高,不易透过血-脑屏障。ADM 及 DNR 在血中皆呈二房室模型衰减,ADM 的 $t_{1/2\alpha}$ 为 10 分钟,$t_{1/2\beta}$ 为 30 小时;DNR 的 $t_{1/2\alpha}$ 为 30～40 分钟,$t_{1/2\beta}$ 为 24～55 小时。两药均在体内代谢转化,原形及代谢产物主要通过胆汁排泄,肝功能严重受损时,可使 ADM 的血药浓度升高,半衰期延长,DNR 部分自肾排泄。

(2)丝裂霉素:口服吸收不规则,口服同等剂量的 MMC,血中浓度仅达静脉注射的 1/20,分布广泛,以肾、舌、肌肉、心、肺等组织中浓度较高,脑组织中含量很低,腹水中浓度亦较高。常静脉注射给药,吸收后分布于全身各组织器官,$t_{1/2\alpha}$ 为 50 分钟,体内许多组织如肝、脾、肾、脑及心脏可灭活 MMC。主要经肾小球滤过排泄,但尿中排泄量仅为用药量的 15%。

(3)博来霉素:局部刺激性小,除可用静脉注射外,还可作肌内、腔内注射。体内分布广,尤以皮肤、肺、腹膜及淋巴组织中积聚较多,癌组织中浓度高于邻近组织。一次静脉注射消除呈二房室模型,$t_{1/2\beta}$ 为 2～4 小时,肌内注射于 1～2 小时达峰浓度,$t_{1/2}$ 为 2.5 小时,V_d 为 0.39 L/kg,主要经肾排泄,24 小时内排出给药量的 1/2～2/3,肾功能障碍者排出减少,$t_{1/2}$ 延长。

(4)放线菌素 D:口服吸收差。静脉注射后,迅速分布于机体各组织中,血药浓度迅速降低,主要分布于肝、肾、脾及颌下腺中,不易透过血-脑屏障。骨髓及肿瘤组织中浓度明显高于血浆。体内很少被代谢,主要从胆汁和尿中原型排出,末端相半衰期为 36 小时。

4.临床应用和疗效评价

(1)多柔比星及柔红霉素:ADM 临床可用于恶性淋巴瘤、肺癌、消化道恶性肿瘤、乳腺癌、膀胱癌、骨及软组织肉瘤、卵巢癌、前列腺癌、甲状腺癌等。DNR 主要用于白血病的治疗。

(2)丝裂霉素:①消化道恶性肿瘤,如胃、肠、肝、胰腺癌等疗效较好。②对肺、乳腺、宫颈、膀胱、绒毛膜上皮癌也有效。③对恶性淋巴瘤有效。

(3)博来霉素:主要用于治疗鳞状上皮癌,包括皮肤、鼻咽、食管、阴茎、肺、外阴部和宫颈癌等,常可取得较好效果,另对淋巴瘤类,如霍奇金病、非霍奇金淋巴瘤、蕈样肉芽肿,以及睾丸癌、黑色素瘤也有一定疗效。

(4)放线菌素 D:对霍奇金病和神经母细胞瘤有突出疗效,对绒毛膜上皮癌疗效也较好,但对睾丸绒毛膜上皮癌疗效差,与放疗合用可提高瘤组织对放疗的敏感性。另外,对小儿肾母细胞瘤、横纹肌肉瘤、纤维肉瘤、原发性及转移性睾丸肿瘤、Kaposi肉瘤也有一定疗效。

5.治疗方案

(1)多柔比星及柔红霉素:ADM一般采用静脉注射,1次50~60 mg/m²,每3周1次,或每天20~25 mg/m²,连用3天,3周为1个疗程,总剂量不超过550 mg/m²。对浅表性扩散型膀胱癌以ADM 60 mg溶于30 mL生理盐水中做膀胱内灌注,保留2小时,每周2次,每3周重复1次。DNR每天静脉注射30~60 mg/m²,连续3天,每3~6周为1个疗程。

(2)丝裂霉素:常用静脉注射给药,1次4~6 mg,1周1~2次,40~60 mg为1个疗程。作腔内注射,剂量为4~10 mg,每5~7天1次,4~6次为1个疗程。口服每次2~6 mg,每天1次,80~120 mg为1个疗程。

(3)博来霉素:肌内和静脉注射每次15~30 mg,每天1次或每周2~3次,300~600 mg为1个疗程。还可用软膏外涂来治疗溃疡面。

(4)放线菌素D:成人每次静脉注射或静脉滴注200 μg,每天或隔天1次,连用5次,每4周为1个疗程。儿童每天15 μg/kg,连用5天,每4周为1个疗程。

6.不良反应

(1)胃肠道反应:均有不同程度的胃肠道反应。

(2)骨髓抑制:均有不同程度的骨髓抑制,多柔比星和柔红霉素发生率高达60%~80%。

(3)皮肤及毛发损害:均有不同程度的皮肤损害及脱发。

(4)特殊不良反应:①多柔比星及柔红霉素有较严重的心脏毒性,也是最严重的毒性反应,成人及儿童均可产生,一种为心脏急性毒性,主要为各型心律失常,常发生于用药后数小时或数天内;另一种为与剂量有关的心肌病变,常表现为充血性心力衰竭。②丝裂霉素可引起肺毒性,且与剂量有关,主要表现为间质性肺炎,出现呼吸困难、干咳,肺部X射线可见肺部浸润阴影,此时应立即停药,并服用糖皮质激素类;可引起心脏毒性,也与剂量有关,表现为少数患者于停药后突发心力衰竭而死亡,心脏病患者应慎用;可致肾毒性,也与剂量有关,表现为血肌酐升高、血尿、尿蛋白及贫血,常伴有微血管病变性溶血性贫血;还可引起肝性静脉阻塞性疾病综合征,表现为进行性肝功能损害、腹水、胸腔积液。

(5)其他:①多柔比星及柔红霉素还可致药热;ADM偶致肝功能障碍及蛋白尿,还可引起变态反应;局部刺激性强,静脉注射可引起静脉炎,药液外漏时可引起局部组织坏死,该药的代谢产物可使尿液变红,次给药可持续1~2天。②丝裂霉素可引起发热、头痛、四肢乏力、视力模糊、肌肉酸痛和注射部位蜂窝组织发炎及致畸、致癌作用。③放线菌素D可使放疗效过加强,使既往放疗部位皮肤出现发红及脱皮;静脉注射可引起静脉炎,漏出血管外可致局部炎症、疼痛及组织坏死。还可致药热,少数患者可见肝大及肝功能异常,还可致突变和致畸作用。

7.禁忌证

孕妇禁用,抗生素过敏者,肝、肾功能障碍患者慎用。

8.药物相互作用

(1)多柔比星等蒽环类抗生素在体外可与硫酸黏多糖类(如肝素及硫酸软骨素等)结合产生沉淀,避免与肝素及硫酸软骨素同时合用。苯巴比妥钠可加强ADM的心脏毒性,维生素E及乙酰半胱氨酸可减轻ADM所致心肌病变,雷佐生及其右旋体(ICRF-187)可对抗ADM的心脏毒性。ICRF的同系化合物乙双吗啉及氯丙嗪等亦有相似作用,两性霉素B可部分降低癌细胞对

ADM 的抗药性。

(2)鸟嘌呤及黄嘌呤可使 MMC 的抗大肠杆菌作用减弱;维拉帕米可逆转其抗药性,可加强 6-MP 的免疫抑制作用。

(3)半胱氨酸及谷胱甘肽等含巯基化合物的药物可减弱 BLM 的作用,与 CPA、VCR、ADM 及 Pred 合用(COAP 方案)可使肺部毒性增加。

(4)维拉帕米可逆转瘤细胞对 DACT 的抗药性,氯丙嗪可减轻 DACT 的胃肠道反应。

9.注意事项

抗恶性肿瘤抗生素的应用应在有经验的肿瘤化疗医师指导下使用,用药期间应密切随访血常规及血小板、血尿素氮、肌酐等。

(四)植物类抗肿瘤药

从植物中寻找有效的抗肿瘤药物已成为国内外重要研究课题,目前用于治疗肿瘤的植物药已筛选出 20 多种。它们分别通过抑制微管蛋白活性、干扰核蛋白体功能、抑制 DNA 拓扑异构酶活性等发挥抗肿瘤作用。临床常用的有长春碱类、喜树碱类、鬼臼毒素类、紫杉醇和三尖杉碱等。

1.药物作用

(1)长春碱类抗肿瘤药主要有长春碱(VLB)、长春新碱(VCR)及人工半合成的长春地辛(VDS),皆有广谱抗肿瘤作用,均属细胞周期特异性抗肿瘤药。VCR 抗肿瘤作用强度与 VDS 相似,强于 VLB。VDS 还具有增强皮肤迟发性变态反应及淋巴细胞转化率的作用。长春碱类抗肿瘤作用机制:主要抑制微管蛋白聚合,妨碍纺锤体的形成,使纺锤体主动收缩功能受到抑制,使核分裂停止于中期,可致核崩解,呈空泡状或固缩成团,主要作用于细胞增殖的 M 期。VCR 还可干扰蛋白质代谢,抑制细胞膜类脂质的合成,抑制氨基酸在细胞膜上的转运,还可抑制 RNA 聚合酶的活力,从而抑制 RNA 合成。

(2)喜树碱类包括喜树碱(CPT)及羟喜树碱(10-OHCPT),其中羟喜树碱亦可人工合成。抗肿瘤作用强,具有广谱抗肿瘤作用,为周期特异性抗肿瘤药。10-OHCPT 抗肿瘤作用较 CPT 明显,毒性较小。二者抗肿瘤原理相似,直接破坏 DNA 并抑制其合成,对 S 期细胞的作用比对 G_1 期和 G_2 期细胞的作用明显,较高浓度抑制核分裂,阻止细胞进入分裂期。

(3)依托泊苷(VP-16)及替尼泊苷(VM-26)是从小檗科鬼臼属植物鬼臼中提取的鬼臼毒素的衍生物,在体外有广谱的抗肿瘤作用,属细胞周期非特异性药物。体外 VM-26 的细胞毒作用较 VP-16 强 10 倍。VP16 还具有抗转移作用。此类化合物主要作用于 S 及 G_2 期细胞,使 S 及 G_2 期延缓,从而杀伤肿瘤细胞。作用靶点为拓扑异构酶Ⅱ(TOPO-Ⅱ),干扰拓扑异构酶Ⅱ修复 DNA 断裂链作用,导致 DNA 链断裂。VM-26 对 TOPO-Ⅱ的作用较 VP-16 强 1.4 倍。

(4)紫杉醇具有独特的抗肿瘤机制,作用靶点为微管,促使微管蛋白组装成微管,形成稳定的微管束,且不易拆散,破坏组装-扩散之间的平衡,使微管功能受到破坏,从而影响纺锤体功能,抑制肿瘤细胞的有丝分裂,使细胞周期停止于 G_2 及 M 期,属周期特异性药物。

(5)三尖杉碱属细胞周期非特异性药物。抑制蛋白质生物合成,抑制 DNA 合成,还可促进细胞分化,促进细胞凋亡。

2.抗药性作用

(1)VLB、VCR 之间存在交叉抗药性,与其他抗肿瘤药间亦有交叉抗药性,呈多药抗药性。但 VDS 与 VCR 间交叉抗药性不明显。抗药性产生机制与肿瘤细胞膜上 P 糖蛋白扩增,微管蛋白结构的改变从而影响药物与微管蛋白结合有关。

（2）肿瘤细胞与 VP-16 长期接触可产生抗药性,与其他抗肿瘤药物出现交叉抗药性,呈现典型性多药抗药性。主要与细胞膜上 P 糖蛋白的扩增,导致药物从胞内泵出,胞内药物浓度明显降低有关。还可出现非典型性多药抗药性,其原因往往与TOPO-Ⅱ的低表达及出现功能异常有关。VP-16 的抗药性主要为典型性多药抗药性,VM-26 的抗药性主要为非典型性多药抗药性。

（3）肿瘤细胞与紫杉醇长期接触可产生抗药性,抗药性产生的机制是 α 及 β 微管蛋白变性,使之不能聚合组装成微管;另一机制是抗药细胞膜上存在 *mdr* 基因,P 糖蛋白过度表达,使紫杉醇在细胞内聚集减少,并呈多药抗药性。

3.药动学特点

（1）长春碱类:口服不吸收,静脉给药,VCR 体内半衰期约为 24 小时,末端相半衰期长达 85 小时。主要集中于肝、血小板、血细胞中,经肝代谢,其代谢产物从胆汁排出,肝功能不全应减量应用。

（2）喜树碱类:CPT 静脉注射后,很快分布于肝、肾及胃肠道,在胃肠道停留时间长,浓度高,胆囊中浓度较血中高出 300 倍,肝中药物浓度较血中高出 2 倍,$t_{1/2}$ 为 1.5～2.0 小时,主要从尿中排泄。10-OHCPT 静脉注射后,分布于各组织,肿瘤组织中含量较高,维持时间较长,主要通过粪便排出。

（3）鬼臼毒素类:①静脉注射 VP-16 后,蛋白结合率为 74%～90%,主要分布于肝、肾、小肠,不易透过血-脑屏障,血药浓度的衰减呈二房室开放模型,$t_{1/2a}$ 为 14±0.4 小时,$t_{1/2\beta}$ 为 57±1.8 小时;VP-16 亦可口服,口服后生物利用度有个体差异,吸收不规则,且口服吸收后有效血浓度仅为静脉注射的 28%～52%,口服后 0.5～4 小时血药浓度达峰值,$t_{1/2}$ 为 4～8 小时;原形及代谢产物主要经尿排泄。②静脉注射VM-26,血中蛋白结合率达 99%,脑脊液中浓度低,血浆中药物浓度的衰减呈三房室开放模型,末相 $t_{1/2}$ 为 11～38 小时,主要经尿排泄,原形占 35%。

（4）紫杉醇:静脉注射后,蛋白结合率达 95%～98%。体内分布广,V_d 为 55～182 L/m² 。血药浓度的衰减呈二室开放模型:$t_{1/2a}$ 为 16.2 分钟;$t_{1/2\beta}$ 为 6.4 小时,清除率为每分钟 253 mL/m² 。主要由尿排泄,大部分为其代谢产物。

（5）三尖杉碱:口服吸收迅速,但不完全。静脉注射血中药物浓度呈二房室模型衰减,$t_{1/2a}$ 为 3.5 分钟,$t_{1/2\beta}$ 为 50 分钟。注射后 15 分钟,分布于全身各组织中,肾中分布最高,其次为肝、骨髓、肺、心、胃肠、脾、肌肉、睾丸,血及脑中最低。给药 2 小时后,各组织中药物浓度迅速降低,但骨髓中浓度下降慢。主要通过肾及胆汁排泄。

4.临床应用和疗效评价

（1）长春碱类:VLB 主要用于恶性淋巴瘤、睾丸癌、泌尿系统肿瘤。对乳腺癌、Kaposi 肉瘤亦有一定疗效。VCR 可用于急性淋巴细胞白血病、恶性淋巴瘤、儿童肿瘤及治疗晚期肺鳞癌作为同步化药物使用。VDS 可用于白血病,如急性淋巴细胞性白血病、急性非淋巴细胞性白血病及慢性粒细胞白血病急性病变,还可用于肺癌、乳腺癌、食管癌、恶性黑色素瘤。

（2）喜树碱类:CPT 对胃癌、绒毛膜上皮癌、恶性葡萄胎、急性及慢性粒细胞白血病、膀胱癌、大肠癌及肝癌均有一定的疗效。10-OHCPT 用于原发性肝癌、头颈部恶性肿瘤、胃癌、膀胱癌及急性白血病。

（3）鬼臼毒素类:①VP-16 临床上对肺癌、睾丸癌、恶性淋巴瘤、急性粒细胞性白血病有较好疗效,对食管癌、胃癌、儿科肿瘤、Kaposi 肉瘤、原发性肝癌亦有一定疗效。②VM-26 主要用于急性淋巴细胞白血病、恶性淋巴瘤、肺癌、儿童肿瘤、脑癌、卵巢癌、宫颈癌、子宫内膜癌及膀胱癌,与顺铂合用治疗伴有肺、淋巴结、肝、盆腔转移的膀胱癌。

(4)紫杉醇:主要用于晚期卵巢癌、乳腺癌、肺癌、食管癌、头颈部肿瘤、恶性淋巴瘤及膀胱癌的治疗。

(5)三尖杉碱:主要用于急性粒细胞性白血病。对真性红细胞增多症及恶性淋巴瘤有一定疗效。

5.治疗方案

(1)长春碱类。①VCR:静脉注射成人 25 μg/kg,儿童 75 μg/kg,1 周 1 次,总量为 10～20 mg,亦可用同一剂量点滴;胸腹腔内注射每次 1～3 mg,用 20～30 mL 生理盐水稀释后注入。②VLB:一般用量为0.1～0.2 mg/kg,每周 1 次。③VDS:一般用量为每次 3 mg/m²,每周 1 次,快速静脉注射,连用 4～6 次。

(2)喜树碱类。临床常静脉给药,CPT 每次 5～10 mg,每天 1 次,或 15～20 mg,隔天 1 次,总剂量140～200 mg 为 1 个疗程。10-OHCPT 每次 4～8 mg,每天或隔天1次,总剂量 60～120 mg 为 1 个疗程;动脉内注射:1 次 5～10 mg,每天或隔天 1 次,总剂量 100～140 mg 为 1 个疗程;膀胱内注射:1 次 20 mg,每月2次,总量 200 mg 为 1 个疗程。

(3)鬼臼毒素类:①VP-16,静脉注射每天 60 mg/m²,每天 1 次,连续 5 天,每 3～4 周重复 1 次;胶囊每天口服 120 mg/m²,连服 5 天,隔10～15 天重复 1 个疗程。②VM26:静脉注射,每次 1～3 mg/kg,每周2次,可连用 2～3 个月。

(4)紫杉醇:每 3 周给药 1 次,每次 135 mg/m² 或 175 mg/m²,用生理盐水或葡萄糖水稀释后静脉滴注,持续 3 小时,6 小时或 24 小时。

(5)三尖杉碱:成人每天 0.10～0.15 mg/kg;儿童为 0.15 mg/kg,溶于 250～500 mL葡萄糖液中静脉滴注,4～6 天为 1 个疗程,间歇 2 周重复 1 个疗程。

6.不良反应

(1)胃肠道反应:均有不同程度的胃肠道反应。VLB 可致口腔炎、口腔溃疡等,严重可产生胃肠溃疡,甚至危及生命的血性腹泻。VDS 很少引起胃肠道反应。

(2)骨髓抑制:均有不同程度的骨髓抑制,多为剂量-限制性毒性。三尖杉碱可致全血减少。

(3)皮肤及毛发损害:均有不同程度的皮肤损害及脱发。

(4)特殊不良反应:①长春碱类可致神经系统毒性,多在用药 6～8 周出现,可引起腹泻、便秘、四肢麻木及感觉异常、跟腱反射消失、颅神经麻痹、麻痹性肠梗阻、眼睑下垂及声带麻痹等;总量超过 25 mg 应警惕出现永久性神经系统损害;神经系统毒性 VCR 较重,VDS 较轻。②鬼臼毒素类可引起变态反应,少数患者于静脉注射给药后出现发热、寒战、皮疹、支气管痉挛、血压下降,抗组胺药可缓解,减慢静脉滴注速度可减轻低血压症状。③紫杉醇引起的变态反应,与赋形剂聚乙基蓖麻油促使肥大细胞释放组胺等血管活性物质有关,主要表现为Ⅰ型变态反应;还可引起心脏毒性,表现为不同类型的心律失常,常见为心动过缓,个别病例心率可降低至每分钟40 次;可致神经毒性,以感觉神经毒性最常见,表现为手套袜状分布的感觉麻木、刺痛及灼痛,还可出现口周围麻木感,常于用药后 24～72 小时出现,呈对称性和蓄积性。④三尖杉碱可引起心脏毒性,表现为心动过速、胸闷、传导阻滞、心肌梗死、心力衰竭。

(5)其他:①长春碱类还可引起精神抑郁、眩晕、精子减少及静脉炎,外漏可造成局部坏死、溃疡,VCR 还可致复发性低钠血症;VDS 还可引起肌痛及咽痛、碱性磷酸酶升高及药热。②喜树碱类中 CVT 毒副作用较大,主要为骨髓抑制,尿路刺激症状,胃肠道反应,另有肝毒性;10-OHCPT 泌尿系统损伤少见,少数可见心律失常,一般不需处理可自然恢复。③鬼臼毒素类可引起少数患者轻度视神经炎、中毒性肝炎,出现黄疸及碱性磷酸酶升高,还可诱发急性淋巴细胞性白血病及急性非淋巴细胞白血病。④紫杉醇可致肝肾轻度损伤,局部刺激性大,可致静脉炎,外漏可致局部组织红肿、坏死。⑤三尖杉碱还可导致肝功能损伤、蛋白尿。

7.禁忌证

禁用于白细胞减少患者、细菌感染患者及孕妇、哺乳妇女。另外,肝、肾功能障碍,有痛风史的患者,恶病质,大面积皮肤溃疡患者慎用。

8.药物相互作用

(1)甘草酸单胺盐可降低 CPT 的毒性。

(2)鬼臼毒素类与长春碱类生物碱合用可加重神经炎,抗组胺药可减轻变态反应。

(3)肿瘤组织对紫杉醇的抗药性可被维拉帕米等钙阻断剂、他莫昔芬、环孢素等逆转。与顺铂、长春碱类药物合用,可加重紫杉醇的神经毒性,与顺铂合用还可加重紫杉醇的心脏毒性。

9.注意事项

长春碱类仅供静脉应用,不能肌内、皮下、鞘内注射,鞘内应用可致死。

(五)肿瘤的生物治疗

肿瘤的生物治疗发展非常迅速,自 20 世纪 80 年代以来,肿瘤生物治疗已成为继手术、化疗和放疗之后的第四种治疗肿瘤的方法,它已被广泛研究和应用于临床,并取得一定疗效。肿瘤生物治疗主要包括免疫治疗、基因治疗,以及抗血管生成三方面。免疫治疗的种类较多,但是大体的分类上主要有细胞免疫治疗和体液免疫治疗两种。免疫治疗还包括抗癌效应细胞的激活、细胞因子的诱发、抗癌抗体的筛选、新型疫苗的研制,这些都与免疫学理论的发展和分子生物技术的进步密切相关。基因治疗是指将细胞的遗传物质——核苷酸通过某种手段转移到靶细胞中(机体的免疫细胞、瘤细胞和其他一些能起到治疗作用的细胞中)以纠正或扰乱某些病理生理过程,基因治疗虽然难度很大,但它是生物治疗的方向,让这些细胞自然增长,分泌有效因子,以调节各种抗癌免疫活性细胞或直接作用于癌细胞,这应是治疗微小转移灶和防止复发最理想的手段。对此已在多方面进行深入、细致地研究。根据肿瘤生长与转移有赖于血管生成这一基本现象,针对肿瘤血管形成的分子机制来设计的抗血管生成治疗策略,已成为目前肿瘤治疗的热点研究领域,许多抗血管生成剂已进入临床研究阶段。肿瘤生物治疗合理方案的制订,基础和临床研究的密切配合,以及基因治疗等都有待进一步深入研究。

目前常用的一些生物反应调节剂(BRM)的抗肿瘤作用大致有:①激活巨噬细胞或中性粒细胞。②激活自然杀伤细胞。③促使 T 淋巴细胞分裂、增殖、成熟、分化,调整抑制性 T 细胞与辅助性 T 细胞的比值。④增强体液免疫功能。⑤诱生干扰素、白细胞介素、肿瘤坏死因子等细胞因子。⑥通过产生某些细胞因子再进一步激活有关免疫细胞而起作用。由免疫效应细胞和相关细胞产生的、具有重要生物活性的细胞调节蛋白,统称为细胞因子。这些细胞因子在介导机体多种免疫反应过程中发挥重要的作用,他们除了单独地具有多种生物学活性外,彼此之间在诱生、受体调节和生物效应的发挥等水平上相互作用。细胞因子的功能总和概括了 BRM 效应。生物反应调节剂分类详见表 4-1。

表 4-1　生物反应调节剂分类

生物来源				合成化合物	
细菌来源	真菌产物	免疫系统产物	细胞因子	含硫化合物	含核苷酸化合物
结核菌素活菌苗、卡介苗	葡聚糖	胸腺素	干扰素	左旋咪唑	多聚核苷酸
胞壁酰二肽	香菇多糖	转移因子	白细胞介素	二乙基二硫氨基甲酸钠	异丙肌苷
短小棒杆菌菌苗	云芝多糖	肿瘤坏死因子			
假单胞杆菌	羟氨基丁酰亮氨酸	集落刺激因子			
溶血性链球菌制剂					
土壤丝菌制剂					

（六）其他类

1.铂类配合物

临床常用的有顺铂及卡铂。二者具有相似的抗肿瘤作用,卡铂的某些抗肿瘤作用强于顺铂,其毒性作用亦小于顺铂。该类化合物能抑制多种肿瘤细胞的生长繁殖,在体内先将氯解离,然后与 DNA 上的碱基共价结合。形成双链间的交叉联结成单链内两点的联结而破坏 DNA 的结构和功能,属周期非特异性药物。为目前联合化疗中常用的药物之一。

主要对睾丸癌、恶性淋巴瘤、头颈部肿瘤、卵巢癌、肺癌及膀胱癌有较好疗效,对食管癌、乳腺癌等亦有一定的疗效。

常用静脉滴注给药,顺铂:每天 25 mg/m^2,连用 5 天为 1 个疗程,休息 3～4 周重复 1 个疗程,亦可 1 次 50～120 mg/m^2,每 3～4 周 1 次;卡铂:100 mg/m^2,每天 1 次,连用 5 天,每 3～4 周重复 1 个疗程,亦可 1 次 300～400 mg/m^2,每 4 周重复 1 次。

不良反应主要表现为消化道反应,如恶心、呕吐、骨髓抑制、耳毒性及肾毒性,卡铂的上述不良反应均较顺铂轻。

2.激素类抗肿瘤药

激素与肿瘤的关系早已为人们所注意,用激素可诱发肿瘤,当应用一些激素或抗激素后,体内激素平衡受到影响,使肿瘤生长所依赖的条件发生变化,肿瘤的生长可因之受到抑制。常用的有糖皮质激素、雌激素等。

临床常用的雌激素制剂己烯雌酚,实验证明,对大白鼠乳腺癌有抑制作用。另外,可激活巨噬细胞的吞噬功能及刺激体内网状内皮系统功能。临床主要用于前列腺癌和乳腺癌的治疗。治疗前列腺癌:3～5 mg/d,每天 3 次。治疗乳腺癌:5 mg 每天 3 次。

临床上常用的孕激素一般为其衍生物,如甲地孕酮、双甲脱氢孕酮。主要用于子宫内膜癌、乳腺癌及肾癌的治疗。甲地孕酮口服,由 4 mg/d 渐增至 30 mg,连服 6～8 周,或每天 4 次,每次 4 mg,连用 2 周;双甲脱氢孕酮口服,开始 0.1 g/d,每周递增 1 倍,3 周后剂量可达 0.8 g/d。

（田　涛）

第二节 治疗药物监测的临床应用

肿瘤的化疗药物毒性大,安全系数比较小,而且在人体代谢和排泄个体差异大,因此可能导致个体间的不同的治疗结果。有的患者可能因达不到治疗浓度导致化疗失败;有的患者可能因药物浓度过高而产生严重的不良反应。临床药代动力学和治疗药物检测(TDM)工作,是通过对用药患者血药浓度的检测,采集相关数据,计算出个体对药物的代谢和排泄能力的参数,根据这些参数就可设计个体化的理想给予方案,这对于提高肿瘤化疗疗效、肿瘤的及时治疗及高效合理应用现有医疗资源有重大意义。

一、获取个体药动学参数

药动学模型及参数是反映药物体内过程随时间变化规律的较客观的指标,也是制订用药方案的基础。虽然现在新药上市前均要求进行临床药动学研究,但由于历史原因,目前临床上广泛应用的药物中,不少仍缺乏药动学资料,即便有,也多得自国外其他人种。近年来遗传药理学研究表明,不同人种间在生物转化及排泄等体内过程上存在着差异。即便在同一人种间,由于先天因素及后天环境因素和病理情况的影响,也存在巨大的个体差异。因此通过治疗药物监测(TDM)工作,求得具体监测对象的药动学模型及各有关参数,是一重要的基础工作。并且,还可借以积累我国人群的群体药动学资料。只要确定药物在具体监测对象的房室模型、消除动力学方式及有关药动学参数后,即可制订出较合理的个体化用药方案。

二、制订用药方案

需进行 TDM 的药物效应(包括治疗作用及多数毒性作用)与血药浓度间存在着密切的相关性,并且各药的群体治疗浓度范围及中毒水平均已确定,故在制订用药方案时,可参照有关资料,确定欲达到的稳态浓度水平(静脉滴注)或范围(多剂间隔用药)。应用测定计算得到的该个体有关药动学模型及参数,可按公式计算出静脉滴注时的用药速度;对于非线性动力学消除的药物,在确定个体的 Vm 和 Km 值后,可计算出每天用药量。如果不能获得监测患者的具体药动学模型及参数时,可采用有关药物的群体模型及参数均值,作为制订用药方案的依据,但最好能选用同一人种及同一病种的群体资料,以求尽量与接受用药方案的个体接近。此外,对二室及多室模型药物,在制订静脉滴注或多剂用药方案时,一般均按一室模型处理。需强调指出,无论用什么方法制订的用药方案,在实施过程中,仍需通过 TDM 监测效果,并做出必要的调整。

三、指导调整剂量

通过上述方法制订的用药方案,仅是一理论上的理想方案,实际工作中由于患者具体情况千差万别,在用药过程中任一影响药物体内过程的因素发生改变,均可使血药浓度不是恰在预期水平。即便正好达到预期水平者,也可能在继续用药过程中因上述因素改变,或病情的好转、恶化,使血药浓度改变。因此,通过 TDM 测定血药浓度,监测用药方案实施效果,指导进行必要的剂量调整,是剂量个体化的必需环节,也是 TDM 的常规工作。常用的方法有以下两种。①比例法:凡属一级消除动力学的药物,假设其剂量调整期间接受治疗的个体体内过程无较大变动,则药动学参数可视作不变,在其达稳态浓度时,血药浓度与剂量间存在正比例关系。因此,根据使用 X_1 剂量或滴注速度达稳态后(5~6个半衰期),某次用药后取样测定的稳态血药浓度 Css_1 及在该时刻所需的 Css,可计算出调整剂量 $X = Css \cdot X_1/Css_1$。按调整剂量用药后,经过5~6个半衰期又可达到新的稳态浓度。可如此多次重复定期监测、调整,以达到维持在有效而安全的血药浓度范围水平的目的。②Bayes法:该法使用预先按群体药动学资料编制的电脑程序,根据群体药动学参数,结合患者的体质及病理情况,先估算出该个体的药动学参数及用药方案。在按该方案实施过程中,分别在不论是否达稳态的不同时间取血2~4次测定血药浓度,将相应血药浓度和时间输入电脑,用渐近法原理修正出该个体所需的调整方案,经几次反复即可逼近最适方案。该法优点是将前述确定个体药动学参数、制订用药方案及调整剂量多步合在一起完成,并且可同时考虑心、肝、肾功能的影响。但使用本法时,不同药物需不同程序软件,目前仅有地高辛、苯妥英钠、利多卡因等少数药物采用。例如,以亚叶酸钙作为解救剂可使甲氨蝶呤的剂量增加,但以大剂量甲氨蝶呤化疗一定要在合理的血药浓度监测下进行,恶性肿瘤患者给予大剂量甲氨蝶呤为主的化疗,对甲氨蝶呤的血药浓度以荧光偏正免疫测定法进行监测,以甲氨蝶呤血药浓度比值决定亚叶酸钙的剂量,合理应用亚叶酸钙,既能充分发挥甲氨蝶呤的抗癌作用,又能保护正常细胞。

四、肝、肾功能损伤时剂量的调整

肝脏生物转化和经肾及肝胆系统的排泄,是绝大多数药物消除的主要方式。肝、肾功能的改变将显著影响药物的消除动力学,这是 TDM 工作中必须考虑的。对于肝、肾功能不良的患者,能测定其个体药动学参数或用 Bayes 法制订用药方案,最为理想。若仅能借用群体资料时,则应通过 TDM 进行必要的调整。该类个体药动学参数中,仅有消除速率常数 k 因肝、肾功能损伤而发生改变,而 V、F、ka 等参数均不受影响。若在按群体资料制订的用药方案实施中,第一次和第二次给药后相同的 t 时间(选在消除相中)分别取血,测定得血药浓度 C_1 和 C_2,则此两点间的时间恰等于给药间隔。根据上面计算所得患者 k 值及群体资料的其他药动学参数,可按下式计算出按此试验剂量和间隔时间用药所能达的最小稳态浓度。$(Css)miN = C_1 \cdot e^{-kt}/e^{-kt}(1-c^{-kt})$,式中 t 为 C_1 的取样时间。若此最小稳态浓度与欲达到的值不相符,则可按本节中介绍的比例法,求出达到期望的最小稳态浓度所需的剂量。

必须强调指出,通过 TDM 指导临床用药时依据的有效治疗血药浓度范围及中毒水平,仅是根据群体资料获得的,并未考虑靶器官、组织或靶细胞对药物反应性的个体差异,以及同时使用的相互作用(协同或拮抗)。因此,判断患者药物治疗是否有效或发生毒性反应,绝不能仅拘泥于 TDM 结果,而应结合患者临床表现及其他有关检查,综合分析才能做出正确结论。

(王　双)

第三节　化疗的不良反应与处理

肿瘤化疗的合理应用使恶性肿瘤治疗的疗效有较大幅度的提高。但是抗肿瘤药物在杀灭肿瘤细胞的同时,对人体正常组织器官也有损害或毒性作用,尤其是骨髓造血细胞与胃肠道黏膜上皮细胞。这些与治疗目的无关的作用就是抗肿瘤药物的不良反应。在临床治疗过程中,不良反应发生的严重程度与用药种类、剂量、患者个体差异均有直接关系。因此,了解抗肿瘤药物的不良反应及其处理原则不仅可以取得较好的治疗效果,还可以尽量减轻患者的痛苦。

一、常见不良反应的分类

目前,临床中常用的是世界卫生组织分类(WHO)法(表 4-2)。

表 4-2　抗肿性反应的分度标准(WHO 标准)

	0 度	Ⅰ度	Ⅱ度	Ⅲ度	Ⅳ度
血液学(成人)					
血红蛋白(g/L)	≥110	95~109	80~94	65~79	<65
白细胞(×10⁹/L)	≥4.0	3.0~3.9	2.0~2.9	1.0~1.9	<1.0
粒细胞(×10⁹/L)	≥2.0	1.5~1.9	1.0~1.4	0.5~0.9	<0.5
血小板(×10⁹/L)	≥100	75~99	50~74	25~49	<25
出血	无	瘀点	轻度失血	明显失血	严重失血
消化系统					
胆红素	≤1.25 N	1.26~2.50 N	2.6~5.0 N	5.1~10.0 N	>10 N
ALT/AST	≤1.25 N	1.26~2.50 N	2.6~5.0 N	5.1~10.0 N	>10 N
碱性磷酸酶(AKP)	≤1.25 N	1.26~2.50 N	2.6~5.0 N	5.1~10.0 N	>10 N
口腔	正常	疼痛、红斑	红斑、溃疡可进一般饮食	溃疡只进流食	不能进食
恶性呕吐	无	恶心	短暂呕吐	呕吐需治疗	难控制呕吐
腹泻	无	短暂(<2 天)	能耐受(>2 天)	不能耐受,需治疗	血性腹泻
肾					
尿素氮、血尿酸	≤1.25 N	1.26~2.50 N	2.6~5.0 N	5.1~10.0 N	10 N
肌酐	≤1.25 N	1.26~2.50 N	2.6~5.0 N	5.1~10.0 N	>10 N
蛋白尿	无	+,<0.3 g/L	肾病综合征		
血尿	无	镜下血尿	严重血尿	严重血尿、血块	泌尿道梗阻
肺	正常	症状轻微	活动后呼吸困难	休息时呼吸困难	需安全卧床
药物热	无	<38 ℃	38~40 ℃	>40 ℃	发热伴低血压
变态反应	无	水肿	支气管痉挛,无须注射治疗	支气管痉挛,需注射治疗	变态反应
皮肤	正常	红斑	干性脱皮,水疱,瘙痒	湿性皮炎,溃疡坏死	剥脱性皮炎
头发	正常	少量脱发	中等斑片脱发	完全脱发但可恢复	不能恢复的脱发
感染	无	轻度感染	中度感染	重度感染	重度感染伴低血压
心脏节律	正常	窦性心动过速,休息时心率 110 次/分	单灶 PVC,房性心律失常	多灶性 PVC	室性心律失常

	0度	Ⅰ度	Ⅱ度	Ⅲ度	Ⅳ度
心功能	正常	无症状,但有异常心脏体征	有暂时心功能不全症状,但无须治疗	有心功能不全症状,治疗有效	有心功能不全症状,治疗无效
心包炎	无	有心包积液无症状	有症状,但不需抽水	心脏压塞需抽水	心脏压塞需手术治疗
神经系统					
神志情况	清醒	短暂嗜睡	嗜睡时间不到清醒的50%	嗜睡时间多于清醒的50%	昏迷
周围神经	正常	感觉异常和/或腱反射减弱	严重感觉异常和/或轻度无力	不能耐受的感觉异常和/或显著运动障碍	瘫痪
便秘	无	轻度	中度	重度,腹胀	腹胀,呕吐
疼痛	无	轻度	中度	重度	难治的

注:N——指正常值上限;PVC——房性期前收缩;便秘——不包括麻醉药物引起的;疼痛——指药物所致疼痛,不包括疾病引起的疼痛。

二、不良药物反应的处理

化疗药物绝大多数在杀伤肿瘤细胞的同时,对正常组织器官也会造成不同程度的损害。认识化疗不良反应并正确予以处理,是保证肿瘤化疗达到预期效果的重要环节。

(一)骨髓抑制

骨髓是储存造血干细胞的器官。骨髓抑制是肿瘤化疗十分常见的毒性反应,90%以上的化疗药物可出现此反应,表现为白细胞、血小板计数减少,贫血等。紫杉醇、CBP、米托蒽醌、IFO、长春地辛、替尼泊苷、氮芥类对骨髓的抑制作用较明显,而 VCR、博来霉素、DDP 对骨髓抑制较轻。人类红细胞的半衰期为 120 天,血小板的半衰期为 5~7 天,粒细胞的半衰期为 6~8 小时,故化疗后通常白细胞下降最常见,一般多在用药后第 2 天开始,7~10 天降至最低。其次为血小板,对红细胞的影响较少。有些药物抑制时间可达 4 周左右。粒细胞的明显减少往往可导致各种继发感染,严重感染和出血通常是这些患者的直接死因。

处理要点:①根据外周血常规进行药物剂量调整,一般化疗前后及过程中需监测外周血常规变化,除白血病外,当白细胞计数<3.5×10^9/L,血小板计数<80×10^9/L 时不宜应用化疗药物。必要时应调整药物剂量。②提升血常规。当 3.5×10^9/L<白细胞计数<4.0×10^9/L 时,可以口服升白药为主,如利血生、鲨肝醇等;若白细胞计数<3.0×10^9/L 时,可皮下注射粒细胞、巨噬细胞集落刺激因子;若白细胞计数<1.0×10^9/L 时,除了使用升白药,还可以给予成分输血,如白细胞等。贫血明显,可用促红细胞生成素皮下注射。血小板减少可用白细胞介素-2 或输注血小板。③防治感染。当白细胞计数<3.0×10^9/L 时,应积极预防感染;若已经出现发热等感染症状时,应使用敏感抗生素。当白细胞计数<1.0×10^9/L 时,应让患者进入无菌隔离室。④防止出血。有出血倾向者应给予止血药。

(二)胃肠道反应

胃肠道反应是化疗药物常见的不良反应之一,发生率在 65%~85%。其反应程度与用药的种类、剂量、次数、单用还是联用,以及患者个体差异、心理状态等因素相关。大多数化疗药物可刺激胃肠道黏膜上皮细胞,抑制其生长。其刺激可经传入神经至自主神经系统与脑干,兴奋第四脑室底部的化学感受区,引起不同程度、不同类型胃肠道反应。较强烈的致吐剂有 DDP、ADM、CTX、IFO、CBP 等。常见症状:①恶心、呕吐。恶心与呕吐是最常见的早期毒性反应,严重的呕吐可导致脱水、电解质紊乱和体重减轻,并可增加患者对化疗的恐惧感。化疗药物引起的呕吐可分为急性呕吐、延迟性呕吐与预期性呕吐 3 种。急性呕吐是指化疗后 24 小时内发生的呕吐;延迟性呕吐是指化疗 24 小时后至第 7 天发生的呕吐;预期性呕吐是指患者在第一个化疗周期中经历了难受的急性呕吐之后,在下一次化疗即将开始之前发生的恶心或呕吐,是一种条件反射。②黏膜炎。化疗药物可损伤增生活跃的黏膜上皮组织,易引起消化道黏膜炎,如口腔炎、唇损害、舌炎、食管炎和口腔溃疡,导致疼痛和进食减少,甚至吞咽困难。③腹泻与便秘。5-FU 引起的腹泻最常见,大剂量或连续给药,可能会引起血性腹泻。长春新碱类药物尤其是长春新碱可影响肠道运动功能而产生便秘,甚至麻痹性肠梗阻,老年患者及用量较大的患者更易发生。

处理要点:①心理治疗。解除患者对化疗的恐惧感,减轻心理压力。②饮食调理。化疗期间忌生冷硬及各种刺激性、不易消化的食物,可少食多餐,多饮水及流质饮食。可同时服用具有促进脾胃运动功能的中药。③预防和对症处理。目前临床上用于预防化疗所致恶心、呕吐的药物品种较多,大部分为 5-羟色胺受体拮抗剂,如恩丹西酮等。还有镇静剂、普通止吐药,如盐酸甲氧氯普胺、多潘立酮、维生素 B_3、地塞米松等,但这类药物止吐作用较弱,单用很难预防和控制较明显的呕吐。因此,多采用联合止吐,即用中等剂量作用强的止吐药与中等剂量作用弱的止吐药并用。腹泻较明显者可使用蒙脱石散,或口服洛哌丁胺,同时应补液及电解质,尤其注意补钾。若出现血性腹泻,则应停用化疗药,同时补液、止血,给予肠道黏膜保护剂,并监测生命体征及时对症处理。发生口腔炎或溃疡者,首先保持口腔卫生,进行口腔护理。

(三)肝脏损伤

肝脏是许多抗癌药物代谢的重要器官,许多抗癌药物或其代谢产物,如 CTX、多柔比星、阿糖胞苷 MTX 等,均可引起肝脏损伤。临床表现常见于:①肝细胞功能障碍。通常由药物或其代谢产物直接作用引起,是一个急性过程。表现为一过性的血清氨基转移酶升高,严重者可产生脂肪浸润和胆汁淤积,一般停药后可恢复。②静脉闭塞性肝病。是由于肝小叶下小血管阻塞,静脉回流障碍所引起的。表现为血清肝酶显著增高、腹水、肝大和肝性脑病。③慢性肝纤维化。多次接受化疗或大剂量化疗后的患者可以出现。

处理要点:①化疗开始前认真了解患者的肝脏功能,正确选择化疗药物;化疗期间及结束后应监测肝功能,随时给予对症处理。②化疗过程中若出现肝功能损害,首先是药物减量或停药,其次给予保肝治疗,如联苯双酯、维生素 C 等。有严重功能损害者以后的治疗应换药或进行剂量调整(表 4-3)。

表 4-3 肝功能障碍时化疗药物剂量调整标准

磺溴酞钠(BSP)潴留百分率(45 分钟)	血清胆红素/(μmol/L)	其他肝功能参数	药物剂量调整	
			蒽环类	其他
<9	<20.5	2 N	100%	100%
9～15	20.5～51.3	2～5 N	50%	75%
>15	>51.3	>5 N	25%	50%

注:N 为正常值上限;其他肝功能参数包括凝血酶原时间、血清蛋白、血清氨基转移酶等,这些指标异常时,亦应减少剂量;其他药物包括甲氨蝶呤、亚硝脲类、长春碱类、丝裂霉素等。

(四)心血管损伤

许多化疗药均可引起心脏损伤,如多柔比星、紫杉醇、CTX 等。其中首推蒽环类抗癌药物对心脏毒性最大。统计表明多柔比星的慢性心肌毒性与总剂量密切相关。化疗药物诱发的心脏毒性包括急性毒性反应与慢性毒性反应。急性毒性反应包括一过性心电图改变如窦性心动过速、ST 段与 T 波的改变,这反应与剂量关系不大,出现与消失均较快,不必停药。慢性毒性反应为不可逆的"心肌病综合征",呈充血性心力衰竭的征象。既往如有因胸部肿瘤及恶性淋巴瘤等放疗后的患者,照射常可累及心脏,加重化疗药物对心脏的毒性反应。另外,化疗可加重以往存在的心脏病。

处理要点:①主要以预防为主,化疗前应对患者的心脏功能仔细评价。②目前推荐阿霉素的累积总剂量≤500 mg/m²;老年人、15 岁以下儿童、有心脏病病史及纵隔或左侧乳腺曾接受过放疗的患者,ADM 总剂量不应超过 350 mg/m²;合用氨磷汀可减轻反应同时应给予一定心肌营养药,如维生素 E、B 族维生素、维生素 B_{12} 等。③同用 CTX、放线菌素 D、MMC、赫赛汀等可能会增加心脏毒性;曲妥珠单抗本身可引起严重的心脏毒性,如联用蒽环类易诱发或加重慢性心功能衰竭。④若出现心律失常,可用维拉帕米、胺碘酮。⑤若出现心力衰竭可给予能量合剂、洋地黄强心剂、利尿剂及低钠饮食。

(五)泌尿系统毒性

泌尿系统毒性主要指化疗药物对肾及膀胱所产生的毒性。肾脏是体内药物排泄的主要器官,许多抗癌药物及其代谢产物经肾及膀胱排泄的同时给肾及膀胱造成损伤。常见的药物有 DDP、MTX、IFO、CTX、MMC 等。临床症状轻度只表现为血肌酐升高、轻微蛋白尿或镜下血尿,严重可出现少尿、无尿、急性肾衰、尿毒症。

1.肾毒性

化疗药物引起的肾脏毒性,可在用药时即刻出现,如 DDP、大剂量 MTX 等;也可在长期应用中或停药后发生,如 MMC、洛莫司汀等。肾脏毒性是 DDP 的剂量限制性毒性。单一剂量 <40 mg/m² 通常很少引起肾损害,但大剂量化疗而不水化,则可发生不可逆性肾功能衰竭;CBP 肾毒性较轻,过去接受过肾毒性药物治疗的患者或大剂量应用时,卡铂也可产生肾毒性。MTX 大剂量用药可产生急性肾毒性,导致急性。肾功能不全,血清肌酐和血尿素氮迅速增加,出现脱水、少尿甚至无尿。IFO 肾毒性发生率在儿童较高,表现为肾小管功能障碍。

2.化学性膀胱炎

CTX 与 IFO 的代谢产物可损伤泌尿道上皮尤其是膀胱上皮,引起泌尿道毒性。两者诱发的膀胱炎通常在静脉给药后早期发生,而口服给药通常发生较晚。另外膀胱内灌注化疗药物或生物反应调节剂治疗膀胱表浅肿瘤也可引起化学性膀胱炎。

处理要点:①化疗前应评估患者肾功能状况,老年人、有肾病病史者慎用有肾毒性药物,而肾功能不全者不用;在使用易致肾功能损害的药物时,应严密定期检测肾功能指标。如尿素氮、肌酐等。②DDP 单次剂量>40 mg/m² 时,化疗前后均需水化,尿量每天应>100 mL/h。一般而言,水化用生理盐水最好,因为高氯化物浓度可抑制 DDP 在肾小管水解,使肾脏得到保护。③大剂量 MTX 静脉滴注,应碱化尿液,防止肾小管损伤;可提前口服别嘌呤醇防止高尿酸血症发生;用 IFO 和大剂量 CTX 时,必须同用美司钠,可大大减少血尿的发生。④肾功能差者需减量或停药,剂量调整(表 4-4)。

表 4-4　肾功能损害时化疗药物剂量调整标准

肌酐清除率 mL/(min×1.73)	血清肌酐 (μmol/L)	尿素氮 (mmol/L)	药物剂量调整		
			DDP	MTX	其他药物
>70	<132.6	<7.14	100%	100%	100%
70~50	132.6~176.8	7.14~17.85	50%	50%	75%
<50	>176.8	>17.85	—	25%	50%

注:蛋白尿≥3 g/L 也应调整剂量;其他药物包括博来霉素、足叶依托泊苷乙苷、环磷酰胺、丙卡巴肼、丝裂霉素、六甲密胺。

(六)肺毒性

引起肺组织损害的药物首推博来霉素、MTX、白消安、卡莫司汀、MMC、CTX 等。临床表现常呈缓慢发展趋势,早期多为非特异性表现,可有咳嗽、呼吸短促,X 线表现为慢性肺间质性病变,晚期可呈不可逆肺纤维化改变。确诊需结合用药史,以往接受过胸部放疗的人容易发生肺毒性。

处理要点:①限制药物累积总量,如白消安的总剂量不超过 500 mg,博来霉素不超过 450 mg,MMC 40~60 mg 等。②对于放疗后、联合化疗、70 岁以上半年内用过博来霉素、既往有慢性肺病患者,应慎用博来霉素。③用药期间密切观察肺部症状、体征及 X 线改变,定期行血气分析及肺功能检查。④出现肺毒性症状时则立即停药,并给予对症处理:可试用类固醇皮质激素治疗,有发热时应合并使用抗生素,同时予以支持治疗。

(七)神经毒性

化疗引起神经系统损伤并非少见,放疗、化疗或联合治疗都可引起神经毒性。VCR、长春碱等对周围神经有明显毒性,临床表现肢体感觉异常、肌无力、便秘、尿潴留、肠麻痹等。MTX 鞘内大剂量注射可引起中枢神经系统不良反应,表现为脑膜刺激征。DDP 诱发的神经病变可表现为末梢神经病、听神经损伤等。

处理要点:抗癌药物引起的神经系统损伤应及时减量或停药,给予 B 族维生素、胞磷胆碱,并可配合中药、针灸治疗。一般神经功能可能需要数周至数月恢复。

(八)生殖功能障碍

已知在实验动物中丙卡巴肼、白消安、CTX、阿糖胞苷和多柔比星等都明显影响精子的形成或直接损伤精子,但临床上以氮芥类药物和丙卡巴肼最易引起不育,而大多抗代谢药物似不易发生。联合化疗特别是长期应用后,其发生率较高。闭经在化疗患者中虽多见,但化疗对卵巢功能的影响了解尚少。

(九)皮肤毒性

化疗药物可引起局部和全身性皮肤毒性。局部毒性是指发生于药物注射部位周围组织的反应,包括静脉炎、疼痛、红斑和局部组织坏死。全身毒性包括脱发、皮疹、瘙痒、皮炎及皮肤色素沉着等。

处理要点:①化疗药物所致的脱发为可逆性的,通常在停药后 1~2 个月头发开始再生,不需作特殊处理。②药物外渗需预防:给药期间应细心观察注射部位,若疑有外渗,应立即停止药物输注;若发现药物外渗,可立即予氢化可的松琥珀酸钠局部多点向心性注射,以稀释止痛或普鲁卡因局部封闭,局部冷敷;在顺利的静脉滴注过程中,直接推注或经输液管将这些药物注入静脉然后再予冲洗可避免静脉炎或栓塞。③若合并感染,适当加用抗生素。④若出现溃疡长期不愈,应请外科处理。

三、远期反应

由于肿瘤治疗的进展,许多患者能长期生存。随访中发现与治疗相关的远期反应主要有发育不良、不育、第二原发肿瘤等。

(一)对性腺的影响

CTX、长春碱等常引起闭经;CTX 可致精子缺乏。

(二)第二原发肿瘤

比正常人的预期发病率高 20～30 倍。发生在治疗后 1～20 年,发病高峰为 3～9 年。霍奇金病常发生急性非淋巴细胞性白血病和非霍奇金淋巴瘤。非霍奇金淋巴瘤常发生实体瘤和急性淋巴细胞性白血病。

（王运龙）

第五章 肿瘤的分子靶向治疗

第一节 概　　述

分子靶向治疗之所以受到密切关注,并引起研究者不断探究的兴趣,是因为它以肿瘤细胞的特性改变为作用靶点,在发挥更强的抗肿瘤活性的同时,减少对正常细胞的毒副作用。这种有的放矢的治疗方法为肿瘤治疗指明了新的方向。

根据药物的作用靶点和性质,可将主要分子靶向治疗的药物分为以下几类。

(1)小分子表皮生长因子受体(EGFR)酪氨酸激酶抑制剂:如吉非替尼(易瑞沙),埃罗替尼。

(2)抗 EGFR 的单抗:如西妥昔单抗。

(3)抗 HER-2 的单抗:如赫赛汀。

(4)Ber-Abl 酪氨酸激酶抑制剂:如伊马替尼。

(5)血管内皮生长因子受体抑制剂:如 Bevacizumab(Avastin)。

(6)抗 CD20 的单抗:如利妥昔单抗。

(7)IGFR-1 激酶抑制剂:如 NVP-AEW541。

(8)mTOR 激酶抑制剂:如 CCI-779。

(9)泛素-蛋白酶体抑制剂:如 Bortezomib。

(10)其他:如 Aurora 激酶抑制剂,组蛋白去乙酰化酶(HDACs)抑制剂等。

(田　涛)

第二节　抗血管生成的靶向治疗

早在 1971 年,Folkman 首次提出了肿瘤生长有赖于血管形成的假说,即肿瘤在生长到一定大小后,必须有新的毛细血管的生成,随后有许多工作间接和直接地证明了 Folkman 的这一假说,如通过使用特异性或选择性的血管生成抑制因子,阻断肿瘤细胞来源的促血管生成分子,将负显性的血管生长因子受体基因导入肿瘤血管内皮细胞或将血管生成抑制分子的基因导入肿瘤细胞等,在实验中均能获得抑制肿瘤生长的效果。

肿瘤能否形成新生血管取决于促血管生成因子和抑制血管生成因子二者之间的平衡。这两类因子可分别由肿瘤细胞、内皮细胞、基质细胞、血细胞和细胞外基质产生,其作用因肿瘤生长部位和肿瘤大小而异,当促血管生成因子活性高于抑制血管生成因子活性时,二者之间的平衡被打破,在前者的作用下,开始形成新的血管,新血管的形成促进了肿瘤的生长和转移。

近十年,由于发现了血管生成因子对血管生成的作用,以及血管生成对肿瘤生长和侵入转移、特别对肿瘤早期发生的重要影响,肿瘤血管生成成为近年来肿瘤研究的热点之一,为肿瘤治疗开辟了一个新的思路。新血管生成是从原已存在的血管,如毛细血管和毛细血管后微静脉生成新的血管的过程,受血管生成和抗血管生成因子的精确调节。正如健康成人的小血管生长在生理状态下新血管生成完全受这些因子之间的平衡调控。血管生成加速是对诸如损伤修复、感染、月经和胚胎发育的一种正常生理反应,但在糖尿病性视网膜病变、风湿性关节炎和实体瘤等某些状态中则是一种病理性特征。

一、血管生成的分期及特征

新形成的毛织血管由内皮细胞和外皮细胞组成,这两种细胞有形成完整的毛细血管网的能力。在体内,伴随促分化的信号转导,血管生成按内皮细胞激活、增殖、迁徙和管腔形成过程进行。

如缺氧等影响肿瘤细胞的内源性或外源性因素促发细胞因子的释放。静止的内皮细胞受宿主或肿瘤细胞释放的细胞因子激活(Ⅰ期),特定的细胞增殖(Ⅱ期),并沿血管生成刺激源的纤维网络移动,形成排列细胞索(Ⅲ期),最后血管芽形成管腔样结构,细胞退出细胞周期后进入静止期。通过细胞间起黏附接触作用的细胞内小泡的交联,最终形成明确的管腔(Ⅳ期)。

细胞外基质的降解是新生血管浸润的重要部分,主要是通过改变蛋白质水解酶之间的平衡实现。细胞外基质的蛋白质水解和纤溶作用是外皮细胞的两个功能。外皮细胞也被认为与生长因子和抑制因子的产生有关。细胞黏附受体通过与细胞外基质黏附蛋白如胶原和纤连蛋白的相互作用而促进血管细胞移动。细胞外基质还可作为生长因子,特别是 aFGF、bFGF 的存贮池。

由于增殖的毛细血管基底膜不完整、肿瘤内的毛细血管呈"渗漏"性。同时,血管内皮生长因子通过一系列管腔和管腔表面相互连接的胞质囊或泡的作用而增加血管通透性。在正常组织中,它可能在调节微血管基本通透性方面起作用,而对肿瘤的微血管,此特性则与恶性渗液和腹水产生有关。

二、肿瘤生长与血管形成

早年 Folkman 曾假设:肿瘤一旦出现,在其体积增加之前必然伴随会聚于该肿瘤的新生血管的增加。目前至少有以下证据支持这假设:①鼠皮下透明室移植的肿瘤,在血管形成前肿瘤体积呈线性增加,而在血管形成后肿瘤生长加快,体积呈指数增加;②鸡胚绒毛尿囊膜(CAM)上生长的肿瘤,其生长在无血管期受限,但在血管形成后肿瘤快速生长;③鼠皮下注射肿瘤细胞,在肿瘤体积大约 0.4 mm³ 时即发现有血管形成,随着肿瘤细胞的进一步增加,血管占肿瘤的比例增加,最终将占整个肿瘤体积的 1.5%;④无血管的肿瘤球状体在体外培养时仅能达到 2 mm³,体内也只能达到 4 mm³,只有在球状体血管化后才发生进一步生长和转移;⑤乳腺癌中血管内皮细胞的增生比癌旁间质内皮细胞快 45 倍;⑥血管生成抑制剂 TNP-470 在体内能抑制肿瘤生长,在体内和体外均能抑制内皮细胞增殖；⑦腹腔内注射 bFGF 能够增加肿瘤的血管密度，抗 bFGF 抗体对肿瘤的生长有明显抑制作用；⑧血管内皮生长因子（VEGF）能促进肿瘤血管形成，采用抗 VEGF 抗体或负调其受体 *Flk-1* 基因均能抑制移植性动物肿瘤的生长和转移。所有这些实验证据不同程度地说明肿瘤生长依赖于血管形成。

(一)微血管密度与肿瘤的生物学特性

肿瘤组织中微血管密度的测定有助于肿瘤的诊断及预后判断。如乳腺肿瘤微血管密度与其转移能力呈正相关。对于淋巴结阴性的乳腺癌患者，多因素分析表明，微血管密度相对于肿瘤的分级、肿瘤大小、雌激素受体阳性或其他标志物来说，是判断乳腺癌转移潜能的一个更好的指标。此外，其他多种肿瘤微血管密度也与转移、复发、预后密切相关，如头颈部鳞癌、黑色素瘤、前列腺癌、卵巢癌、膀胱癌、脑瘤、非小细胞肺癌、直肠癌、骨髓瘤等。值得注意的是，新生血管的存在并不能用于良、恶性肿瘤的鉴别，如肾上腺腺瘤属良性肿瘤，但却富含血管。

(二)肿瘤血管生成过程及调节

现在已经明确肿瘤血管的发生是通过宿主原有血管的出芽而实现的。首先是宿主原有血管的基底膜降解，在肿瘤细胞所产生的血管生成因子作用下，内皮细胞向肿瘤方向运动，形成毛细血管芽，随着内皮细胞的不断增殖，毛细血管芽不断延伸，而后血管腔形成，两个开通的毛细血管汇合形成血管襻，并在新生的未成熟的血管周围沉积基底膜成分，继之有血管周围细胞围绕，形成成熟的毛细血管。因此，新生血管的形成过程是一个多步骤的序贯过程。

通常情况下，内皮细胞处于休眠状态，是体内极度静止的细胞。内皮细胞的更新需要数百天，而骨髓细胞的更新平均只需 5 天，分裂速率每小时约 6 109 细胞。肿瘤血管生成中，微血管内皮细胞的增殖速度与骨髓细胞相同，其生物化学机制涉及血管生成因子和血管生成抑制因子之间的调节平衡。目前已分离纯化了 20 多种血管生成因子和相关因子，以及至少 15 种血管生成抑制因子。血管生成因子包括血管内皮细胞生长因子（VPF/VEGF）、酸性及碱性成纤维细胞生长因子（aFGF,bFGF）、血管生成素、胎盘生长因子（PIGF）、表皮生长因子（EGF）、白细胞介素-8（IL-8）、TNF-α 等。其中对 VEGF 与 bFGF 的研究最为深入。VEGF 具有增加微血管的通透性、促进不同来源的内皮细胞分裂增殖和血管构建、促使内皮细胞的迁移等多种作用，是已知的最强的血管通透剂。VEGF 选择性作用于血管内皮细胞膜上的 2 种Ⅲ型酪氨酸激酶受体 flt-1 和 KDR，通过磷酸肌醇特异性磷脂酶 C 使细胞内 IP3 浓度升高而发挥作用。bFGF 是血管内皮细胞很强的促分裂剂及趋化因子，可由许多肿瘤和正常组织产生。这类血管生成刺激因子与肝素和糖胺多糖有高亲和性。有报道认为它是在 ECM 降解过程中被释放出来的，通过与细胞表面受体结合发挥促进 DNA 合成、细胞分裂和蛋白质合成等生物效应。

血管生成抑制因子主要包括血小板第 4 因子、鱼精蛋白、凝血栓蛋白和 γ-干扰素等。其中 PF4 与凝血栓蛋白均为血小板 α 颗粒释放产生，体外实验中可明显抑制血管的生成。鱼精蛋白是相对分子质量为 43 000 的聚阳离子蛋白，可抑制兔 V_2 肿瘤细胞所引起的血管生长，在许多动物肿瘤模型中可抑制肿瘤的生长和转移。γ-干扰素可抑制血管生长，对 bFGF 的产生也有抑制作用，并能抑制 IL-2 所引起的血管内皮细胞增殖。其他因子，如 ECM 的某些成分、抗生素和维生素亦具有血管生成抑制作用。

总之，血管新生是血管生长因子和血管生长抑制因子均衡作用的结果。肿瘤血管生成及其调节的相关研究可能有助于寻找肿瘤治疗的新途径和新靶点。

三、肿瘤转移的血管依赖性

任何原发性肿瘤和继发性肿瘤直径超过 3 mm 都必须有血管长入。这种血管的生成依赖于肿瘤细胞遗传特性的改变,从而使其产生血管生成因子或间接地通过肿瘤内浸润的炎症细胞或肿瘤间质细胞产生血管生成因子。同样,血管生成抑制因子能阻碍肿瘤的生长,并可能在原发性和转移性肿瘤的治疗上发挥作用。肿瘤新生毛细血管基底膜往往存在缺陷,对肿瘤转移的发生具有重要意义。

就转移而言,肿瘤细胞必须成功地逾越一系列屏障,并对一些生长因子和细胞因子起反应。在许多原发肿瘤中,仅有 1 103 或 1 104 个细胞具有这种能力。转移时,肿瘤细胞需逃避免疫监视,从原发灶进入血管,在循环系统中存活,定位于靶器官的微血管并进入靶器官,诱发转移灶血管生成。血管形成是转移过程自始至终所必需的。在实验动物原发肿瘤血管化之前,循环中肿瘤细胞极少,仅在血管化后它才持续出现在循环中,从原发灶进入的细胞数与肿瘤血管密度及所观察到的肺转移灶数天相关。大量的血管不仅增加了肿瘤细胞进入循环的机会;同时,新生血管的基底膜呈碎片状,易于渗漏,较成熟血管更易被肿瘤细胞穿透而发生转移。

此外,新生毛细血管芽顶部的内皮细胞分泌胶原酶和血浆纤溶酶原激活物,能促使内皮细胞的趋化性,与肿瘤细胞脱落进入血管、向邻近纤维蛋白和结缔组织基质扩散有关。研究也发现,肿瘤细胞还可侵入邻近与毛细血管伴行的淋巴管,或通过淋巴静脉连接,从血流进入淋巴管而促进其转移。

四、肿瘤血管生成的启动与调控

Folkman 等分别观察了三种不同的转基因小鼠模型在肿瘤形成过程中启动血管生成的模式和发生机制。如小鼠鳞状细胞癌发生模型,增生期真皮下有少量血管生成,异型增生期血管生成明显增多,丰富的毛细血管排列于基底膜下;至侵袭性鳞癌期,肿瘤细胞央破基底膜向深层侵袭,呈高度血管化。类似现象也见于胰岛细胞癌和纤维肉瘤模型。Folkman 等认为,血管生成在肿瘤形成时就已启动,并与组织高度增生到肿瘤的转移有关。最近,我们在用化学物质(MNNG)诱发的大鼠胃癌模型上同样观察到,胃黏膜腺体处于增生期时,血管生成很少;当发展至异型增生阶段,尤其是中、重度异型增生或黏膜内癌时,血管生成明显增多,血管增生明显处可见血管穿透黏膜肌,肿瘤细胞沿血管浸润,成为肿瘤组织向黏膜下浸润的突破口;至浸润性癌时,浸润前缘周围血管异常丰富。上述现象在人子宫颈癌、乳腺导管癌和胃癌活检组织中也得到证实。综上所述,肿瘤血管生成在肿瘤发生早期即已启动,是肿瘤表型的一种独特和必需的成分,此阶段的血管生成可影响实体肿瘤的发展速度;在终末期肿瘤中,广泛的血管化及不断的血管生成更为明显。因此,血管生成自始至终伴随肿瘤的生长和转移。然而,肿瘤血管生成是一个极其复杂的过程,包括选择性降解血管基底膜和周围的细胞外间质、内皮细胞分裂、游走和增生,这些过程受血管生成诱导剂和抑制剂调节。影响血管生成的因子源于肿瘤细胞及巨噬细胞和成纤维细胞等浸润细胞,它们的分泌产物激活巨噬细胞,能影响各个阶段的血管生成。巨噬细胞激活过程有些是缺氧所介导的。大量巨噬细胞出现在一系列血管生成相关的病理状态,如在肿瘤生长的初期会出现大量的巨噬细胞,肿瘤相关的巨噬细胞能引起肿瘤血管生成明显增加,并与疾病的预后直接相关。

肿瘤细胞或其宿主间质的免疫细胞,如巨噬细胞和成纤维细胞能产生多种肿瘤血管生成因子(TAF)其中血管内皮生长因子(VEGF)的作用最为重要。VEGF 是已知最强烈的直接激活血管生成蛋白质,是可溶性血管内皮细胞促有丝分裂素和血管形成因子,并能增加血管通透性。它与内皮细胞上的酪氨酸激酶受体 Flt 和 KDR 结合而起作用。肿瘤源性 VEGF 在血管生成的旁分泌刺激中起重要作用,也对肿瘤细胞的自分泌刺激起作用,尤其是对缺氧发生反应。缺氧通过上调 VEGF 的内皮细胞受体 KDR 而刺激血管生成。VEGF 的表达受 ras 基因和 P53 基因调节、ras 基因上调 VEGF 的表达,而野生型 P53 基因则减少 VEGF 的表达。过度的 VEGF 表达使血管生成急剧增加,导致肿瘤扩展,其具有重要的肿瘤生物学意义。

内源性血管生成抑制剂,包括血小板反应蛋白(TSP-1)、干扰素 α/β、血小板因子-4(PF-4)、血管抑制素及内皮抑制素等数十种,其中新近发现的血管抑制素、内皮抑制素尤为值得关注。血管抑制素是一个相对分子质量 38 000 的纤维蛋白溶酶原片段,能抑制内皮细胞增殖、血管生成和肿瘤生长。血管抑制素通过阻断裂解纤溶酶原的酶催化位点,阻止调节血管生成的基质重塑。选择性阻断内皮细胞对血管生成刺激的反应使微转移蛰伏。在小鼠肿瘤模型中,全身注射血管抑制素后能诱发乳腺、结肠和前列腺等肿瘤的退化。

内皮抑制素是胶原蛋白ⅩⅧ的 C 末端片段,首先从鼠血管内皮细胞瘤细胞株中分离获得。它能阻断胶原酶,阻碍基质重塑,尤其能抑制内皮细胞增殖,其作用类似于血管抑制素。重组内皮抑制素能抑制血管生成、转移灶的生长和原发肿瘤的发展。经内皮抑制素处理的肿瘤与未经处理者的增殖速率相似,但前者的程序性细胞死亡率较后者高 7 倍之多。

最近有学者提出假说:肿瘤血管生成抑制剂与诱导型之间存在的精细平衡,决定着肿瘤血管生成的启动。缺乏血管生成诱导剂,或虽有血管生成诱导剂但抑制剂水平更高时,血管生成处于关闭状态;而抑制剂浓度下降如抑癌基因失活使 TSP1 浓度下降。或诱导剂水平升高,如缺氧使 VEGF 上调等都可使血管生成启动,促进新血管生成肿瘤得以发展。利用外源性血管抑制剂可以逆转这一平衡,因而可以抑制肿瘤的发生与发展。

五、研究肿瘤血管生成的临床意义

研究血管生成的临床意义可以概括为三个方面:①通过注射血管生成肽刺激新血管生成,以加速伤口和消化性溃疡的愈合;②通过对肿瘤血管化程度的定量和肿瘤患者血管生成肽的测定,进行辅助诊断和判断预后;③抑制血管形成而治疗肿瘤。对肿瘤患者,后两方面更具有实用意义。

(一)诊断和预后判断中的应用

有关肿瘤的血管化程度与转移危险性、治愈率及生存率关系的临床研究日益增多。Weidner 等证实,在淋巴结阴性的乳腺癌中,肿瘤内 MVC(平均血管计数)与治愈率及生存率相关;多因素分析发现,在乳腺癌众多预后因子中,MVC 和肿瘤大小是最能反映总体生存率的独立预后因素。Frank 等对淋巴结阴性的结肠癌研究后得出,血管数量(AS)与生存率和复发率之间存在以下关系:

P(生存率)=e2.629 0−0.097 6 • AS/e2.629 0−0.097 6 • AS

P(复发率)=e−3.552 7+0.085 56 • AS/e−3.552 7+0.085 56 • AS

在胃癌研究中发现,胃癌的生存率与血管数之间关系为:

P(生存率)=e1.623 1−0.103 6 • AS/1+e1.623 1−0.103 6 • AS

相关研究几乎涉及所有的实体性肿瘤中高血管密度与转移的发生及不良预后相关。因而在肿瘤确诊时,明确肿瘤血管生成的程度可能有助于预期术后转移和复发的危险。

对肿瘤患者血和尿中血管生成肽的测定发现,多数患者的血管生成肽,如 bFGF、VEGF 及 IL-2 等均异常升高,而在肿瘤切除后降低,至复发时又异常升高。因此,监测血管生成肽水平的变化也可以用于指导治疗和判断疗效。

(二)抑制血管生成的治疗

根据肿瘤血管生成时肿瘤细胞与内皮细胞之间的关系,抗血管生成治疗可直接抑制内皮细胞增殖,或间接改变控制血管生成的细胞因子微环境。作为肿瘤两部分的肿瘤细胞和内皮细胞产生的生长因子,其相互之间有旁分泌作用,能抑制血管内皮细胞的生长,减少肿瘤物质的产生,抑制肿瘤的扩展。肿瘤血管生成不足可致使肿瘤细胞程序性死亡。微转移灶休眠即是程序性细胞死亡率和细胞增殖率相等的状态,结果并无净转移生长出现。抗血管治疗通过增加转移灶内的程序性细胞死亡率促进和保持永久性休眠。可通过以下四种途径抑制肿瘤血管的生成。

(1)抑制肿瘤血管生成因子的分泌。

(2)封闭肿瘤血管生成因子的活性。

(3)抑制肿瘤血管生成因子诱导的血管内皮细胞的有丝分裂。

(4)阻止血管长入肿瘤组织,研究表明,无论通过上述何种机制均可抑制肿瘤的血管生成,同时达到抑制肿瘤增生长的目的。

1988 年抗血管生成治疗始用于人,现已有十余种血管生成抑制剂用于Ⅰ期、Ⅱ期和Ⅲ期临床试验,其中 9 种用于肿瘤治疗,包括血小板因子-4、干扰素-α、CAI、金属蛋白质酶抑制物 BB94、硫酸肽多糖 DS4152、CM10I、Thalidomide、Marimastat 和 TNP-470,确切疗效尚待报道。在动物实验中,抗血管生成剂与细胞毒药物同时使用能收到更好的效果。如在实验性 Lewis 肺癌,细胞毒治疗和抗血管生成治疗相互结合,能使肿瘤得以治愈。此外,TNP-470 能明显降低肿瘤床内皮细胞 DNA 的合成,而 MMC 和顺铂等细胞毒药物则无此作用。因此,有必要在临床试验中进一步研究细胞毒药物和抗血管生成剂的联合应用。

抗血管生成治疗在实际应用时,应掌握以下原则:在常规治疗开始时,抗血管生成治疗应作为化疗、放疗或手术治疗的辅助部分。常规治疗完成后,抗血管生成治疗应持续数月至数年,以使转移灶的肿瘤细胞处于蛰伏状态。血管生成抑制剂通常能够抑制内皮细胞增殖和迁徙、下调新血管生成,并不具有对内皮细胞的细胞毒作用。因而,较之肿瘤细胞的死亡、血管的退化是一个更为缓慢的过程,这也正是需要长期抗血管生成治疗的原因所在。

(田　涛)

第三节　针对肿瘤基因的靶向治疗

所谓肿瘤的基因治疗就是用基因转移技术将正常或野生型等外源基因导入宿主细胞,直接修复或纠正肿瘤相关基因的结构与功能缺陷,或者通过增强宿主的免疫防御功能杀伤肿瘤细胞。在肿瘤的基因治疗成为一种普遍的医疗手段之前必须有两个前提条件:一个是需要有清晰定义的靶组织,通常用肿瘤细胞作为进行基因治疗的细胞,靶组织的选择还必须考虑基因传递的效率、表达蛋白变性、机体免疫状态、可行性等因素;另一个是要往靶组织内传递多少治疗基因,传递基因的多少直接关系到实验的成败。

一、抑癌基因治疗

抑癌基因又称抗癌基因、隐形易感基因、隐形癌基因,指正常细胞内存在的、能抑制细胞转化和肿瘤发生的一类基因群。研究表明几乎一半人类肿瘤都存在抑癌基因的失活,可见抑癌基因失活与肿瘤生长有着密切的关系,因此可将正常的抑癌基因导入肿瘤细胞,去补偿和代替突变或缺失的抑癌基因、逆转肿瘤细胞的表型、抑制癌细胞的增殖、诱导细胞凋亡,以达到治疗的目的。抑癌基因主要包括$p53$、$p63$、$p73$、$p16$、$pTEN$、Rb等。

野生型$p53$基因是目前研究最多的抑癌基因,具有强大的抑癌作用。有实验证明,直接在瘤体内注射携带野生型$p53$基因的重组腺病毒治疗头颈部鳞癌和非小细胞肺癌,结果肿瘤组织可表达$p53$基因,肿瘤坏死并凋亡。如果$p53$基因突变,则突变$p53$对$mdr1$基因启动子有激活作用,造成$mdr1$的表达增强,从而增强肿瘤细胞多药耐药性,阻碍肿瘤治疗。但有些特殊的突变型$p53$基因能抑制癌细胞的恶性转化,其蛋白产物也能抑制野生型$p53$基因的负性调节作用。Vinyals等在将野生型$p53$引入$p53$突变的乳癌细胞系MDAMB68时发现,大部分细胞早期发生凋亡,有少数细胞生存并形成克隆。Swisher在开展肺癌$p53$基因治疗的Ⅱ期临床实验表明,$p53$基因的突变会增加肿瘤对放射治疗的抵抗力,腺病毒介导的$p53$基因转染会增强肿瘤的放射敏感性。Roth等开展的直接瘤体注射携带野生型$p53$基因的重组腺病毒治疗头颈部鳞癌及NSCLC患者的Ⅰ型临床研究的治疗结果表明:腺病毒成功地介导$p53$基因在肿瘤原位转染,绝大多数肿瘤组织可持续表达$p53$基因,瘤体内出现坏死和凋亡,患者对于该疗法完全耐受,并有一定的疗效。2004年1月,深圳赛百诺基因技术有限公司将世界上第一个基因治疗产品——重组人$p53$腺病毒注射液正式推向市场,这是全球基因治疗产业化发展的里程碑。

此外,比较常见的抑癌基因还有:在结构上与$p53$基因具有相似性的$p63$基因,主要表达于鳞状上皮源性的恶性肿瘤,高表达的$p63$基因可抑制头颈部恶性肿瘤细胞的分化;$p73$基因是1997年由Kagh发现,它在结构与功能上也与$p53$基因具有相似性。目前对$p73$基因的研究处于初级阶段,有较大争议比如在喉鳞癌的研究中,提示$p73$基因并非喉癌癌变过程中的靶基因,而在鼻咽癌研究中提示其过度表达与喉鳞癌的进展、恶性程度及侵蚀性有关;日本学者用携带野生型$p16$基因的复制缺陷型腺病毒(ACA-bp16)转染$p16$基因缺失的人胶质瘤细胞株U25MG,发现可显著抑制其在体内外生长;Sakura等进行了$pTEN$基因治疗子宫内膜癌的实验研究,用$pTEN$重组腺病毒载体转染子宫内膜癌细胞,体外实验显示细胞生长被抑制、凋亡增强,在动物体内成瘤性被抑制;Madreperla等以反转录病毒为载体,将Rb基因导入鼠前视网膜母细胞瘤(RB)移植瘤中,肿瘤没有生长迹象。

二、抑制肿瘤血管形成治疗

1971年哈佛大学医学院Folkman教授首先提出恶性肿瘤生长和转移依赖于肿瘤新生血管的观点,即肿瘤的生长必须依赖毛细血管获得足够的营养,进而生长、转移。因此,只要能抑制肿瘤毛细血管的生成就能控制肿瘤的生长,使其萎缩、凋亡、坏死,最后被机体清除抗肿瘤血管生成基因治疗就是向肿瘤或靶细胞周围组织导入血管生成调节因子基因,通过改变肿瘤血管诱导因子和抑制因子之间的平衡来达到治疗肿瘤的目的。抑制血管生长的因子主要有血管内皮抑素、白细胞介素(Interleukin-12)、干扰素(INF)、血管抑制素等。Endostatin能抑制血管内皮细胞的增殖和迁移,促进内皮细胞凋亡进而抑制肿瘤的血管形成。实验证明,血管内皮抑素对动物恶性肿瘤有强烈抑制作用,当给小鼠皮下注射内皮抑素0.3 mg/(kg·d)时,小鼠 lewis 肺癌的转移几乎完全被抑制。在白血病动物模型中,内皮抑素对髓性白血病同样有抑制作用。组织病理检查显示,内皮抑素治疗 Tnel 纤维肉瘤后缩小的肿瘤部位新生血管明显减少,相关部位的肿瘤细胞大量凋亡。Yabushita 等通过对 57 例 I 期子宫内膜癌患者的肿瘤组织进行分析,发现血管抑素阳性的患者生存期延长,且对子宫内膜癌患者的预后有重要提示作用。Hampl 等构建了编码血管生成抑制因子基因的腺病毒,腹膜内注射治疗经乳腺癌细胞株(TA3)、卵巢癌细胞株(Skov-3和 Es-2)诱导有腹膜癌转移的裸鼠,结果发现肿瘤血管形成减少,肿瘤缩小。与其他药物合用或与放疗、化疗联合使用时效果更加显著。

三、肿瘤免疫基因治疗

免疫基因治疗法是指利用基因进行免疫治疗,包括细胞因子基因治疗、制备 DNA 疫苗等。由于在肿瘤形成过程中机体免疫系统存在对瘤细胞的免疫耐受现象,而这种现象可能是由于肿瘤细胞本身的免疫性不强(如 MHC 表达不足),也可能是由于抗原呈递细胞(APC)不能提供足够的刺激信号(B7),或者是机体免疫分子分泌不足等原因。

Yoshida 等构建了携带人干扰素-β(IFN-β)基因的腺相关病毒载体,干扰人胶质瘤细胞后可诱导瘤细胞凋亡和坏死,将此载体注入荷瘤鼠组织后可诱导肿瘤细胞产生热休克蛋白,抑制肿瘤生长,动物生存期显著延长。Gansbacher 等人将克隆IL-2CD-NA基因的病毒载体转染小鼠肿瘤细胞,输入小鼠体内后,这些肿瘤细胞除了自身失去体内成瘤能力,还抑制了体内野生型肿瘤细胞的生长。Han SK 等用反转录病毒作为载体,将人 TNF-a cDNA 传染给人肺癌细胞株,再将其经皮注射给裸鼠,发现其明显抑制肿瘤生长。

四、自杀基因治疗

自杀基因治疗的一个显著特点是产生"旁观者效应"(bystander effect,BE),即不仅杀死已经传染的肿瘤细胞,而且可引起临近未转染的肿瘤细胞死亡,其机制是通过细胞间的缝隙连接将毒性代谢产物从转染的肿瘤细胞中转移到相邻的肿瘤细胞或者通过血管凋亡抑制肿瘤生长。研究最多的自杀基因/前要系统是单纯疱疹病毒胸苷激酶(HSV-TK)/丙氧鸟苷(GCV)。HSV-TK能催化 GCV 磷酸化,其磷酸化产物能阻止 DNA 合成,对分离期瘤细胞产生杀伤作用。Hayashi 等以反转录病毒作为载体将 HSV-TK 基因导入 Y79RB 细胞,体外实验观察到,Y79-TK细胞对 GCV 的敏感性较亲代提高,同时观察到了旁观者效应的存在;体内实验时,HSV-TK/GCV 系统基因治疗组裸鼠皮下接种部位无肿瘤生长。Burrows 等将 HSV-TK 基因导入人和鼠的神经胶质细胞株,给予 GCV 后,发现二者均有较强的旁杀伤效应,当培养液中仅5%的肿瘤细胞转染时,却有90%以上的肿瘤细胞死亡。

另外,有的学者提出了一种远程旁观者效应的说法。Pierrefite 等用大肠埃希菌胞嘧啶氨酶(cytosine deaminase,CD)基因修饰的肿瘤细胞给小鼠结肠癌转移模型予皮下及肝内注射,再予咪康唑加氟胞嘧啶(5-Fc)治疗,发现70%的肿瘤细胞消亡,且阻止了肿瘤的扩散,提出了"自杀细胞疫苗"的概念,尤其是皮下注射了自杀细胞疫苗后结肠癌细胞消退及扩散的停止,支持了"远程旁观者效应"。

五、存在的问题及展望

　　肿瘤基因治疗目前还处于发展早期,虽然在动物实验及临床Ⅰ、Ⅱ期实验中取得了较好的效果,但许多理想结果尚不能在人体上完全实现,其在临床实践中还面临许多困难。例如,怎样将治疗载体高效地转移到人体内、怎样确保载体的安全性、怎样更有效地减轻人体对重组载体的免疫作用、怎样选择更有效的目的基因及怎样有效地将基因治疗与其他治疗方法联合应用等,都是目前基因治疗实践中所遇到的难题。

　　肿瘤的基因治疗今后努力的方向有以下几方面:进一步认清机体抗肿瘤机制,寻找新的治疗途径;发现更有效的载体,进一步提高目的基因的表达效率;多基因联合治疗,可克服单基因治疗时局部浓度不高,作用时间不长等缺点。

(田　涛)

第六章　肿瘤的介入治疗

第一节　概　　述

一、概念

介入放射学(interventional radiology,IVR)是在医学影像设备的引导下,以影像诊断学和临床诊断学为基础,结合临床治疗学原理,利用导管、导丝等器材对各种疾病进行诊断及治疗的一门学科。即在 X 线、超声、CT、MRI 等成像技术的引导下,通过经皮穿刺途径或人体生理腔道,将探针、导管或其他器械置于病变部位进行诊断和治疗。

介入放射学技术依据操作途径可分为血管性和非血管性介入技术;依据临床应用可分为肿瘤介入放射学、心血管介入放射学、神经介入放射学等。肿瘤介入治疗以其微创、高效、安全、可重复性强等优点为肿瘤治疗提供了一条新途径。在肿瘤的介入治疗中涉及了介入放射学的多项技术,包括经皮穿刺活检、经皮引流术、经导管灌注治疗、经导管栓塞治疗、管腔成形术等。

二、肿瘤介入治疗的发展简史

肿瘤的介入治疗是伴随着介入放射学的兴起而产生和发展的一门新兴的医学学科。它不仅是临床介入放射学中的一个重要组成部分,也是肿瘤治疗领域中最富活力和具有前途的分支学科之一。早在1886 年 Menetrier 对肺部肿块做肺穿刺,以求诊断肺癌,但是由于穿刺针粗、无影像学设备引导、细胞检查技术尚未发展等原因,结果成功率低、并发症率高。直至 20 世纪 50 年代后期,在 X 线、CT、MRI 等影像设备的精确导向下,穿刺活检的准确率可达 85%~95%,由于其安全、可靠、并发症少,已在临床中广泛应用。1953 年,瑞典放射学家 Seldinger 创立的经皮血管穿刺技术奠定了现代介入放射学的基础。1971 年,Ansfield 报道了经肝动脉灌注氟尿嘧啶治疗肝癌;到 20 世纪 70 年代中后期,已有肝脏、肾脏等脏器恶性肿瘤化疗栓塞的报道;1979 年,日本介入放射学家 Nakakuma 等把碘油与抗癌药混合后注入肝癌供血动脉,再用吸收性明胶海绵栓塞肝动脉,使肝癌的介入治疗取得了突破性进展,已被医学界公认为是不能切除的肝癌和肝癌术后复发的首选治疗方法。腔内支架置入术是 20 世纪 90 年代肿瘤介入放射学发展的另一个重要内容。胆道、食管、胃肠道、气管等恶性肿瘤腔内支架置入术已成功应用并缓解晚期肿瘤患者梗阻和压迫所引起的并发症。经过二十多年的发展,目前国内外已研制出包括功能性支架在内的各种管腔内支架。射频消融、聚焦超声、微波、激光、冷冻消融、放射性粒子组织间近距离治疗等肿瘤介入治疗技术作为肿瘤综合治疗的一部分也广泛应用于临床。

我国自 20 世纪 70 年代末期开展的介入放射学就是以肿瘤的介入治疗为开端而起步的。30 余年来,肿瘤的介入治疗取得了令人瞩目的发展和进步,治疗技术和方法不断改进完善,治疗范围不断扩展延伸,疗效水平不断提高。目前,肿瘤的介入治疗已逐步具备了较为完整的理论体系,形成了独具特色的学科特点,它因其创伤性小而效果显著得到了医学界和患者的普遍认可。

（王　蔚）

第二节　肿瘤的血管性介入治疗技术

肿瘤血管性介入治疗是在诊断性血管造影的基础上,通过导管向病灶供血血管内注射药物或栓塞剂,以达到治疗肿瘤目的的方法,其技术包括经导管动脉灌注化疗术及经导管动脉化疗栓塞术。

一、介入的基础

(一)肿瘤血管性介入治疗原理

肿瘤生长很大程度上依赖血液供应营养,阻断肿瘤供血血管可明显抑制肿瘤生长、扩散。肿瘤的血管性介入治疗是在局麻下经皮穿刺,置导管于动脉腔内,在影像设备引导下,通过血管造影,高度精确确定肿瘤供血动脉后,将导管选择或超选择性置入各种实体肿瘤供血动脉,再将抗癌药物和/或栓塞剂的混合物直接注入肿瘤。众多的国内外实验研究和临床疗效观察显示,动脉介入灌注化疗或动脉栓塞可使肿瘤局部药物浓度大大提高,同时阻断血液供应,近远期疗效显著、全身不良反应小、安全系数高。

(二)肿瘤血管性介入治疗所需器械

1.穿刺针

穿刺针为肿瘤血管性介入治疗最基本的器材。穿刺针的主要目的在于建立通道,再通过导丝导入各种导管进行下一步操作,或直接经建立的通道注入药物等。穿刺针一般由锐利的针芯和外套管构成,而单纯用于血管穿刺的穿刺针一般为中空穿刺针。穿刺针的针长 2.5~7.0 cm,其外径是用 G(Gauge)表示,一般18~22 G等,数值越大,穿刺针越细(表 6-1)。

表 6-1　常用穿刺针针径

针径(G)	外径(mm)	内径(mm)
14	2.1	1.6
16	1.6	1.4
18	1.2	1.0
19	1.0	0.8

续表

针径(G)	外径(mm)	内径(mm)
20	0.9	0.7
21	0.8	0.6
22	0.7	0.5
23	0.6	0.3
25	0.5	0.25

2.导管

介入放射学的主要器材,根据使用目的可分为造影导管、引流导管、球囊扩张导管等,分别用于造影、栓塞、引流、扩张狭窄管腔之用。导管由于使用部位和用途的不同,因而长短、粗细、形状均不同。一般导管直径用 F(French,1 French=0.333 mm)表示。

3.导丝

可利用其交换送入导管,或利用导丝导向性能,将导管选择性或超选择性导入靶血管的重要器材。导丝头端分为直形、J 形等多种。根据使用物理特性不同可以分为超滑导丝、超硬导丝、超长的交换导丝、微导丝等。导丝的直径用英寸或毫米表示。

4.导管鞘

为了避免导管反复出入组织或管壁对局部造成损伤,尤其在血管操作时避免损伤血管壁而使用的一种器材。它由带反流阀的导管鞘、扩张器和引导导丝组成,用硅胶制成的反流阀在防止血液外溢同时,可以反复通过相应口径的导管,而血管壁不会受损。导管鞘的外套管的直径用 F 表示。

5.数字减影血管造影装置

即将血管造影的影像通过数字化处理,把不需要的组织影像删除掉,只保留血管影像,这种技术叫作数字减影血管造影技术(digital subtraction angiography,DSA),其特点是图像清晰,分辨率高,为观察肿瘤血供情况及介入治疗提供了近似真实的图像,为各种介入治疗提供了必备条件。Nudelman 于 1977 年获得第一张 DSA 的图像,目前,在血管造影中这种技术应用已很普遍(图 6-1)。

图 6-1　肿瘤血管性介入治疗基本器材及设备

(三)Seldinger 穿刺法

Seldinger 穿刺法为介入操作的基本穿刺法,是 1953 年瑞典放射学家 Seldinger 首先采用的经皮穿刺血管插管技术,取代了以前直接穿刺血管造影或切开暴露血管插管造影的方法。该穿刺插管方法操作简便、安全、并发症少,很快得到广泛应用并沿用至今。操作时用尖刀片在穿刺处沿皮纹方向挑开皮肤2 mm,皮肤开口应位于血管的正前方血管穿刺点的下 1~2 cm 处,以便斜行穿入动脉,使以后的操作均在与血管同一斜面上进行。穿刺针穿刺时的斜面应始终向上,有利于导丝推进。用带针芯的穿刺针以30°~40°角经皮向血管快速穿刺,穿透血管前后壁,退出针芯,缓缓向外退针,至见血液从针尾射出,即引入导丝,退出穿刺针,通过导丝引入导管鞘,即可进行有关插管操作(图 6-2)。

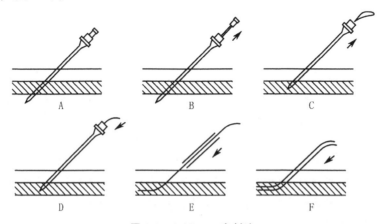

图 6-2　Seldinger 穿刺法

A:带针芯的穿刺针穿透血管前、后壁;B:退出针芯;C:后退穿刺针管至血喷出;D:引入导丝;E:退出穿刺针留下导丝后插入导管;F:导管顺导丝进入血管,退出导丝,留下导管

二、介入诊疗的方法

(一)经导管动脉灌注化疗术

经导管动脉灌注化疗术(transcatheter arterial infusion,TAI)即通过介入放射学方法,建立由体表到达靶动脉的通道(导管),再由该通道注入化疗药物达到局部治疗肿瘤的一种方法。

1.术前准备

术前准备包括穿刺针、导丝、导管鞘、导管等常规器材,及同轴导管系统、球囊阻塞导管、灌注导丝、灌注导管、全植入式导管药盒系统、药物注射泵等特殊器材。动脉内灌注常用的化疗药物根据肿瘤病种不同而异。

2.临床应用

TAI 目前在临床上常用于治疗肝癌、肺癌、盆腔肿瘤等恶性实体瘤。在行 TAI 时,先常规进行选择性动脉造影,了解病变的性质、大小、血供情况,必要时进行超选择性插管进行 TAI 治疗。TAI 的入路主要有股动脉、腋动脉及锁骨下动脉等。经股动脉插管操作方便,成功率高,主要用于短期的 TAI;经腋及锁骨下动脉穿刺难度大,技术要求高,但不影响行走,故可保留导管用于长期持续或间断性 TAI。

3.并发症

该法操作简单,对患者损伤小,术后恢复快,并发症较少。主要并发症包括以下几种。

（1）消化道反应：大剂量的化疗药物进入胃肠道动脉后可能造成胃肠道反应,主要为消化道黏膜苍白、水肿或点状糜烂,造成胃肠道出血、腹泻和呕吐等。

（2）骨髓抑制：抗癌药物大多数都有不同程度的骨髓抑制作用,受影响最大的是白细胞,以粒细胞减少较为严重。

（3）肝脏毒性：许多抗癌药物对肝脏有一定程度的损害作用,尤其是在肝脏本身疾病和有潜在疾病如原发性肝性肝癌、病毒性肝炎、肝硬化等情况下更容易发生肝脏毒性反应。

（4）肾脏毒性：临床上常用的化疗药如顺铂（DDP）、丝裂霉素（MMC）、亚硝尿素、甲氨蝶呤和链佐星等都可以发生肾脏毒性作用,其中 DDP 最容易出现。

（5）心脏毒性：对心脏有毒性的抗癌药物主要是蒽环类抗癌抗生素 ADM,它可以引起急性、亚急性和慢性心脏毒性。其他如大剂量的环磷酰胺和 5-FU 等也可引起心肌损伤、心绞痛和心电图异常。

4.疗效评价

动脉内药物灌注术使药物能高浓度进入病变区,从而提高对局灶性病变的治疗效果,减少药物的毒副作用。在治疗恶性肿瘤方面,对供血丰富肿瘤的疗效明显优于少血性肿瘤,但后者仍可延缓肿瘤生长速度和减少疼痛症状,提高患者的生存质量。支气管动脉灌注化疗治疗肺癌近期疗效显著,有效率为80%～97%。从组织学类型而言,小细胞未分化癌疗效最好,其次为鳞癌、腺癌。现认为,中央型、支气管动脉供血丰富的肿瘤疗效优于周围型、支气管动脉供血欠丰富的肿瘤。灌注且能行动脉栓塞,疗效可提高。合并放疗、经皮穿刺药物或无水乙醇注射、肺动脉灌注化疗等也可提高疗效。术前行灌注化疗有利于提高手术切除的疗效。

（二）经导管动脉化疗栓塞术

经导管动脉化疗栓塞术（transcatheter arterial chemoembolization,TACE）指经导管向肿瘤供血血管内注入化疗药物及栓塞剂,即在阻断肿瘤血供的同时发挥化疗药物的作用,从而达到治疗肿瘤的目的。

1.栓塞剂

理想的栓塞剂应具备的条件：无毒、无抗原性、生物相容性好、易获取、易消毒、不透 X 线、易经导管注入等。栓塞剂种类较多,按物理性状分固体性、液体性；按栓塞血管部位分为外围性（末梢栓塞剂）和中央性（近端栓塞剂）；按能否被机体吸收,分为可吸收性和不可吸收性；按栓塞血管时间的长短,分为长期（1 个月以上）、中期（48 小时至 1 个月）、短期（48 小时以内）。目前肿瘤介入临床治疗常用的有以下几种栓塞剂。

（1）碘化油：属于末梢栓塞剂,对肿瘤有趋向性（可能与肿瘤血管的虹吸作用、缺乏清除碘油的单核细胞或淋巴系统有关）,长时间栓塞 50 μm 以上的肿瘤血管,而在正常肝组织内易于清除,也可作为化疗药物载体和示踪剂,主要用于肝癌的栓塞治疗。

（2）吸收性明胶海绵：是一种无毒、无抗原性的蛋白胶类物质,是目前肿瘤介入应用最广的栓塞剂。按需剪成条状或颗粒状,可机械性阻塞血管,并可造成继发性血栓形成,栓塞血管时间为2～4 周。

（3）其他：聚乙烯醇（polyvinyl alcohol,PVA 颗粒）、含化疗药或放射性物质的微囊或微球主要用于肿瘤的化学性、放射性栓塞治疗。另外,不锈钢圈、白及、无水乙醇等都属于永久性栓塞剂,均可用于肿瘤栓塞治疗。

2.临床应用

(1)手术前辅助性栓塞:适应于富血供肿瘤如脑膜瘤、鼻咽血管纤维瘤、富血供肾癌和盆腔肿瘤等。有利于减少术中出血、肿块完整切除及避免或减少术中转移。

(2)姑息性栓塞治疗:适于不能手术切除的恶性富血供肿瘤,可改善患者生存质量及延长患者生存期。部分肿瘤行栓塞术后,病情改善,肿块缩小,再行二期手术切除。

(3)相对根治性栓塞治疗:适于少数良性富血供肿瘤如子宫肌瘤、肝血管瘤和极少数恶性肿瘤。肝癌化疗性栓塞的临床效果可与手术切除效果媲美,且微创,适应证广。

3.并发症

(1)组织缺血:其发生和血流动力学的变化,以及选择栓塞材料不合适有关。例如,如果门静脉阻塞和肝硬化门脉高压时门静脉血流减少,栓塞肝动脉可导致肝梗死,甚至肝功能衰竭。

(2)意外栓塞:主要发生于插管不到位,栓塞剂的选择和释放不适当,操作者经验不足等情况。其严重程度视误栓的程度和具体器官而定。可发生神经、肺、胆管、胃肠道、脾、肢体末端、皮肤等的梗死,严重者可致残或致死。

(3)脊髓损伤:虽然罕见,但它是栓塞后的最严重的并发症之一。如肺癌行选择性支气管动脉灌注化疗和栓塞术时误栓脊髓动脉。

(4)栓塞后综合征:与肿瘤及组织缺血坏死有关,可发生在大多数栓塞术后的病例。表现为恶心、呕吐、疼痛、发热、反射性肠郁张或麻痹性肠梗阻等症状。对症处理后1周左右逐渐减轻、消失。

4.疗效评价

良、恶性肿瘤手术前行供血动脉栓塞治疗,不仅可以使肿瘤发生缺血萎缩,便于手术中分离切除,而且可以减少术中出血。对于晚期恶性肿瘤行供血动脉栓塞,可以促使肿瘤变性坏死,是姑息性治疗的重要措施。也常常是中晚期恶性肿瘤的唯一治疗手段。恶性肿瘤栓塞后还有提高免疫功能的作用。

(王　蔚)

第三节　肿瘤的非血管性介入治疗技术

非血管性介入放射学是研究在医学影像设备引导下对非心血管部位做介入性诊疗的学科。经皮非血管介入技术对肿瘤的诊断和治疗具有安全、有效、并发症少等优点。

非血管肿瘤介入诊疗技术众多,如穿刺活检、管腔成形术、引流术、造瘘术、肿瘤局部灭活等。管腔成形术包括球囊导管扩张及支架置入,如气管、食管、胆道等恶性狭窄的支架治疗;引流术如肝囊肿、脓肿及恶性梗阻等的引流。肿瘤的局部灭活治疗方法很多,近几年国内外应用超声、CT、MRI引导下经皮穿刺肿瘤的射频、微波、冷凝治疗技术比较热门,利用体外超声聚焦对肿瘤治疗,以及组织间近距离^{125}I粒子内照射也都取得了不错的效果。

一、介入的基础

(一)肿瘤非血管性介入治疗原理

肿瘤非血管介入诊疗是在医学影像设备(如 X 射线、CT、超声、MRI)的导引下,利用各种器械,通过血管以外的途径,如经人体生理腔道或直接穿刺脏器,对诸多良、恶性肿瘤进行诊断和治疗的技术。

(二)肿瘤非血管性介入治疗所需器械

肿瘤非血管性介入所使用的器械较多,各有特色,各个系统有各种不同的引流管及导管,穿刺针也不同,有时也可互相通用,本节就通用的器械进行简述。

1.穿刺针

肿瘤的非血管性介入治疗所用穿刺针的主要目的同样在于建立通道,经建立的通道采集病理组织、抽吸内容物、注入药物等。现用穿刺针均为薄壁的金属针,其长度一般比血管性介入治疗所需穿刺针长,且带有刻度,通常 5～20 cm 不等,针的粗细亦用 G 表示。

2.引流管

引流管根据插入的部位与引流内容不同而外形不同,同一外形也有粗细大小不同,术者可根据情况选用,常用引流管有囊腔引流管、胆道引流管、肾盂引流管等。

3.导丝、导管

凡能用于血管的导丝、导管大都可用于非血管性操作,不再赘述。

4.引导装置

B超、X线透视、CT、MRI、DSA 等影像学设备可以根据病情需要用于非血管介入治疗的过程中,使治疗可视化,大大提高了治疗的成功率。

5.支架

用于对狭窄管腔支撑以达到恢复管腔流通功能之用。狭义的支架,仅指金属支架,广义上可以分为内涵管和金属支架。金属支架根据其扩张的特性可分为自膨式和球囊扩张式两种。

二、介入诊疗的方法

(一)经皮穿刺活检

恶性肿瘤是严重危害人类健康及生命的疾病,近年来发病率逐渐上升,且发病年龄逐渐下降,早期发现、正确的诊断、及时的治疗对预后有重要的影响。其中病理诊断对治疗方案的选择起着关键作用。经皮穿刺活检(percutaneous needle biopsy,PNB)是获取病理诊断的主要途径。使用穿刺针经皮直接穿刺身体各部位病变区,利用针头特殊装置取出病变的活检标本。也可用细针直接抽吸病变的组织碎块,再做活检。

1.活检穿刺针的种类

目前活检针种类很多,但大致可分为 3 种。①抽吸针:针的口径较细,对组织损伤小,只能获得细胞学标本,如千叶(Chiba)针。②切割针:口径较粗,针尖具有不同形状,活检时可得到组织条或组织碎块,可行病理学诊断。这类针很多,如 Turner 针、Rotex 针等。③环钻针:主要用于骨组织病变的活检,针尖有尖锐的切割齿,便于穿过较硬的骨、软骨组织,取得组织学标本,如 Franseen 针等(图 6-3)。

2.穿刺活检导向方法

经皮穿刺活检既不同于盲目穿刺活检,也不同于开放式活检,而是应用影像技术引导穿刺针,精确刺中欲检病灶。目前常用的导向手段为 X 线透视、超声、CT、MRI 等。

图 6-3　常用活检穿刺针针头形状

A.Chiba 针;B.Turner 针;C.Franseen 针

3.并发症

穿刺活检术的并发症发生率很低,常见并发症有以下几种。

(1)气胸:较常见,与穿刺针在肺内走行的距离、病灶大小、穿刺针的粗细及穿刺路径的选择有关,少量气胸可自行吸收,严重者需插管排气。

(2)出血:亦较常见,若出凝血机制正常,可自行停止。

(3)其他并发症:如胆汁性腹膜炎、肉眼血尿、一过性瘫痪等,主要是由于操作过程中损伤邻近组织器官、血管及神经所致。

(二)非血管管腔狭窄扩张成形术

当恶性肿瘤侵及体内的消化道、气道、胆管、泌尿道等器官,造成管腔发生狭窄或阻塞时,可通过球囊成形术及内支架置入术来重建管腔,缓解症状,改善患者的生存质量,从而得到肿瘤治疗的宝贵时间。

1.器材

非血管管腔成形术及内支架置入术常用的器材有球囊导管和支架。球囊的直径及大小有不同的规格,并选用不同规格的导管鞘。支架的使用依据不同病变而异,主要包括 Z 形支架及网状支架两种。

2.操作

术前明确病变的部位、范围及程度。入路的选择应根据管腔而定,开放性管腔如消化道、气道、泌尿道等,可经体外管腔口进行介入操作;封闭管腔如胆道,需经皮肝穿胆管或术后遗留 T 形管进入操作。在操作时,先进行管腔造影确认导管位于管腔之内,然后置换球囊导管将球囊置于狭窄的中心部位或当狭窄段较长时,置于远侧狭窄部位,逐步向近心端扩张。扩张时球囊充胀程度应根据病变部位、性质而定。扩张后重复进行造影,结果满意时可撤出球囊(图 6-4、图 6-5)。

若必要时可进一步在病变处置入支架,支撑已扩张的管腔。支架选择的主要原则是:①支架大小、支撑力合适,能撑开管腔,保持管腔通畅。②支架能较牢固地贴附于管腔壁上,减少移位的可能性。③尽可能防止肿瘤组织通过支架网眼长入支架腔内。④支架材料能耐受消化液、胆汁、尿液的浸泡及内容物沉积,可保持长期通畅性。对于有管腔瘘的患者可选用大小和类型合适的覆膜支架。

3.并发症

因实施成形术的器官不同并发症亦不尽相同。

图 6-4　食管癌支架术

A.食管癌病变区管腔变窄,对比剂通过受阻;B.食管支架术后对比剂顺畅通过管腔

（1）消化道:包括胸骨后疼痛、胃肠道穿孔、反流性食管炎及术后再狭窄等。

（2）气道:早期并发症包括异物感、咳嗽、胸痛、支架移位等;晚期包括复发性阻塞、气管-食管瘘、支架上皮化等。

（3）胆道:包括胆汁瘘、胆道感染、菌血症、败血症、支架移位和再狭窄等。

（4）泌尿道:包括泌尿系统感染、输尿管穿孔、金属内支架阻塞等。

图 6-5　胆管癌支架术

A.胆管癌支架术前胆总管下段变窄,肝总管、肝内胆管扩张;B.胆道支架术后对比剂顺畅通过胆总管下段

（三）经皮穿刺内外引流术

1.经皮肝穿胆道引流

由于恶性肿瘤(如胆管癌、胰头癌),造成肝外胆道梗阻,临床出现黄疸。经皮肝穿胆道引流(percutaneous transhepatic cholangial drainage,PTCD 或 percutaneous transhepatic cholangiography,PTC)可行胆道内或胆道外胆汁引流,从而缓解梗阻,减轻黄疸,为根治手术提供有利条

件。行 PTCD 前需先做经皮肝穿胆管造影,确定胆管梗阻的部位、程度、范围与性质。PTCD 有内外引流之分,通过穿刺针引入引导钢丝,而后拔出穿刺针,沿引导钢丝送进末段有多个侧孔的导管,导管在梗阻段上方的胆管内,其内口亦在该处,胆汁经导管外口连续引流,称为外引流;若导管通过梗阻区,留置于梗阻远端的胆管内或进入十二指肠,则胆汁沿导管侧孔流入梗阻下方的胆管或十二指肠,称为内引流(图 6-6)。

图 6-6 经皮肝穿胆道引流术

A.胆管癌 PTCD 引流术前造影示右肝管对比剂截断,右肝管闭塞;B.PTCD 引流术后

2.经皮肾穿肾盂造瘘术

若恶性肿瘤侵及尿道引起尿路梗阻,此术可用于梗阻的引流。使用细针经皮穿肾,进入肾盂,先做经皮顺行肾盂造影观察尿路形态、狭窄或梗阻部位及其程度,而后沿穿刺针送进引导钢丝,再将导管插入,留置于肾盂内。

3.囊肿、脓肿经皮抽吸引流术

在影像设备导向下,对脏器及其周围腔隙的脓肿或积液经皮穿刺抽吸引流的技术。适应证比较广泛,包括肝、肾、脾、胰等腹部实质脏器脓肿或囊肿,以及周围腔隙的积脓、积液、胃肠道周围积脓或积液等。单房脓肿疗效较好,但多房脓肿也可放置多个引流管。常用导向设备包括 X 线透视、CT、超声等,穿刺针一般选用 18~20 G。其他器械有导丝、引流导管等。穿刺途径一般越短越好,以不穿过大血管或胃肠道为原则,当穿刺成功后先做诊断性抽吸,当抽出液体或脓液时即穿刺成功。然后经导丝导管技术放置引流导管。对脓肿内脓液应尽可能抽尽,并注入抗生素,必要时盐水冲洗。一般每 12 小时抽吸、注药一次。

(四)经皮肿瘤消融术

经皮肿瘤消融是指在明确肿瘤的部位和性质后,在 CT 或 B 超的导向之下,准确穿刺命中靶点——肿瘤,利用物理或化学的方法直接消灭或溶解癌组织。消融又分为物理消融和化学消融。物理消融是进行肿瘤穿刺后放入微波天线或者射频电极,利用电磁波在组织内进行加热的原理,使癌组织凝固坏死,包括经皮射频消融治疗、经皮微波高温治疗、经皮激光热治疗、氩氦靶向冷冻消融(argon-helium cryosurgical ablation,CSA,又称氩氦刀);化学消融,即经皮瘤内注射药物(乙醇、醋酸、化疗药物),通过穿刺针将蛋白凝固剂直接注射到肿瘤中心,利用化学药物的蛋白凝固作用使癌组织凝固坏死。

1.经皮射频消融治疗

(1)操作:局麻后经皮穿刺,精确定位、准确穿刺、适形治疗。将电极针置入肿瘤中心,在肿瘤内部打开 10 根很细的伞状电极针,将射频脉冲电波传送到肿瘤组织内,利用射频电流使癌组织升温到 60~95 ℃,直接杀死肿瘤细胞,精确测温、控温、灭活癌肿。治疗 10~30 分钟,可以杀灭 2~5 cm 的肿瘤,延长治疗时间,最大可以杀灭 10~12 cm 的肿瘤,消融后局部注射强化治疗。

肿瘤吸收消融后可以产生免疫作用。

(2)应用:射频消融适用于肝癌、肺癌、胰腺癌、肾癌、肾上腺癌、盆腔肿瘤、肢体肿瘤和脑瘤等实体肿瘤,无论原发肿瘤还是转移性肿瘤,初治病例还是常规治疗失败病例,射频治疗不分肿瘤的病理类型均能够杀死,其微创、高效、安全,大大提高了肿瘤治疗的效果。

(3)并发症:射频消融治疗虽然是新开展的治疗肿瘤疗效确切的治疗方法,但也存在并发症,最常见的为术后发热、多汗及治疗部位疼痛;严重并发症为空腔脏器穿孔,腹腔内出血及心血管意外等,但发生率较低。规范术前准备和手术操作及合理的术后处理是避免并发症发生的关键。

2.经皮无水乙醇注射治疗(percutaneous ethanol injection,PEI)

1983年杉浦等对实验性小鼠肝癌灶注射无水乙醇治疗获得成功,1983年Livraghi报道了临床应用无水乙醇治疗小肝癌后,这一方法逐步得到推广。PEI理想适应证是肿瘤直径≤3 cm,不超过3个结节。对直径>5 cm的肝癌也可配合经导管介入治疗使用。由于受乙醇在肿瘤组织内浸润范围的限制,因此需要多点、多方位、多次穿刺注射适当剂量的无水乙醇。据报道,无水乙醇的肿瘤灭活率可达70%～75%,直径小于3 cm肝癌的1年、5年存活率可分别达90%、36%。

与此法类同的为经皮注射醋酸(percutaneous acetic acid injection therapy,PAI)。醋酸的杀死肿瘤细胞的能力比乙醇强3倍以上,且能透过肿瘤内的间隔,在肿瘤内均匀弥散,从而达到较好的治疗效果。

(五)放射性粒子组织间近距离治疗肿瘤

1.放射性粒子组织间近距离治疗肿瘤发展简史

放射性粒子组织间近距离治疗肿瘤有近百年的历史。1901年Pierre Curie首先提出近距离治疗术语,其定义为将具有包壳的放射性核素埋入组织间进行放射治疗。Grossman于1982年首次报道100例前列腺癌^{125}I粒子组织间插植治疗结果,5年全组生存率83%和9年生存率52%。近20年来,由于新型、低能核素,如碘-125、钯-103相继研制成功、计算机三维治疗计划系统的出现和超声、CT引导定位系统的发展使放射性粒子治疗肿瘤的技术获得了新的活力。放射性粒子组织间近距离治疗肿瘤具有精度高、对正常组织创伤小等优势,临床应用显示了广阔的前景。

2.放射性粒子组织间近距离治疗肿瘤的设备

放射性粒子治疗肿瘤需要三大基本条件:①放射性粒子。②三维治疗计划系统与质量验证系统。③粒子治疗的相关辅助设备,如粒子植入引导系统、粒子装载设备、消毒设备、粒子植入针和固定架等。

3.放射性粒子组织间近距离治疗肿瘤的临床应用

适宜粒子植入治疗的病种十分广泛,包括脑胶质瘤、脑转移瘤、鼻咽、口咽癌、舌癌、肺癌、胸膜间皮瘤、乳腺癌、胆管癌、肝癌、前列腺癌,妇科肿瘤、软组织和骨肿瘤等。在美国,早期前列腺癌的放射性粒子组织间治疗已成为标准治疗手段,在头颈部复发肿瘤的治疗中,粒子植入也显示了其独特的优势。其并发症包括出血、血肿、疼痛、气胸、感染、粒子植入后移位造成非肿瘤组织放射性损伤等。目前,放射性粒子组织间肿瘤治疗在其适应证、禁忌证、规范化操作、疗效评价等方面仍存在颇多争议,相信随着研究的逐渐深入,完善放射性粒子组织间治疗肿瘤这一微创组织间内照射技术,必将提升肿瘤综合治疗水平。

(王 蔚)

第七章 神经系统肿瘤

第一节 神经胶质细胞瘤

一、概述

神经胶质细胞瘤，简称胶质瘤，是发生于神经上皮组织的肿瘤。在颅内各种肿瘤中胶质瘤发病率最高，约占 50%，在胶质瘤中星形细胞瘤发病率居第 1 位，多形性胶质母细胞瘤次之。

二、临床表现

(一)病程

长短不一，一般病程自出现症状至就诊时间多为数周至数月，少数可达数年，取决于肿瘤的病理类型、性质及肿瘤发生的部位等。恶性度高，发生在功能区或后颅窝的肿瘤病程短，良性肿瘤或位于所谓静区的肿瘤病程都较长，肿瘤如有出血或囊肿形成时病程进展加快。

(二)颅内压增高征

头痛、呕吐、复视、视力下降、癫痫发作等。

(三)局部症状

由于肿瘤压迫、浸润、破坏局部脑组织而产生相应的症状，且进行性加重。

三、诊断要点

(一)症状及体征

根据病史，颅压增高及颅脑局灶性症状。

(二)辅助检查

(1)颅脑 CT 扫描，尤其是增强扫描，可以较准确地显示肿瘤所在部位、形状、范围、脑正常组织反应情况及脑室受压情况。

(2)磁共振对脑瘤的诊断较 CT 更准确，可发现 CT 所不能显示的微小肿瘤。

(3)正电子发射断层扫描(positron emission tomography，PET)，不仅可以得到与 CT 相似

的图像,还能观察到肿瘤代谢情况,有助于良、恶性肿瘤的鉴别。

(4)脑脊液检查,颅内压显著增高者行腰椎穿刺有促进脑疝的危险,应该慎用,一般仅用于需与炎症或出血鉴别时,或有蛛网膜下腔种植性转移的高危病例。

四、治疗方案及原则

(一)手术

脑胶质瘤应以手术治疗为主,其原则是在保存神经功能的前提下尽可能多地切除肿瘤。部分患者需行减压手术,如去骨板减压或脑脊液分流术。

(二)放射治疗

放射治疗是治疗神经系统肿瘤的重要组成部分。

1.术后放射治疗

脑胶质瘤绝大多数为浸润性生长,与正常脑组织无明显边界,再加上颅脑的特殊功能与结构,致使手术无法彻底切除肿瘤,为了提高肿瘤局部控制率,放射治疗成为脑瘤术后的重要治疗手段。术后放射治疗开始时间以术后2～4周为宜。但是如有术后并发症,如感染、活动性出血、神经损伤,颅压增高等,均需得到一定控制后再开始放射治疗。

(1)低度恶性脑胶质细胞瘤:一般认为星形细胞瘤、少突胶质瘤、少突星形细胞瘤为低度恶性肿瘤,但有浸润生长的生物行为,应选择性做术后放射治疗。小脑星形细胞瘤、Ⅰ级的大脑半球星形细胞瘤手术切除干净、无临床症状患者,可不做术后放射治疗只需密切追随。肿瘤未能全切者均需做术后放射治疗。放射治疗原则为局部照射,靶区范围以术前脑CT或MRI所显示肿瘤区适当外放。有条件者可采用三维适形放射治疗技术。复发或有转移者可配合化疗。

(2)高度恶性脑胶质细胞瘤:通常指间变性星形细胞瘤、胶质母细胞瘤、恶性少突胶质瘤,恶性少突星形细胞瘤和多形性胶质母细胞瘤。所有患者均需做术后放射治疗。靶区范围:局部扩大野,即术前CT或MRI所显示肿瘤边缘适当外放。常规分割,部分病例可作立体定向放射治疗。多发病灶者可先行全脑放射治疗。

2.单纯放射治疗

神经胶质瘤原则上不采用单纯根治性放射治疗。对个别不能耐受手术,有手术禁忌证的恶性胶质瘤的病例可给予单纯放射治疗,但疗效差。条件允许者最好有组织学诊断(立体定向活检)。追加剂量可采用缩野技术或三维适形放射治疗、立体定向放射治疗或组织间照射。

(三)其他治疗

如有颅压增高,电解质紊乱或癫痫发作,应予对症处理。注意急性放射反应的治疗与护理。

(四)化疗

恶性脑胶质瘤(间变性星形细胞瘤、多形性胶质母细胞瘤)患者术后或放射治疗后可考虑化疗。

(五)随诊

除注意一般临床检查外,要注意观察及鉴别放射治疗的晚期反应与肿瘤复发,定期复查脑CT或MRI。

（田　涛）

第二节 松果体区肿瘤

松果体区肿瘤发病率仅占颅内肿瘤的 0.4%～1.0%，80% 以上发生于青少年。这是一组来源各异的肿瘤，每一种肿瘤有其相对独特的病程和临床表现，治疗方法与预后也不同。约 69% 为胚生殖细胞来源的肿瘤（生殖细胞瘤占大多数，其次为畸胎瘤、绒毛膜上皮癌、内胚窦瘤等），约 14% 是来源于松果体实质细胞的肿瘤（松果体细胞瘤、松果体母细胞瘤），约 17% 为胶质细胞瘤。

一、流行病学特点

松果体瘤占成人颅内肿瘤的 1%～2%，儿童颅脑肿瘤的 3%～8%。据日本肿瘤登记数据库资料统计 1969—2000 年间日本全国脑肿瘤病发病率，松果体区肿瘤以生殖细胞瘤最为多见，占全部松果体区肿瘤的 49.2%，其后依次为松果体细胞瘤 8.5%，胶质瘤 6.5%，松果体母细胞瘤 5.1%，恶性畸胎瘤 5.2%，畸胎瘤 5.1%。

(1)年龄分布：生殖细胞瘤好发年龄段为 10～19 岁，有些患者年龄＞30 岁；松果体母细胞瘤好发年龄段＜5 岁；而松果体细胞瘤好发年龄段较宽，分布于 10～60 岁。

(2)性别差异：生殖细胞瘤发生在第三脑室后部时，男性：女性为 3:1，发生于第三脑室前部时则为 1:1。

(3)5 年生存率：生殖细胞瘤 89.4%；胚胎癌为 35.3%，卵黄囊肿瘤 37.5%，绒癌为 58.1%。

总结上述流行病学有如下特点：①有明显的年龄差异。②某些肿瘤还有明显的性别差异。③有地域差异，亚洲似乎多于欧美。尤其是年龄和性别对诊断有重要参考价值。

二、临床表现

(1)颅压增高征：头痛、呕吐、视盘水肿，婴儿可出现囟门膨隆等症状。

(2)眼征：肿瘤压迫四叠体上丘，引起眼球上视不能，伴瞳孔散大及光反应消失，称其为 Parinaud 综合征。

(3)小脑征：肿瘤向后下方发展，侵及或压迫上蚓部，而出现躯干共济失调及眼球震颤。

(4)丘脑下部损害征：尿崩症、嗜睡、肥胖等。

(5)内分泌症状：性征发育紊乱，多数表现性早熟。

三、病理与影像学

松果体区肿瘤的组织成分和来源复杂，发病率各家报道差异很大。按照来源分类大致有 4 种：生殖细胞，松果体实质细胞，胶质细胞、脑膜等其他支持组织细胞和某些非肿瘤性囊性占位性病变，如松果体囊肿等。

(一)来源于生殖细胞

1.生殖细胞瘤

生殖细胞瘤占松果体区肿瘤的 50% 以上，CSF 转移高达 50%。生殖细胞瘤发病率东西方有种族差异。亚洲人高于西方人数倍。90% 为 20 岁以下的青年患者。有性别差异，发生于松果体区的 CNS 生殖细胞瘤男性占绝大比例。

CNS的生殖细胞来源肿瘤分为两类:纯粹来自生殖细胞的"纯"生殖细胞瘤和来自并非生殖细胞的生殖细胞瘤。后者包括畸胎瘤、绒毛膜上皮癌等。"纯"生殖细胞瘤对放疗敏感,5年生存率近90%。非生殖细胞性生殖细胞瘤中,以成熟型畸胎瘤预后最好。其余预后不良。此类肿瘤发病率低,单纯临床和影像学上有时很难鉴别,但其肿瘤细胞表型有一定差异。因此可以通过血清和脑脊液中肿瘤标记物的检测做进一步鉴别。必要时可以定向或导航下活检,通过病理学和免疫组织化学方法以明确病理诊断。

血清或脑脊液中特异性癌蛋白不仅有鉴别诊断价值,还可以用于治疗效果的追踪观察指标。常用肿瘤标记物如下。

甲胎蛋白(AFP)正常由卵黄囊内胚层、胚肝、胚肠上皮分泌;绒毛膜促性腺激素(β-HCG):合体滋养层细胞分泌的糖蛋白;胎盘碱性磷酸酶(PLAP)合体滋养层和原始生殖细胞产生的细胞表面蛋白。

生殖细胞瘤影像学:CT上表现为稍高密度的均质性占位病变,并可均匀强化。MRI T_1 上表现为稍低或等信号,T_2 上为等或高信号,并可存在囊性改变。全部病例均应行强化成像,转移病灶可在转移部位呈显著增强改变。生殖细胞瘤强化后表现为程度不同的混杂信号。MRI生殖细胞瘤 T_1 像呈略低灰质信号强度的低信号病变,在 T_2 像上为等信号和高信号混杂;或在 T_1 和 T_2 上均为等信号强度。囊变发生率:生殖细胞瘤50%恶性生殖细胞瘤可以显示对周围组织的浸润或脑膜播散征象。对放疗高度敏感是区别于胶质瘤和畸胎瘤的特征之一。除定向活检等措施外,常可行试验性放疗以资鉴别。放疗5年存活率可达75%~85%。

2.畸胎瘤

畸胎瘤发病率仅次于生殖细胞瘤,在松果体区原发肿瘤中占第2位。发病人群主要为婴幼儿,好发年龄在10岁以内,男性占绝大多数。分为成熟(良性)、中分化和未成熟(恶性)3类,表现为巨大反差的异质性,如钙化、脂肪、脂类成分、出血、坏死和囊变等混合存在。钙化为线状或结节状,CT上很容易被检出。

CT和MRI上混杂密度或信号,伴环形强化。脂肪或脂类在 T_1 上表现为高信号。畸胎瘤病理学上表现为明显的异质性,反映在影像学上为混杂密度(或混杂信号),并常有钙化,T_1 和 T_2 上显著高信号,偶见脂肪信号。恶性畸胎瘤除上述表现外,还显示浸润性生长特征。如侵蚀中脑顶盖部、胼胝体压部等结构。畸胎瘤区别于松果体细胞瘤的主要表现是为高度异质性的蜂巢状多发囊变,混杂脂肪和钙化组织。

(二)来源于松果体细胞

1.松果体瘤

松果体瘤来源于松果体细胞,WHO Ⅱ级,缓慢生成,很少转移。占松果体实质性肿瘤的45%,全部颅内肿瘤的0.4%~1.0%。发病年龄在18~50岁,无性别差异。组织学上为小的成熟的松果体细胞组成,细胞质比例较多,形成松果体样的条带。松果体细胞瘤为良性限界良好的成熟的细胞,与支持松果体细胞几乎难以区别。影像学表现的变化差异很大。MRI上为分叶状实质性占位,显著强化。CT等密度或高密度。均质性或异质性强化,可见钙化。MRI上 T_1 低信号,T_2 高信号。中等度增强,信号均匀或不均匀混杂。囊变发生率:松果体细胞瘤为90%。中度分化的松果体细胞瘤占松果体实质性肿瘤的10%~20%。各年龄段均可发生,但较易侵犯年轻人,女性偏多。进展较快,WHO Ⅱ~Ⅲ级。镜下从松果体细胞或其前体细胞发展而来。中等程度的细胞成分,核的非典型性和有丝分裂象。CT上稍高密度,并伴有较多数目的钙化。

MRI T_1 上病变显示高信号，T_2 上低或等信号，提示细胞成分较多。显著强化，较大肿瘤显示混杂信号（异质性）。

2.松果体母细胞瘤

松果体母细胞瘤由恶性的、未分化的松果体细胞组成，WHO 分级属Ⅳ级。虽然各年龄段均可发生，但易侵犯 10 岁以内和 20 岁以内两个年龄段的青少年。此类肿瘤是发生于松果体的神经外胚层肿瘤，实属神经外胚层肿瘤的亚型之一，类似于髓母细胞瘤或神经母细胞瘤。多数确诊时蛛网膜下腔或脑室内就已经转移。生长迅速，发现时肿瘤直径往往≥4 cm。肿瘤形状不规则，无被膜，侵入周围结构，如顶盖、胼胝体、丘脑和小脑蚓部等，同时可合并 CSF 转移。肿瘤内常有出血和坏死，因此表现为混杂密度或信号。MRI T_1 相对灰质为等信号或低信号，T_2 为等信号或高信号。可被对比剂增强。偶见间杂囊状坏死灶。在 T_2 像上信号与大脑灰质相同的的等信号。如细胞成分比例增大，则表现为高信号，同时可能还有瘤周水肿和侵蚀周围结构的表现。5 年生存率 50%。

（三）来源于胶质细胞

松果体区的胶质瘤多为来自附近脑组织向该部位蔓延形成，少有起始于松果体胶质的肿瘤。如发生于中脑顶盖部，多为低级别胶质瘤，压迫导水管，早期形成脑积水。来自丘脑和胼胝体的胶质瘤恶性度较高，多为分化不良型或胶质母细胞瘤。

（四）来源于其他支持细胞

1.脑膜瘤

脑膜瘤多从小脑幕尖发生，T_1 为低信号，T_2 半数为等信号，半数为高信号。均匀性强化显著。硬膜附着处增厚并强化，形成硬膜尾征是其特征。

2.松果体囊肿

松果体囊肿占松果体区肿瘤的 15%，难与真性肿瘤鉴别。大小多数在 10～15 mm。松果体囊肿为常见的良性囊性占位，在尸检中的检出率高达 40%，囊壁由松果体细胞、胶质细胞和胶原纤维构成，囊壁光滑，境界清楚。囊内容物对于 CSF 为均质性等信号或高信号。后者提示囊液被孤立，或高蛋白含量，甚或出血。影像学表现各异，MRI 表现一般无强化或强化延迟，如有松果体细胞残留，该处可有强化表现。

四、诊断要点

(1)常见症状：颅内压增高症状，内分泌紊乱症状，性早熟、尿崩症等。

(2)临床检查：视盘水肿，展神经不全麻痹，双眼上视困难等。

(3)影像学检查：CT 或 MRI 可显示肿瘤范围。

(4)血清和脑脊液中甲种胎蛋白（AFP）和 β-HCG 的检测。

(5)由于难以进行活体组织检查，常无法获得病理诊断，可进行诊断性放射治疗。

五、治疗方法

（一）显微外科手术适应证

治疗策略各不相同，仍有争议。

(1)良性肿瘤，如松果体瘤、脑膜瘤等。

(2)对放疗不敏感的非生殖细胞性恶性肿瘤。

（3）囊壁完整，无转移征象的肿瘤。

（二）立体定向活检

手术指征：①取材明确病理诊断；②囊性病变的治疗。

立体定向活检是有一定风险的诊治操作，病死率1.3%，病残率7%。质地坚韧，难以穿入者穿刺活检的并发症较多，不可勉强，改行开颅术为妥。

（三）放疗

照射野的设计有病理诊断指导最为理想。若病理确诊为生殖细胞瘤，照射野应以全脑＋全脊髓（全中枢神经系统）照射为宜。全中枢神经系统照射的原则：①经CT、MRI或腰穿检查证实有椎管内播散；②颅内有多发病灶或异位生殖细胞瘤；③脑室内播散；④患者无条件定期返院复查。无病理证实时，可采用诊断性放射治疗，若肿瘤明显缩小（体积至少缩小50%），则提示生殖细胞瘤的可能性较大，进一步的治疗按生殖细胞瘤治疗原则实施，否则按原野继续放射治疗至根治量。

生殖细胞瘤对放疗敏感，为放疗首选病种。对诊断稍有疑惑者，有时可行5 Gy小剂量的放疗敏感试验。如果肿瘤缩小，可继续行全剂量放疗。对于脑和椎管转移病例，除增加病变部位照射剂量外，还须行全脑和脊髓的照射。但后者对于防止广泛转移的预防性应用的效果尚存争议。

（四）化疗

全身化学药物治疗简称为全身化疗，也称为系统性化疗。全身化疗与手术治疗、放射治疗等局部治疗手段不同，它是通过全身（静脉或口服）给药来直接杀死肿瘤细胞，或者通过遏制肿瘤细胞增殖，改变肿瘤细胞的生物学行为。与手术治疗、放射治疗比较而言，化学治疗属于比较新兴的学科。20世纪40年代氮芥被成功应用于淋巴瘤的治疗，这一成就促进了烷化剂的合成和应用研究，从而拉开了肿瘤现代化学治疗的序幕。此后，随着新型细胞毒性药物，如紫杉类、喜树碱类、鬼臼类的衍生物、新型烷化剂（替莫唑胺）等的发现，推动了药物治疗的发展。虽然肿瘤现代化学治疗至今仅有60余年的历史，但由于新药的不断涌现及在细胞增殖动力学理论指导下的联合化疗的出现，使化疗的重要性日益增加。目前，化学治疗与外科手术、放射治疗已成为恶性肿瘤治疗的三大常用手段，包括化疗在内的多学科综合治疗已成为绝大多数实体瘤的标准治疗模式。

但长期以来，由于神经系统肿瘤发生来源的特殊性，以及缺乏有效的化疗药物、存在血-脑屏障等特殊问题，化疗在神经系统肿瘤治疗中的地位和作用并未引起人们足够的重视。随着新药（如替莫唑胺）的不断出现，以及对神经系统肿瘤分子生物学和分子遗传学特征的认识，化疗在神经系统肿瘤中的应用范围在不断扩大。目前，化疗用来治疗原发中枢神经系统恶性肿瘤如间变性星型胶质瘤和多形性胶质母细胞瘤已被广泛认可；在原发中枢神经系统淋巴瘤、生殖细胞肿瘤、髓母细胞瘤等化疗敏感肿瘤中，化疗已成为常规治疗；在脑转移瘤中，化疗也开始扮演越来越重要的角色，逐渐成为综合治疗不可缺少的一部分。综合12个随机对照研究进行的Meta分析，以及前瞻性的多中心临床Ⅲ期研究均证实，化疗确实可以延长恶性脑胶质瘤患者的生存时间。

全身化疗主要是通过静脉或口服给药，可以单药给予，也可联合用药。单药不易克服耐药，联合用药可起到协同或叠加作用，也有利于克服耐药。联合用药的原则：各药单独使用时证明对脑肿瘤有效；尽量选择作用机制不同，作用时相各异的药物；尽可能选择不良反应类型不同的药物联合；所设计的联合化疗方案应经严密的临床试验证明其有实用价值。根据化疗目的可分为根治性化疗、辅助化疗、新辅助化疗、姑息性化疗和研究性化疗。辅助化疗在诊断和其他治疗之后实施,如胶质母细胞瘤在手术和放疗后,但在复发前、即尚未出现疾病进展时给予。有时候,化疗也可以和其他治疗如放疗同时给予(同期放/化疗),可增加放疗的敏感性,提高疗效。姑息性化疗主要用于其他治疗失败之后的挽救治疗。此外,为了寻找高效低毒的新药和新方案,开展探索性的新药或新化疗方案的临床试验即研究性化疗也是必要的,但研究性化疗应有明确的目的、完善的试验计划,详细的观察和评价方法,并需严格遵守医学伦理学原则,现在已有规范化的质控标准,称为"GCP"。

(五)外科治疗

1.手术入路概况和选择

(1)后方入路:根据病变的原发部位和扩展范围,常用手术有5种,细分为后上(经胼胝体压部切开),后外上(经侧脑室三角区),后外下(经颞底),正后中线旁幕上(枕下经小脑幕切开)和正后中线幕下(幕下小脑上)等入路,可根据病变部位、大小、性质和范围,患者一般情况和术者经验恰当选择。其中较常用的是枕下经小脑幕入路和幕下小脑上入路,基本可以满足临床需要。

(2)枕下经小脑幕入路:适当切开镰幕接合部附近的小脑幕前缘和/或大脑镰下缘,有利于扩大暴露视野,由于此处病变已经将大脑内静脉和基底静脉推挤开,游离该静脉并不困难。幕下小脑上入路的优点是在深静脉系统后方进入四叠体池,对大脑大静脉及其诸回流支(基底静脉、大脑内静脉等)的损伤最小,同时易于处理病变向深静脉系统回流的出血,适合于病变向下延伸,小脑幕比较平坦的病例。

(3)枕下经小脑幕入路:躯干摆放同醉汉体位,令术侧朝下,以减少该侧枕叶牵开;头颈部适当前屈,头部抬高,头纵轴向对侧倾斜,使大脑镰与地平面呈45°倾角。后枕部马蹄形切口,切口起止两端齐上项线,内侧缘跨过中线,皮瓣翻向后方。骨窗内侧缘恰位于矢状窦外侧,下缘平齐横窦上缘,具体高度和宽度根据术前MRV上矢状窦后部和横窦走行个别调整。X形沿两对角线切开硬膜,或先切开连接后上角至外下角对角线硬脑膜,然后在此线中点,向内下角做1/2对角线的切开,硬脑膜切口呈斜丁字形。未曾切开的外上1/2硬脑膜作为枕叶的保护,内下和外下1/4硬脑膜瓣,分别翻向矢状窦和横窦侧悬吊。牵开枕叶内侧面,刺破四叠体池后壁蛛网膜,释放脑脊液。待脑张力下降后,再进一步牵开枕叶,扩大术野,分离深静脉,游离肿瘤,切除病变。肿瘤体积较大时,可先行瘤内挖空,待病变与周围组织出现间隙时,再沿分离界面切除肿瘤。

(4)幕下小脑上入路:体位:坐位、半坐位、俯卧位、协和式体位和醉汉体位。有学者习惯采用醉汉体位。坐位或半坐位摆放复杂,对麻醉条件要求高,容易发生气栓和气颅并发症。

此入路有两个基本要求:松果体区肿瘤大部位于中线并向幕下延伸,向幕上和向两侧扩展较少;患者小脑幕对水平面的倾角较小。反之,若该倾角较大,小脑幕陡立,术者视线严重受限,视线不能平视直达松果体区和第四脑室内。如再遇患者颈部较短,前屈困难,给体位摆放增加难度,可改行选择枕下经小脑幕开颅。如小脑幕两侧之间对矢状面的下夹角较锐利,则有利于经此入路暴露病区。术前应进行静脉影像检查(MRV、CTA或DSA),了解横窦、枕窦,以及深静脉和颅后窝静脉回流等变异情况,以设计颅后窝硬脑膜切口。

术中有时需要多普勒超声测量桥静脉临时夹闭后小脑半球rCBF,以确定该静脉是否可以永久性阻断。

2.术前计划及准备

(1)影像学:鉴别、排除转移瘤和生殖细胞瘤。后者对放疗敏感,因此可以采取放射治疗。对于难以确定病理性质的病例,考虑病理活检等鉴别措施。对于手术计划,了解病变位置和扩展范围,浅静脉有无阻挡,深静脉属支与病变的关系,确定术式。有利深静脉成像:确认上矢状窦的走行、位置和偏离中线的程度;横窦的位置和优势引流侧;回流到上矢状窦的桥静脉的分布、走行、位置和粗细,是否阻挡手术路径,可否阻断,有助于选择手术侧别;明确大脑大静脉及其属支的位置、分支及其与病变的关系等。

(2)肿瘤标记物:用作来源于生殖细胞的肿瘤诊断和鉴别参考。

(3)一般准备:纠正营养不良、脱水等内环境紊乱。

(4)脑室外引流:一般情况下,术中可先行脑室钻孔置管外引流,以备术中调节颅内压和术后引流之需。如果术前患者因脑积水出现严重的高颅压和意识障碍,为提高手术的安全性和耐受性,可酌情采用术前脑室外引流,3～4 天后,再行开颅切除肿瘤。脑室外引流应距钻孔切口 3～5 cm 以外,另做小切口引出,或用特制尾端带引流管的三棱针穿出。引流管在帽状腱膜下间隙内潜行一段,再引出皮外,引出前预置两针缝合线,一针用于固定引流管;另一预置针线用作拔出引流管后,结扎头皮切口。一个部位引流管放置时间通常不应超过 4 天。如果术后需要继续引流,可更换部位引流,如拔出额角引流管,改行枕角再引流。内镜第三脑室底造瘘术;可以同时探查第三脑室和松果体并行活检。诊断治疗并举,对于囊性病变尤其值得推荐。

3.手术步骤、要点和风险

手术步骤和要点详情可参考有关手术学书籍,本节主要谈手术的难点和风险。"适可而止",这一外科医师经验准则是说:术者在术中不仅时刻清楚"处于何处",而且要正确掌控手术进行该"在何处打住"。脑和神经结构的完整性保留,动脉、静脉和脑脊液循环通畅性的保持与病变切除同等重要,甚至有时病变切除要让位于结构保存原则。神经外科学人性化准则不提倡以牺牲脑重要结构与功能为代价,一味追求病变的全切除。

松果体区的动脉走行方向是从后向前,从外向内。这一走行与经后方入路暴露方向和顺序一致,因此动脉出血的控制并不十分困难。此区最重要的影响因素是深静脉系统和静脉窦与病变和手术路径的关系。松果体区和第三脑室的病变均位于此深静脉系统的前方,病变的静脉是向后回流到大脑大静脉系统或其属支。当这些静脉在术中意外地被齐根撕断后,这些大静脉的前壁形成漏孔,出血较凶猛,且背向术者,术者视线被静脉干遮挡,不易看到出血漏口,影响直视下的止血。对于此类出血,不应牺牲所在静脉主干,应用小面积的肌肉片或止血纱贴在吸收性明胶海绵上,压迫静脉破口,再用适当口径的吸引器带小块脑棉吸引、冲洗,反复交替进行,直至出血停止。防止此类出血发生要直视下分离肿瘤,看清肿瘤的供血地面和回流静脉,逐一阻断,不可粗暴牵拉。肿瘤体积较大阻挡视野时,可先行瘤内挖空,待瘤中心体积缩小后,周边腾出操作空间再寻找恰当界面分离。

幕下小脑上入路偶有遭遇横窦缺如或发育不良时枕窦替代横窦的变异情况,此时需要保留枕窦,分别在枕窦的左右侧剪开硬膜;或是偶遇小脑旁中央静脉或小脑上静脉发达,或保留该静脉,或在术中应用多普勒超声,试验性临时夹闭该回流静脉,看是否影响小脑的血流,再决定是否可以永久性阻断该静脉,以防止小脑静脉淤血性水肿和梗死。术前如能常规检查 MRV 或CTA,了解静脉窦和相关静脉回流情况,或可避免如此灾难发生。

(1)调整显微镜和术者站位(通常需要转 90°),改变视角至面对出血漏口,再进行止血操作。

(2)用适当口径的吸引器带小棉片,压迫出血点并翻转静脉干,使静脉漏口处于直视下。

(3)保留大的静脉,不用电凝,用小面积的肌肉片-海绵-脑棉片覆盖出血漏口,压迫片刻至出血停止为止。

（4）开颅后，充分切开四叠体池后壁的蛛网膜，并充分松解足够长度的静脉干，以便一旦出血，可以按照随后的上述步骤处理。

其次是病变层次与蛛网膜关系。脑膜瘤发生于四叠体池蛛网膜外位，当其生长时，将蛛网膜推挤到肿瘤的表面，与大脑大静脉及其属支均有蛛网膜相隔，剥离时保持手术剖面在蛛网膜外，可以降低损伤深静脉的机会。但起源于四叠体池内的病变，与深静脉两者之间无蛛网膜相隔，直接接触或粘连，分离病变时容易损伤。

最后，由于松果体距离导水管很近，后者是幕上脑脊液排向第四脑室的咽喉要道，因此解决脑积水问题，恢复脑脊液循环通畅性是手术应实现的最基本目标。手术最低要求是打通脑脊液的循环通路。此区患者术前多数合并脑积水，一期手术起码要求解决脑积水引起的高颅压问题，肿瘤切除多少还排在其次地位。措施包括行侧脑室-枕大池分流术、侧脑室-腹腔分流术或第三脑室造瘘术等。如果第一次手术不能实现这一最低目标，术后会出现头皮切口愈合不良，脑脊液漏、颅内感染和高颅压等一系列棘手问题。

4.术后并发症处理

松果体区域的手术病死率在显微外科技术应用前高达26.5%。随显微外科技术的走向成熟，目前手术病死率多数降低到5%以下。

大脑大静脉系统损伤：Samii总结术后静脉并发症有4种机制。①静脉窦撕裂；②静脉或静脉窦闭塞；③脑牵拉造成静脉回流障碍；④由于病变切除后静脉血流动力学改变。大脑大静脉及其属支的损伤除术中出血外，部分分支梗阻引起相应部位的静脉性梗死，如大脑大静脉主干回流受阻，引起几乎是全脑的静脉淤血性弥漫性脑肿胀，患者表现为静脉窦闭塞性高颅压症状：头痛、呕吐、意识恶化等，严重者出现脑室或脑实质内出血。头部抬高，脱水治疗，数周后自行缓解。重者合并视力障碍者须做脑室腹腔分流术。脑室出血者可行临时的脑室外引流。

脑积水：导水管直径仅3 mm，极易因肿瘤或水肿压迫闭塞引起脑积水。对于术前已经有脑积水存在的病例，因梗阻的导水管术后不一定马上开放，或可因水肿而加重，因此开颅前最好先做经枕角预置脑室外引流管，便于术中控制颅内压和术后引流数天，待脑水肿逐渐消退后拔除。如为内镜手术，切除病变前，可先行预防性第三脑室底造瘘术。

视野缺损：属脑牵拉性损伤。枕叶牵拉过重，或时间过长造成的枕叶视皮质中枢功能障碍。较大的动脉或静脉损伤也可以造成枕叶缺血性梗死或淤血性梗死。当手术需要切开胼胝体压部的病例，左侧枕叶损伤还会增加术后失读的风险，故尽可能采用右侧入路。

脑脊液漏：多半在脑积水的基础上发生。因高颅压存在，头皮张力高不易愈合，或硬脑膜和头皮缝合不确切，脑脊液经伤口漏出很容易引起颅内感染。一旦发现，应及时补针，严密缝合，并行腰池引流数天，暂缓颅高压，以利伤口愈合。

气栓和气颅：是特殊体位和麻醉带来的风险。如严重脑积水引起脑室扩张，一旦梗阻打通后，脑室迅速塌陷，产生气颅，硬脑膜下积液、积血，甚或SAH或颅内血肿。坐位、半坐位或头位过高时，静脉窦压力为负值，术中意外破裂时，极易发生气栓。当头抬高25°时，窦汇内静脉压力为零。坐位手术气栓发生率为9.3%。

（田　涛）

第三节 垂 体 腺 瘤

垂体腺瘤占中枢神经系统肿瘤 10％～15％。在随机尸检中,无症状的垂体腺瘤高达 20％。1/3 的垂体腺瘤无分泌激素功能,2/3 的垂体腺瘤具有分泌激素的功能。垂体腺瘤不能单纯根据病理特征区分良、恶性。侵及局部骨质和软组织的垂体腺瘤经常是良性,而细胞的多形性经常与临床恶性表现不一致,因而垂体腺瘤有良性、侵袭性和垂体腺癌之分。90％以上的垂体腺瘤为良性肿瘤。

正常垂体位于颅底中央,蝶鞍上面的垂体窝。垂体由腺垂体(相当于前叶)和神经垂体(相当于后叶)组成。垂体腺瘤是发生在垂体前叶的肿瘤。垂体位于蝶鞍内,其两侧以海绵窦为界,垂体的前上方是视交叉,因此垂体肿瘤向上发展可压迫视交叉,导致双颞侧偏盲和挤压丘脑下部而致视野缺损,向两侧侵袭可到海绵窦(其内有第 Ⅱ、Ⅲ、Ⅳ、Ⅵ 对脑神经),向下至蝶窦,向上发展可顶起前后床突,少数病变可蔓延侵袭颞叶、第三脑室和后颅窝。

根据垂体前叶腺细胞普通染色方法,可分为嗜色性(嗜酸性或嗜碱性)和嫌色性(中性)细胞两大类。细胞的着色反映了细胞所产生的激素的化学特性。生长激素(GH)和催乳素(PRL)可见于嗜酸性粒细胞。促肾上腺皮质激素(ACTH)和促甲状腺素(TSH)、卵泡刺激素(FSH)、促黄体素(LH)和(MSH)在嗜碱性粒细胞内产生。

一、流行病学

(一)患病率

1.尸检资料

Ezzat 等报道,垂体腺瘤的患病率为 16.7％,尸检为 14.4％,影像学 22.5％,其中催乳素腺瘤占 43％、促肾上腺皮质激素腺瘤4.9％、促性腺激素腺瘤 1.4％、生长激素腺瘤 2.8％、促甲状腺激素腺瘤 0.7％。Buurman 等报道,3 048 例标本中发现 316 个有垂体腺瘤(10.4％),催乳素腺瘤 39.5％、无功能腺瘤22.5％、嗜酸性腺瘤9.3％、促肾上腺皮质激素腺瘤 13.8％、促性腺激素腺瘤 6.6％、生长激素腺瘤 2.1％、GH-PRL 混合腺瘤、2 例促甲状腺激素瘤、Ⅰ 型多激素分泌腺瘤5 例、Ⅱ 型多激素分泌腺 4 例瘤、不能分类腺瘤6 例、包含 α 亚基的腺瘤 2 例;腺瘤直径＜0.1 mm 占 43.1％,76 例(22.7％)直径＞3 mm,3 例直径＞10 mm,肿瘤的平均直径为 1.97 mm。

2.肿瘤研究中心资料

Molitch 等总结美国脑肿瘤登记注册中心的 18 902 例垂体标本,垂体腺瘤的患病率为 10.7％,考虑影像学分析所选取的样本不规范,未对影像学研究进行分析。1999 年 Surawicz 等总结美国脑肿瘤登记注册中心的数据,垂体腺瘤的年发病率为 8/10 万人,占脑、中枢神经系统肿瘤的 9.1％。2009 年 Daly 等报道,脑和中枢神经系统原发肿瘤的患病率为(130～230)/10 万人,其中垂体腺瘤为 5％～20％,20～34 岁成年人中垂体腺瘤占 20％。综合所有数据后,垂体腺瘤占中枢神经系统原发肿瘤的 10％～15％。

3.人口调查

1999 年,Clayton 等人口调查报道垂体腺瘤总体的患病率为(19～28)/10 万人。2006 年,Daly 等抽样调查 71 972 人,垂体腺瘤年患病率为 94/10 万人(1∶1 064),催乳素瘤(66.2％)无功能腺瘤(14.7%)生长激素瘤(13.2%)促肾上腺皮质激素瘤(5.9%),这项报道所提到的患病率远比之前的研究高3～5倍,比癌症登记系统的数据高6～11倍。2010年,英国样本量为81 149的一项流行病学调查发现63名垂体腺瘤患者,患病率为77.6/10万人(催乳素瘤57%,无功能腺瘤28%,生长激素瘤11%,促肾上腺皮质激素瘤2%无法分类的腺瘤2%)。各组织类型垂体腺瘤中位年龄分别为催乳素瘤32岁,无功能腺瘤51.5岁,生长激素瘤47岁,促肾上腺皮质激素瘤57岁,催乳素瘤在低于60岁的患者最常见,其中0～20岁中,占75%,20～60岁占61%,年龄>60岁的患者无功能腺瘤占57%。男性发病率最高的为无功能腺瘤57%,对应催乳素瘤在女性患者中占76%。垂体卒中患病率为6.2/10万人。以1992—2007年芬兰北部人口发病率为目标的回顾性研究中发现,PA的年发病率为4/10万,其中,PRL为2.2/10万,NFPA为1.0/10万,GH为0.34/10万,ACTH为0.17/10万,TSH为0.03/10万。男性与女性的发病率分别为2.2和5.9/10万,同时当调查结束时,人口的总患病率为68/10万人。虽然年发病率呈现上升趋势,但有学者认为,主要是因为影像学诊断水平的进步。2009年瑞士的一项研究中,发现垂体腺瘤患病率为80.5/10万人。

(二)家族性孤立性垂体腺瘤

所谓家族性孤立性垂体腺瘤指发生于同一家族中,相同或不同组织类型的垂体腺瘤。尽管早期的研究提到垂体腺瘤患者后代的标准化发病率与普通人群并没有显著的差异,但随着FIPA这个概念的提出,使得家族性垂体腺瘤占垂体腺瘤类型中的5%,涉及家族性垂体腺瘤的研究对相关基因研究更有意义,研究结果显示在RR(Relative risk)值在第一代和第三代亲属中明显升高,分别为2.83和1.63。在Ciccarelli发表于2005年的一项研究中显示,在FIPA中催乳素瘤占41%,生长激素瘤占30%,无功能腺瘤占13%,催乳素生长激素瘤占7%,促性腺激素瘤占4%,促肾上腺皮质激素瘤占4%,促甲状腺激素细胞瘤占1%,在firstdegree中,患垂体腺瘤的病例,占75%,FIPA发病时间比自发性垂体腺瘤早4年,且在自发性垂体腺瘤中不常见的大腺瘤占FIPA中的63%。

(三)垂体腺瘤与其他肿瘤相关性研究

在2007年一项研究提示:上一代患皮肤癌,白血病与子代垂体腺瘤发病率有相关性,分别为1.60和1.90(慢性淋巴细胞白血病为2.59,可能通过microRNA作用)。而联系最为密切的是血管外皮细胞瘤SIR为182,相关的研究还有生长激素瘤患者的父母中,甲状腺癌3%、宫颈癌3%、子宫内膜癌3%、结肠癌2%的发生率比正常人群升高。

(四)垂体癌的患病率

垂体癌患病率较低,占垂体肿瘤的0.2%。

(五)偶发瘤的预后

偶发瘤定义为偶然发现的,无任何临床相关症状的肿瘤。在维基百科上给出垂体腺瘤的相关解释,强调相关内分泌水平并无明显变化,包括TSH、PRL、IGF-1、adrenal function,以及性激素水平。在涉及偶发瘤3～5年的跟踪研究中发现,12.5%的偶发瘤生长为大腺瘤,5.7%存在实性变,3.3%发展为小腺瘤,0.05%为囊性变,造成垂体卒中和视野缺损的病例并不常见。在另一篇类似研究中,提示0.6%的患者会出现垂体卒中,0.6%出现视野缺损,0.8%出现内分泌功能紊乱,且垂体卒中发生率随腺瘤大小而改变。

以上为涉及垂体腺瘤主要流行病学研究,其中尸检可作为分析垂体腺瘤组织类型的最佳方法,人群调查对发病率和患病率研究的准确性最高,不过并没有人群调查相关的meta分析。

FIPA 作为家族性垂体腺瘤为基础研究提供了更佳的选择,如果能够追踪到临床上 FIPA 的家系,对基因相关研究有促进。国内对于垂体腺瘤的流行病学研究尚待完善。

二、病理生理

腺垂体:细胞排列成团索状,细胞间质由毛细血管窦和结缔组织构成。HE 染色可分为嗜酸性粒细胞、嗜碱性粒细胞和嫌色细胞。电镜免疫细胞化学技术发现,各种腺细胞均具有分泌蛋白类激素的结构特点,根据细胞质中分泌颗粒数量的多少可分为致密颗粒和稀疏颗粒细胞,而各类腺细胞细胞质内颗粒的形态结构、数量及所含激素的性质存在差异。

(一)嗜酸性粒细胞

呈圆形或椭圆形,胞质内含嗜酸性颗粒。嗜酸性粒细胞分以下两种。①生长激素细胞:可合成和释放生长激素,能促进体内多种代谢过程。在幼年时期,生长激素分泌不足可致垂体侏儒症,分泌过多引起巨人症;成人则表现为肢端肥大症。②催乳素细胞:女性含量较多。生理情况下,胞质内分泌颗粒的直径<200 nm;在妊娠和哺乳期,分泌颗粒的直径可>600 nm,分泌的催乳素能促进乳腺发育和乳汁分泌。

(二)嗜碱性粒细胞

呈椭圆形或多边形,胞质内含嗜碱性颗粒,含糖蛋白类激素。嗜碱性粒细胞分 3 种:①促肾上腺皮质激素细胞(adrenocorticotropin,ACTH),呈多角形,胞质内的分泌颗粒大,可分泌促肾上腺皮质激素和促脂素(lipotropin 或 lipotrophic hormone,LPH)。前者促进肾上腺皮质分泌糖皮质激素,后者作用于脂肪细胞,使其产生脂肪酸。②促性腺激素细胞,呈圆形或椭圆形,可分泌卵泡刺激素(follicle stimulating hormone,FSH)和黄体生成素(luteinizing hormone,LH)。卵泡刺激素在女性促进卵泡的发育,在男性则刺激生精小管的支持细胞合成雄激素结合蛋白,促进精子的发生。黄体生成素在女性促进排卵和黄体形成,在男性则刺激睾丸间质细胞分泌雄激素。③促甲状腺激素细胞:呈多角形,分泌的促甲状腺激素(thyrotropin 或 thyroid stimulating hormone,TSH)能促进甲状腺激素的合成和释放。

(三)嫌色细胞

细胞数量多,体积小,呈圆形或多角形,胞质少,着色浅,细胞界限不清楚。电镜下,部分嫌色细胞胞质内含少量分泌颗粒,因此认为这些细胞可能是脱颗粒的嗜色细胞,或是处于形成嗜色细胞的初期阶段。其余大多数嫌色细胞具有长的分支突起,突起伸入腺细胞之间起支持作用。

下丘脑视前区和结节区(弓状核等)的一些神经元具有神经内分泌细胞功能,细胞合成的多种激素经轴突释放进入漏斗的第一级毛细血管网,经垂体门静脉输至远侧部的第二级毛细血管网。这些激素调节远侧部各种腺细胞的分泌活动,包括对腺细胞分泌起促进作用的释放激素,对腺细胞起抑制作用的释放激素。下丘脑通过所产生的释放激素和释放抑制激素,经垂体门脉系统,调节腺垂体内各种细胞的分泌活动。目前已知的释放激素有生长激素释放激素(GRH)、催乳激素释放激素(PRH)、促甲状腺激素释放激素(TRH)、促性腺激素释放激素(GnRH)、促肾上腺皮质激素释放激素(CRH)及黑色素细胞刺激素释放激素(MSRH)等。释放抑制激素有生长激素释放抑制激素(或称生长抑素,SOM)、催乳激素释放抑制激素(PIH)和黑素细胞刺激素释放抑制激素(MSIH)等。

视上核和室旁核的神经内分泌细胞合成抗利尿素(antidiuretic hormone,ADH)和缩宫素,分泌颗粒沿轴突运送到神经部储存。抗利尿素的主要作用是促进肾远曲小管和集合管重吸收水,使尿量减少;抗利尿素分泌若超过生理剂量,可导致小动脉平滑肌收缩,血压升高,故又称加压素。

三、垂体腺瘤分类和临床表现

(一)垂体腺瘤的分类

1.按肿瘤细胞内分泌功能分

催乳素腺瘤、生长激素腺瘤、促肾上腺皮质激素腺瘤、促甲状腺素腺瘤、促性腺激素腺瘤、混合激素腺瘤、无内分泌功能腺瘤。

2.按肿瘤大小分

肿瘤<1 cm 为微腺瘤,肿瘤>1 cm 为大腺瘤,>4 cm 为巨大腺瘤。

(二)临床表现

垂体腺瘤主要有肿瘤增大后引起的神经压迫症状和功能性腺瘤分泌过多激素所引发的内分泌功能紊乱的临床症状,主要有以下两个方面。

1.功能性腺瘤激素分泌过多

引起一系列的代谢紊乱和脏器损害。如催乳素腺瘤引起女性月经紊乱、闭经、泌乳、不孕,男性性功能减退、阳痿、不育等;生长激素腺瘤引起肢端肥大症或巨人症;促肾上腺皮质激素腺瘤引起的 Cushing 病,表现为向心性肥胖,下腹部、腰背部和臀部等处紫纹,可伴有高血压、糖尿病等;促甲状腺素腺瘤引起甲状腺功能亢进;促性腺激素腺瘤引起闭经、不育、性功能减退、阳痿等。

2.肿瘤压迫症状

(1)头痛:垂体腺瘤增大后颅内压增高,压迫周围正常组织结构,如肿瘤压迫垂体周围硬脑膜致头痛,头痛主要位于前额或两颞部;肿瘤出血、坏死后颅内压急性增高,头痛可急性起病或剧烈头痛。

(2)视野缺损、视力下降:肿瘤压迫视交叉、视神经引起视野缺损、视力下降。典型者可表现为双颞侧偏盲;肿瘤偏侧生长可有单眼颞侧偏盲或象限盲;肿瘤大或病程长者可引起视力严重下降甚至双眼近全盲,常有视神经萎缩,术后视力恢复困难;大或巨大肿瘤不伴有视力下降和视野缺损,提示视交叉前置位或后置位。

(3)垂体功能低下:肿瘤增大后正常垂体组织受压,引起垂体功能低下,导致相应靶腺功能障碍。

(4)其他:肿瘤压迫或侵犯海绵窦导致海绵窦内第Ⅲ、Ⅳ、Ⅴ、Ⅵ对脑神经受压引起眼睑下垂、眼球运动障碍等。肿瘤增大向后上方发展压迫垂体柄和下丘脑可出现尿崩症和下丘脑功能障碍,肿瘤压迫第三脑室、室间孔和中脑导水管引起颅内压增高、梗阻性脑积水。肿瘤侵及额叶产生精神症状、向颅中窝生长产生颞叶症状。肿瘤向下突破鞍底骨质和硬脑膜,向鼻腔生长,产生脑脊液漏、鼻漏甚至颅内感染,临床可见于催乳素腺瘤经溴隐亭治疗后肿瘤缩小者。

四、检查

(一)内分泌检查

1.常规内分泌检查

性激素六项(血清卵泡刺激素、促黄体生成素、催乳素、雌二醇、血清黄体酮、血清睾酮),生长激素,甲状腺功能五项(T_3、T_4、TSH、FT_3、FT_4),血清促肾上腺皮质激素(ACTH),血清皮质醇

(8 am、12 pm、4 pm),24 小时尿游离皮质醇(UFC)。

2.Cushing 病的内分泌检查

(1)对疑为 ACTH 腺瘤患者:测定血浆 ACTH,正常人上午 8~10 时平均值为 22 pg/mL,晚上10~11 时平均值 9.6 pg/mL,ACTH 不稳定,进入血浆中很快分解,含量甚微。血浆皮质醇及尿游离皮质醇>100 μg 有临床诊断意义。

(2)垂体源性 Cushing 病:血浆 ACTH 中度增高或正常,血浆皮质醇升高、且昼夜节律消失,24 小时尿游离皮质醇升高,小剂量地塞米松抑制试验不能抑制,大剂量地塞米松抑制试验能抑制,对明确诊断有特殊意义。

(3)肾上腺素瘤或肾上腺癌:血浆 ACTH 不升高,血浆皮质醇明显增高、节律消失,大小剂量地塞米松抑制试验均不能抑制。

(4)异位源性库欣综合征(肺癌、支气管类癌):血浆 ACTH 明显增高,节律消失,大小剂量地塞米松抑制试验均不能抑制。

(5)对诊断困难可行 ACTH 刺激试验、胰岛素低血糖诱发试验,双侧岩下窦采血、颈内静脉或下腔静脉采血对诊断有帮助。

3.肢端肥大症或巨人症的内分泌检查

(1)口服葡萄糖耐量试验后 GH 谷值>2.5 μg/L(口服葡萄糖 75 g,分别于服葡萄糖前、服糖后 30 分钟、服糖后 60 分钟、服糖后90 分钟、服糖后 120 分钟抽血测 GH)。

(2)胰岛素样生长因子-1(Insulin-like growth factor 1,IGF-1)水平至少超过性别、年龄相匹配正常值上限。

(3)心肺功能及腹部 B 超等检查。

(二)影像学检查

1.X 线检查

可见蝶鞍底等处局部骨质吸收、破坏,蝶鞍扩大,鞍背和后床突向后移位,鞍底双边征等。

2.CT 检查

CT 是诊断垂体腺瘤常用的方法。目前高分辨率薄层扫描、蝶鞍区的冠状位和矢状位重建,提高了垂体微腺瘤的检出率。同时,蝶鞍区轴位、冠状位和矢状位图像对经蝶手术准确定位有重要参考价值。

垂体微腺瘤的 CT 影像。①直接征象:鞍内低密度影,少数为高密度影;②间接征象:垂体高度>10 mm,垂体上缘局部饱满或膨隆,垂体柄偏移。鞍底局部骨质变薄、塌陷。

垂体大腺瘤的 CT 影像:鞍内和/或鞍上等密度或高密度影,增强后肿瘤内不均匀强化,向鞍上生长,可有"雪人征""束腰征"等征象,视交叉可受压移位,鞍上池、第三脑室可变形、闭塞,两侧可推压海绵窦或包绕颈内动脉。

3.MRI 检查

MRI 是诊断垂体腺瘤重要方法。包括 T_1 加权像和 T_2 加权像的平扫和增强扫描,随着 1.5 T 和3.0 T MRI的广泛应用,对垂体微腺瘤早期诊断已非难事,垂体动态强化扫描可增加垂体微腺瘤的检出率。MRI 可清楚显示肿瘤与视交叉、海绵窦、颈内动脉、鞍上池、第三脑室等周围结构的关系。①垂体微腺瘤:T_1 像呈低信号或等信号,T_2 像高信号,可有鞍膈不对称膨隆、垂体柄偏移等间接征象。②垂体大腺瘤:T_1 像呈低信号或等信号,T_2 像高信号,增强后腺泡颗粒样强化为典型征象。

4.其他检查

PET-CT 对了解垂体功能和正常垂体位置需积累资料。血管造影(CTA、MRA 和 DSA)对单纯诊断垂体腺瘤较少应用,对鉴别蝶鞍区血管性疾病可酌情选用。

五、诊断与鉴别诊断

(一)垂体腺瘤的诊断

垂体腺瘤的诊断根据临床表现、内分泌检查、影像学检查 3 个方面结合确诊。

临床症状、内分泌及影像学检查典型者,诊断垂体腺瘤并不难,如闭经、泌乳或性功能减退,血催乳素增高,影像学有鞍区肿瘤,可诊断为垂体催乳素腺瘤;如患有肢端肥大症状,血清生长激素和胰岛素样生长因子-1 增高,生长激素腺瘤诊断可明确;如视力障碍、视野缺损,影像学有鞍内肿瘤,而内分泌激素检查正常,应重点考虑无功能腺瘤。临床症状不明显或轻微,内分泌及影像学检查支持,诊断上亦无困难。

功能性垂体腺瘤的内分泌学指标:血清 PRL(催乳素)>200 μg/L,GH 谷值>2.5 μg/L,24 小时尿游离皮质醇(UFC)>100 μg/L,上午血清促肾上腺皮质激素(ACTH)>20 pg/mL,TSH、游离 T_3 和游离 T_4 高于正常值上限,对明确诊断有意义。

垂体腺瘤患者的早期症状往往非特异性、不典型,容易漏诊或误诊。如老年无功能性垂体腺瘤导致的垂体功能低下,视力下降;儿童及青春期垂体腺瘤出现视力下降;男性催乳素腺瘤所致阳痿;女性催乳素腺瘤所致月经紊乱、不孕;肢端肥大症患者的症状缓慢发展。这不仅需要神经外科、内分泌科医师重视,而且需眼科、妇产科等相关科室医师的重视,其中 MRI 和内分泌激素检查是提高垂体腺瘤早期诊断的重要手段。

仅有临床表现或内分泌检查异常,垂体影像学检查未能明确,应排除垂体以外的其他病变,并进行随诊观察。对于磁共振发现蝶鞍区占位病变的病例,应做全面的内分泌检查及详细询问病史,与其他病变如淋巴细胞性垂体炎、垂体脓肿、甲状腺功能低下所致的垂体增生、拉克氏囊肿等相鉴别;同时应与鞍区生殖细胞瘤、颅咽管瘤、脑膜瘤等相鉴别。这些病变的具体治疗方案及手术入路的选择与垂体腺瘤有区别,故在术前尽可能地做出正确诊断。

(二)需与垂体腺瘤鉴别的鞍区其他病变

1.颅咽管瘤

多见于儿童或青春前期。有内分泌功能低下、视力下降、视野缺损、发育迟缓等表现,约 1/3 患者有尿崩。X 线或 CT 可有鞍区骨质破坏,囊性者囊壁呈环形强化,鞍内和/或鞍上出现钙化斑块,囊壁呈蛋壳样钙化是颅咽管瘤的特点。实质性颅咽管瘤有时难与无功能垂体腺瘤鉴别,需病理检查才能确诊。

2.脑膜瘤

可有头痛、视力视野改变,内分泌症状不明显。多为实性,囊变较少。CT 或 MRI T_1 像呈低信号或等信号,T_2 像稍高信号,增强后均匀强化,可伴有硬脑膜尾征。影像学上肿瘤形态不规则、边界不清,周围脑水肿明显,邻近骨质受侵蚀破坏,增强 CT 肿瘤无强化或不均匀强化,提示肿瘤有侵袭生长倾向。

3.Rathke 囊肿

起源于 Rathke 囊残余部分,多数位于鞍内,可向上生长突破鞍膈达鞍上。临床症状主要是由囊肿压迫周围组织结构所引起,如内分泌功能改变和视觉功能损害的临床表现,与鞍内型颅咽管瘤、无功能性垂体腺瘤临床表现相似。CT 上为低密度影,增强后无强化征象,病灶边缘清楚。MRI 为长 T_1、长 T_2 信号,增强后无强化征象。

4.垂体增生

垂体增生包括生理性增生和病理性增生。青春发育期、妊娠哺乳期可引起垂体生理性增生。病理性增生多种垂体细胞异常肥大和/或分泌异常,如 PRL 腺瘤、GH 腺瘤和无功能腺瘤等。甲状腺功能低下或肾上腺皮质功能低下反馈造成垂体促甲状腺激素分泌细胞和促肾上腺皮质激素细胞增生,治疗精神病药物诱发垂体增生。生理性增生不需要特殊处理,病理性增生则需治疗干预。

5.垂体细胞瘤

垂体细胞瘤十分罕见,是起源于成年人神经垂体或者垂体柄神经胶质细胞的良性实体性梭形星形细胞肿瘤。有学者单位确诊 2 例,加文献报道共 30 例。

CT 示病灶内密度不均,有多个囊变区及斑片状钙化影,呈不均匀强化,MRI 示肿瘤呈囊性、囊壁环形强化,肿块信号不均,T_1WI 呈稍低信号混杂稍高信号,T_2WI 为高信号混杂低信号,T_2WI 水抑制序列仍为不均匀高信号

甲状腺功能低下致垂体增生,左甲状腺素 3 周后明显缩小治疗 4 个月后垂体形态恢复正常

垂体细胞瘤是起源于成年人神经垂体或垂体柄神经胶质细胞的实体性良性梭形星形细胞肿瘤,属 WHO I 级。构成神经垂体和垂体柄的神经胶质细胞包括主细胞、暗细胞、嗜酸瘤细胞、室管膜细胞和颗粒细胞 5 种,垂体细胞瘤被认为起源于前两种细胞或其前体细胞。该概念由 Brat 等于 2000 年首先提出,在 2007 年 WHO 中枢神经系统肿瘤分类法中得到认可。过去所提及的颗粒细胞瘤、迷芽瘤、毛细胞星形细胞瘤和颗粒细胞成肌细胞瘤等也被包含在垂体细胞瘤范围内,此外,还包括"神经垂体星形细胞瘤"和起源于垂体柄的"漏斗瘤"。

目前,垂体细胞瘤被明确定义为不同于上述肿瘤的星形细胞肿瘤,其同义词"漏斗瘤"不再使用,也不再与神经垂体星形细胞瘤混用。WHO 工作组认为"垂体细胞瘤"有助更清楚地对起源于神经垂体和垂体柄的肿瘤进行临床分类。

临床表现:文献中临床症状依次为视力、视野损害,性欲减退,头痛,全身乏力,少数患者表现为记忆减退、恶心、眩晕、精神异常、尿崩、肿瘤卒中、腺垂体功能低下、催乳素增高、促肾上腺皮质激素增高和男性乳房发育等症状。

影像学特征:文献中主要表现为鞍内、鞍上肿物;CT 为等密度类圆形实体性肿块,呈明显均匀强化,未发现钙化、瘤组织坏死、周围骨组织破坏等。MRI 上肿瘤表现为实体性肿块,边界清楚,T_1 为等信号,T_2 大多为轻、中度高信号,绝大多数病例表现为均匀一致的明显强化,非均质强化和囊性变少见。有学者报道 2 例表现为鞍内、鞍上肿物,肿瘤边缘清晰,增强肿瘤密度较均匀,见斑片状低密度未强化影。

病理学特点:肿瘤主要由呈胶质纤维束状或席纹状排列的纺锤状或胖圆状的双极梭形细胞构成,血管网丰富,细胞含较丰富的嗜酸性胞质,边界清楚。主要特点包括梭形细胞肿瘤、免疫组织化学 GFAP(+)、免疫组织化学 S-100(+)和 Vimentin(+)、MIB-1<2%。

CT 增强扫描,大小 9 mm×7 mm×6 mm,肿瘤呈均一增强;术前 MRI 轴位和冠状位增强,强化强度与垂体一致,肿物与垂体柄及垂体漏斗分界不清。

临床治疗方法:手术切除肿瘤是主要治疗手段。手术方式包括经颅和经蝶入路。本组 1 例经蝶全切除、1 例经颅全切除,术后分别随访 3 年和 2 年,肿瘤均无复发。文献中 28 例患者,仅

12 例肿瘤全切除,其余为次全切除或部分切除,未能全切除主要原因是肿瘤血供丰富。化疗和放疗有待总结。

6.脊索瘤

起源于胚胎残留的脊索组织,在胚胎期间,脊索上端分布于颅底的蝶骨和枕骨,部分达到颅内面;脊索的下端分布于骶尾部的中央及旁中央等部位。脊索瘤好发蝶枕部和骶尾部。头痛为最常见的症状,约 70% 的患者有头痛,头痛与缓慢持久的颅底骨浸润有关。蝶鞍区脊索瘤可有垂体功能低下、视力减退、视野缺损等表现;鞍旁脊索瘤可有第Ⅲ、Ⅳ、Ⅵ对脑神经麻痹,以展神经受累较为多见;斜坡脊索瘤可有脑干受压症状,如步行障碍、锥体束征、第Ⅵ、Ⅶ对脑神经功能障碍。

7.空蝶鞍综合征

可有先天性和继发性,CT 或 MRI 可确诊。无症状者不需要处理,有脑脊液漏或进行性视力视野障碍可手术治疗。

8.垂体脓肿

垂体脓肿包括原发性脓肿和继发性脓肿。脓肿病因可有来自邻近的感染病灶,如上颌窦、筛窦、蝶窦、额窦、乳突、中耳的炎症直接波及;目前隐源性脓肿有增多趋势。典型脓肿可有发热、血白细胞计数升高等表现,临床上很少见;乏力、食欲减退、头痛等为非特异表现。术前难与Rathke 囊肿、垂体腺瘤囊性变等鉴别。影像学上无特异性,脓液沉积后可有分层排列。

9.朗格汉氏组织细胞增生症(Langerhans 细胞增生症)

CT 上增强扫描呈轻度不均匀强化,边界清楚,肿瘤周围骨质破坏。MRI 表现为 T_1WI 呈不均匀等信号伴稍低信号、T_2WI 不均匀高信号,注射 Gd-DTPA 后肿块呈不均匀性轻度强化,伴有蝶窦、斜坡周围骨质破坏,髓质骨高信号区消失

增生的组织压迫神经垂体和下丘脑可引起尿崩症、垂体功能低下等表现。化疗对本病有一定疗效。MRI 表现垂体柄明显增粗,垂体柄位置居中,向上轻度推移视交叉;垂体形态饱满,信号欠均匀,T_1WI 后叶残存细条状高信号影。T_1WI 呈等信号,T_2WI 大部分呈等信号,内见少量高信号,注射 Gd-DTPA 后可见逐渐明显强化。

10.多发内分泌腺瘤

多发性内分泌腺瘤病(multiple endocrine neoplasia,MEN)为遗传性多种内分泌组织发生肿瘤综合征的总称,有 2 个或 2 个以上的内分泌腺体病变。肿瘤可有功能性(分泌活性激素并造成特征性临床表现)或无功能性,可同时出现或先后发生,间隔期可长短不一。MEN 可分为两种类型:MEN 1 及 MEN 2,还有不能归属于 MEN 1 或 MEN 2 的混合型 MEN。

11.异位松果体瘤

典型者可有性早熟、尿崩等。内分泌功能正常或低下,有时要依靠病理诊断。

12.淋巴细胞性垂体炎

淋巴细胞性垂体炎可局限于腺垂体或腺垂体,发病机制不清楚,目前认为是一种自身免疫性内分泌疾病。MRI 上垂体增大,明显大致均匀的强化,垂体柄常不偏移,神经垂体短 T_1 信号消失,周围硬脑膜可明显受累。蝶鞍压迫症状主要是头痛和视觉功能异常,并不都出现腺垂体功能低下症状,可有神经垂体受累——尿崩症状。激素治疗可有一定疗效。

13.视交叉胶质瘤

可有视力视野改变,常为低级别的毛细胞型星形细胞瘤,多见于儿童,占儿童鞍旁肿瘤的

25%。MRI 上 T_1 低信号，T_2 高信号。

14.垂体癌

原发性垂体癌患病率较低，占垂体肿瘤的 0.2%。继发性垂体癌常见的原发灶为乳腺、肺和前列腺。垂体癌的临床表现无特异性，术前难与垂体腺瘤鉴别。垂体癌以手术治疗为主，放疗和化疗需更多数据评价。

六、垂体腺瘤的治疗

(一)手术

手术是治疗垂体腺瘤的主要方法，包括经蝶窦入路、神经内镜和内镜辅助经蝶窦入路、翼点入路、额下硬脑膜外和硬脑膜下入路、眶上锁孔入路等手术方式，以经蝶窦入路为首选。

(二)术前准备

1.影像学检查

了解蝶窦发育情况、肿瘤大小、生长方向、肿瘤与周边结构的关系、肿瘤有无囊变和出血等。MRI 可清楚显示病变范围及肿瘤对海绵窦、蝶窦和斜坡的侵犯程度。CT 可发现病变钙化和颅底骨质破坏，鞍区薄层扫描和三维重建对垂体腺瘤定位有帮助。

2.眼科检查

眼科检查包括视力、视野、眼底检查。

3.内分泌检查

常规行内分泌激素检查，包括生长激素、催乳素、促肾上腺皮质激素、甲状腺刺激素、尿卵泡刺激素、黄体生成素、血尿皮质醇等。

4.药物准备

肾上腺皮质功能不全者应于围术期补充氢化可的松、甲泼尼龙等。伴有甲状腺功能低下者术前应补充甲状腺素。手术前 3 天鼻腔内开始滴入抗生素溶液，术前 1 天剪除鼻毛并清洗鼻腔。

5.特殊情况准备

Cushing 病、GH 型腺瘤患者合并高血压、高血糖应予以控制；TSH 腺瘤伴甲状腺功能亢进应予以纠正；垂体腺瘤伴电解质紊乱术前应予以纠正。

(三)术中处理

(1)体位与切口：采用仰卧位，上半身抬高 20°～30°，头后仰 15°～30°。单鼻孔蝶窦入路适合大多数病例，鼻孔过小、大及巨大肿瘤或肿瘤侵袭海绵窦者选用唇下切口或扩大经蝶入路。根据条件可选用术中 C 臂 X 线机、神经内镜、导航系统或术中 MRI。

(2)切除肿瘤：了解骨窗与鞍结节、斜坡等结构的位置关系。先切除鞍内后方和两侧肿瘤，然后切除侵入鞍旁和海绵窦部分，最后切除鞍上肿瘤。随着鞍内部分肿瘤的切除，视野外鞍上部分肿瘤会逐渐进入鞍内。术区渗血用止血材料压迫常能止血。术中有少数病例的颈内动脉襻可进入蝶窦内，先保护好颈内动脉，再切除颈内动脉外侧肿瘤。切除蝶窦、蝶鞍及鞍膈上肿瘤时，应注意中线两旁的重要神经血管结构，如视神经、颈内动脉及海绵窦等。在蝶鞍内操作时需注意保护肿瘤周围的残留垂体组织，勿损伤垂体柄，以免术后垂体功能低下或尿崩。为减少术后脑脊液漏发生，术中应尽量避免进入蛛网膜下腔。肿瘤侵犯海绵窦可选区用扩大经蝶入路，辅以神经内镜可扩大侧方视野。

(3)术中：如蛛网膜破裂，瘤腔可填塞脂肪，生物蛋白胶封闭鞍底，骨性鼻中隔重建鞍底，术后辅腰大池引流,以减少脑脊液漏发生。

(4)该入路也可切除中上斜坡病变。

(四)术后处理

(1)抗生素:选用第三代头孢菌素,用药 3～7 天,出现脑脊液漏者,酌情延长抗生素使用时间。

(2)激素替代治疗:可选用氢化可的松、甲泼尼龙等,术后 48～72 小时,根据血皮质醇、尿皮质醇结果和临床症状调整药物用量或停用;伴有甲状腺功能低下者,补充皮质激素后可加用甲状腺素。术前有垂体功能低下或肿瘤急性卒中者,术后需系统内分泌激素替代治疗。

(3)注意:视力和视野变化。

(4)术中:有蛛网膜破裂按脑脊液鼻漏处理。

(5)记录:每小时尿量和 24 小时液体出入量,尿崩者应酌情补液和用药物治疗尿崩,定期复查电解质。

(6)鼻腔内填塞物:于术后 3 天左右取出,唇下入路可术后 5 天取出。

(7)术后复查:根据垂体腺瘤病理类型,复查相关激素水平,MRI 等检查根据患者具体情况安排。

(五)治愈标准

(1)GH 腺瘤:口服葡萄糖耐量试验后 GH 谷值<1 μg/L,IGF-1 水平降至与性别、年龄相匹配正常水平。新的肢端肥大症治疗指南建议 GH 谷值<0.4 μg/L 为治愈标准。

(2)PRL 腺瘤:没有多巴胺受体激动剂治疗情况下,女性 PRL<20 μg/L,男性 PRL<15 μg/L。

(3)ACTH 腺瘤:血 ACTH 水平、血皮质醇、尿皮质醇水平正常。

(4)TSH 腺瘤:TSH、游离 T_3 和游离 T_4 水平恢复正常;甲状腺接受放射性核素治疗者,每 6 小时服用甲状腺素 25 μg、持续 10 天以上,TSH 水平正常。

(5)无功能腺瘤:术后 3 至 6 个月 MRI 检查无肿瘤残留。

(6)对于功能性腺瘤,一般要求术后激素水平恢复正常持续6个月以上为治愈基线。

(六)术后并发症

1.尿崩症

尿崩与术中骚扰神经垂体或垂体柄有关,绝大多数尿崩是一过性,极少数为持续性尿崩。表现为口干、口渴、饮水多、尿多,24 小时尿量>4 000 mL,尿比重<1.005。常用去氨加压素治疗尿崩症,剂量每次 0.05～0.10 mg,每天 2～3 次,剂量可根据每天尿量作相应调整,同时注意电解质变化。

2.鼻出血

术后鼻出血多与鼻腔填塞拔除后鼻黏膜分离出血或蝶腭动脉分支出血。鼻黏膜出血量一般不多,多数可自行停止,出血多时可适当加用止血药物;出血量较多可能与蝶腭动脉分支结痂脱落有关,可在鼻内镜下止血处理,多数病例内镜下也未能有明确出血点,可用碘仿纱或膨胀海绵填塞。蝶腭动脉分支或颈内动脉海绵窦段分支破裂,可表现为出血凶猛、出血量大,甚至形成颈内动脉海绵窦漏,可按颈内动脉海绵窦漏处理。

病灶 T_1WI 以混杂等信号为主,T_2WI 压脂以混杂低信号为主,病灶内可见小斑片样 T_1WI 高信号影,病灶与右侧颈内动脉虹吸段关系密切。T_1WI 高信号区未见明显强化。病灶向后上延伸。MRA 和 DSA 证实术区假性动脉瘤并附壁血栓形成,病灶与右侧颈内动脉相通。

3.脑脊液鼻漏

多见于肿瘤与鞍膈蛛网膜粘连紧密、蛛网膜菲薄者,部分肿瘤可突破鞍膈蛛网膜向脑内生长。脑脊液鼻漏多数发生于术中,术后也可因用力不当、打喷嚏、便秘或增加腹压等情况发生。患者头低位后可有清水样液体滴出,收集漏液做生化检查,若含有糖即可确诊脑脊液漏。头颅CT 或 MRI 检查提示蛛网膜下腔或脑室内积气量增加,表明蛛网膜下腔与外界持续相通,也提示有脑脊液漏存在。

对于术中鞍膈蛛网膜破裂者,除术中修补鞍底外,术后可常规放置腰大池引流,术后一周左右拔除,可减少术后脑脊液鼻漏发生。术后出现脑脊液鼻漏者,可半卧位息,广谱抗生素预防感染,避免打喷嚏、便秘等引起颅内压增高,同时放置腰大池引流,多数可治愈。对于经非手术治疗不愈者,可选择显微镜下鼻内入路修补术和内镜下修补术等术式。一次手术未治愈者可再次手术。脑脊液鼻漏形成张力性气颅者,在修补漏口时应行气颅钻孔引流术。

4.术后视力下降

大多数患者经蝶术后视力、视野得到不同程度的改善,少数患者术后视力下降。主要原因有:①术中损伤视神经管;②术中操作时突破鞍膈,伤及视神经或视交叉;③瘤腔出血或鞍内填塞物过多、过紧而压迫视交叉及视神经;④较大鞍上肿瘤与视交叉有粘连,术中强行分离引起损伤;⑤较大肿瘤切除后,鞍膈塌陷引起视交叉移位或扭曲,导致视交叉卒中或视交叉综合征。术后视力下降原因大多数与手术操作有关。术中应熟悉相关解剖,勿损伤视神经、视交叉及其血管,鞍内填塞物松紧要适度。对于视交叉卒中或视交叉综合征,在排除出血情况下,可用扩张血管、溶栓药物。瘤腔出血,可原切口入路血肿清除,若为瘤腔渗血,止血处理后多数可治愈。

(七)经蝶窦手术评价

1.显微镜经蝶窦手术

自 1889 年 Horsley 经额下入路切除第一例垂体腺瘤以来,经 Schloffer、Cushing、Dott、Guiot、Hardy 等前辈们的临床实践,垂体腺瘤手术方式经历经蝶窦入路兴起、经颅入路占主导地位、经蝶窦入路复兴等发展阶段。经过几代人的努力,经蝶窦入路显微手术由于对垂体柄、下丘脑、视神经干扰小,病死率及严重并发症发生率低,手术时间短、术后恢复快等优点,是垂体腺瘤首选的治疗方式。手术的主要适应证包括功能性腺瘤(催乳素腺瘤可首先药物治疗)、大或巨大垂体腺瘤伴有视觉功能障碍或垂体功能低下、治疗或随访期间肿瘤增大、药物治疗无效或效果欠佳者、不能耐受药物不良反应者、拒绝长期服用药物治疗者、垂体腺瘤伴脑脊液鼻漏者、复发垂体腺瘤。

大样本研究报道($n=4\,050$),Hardy Ⅰ 级 406 例、Hardy Ⅱ 级 1 823 例、Hardy Ⅲ 级 1 620 例、Hardy Ⅳ 级 201 例。显微镜下 Hardy Ⅰ 级、Hardy Ⅱ 级、Hardy Ⅲ 级和 Hardy Ⅳ 级的全切除率分别为 97.3%、95.2%、90.4% 和 47.4%。另一研究报道,1 140 例垂体腺瘤中,大腺瘤 788 例(69.1%),其中 233(20.4%)例肿瘤侵犯一侧或双侧海绵窦。功能性垂体腺瘤治愈率为 504/762(66.1%),无功能性垂体腺瘤治愈率为 64.8%;微腺瘤和大腺瘤的治愈率分别为 78.9% 和 55.5%,肿瘤侵犯海绵窦的治愈率为 7.4%,病死率 3/1 140(0.26%)。说明经蝶窦手术是安全有效的。

20 世纪 90 年代以来,经唇下鼻中隔蝶窦入路得到进一步应用发展,出现经鼻-鼻中隔-蝶窦入路、经单鼻孔直接经蝶窦入路等术式,丰富了经蝶窦手术方式。随着手术器械改进和手术者经验的积累,经蝶窦手术适应证进一步扩大,如哑铃形腺瘤经蝶窦手术等。而扩大经蝶窦手术通过磨除鞍结节部分骨质、筛窦后壁及蝶骨平台、海绵窦腹侧骨质和斜坡肿瘤前方的骨质,可切除鞍结节、额叶底部、海绵窦、颞叶底部和中上斜坡的肿瘤,部分向前、中、颅后窝发展的肿瘤避免开颅手术,提高手术疗效,减少术后并发症。而一些向鞍上发展的巨大腺瘤可采用分次经蝶窦手术,以提高肿瘤全切除率。一些巨大侵袭性腺瘤可先采用手术、结合药物和放疗等综合治疗策略。当然,经蝶窦手术方式的选择,应以术者的经验和对本项技术应用的熟练程度为前提,盲目追求新技术和新方法,不仅不能达到预期效果,有时还会带来不必要的损伤。

2.神经内镜和内镜辅助经蝶窦手术

近年来,神经内镜由于对病变组织及其周围结构观察清晰,可用不同角度的内镜观察显微镜下看不到的视野死角等优点,使得神经内镜或内镜辅助经蝶窦手术治疗垂体腺瘤得到快速发展,并取得较好疗效。综合文献分析,在总体疗效方面,神经内镜与显微镜在肿瘤全切除率和激素水平缓解率方面无统计学差异,内镜手术脑脊液鼻漏发生率低于显微镜手术。

2009年,Tabaee首先报道3D内镜手术治疗13例垂体大腺瘤,其中未侵犯海绵窦的7/9获得全切除,3D内镜在手术时间、住院时间等与2D内镜无差异,术者主观的立体视觉效果明显好于2D内镜。Vladimir报道3D内镜手术治疗垂体腺瘤72例,2D内镜手术治疗43例,平均手术时间145和168分钟,住院时间均为5天,功能性腺瘤治愈率分别是20/30(67%)和12/21(57%),脑脊液鼻漏修补率分别为0/72(0%)和3/43(7%),两者在脑脊液鼻漏修补方面有统计学差异,3D内镜可提高手术疗效。对于向鞍上发展的巨大腺瘤、向侧方生长或侵袭海绵窦肿瘤,神经内镜更易在直视下切除肿瘤,而术中脑脊液漏和出血限制内镜的运用。

内镜和内镜辅助经蝶窦手术目前病例数较少,且为回顾性数据,缺乏对照资料,需进一步积累经验,相信内镜在治疗垂体腺瘤方面会有更广阔的发展空间。

3.术中MRI、导航和超声在经蝶窦手术中的应用

神经影像学的飞速发展,使得术中超声、神经导航、术中MRI应用于垂体腺瘤手术,不仅提高肿瘤的全切除率,也能够最大限度的保留正常组织和减少并发症的发生。

(1)术中MRI:Theodosopoulos等报道27例垂体腺瘤手术,术中估计23例全切除肿瘤(85%),术中MRI得到证实,4例在参考术中MRI影像后有3例完全切除残余肿瘤,肿瘤全切除率达96%。Wu等报道55例垂体大腺瘤(Hardy's Ⅱ-Ⅳ级),术中MRI(0.15 TeslaPolestar N20)发现有17例残留肿瘤,在参考术中MR影像后获得全切除,肿瘤全切除率从58.2%升至83.6%。Pettersen等报道20例垂体大腺瘤,肿瘤直径11~41 mm(平均27 mm),术中MRI(0.5T)检查后有8/20例肿瘤获得全切除,再次手术后行术中MRI检查有4/12例肿瘤全切除,剩余病例中有3例行第3次手术,均未能切除肿瘤,肿瘤全切除率为12/20(60%)。Berkmann等报道60例垂体大腺瘤术中使用MRI(0.15 T),并与之前32例垂体大腺瘤作对照,术中MRI组肿瘤全切除率85%、对照组69%;术中MRI组不需要进一步治疗,对照组13%需治疗,垂体功能低下发生率术中MRI组与对照组分别为20%和45%。研究认为,低磁场MR刘估计鞍旁海绵窦内肿瘤残余量方面存在不足,低磁场MR可能会提供错误或不确切的影像信息而难以区分海绵窦内残余肿瘤和血液成分。近年来,国内外一些医疗单位采用1.5 T或3.0 T高磁场术中MRI辅助垂体腺瘤手术,取得较好效果。Hlavac等报道19例大腺瘤或复发腺瘤术中使用1.5 T MRI,肿瘤全切除率从62%升至85%。

然而,也有学者对术中MRI的效果提出质疑,即使MRI发现残留肿瘤,也不能直视下切除肿瘤,只有内镜才能在直视下看到术区内的肿瘤范围及其邻近的解剖结构,认为内镜技术比术中

MR 在提高肿瘤完整切除率方面作用更大。

（2）神经导航：近年来，神经导航在经蝶窦手术得到广泛应用，导航可实时监控手术过程，定位精确，减少偏差，增加手术安全性、减少并发症，对经鼻蝶窦入路术后复发和甲介型蝶窦的垂体腺瘤更为合适。Xu 等报道，神经导航切除垂体腺瘤，术后复发病例肿瘤全切除 12 例，9 例肿瘤次全切除；侵袭性肿瘤 5 全切除，27 例肿瘤次全切除；30 例侵袭性生长激素腺瘤无一例内分泌治愈；45 例生长激素微腺瘤均全切除、其中 38 例激素水平正常；甲介型蝶窦各有 2 例肿瘤全切除和次全切除；研究认为神经导航下垂体腺瘤手术是精确、安全和有效的，尤其适合复发病例和鞍底较复杂的病例，并可避免 X 线定位的放射损害。

（3）术中超声：由于术中 MRI 和导航设备昂贵，使用费用高，术中超声也是近来发展的新技术。Suzuki 等报道 3 例巨大腺瘤和 2 例不规则腺瘤使用术中超声，术时在患者额部颅骨钻一孔，硬脑膜表面置入探头实时监测肿瘤切除，4 例肿瘤获得全切除。Ole 等报道 9 例垂体大腺瘤术中应用带侧面高频探头的二维高分辨率超声，术中获得高清图像，能分辨周围神经血管和正常垂体，对指导肿瘤切除有益；Ole 建议开发可弯曲的探头直接经蝶窦进入手术区来获得图像，将使超声在经蝶窦术中发挥更大作用。

综上所述，经过一个多世纪的发展，经蝶窦手术治疗垂体腺瘤的手术疗效取得了可喜成绩，神经影像及神经内镜也在蝶窦手术中得到广泛应用。而对于侵袭海绵窦的肿瘤、巨大肿瘤和质地韧的垂体腺瘤，无论采取何种治疗手段，疗效仍不尽人意。需要强调的是垂体腺瘤手术应由经验丰富的治疗团队来完成，才能更好地结合患者的实际情况，选择合适的治疗方式，以期达到最佳的手术疗效和尽可能减少手术并发症。

（八）药物治疗

药物治疗部分病例有一定的疗效。如多巴胺受体激动剂溴隐亭，半合成的麦角肽衍生物如培高利特、喹高利特和卡麦角林治疗 PRL 腺瘤；生长抑素（奥曲肽、兰瑞肽、奥曲肽 LAR 和生长激素受体阻滞剂）治疗 GH 腺瘤或 TSH 瘤；赛庚啶、美替拉酮治疗 ACTH 腺瘤；药物治疗可不同程度缓解症状，但不能根本治愈，停药后症状会复发，瘤体可能会继续增大。

（九）放射治疗

适用于手术后肿瘤残留、患者体质差或合并有其他系统疾病不能耐受手术者，尽管放射治疗垂体腺瘤有一定的疗效，但临床上对其剂量、疗效，以及对垂体功能低下，视交叉视神经、周围血管神经结构等的损害尚待进一步研究。

（十）随诊观察

并不是所有的垂体腺瘤都需要手术切除，直径＜1 cm 的垂体无功能性瘤、临床上无明显症状者可观察定期复查。

（田　涛）

第四节　脑　膜　瘤

脑膜瘤主要发生在颅内有脑膜组织覆盖的区域，是由脑膜组织中的蛛网膜细胞形成的轴外病变。无脑膜组织覆盖的器官因胚胎时期残留蛛网膜细胞也可形成脑膜瘤，如头皮、眼眶、鼻窦等部位,在这里不做讨论。脑膜瘤位置多样,脑膜的结构及各种发病部位解剖学特点在这里不做赘述。本章主要介绍脑膜瘤的一些临床常见特点及处置原则。

一、病因

脑膜瘤的病因目前尚不清楚。可能与染色体缺失、癌基因和抑癌基因调控失衡、脑膜损伤、放射线、病毒感染等因素有关,也可能是多种因素共同作用的结果。

(一)基因水平

目前报道脑膜瘤患者基因异常可发生在 1、3、6、7、8、10、12、14、18、19、X 和 Y 等染色体上,但与之关系最为密切的是 22 号染色体,理由是:①部分脑膜瘤患者 22 号染色体为单体型,染色体缺失造成与之相关的抑癌基因缺失;②Ⅱ型神经纤维瘤病和乳腺癌患者可并发脑膜瘤,而这两种病也存在 22 号染色体缺失。此外,$H\text{-}ras$、$c\text{-}fos$、$cmyc$、$c\text{-}erb$、$c\text{-}sis$ 等一些癌基因也与脑膜瘤的发生相关。

(二)脑膜损伤

脑膜瘤发病可能与脑膜损伤有关,有研究发现部分脑膜瘤患者有外伤病史,发病部位与外伤部位一致;而颅脑手术后患者在手术部位亦有发生脑膜瘤的。

(三)放射线

研究发现接受头部放疗的患者,脑膜瘤的发病率增高,放疗剂量越大,危险性越高。

(四)其他因素

脑膜瘤的发生还可能与病毒感染和性激素、生长因子、细胞因子等受体异常有关,但都缺乏确切证据,有待于进一步研究。

二、发病率

脑膜瘤是颅内发病率最高的良性肿瘤之一,占颅内肿瘤的15%～24%。成年人发病占中枢神经系统肿瘤的近 30%,而儿童及青少年的发病较低,占 0.4%～4.6%。Wiemels 等人做的脑膜瘤流行病学调查显示,女性发病率要略高于男性并随年龄增长发病率升高。

近年来,随着 CT、MRI 技术的发展,脑膜瘤的患病率呈逐年增高趋势。

三、发病部位

脑膜瘤可发生于颅内任何部位,好发部位靠前的依次是:①矢状窦旁和大脑镰旁(两者起源和临床表现具有相似之处);②大脑凸面;③蝶骨嵴;④嗅沟、鞍结节(两区相近);⑤桥小脑角、小脑幕(两区相近);⑥颅中窝、斜坡(两区相近)。

四、病理

脑膜瘤由脑膜组织发生,大脑表面有 3 层脑膜组织:硬脑膜、蛛网膜、软脑膜。目前认为脑膜瘤主要是由蛛网膜细胞发生,其理由是:①蛛网膜细胞具有修复和演变功能;②细胞演变后形态与脑膜瘤多种亚型细胞形态相似;③蛛网膜颗粒的分步与脑膜瘤的好发部位一致;④蛛网膜颗粒细胞巢结构与脑膜瘤病理相似。

脑膜瘤形态多呈球形或类圆形,在颅底存在骨嵴或硬脑膜游离缘的部位,因其阻隔作用而呈哑铃形,部分脑膜瘤呈扁平状;良性脑膜瘤多有一层包膜,肿瘤借此包膜与脑组织间形成明显界面,呈球形的脑膜瘤一般质地韧,包膜厚,而扁平状或不规则形态的脑膜瘤多质地软而包膜薄;恶性脑膜瘤常无包膜或包膜不完整,呈浸润性生长。肿瘤实质多为灰白色,剖面有旋纹,内部可有钙化、骨化或囊变。周围颅骨可因破坏或反应性骨增生而出现筛状小孔和骨疣。

1993 年 WHO 在 1979 年分类的基础上对脑膜瘤进行了重新分类,2000 年 WHO 根据脑膜瘤侵袭性和复发倾向对分类的亚型进行分组和分级。

颅内有多个不相连的脑膜瘤,同时伴有神经纤维瘤病,称为脑膜瘤病。

颅内有多个不相连的脑膜瘤,不伴有神经纤维瘤病,称为多发脑膜瘤。

脑膜瘤肉眼全切后,在肿瘤原生长部位处又重新出现肿瘤,称为复发脑膜瘤。

五、临床表现

(一)局灶性症状

因脑膜瘤生长缓慢,增大的肿瘤体积因脑组织和脑脊液的代偿作用而不引起明显的颅内压增高,局灶症状常常是脑膜瘤的首发症状,最常见的是癫痫(额、颞叶多见),尤以老年人明显。根据肿瘤部位不同可出现不同的症状,如肢体运动或感觉障碍、精神症状、记忆力和计算力下降、失语、视野缺损、脑神经功能障碍、眩晕、眼震、共济障碍、尿崩、意识障碍等。

(二)颅内压增高症

脑膜瘤引起颅内压增高症状常不明显,常有轻微头痛。视盘水肿常见,有时可见视神经萎缩,当肿瘤增长到一定体积,颅内压失代偿时会出现剧烈头痛、恶心、呕吐症状。

六、辅助诊断

(一)头颅 CT

头颅 CT 是筛查和体检中发现脑膜瘤的最常见手段,可显示肿瘤钙化情况,肿瘤邻近骨质变化情况。典型表现:①边界清晰、密度均一的占位病变,多呈类圆形、半圆,也可有分叶状或不规则形改变。②肿瘤多呈等密度或略高密度,少数可低密度,囊变者可密度不均,钙化者局部可伴点、块状高密度影。③增强扫描均匀强化。④部分肿瘤附近颅骨可见增厚、骨疣或缺失。⑤有的伴有瘤周低密度水肿带。

(二)头部 MRI

可在轴位、冠状位、矢状位清晰显示肿瘤部位,肿瘤与周边邻近神经、血管、脑组织等的关系,特别是肿瘤与硬膜的关系,成为脑膜瘤的主要诊断方法,是手术前不可缺少的诊断资料。脑膜瘤具有诊断意义的 MRI 表现:①边界清晰、密度均一的肿瘤影,T_1 加权像多呈等 T_1 或略长 T_1(低)信号,少数可呈略短 T_1 信号;T_2 加权像多呈等 T_2 信号或略长 T_2(高)信号,肿瘤可有囊变(长 T_1、长 T_2 信号)或钙化表现(长 T_1、短 T_2 信号)。②多数呈广基底与硬脑膜接触,少数向脑内球状生长者亦可找到与脑膜相连接处,脑室内脑膜瘤与脉络丛相连;肿瘤基底硬脑膜附着处可见脑膜尾征,为其特征性表现。③少数脑膜瘤在瘤周或瘤内形成囊变,囊变部分表现为长 T_1 和长 T_2 表现。④有的脑膜瘤伴有明显的瘤周水肿。

(三)血管成像(DSA、MRA、CTA、MRV)

邻近鞍结节、蝶骨嵴或侧裂、静脉窦、斜坡、枕骨大孔等部位的脑膜瘤应行血管成像。血管成像目的:①观察肿瘤周边动静脉的出入情况,血管受侵袭情况,重要血管术中加以保护,如海绵窦内脑膜瘤观察颈内动脉位置及受累情况,斜坡脑膜瘤观察基底动脉是否被包裹。②观察肿瘤供血动脉,增粗、分支变多而无重要功能的动脉可术前栓塞或在适当时机结扎,如颈外动脉供血术前栓塞,脑膜中动脉供血在开骨窗时电闭。③观察静脉窦受侵袭情况及阻塞程度,静脉窦完全阻塞可术中切除,如矢状窦旁脑膜瘤矢状窦闭塞术中切除。众多方法中因 MRA、MRV 为无创检查应用逐渐增多。CTA 能够很好地显示颅底脑膜瘤与颅底骨质、血管的关系。DSA 有多个成像期,是观察肿瘤血管细微形态的有力手段,在毛细血管期可见肿瘤染色,静脉期仍可见,称迟发染色;因其有创和价格昂贵在脑膜瘤的辅助诊断中应用较少,需要术前栓塞的病例更适合做DSA。各种血管成像的特点不再一一介绍。

(四)头部 X 线片

目前已基本不用于脑膜瘤的辅助诊断,可看到一些间接征象:肿瘤钙化可见高密度影,局部骨质破坏或增生改变,板障静脉增粗等。

七、治疗

脑膜瘤的有效治疗方法包括手术治疗和立体定向放射外科治疗,目前以手术治疗为主。

(一)手术治疗

大多数脑膜瘤属于良性肿瘤,通过手术切除可以达到治愈,肿瘤全切是防止术后复发的关键,因此任何部位的脑膜瘤在不引起不可逆性功能障碍和致命性损伤的前提下都应该力争全切肿瘤。下列情况出现其中一条应行手术治疗:①肿瘤有明显的占位效应,引起局灶性神经功能缺失、脑室受压移位、梗阻性脑积水;②肿瘤引起颅内高压症状、刺激症状如癫痫、局部改变如瘤周水肿;③肿瘤直径>3 cm,且两次检查对比肿瘤有增长趋势;④肿瘤邻近重要结构,肿瘤生长导致手术难度大大增加或不能行放射外科治疗的区域,如大脑凸面、矢旁、镰旁、海绵窦旁、鞍结节、嗅沟、脑桥小脑角、蝶骨嵴。脑膜瘤手术没有绝对的适应证和禁忌证,其他情况应根据患者年龄、患者全身状态、肿瘤大小、肿瘤部位综合考虑是否需要手术治疗。肿瘤较小而无症状者建议定期复查,长期随访。

在这里浅谈一些手术体会供参考:①在条件允许的情况下先处理瘤蒂或颈外系统供血动脉是减少术中出血的有效方法;②肿瘤包裹神经、有功能血管或操作空间较小时分块切除扩大空间是保护神经血管的有效途径;③保护肿瘤周边粘连而未进入肿瘤的动静脉,邻近动静脉可在设计手术切口和入路时避开;④术中不要刻意寻找在影像学上观察到的肿瘤周边的血管和神经,减少对脑组织的牵拉和损伤;⑤静脉窦旁的脑膜瘤先处理窦周肿瘤,再处理窦内肿瘤,切开静脉窦前要做好止血和静脉窦修补或重建的准备,完全闭塞的静脉窦可切除,但有时术前静脉成像显示无血流通过不代表完全闭塞,术中试行夹闭是有效观察手段,同时要防止气体栓塞;⑥前颅底和岩骨嵴附近的脑膜瘤,处理硬膜及颅骨后要防止脑脊液鼻漏和耳漏;⑦全切肿瘤、处理受侵硬膜和颅骨是防止复发的关键,但斜坡、蝶骨嵴内侧等深在复杂区域的脑膜瘤适当残留有助于提高患者术后生活质量。

Simpson 在 1957 年提出对脑膜瘤切除程度的评估分类法得到国际公认,G1:彻底切除-全切肿瘤,并切除附着硬膜及受侵颅骨;G2:全切除-全切肿瘤,但与其附着的硬膜仅做电灼;G3:肉眼全切除-全切肿瘤,但肿瘤附着的硬脑膜及受侵颅骨未做处理;G4:次全或部分切除-肿瘤未全切,有残留;G5:开颅减压-肿瘤仅做减压或活检。

(二)立体定向放射外科治疗

治疗方法包括 γ 刀、x 刀和粒子刀,其优点是无手术创伤、无感染、低并发症。x 刀照射准确性略差;粒子刀具有高度精准性且正常组织副损伤微小,治疗病灶体积可>3 cm 等优点,但价格昂贵使其应用较少;一般 γ 刀因高度准确性(误差<0.2 mm),操作简单而得到广泛应用,在此简单介绍 γ 刀对脑膜瘤的治疗。γ 刀一般治疗<3 cm 的脑膜瘤,适用于位于颅底及重要结构附近的脑膜瘤,术后残存或早期复发者,年高体弱不适合手术者。γ 刀治疗肿瘤生长控制率(肿瘤停止生长或缩小)在 90% 左右,γ 刀治疗后脑水肿的发生率较高,尤其是大脑凸面脑膜瘤,所以大脑凸面脑膜瘤及已经有瘤周水肿的脑膜瘤建议手术治疗;有一定的副损伤距离,如肿瘤上表面与视交叉的距离必须>3 mm;治疗效果有潜伏期,需半年至数年后才能观察到肿瘤缩小。

(三)其他治疗方法

包括栓塞治疗、放射治疗和药物治疗,这些方法均为辅助治疗手段。术前应用栓塞治疗或放射治疗减少肿瘤血供,有利于术中操作增加手术安全性,栓塞常用物理性栓塞,放射治疗也用于偏恶性的脑膜瘤术后辅助治疗。药物治疗包括溴隐亭、枸橼酸他莫昔芬、米非司酮等,应用较少,在此不做介绍。

八、不同部位脑膜瘤

(一)矢状窦旁和大脑镰旁脑膜瘤

矢状窦旁脑膜瘤是指脑膜瘤的基底部主要位于矢状窦外侧壁或一部分基底部覆盖矢状窦;前者主要是起源于矢状窦壁的脑膜组织,而后者可能起源于大脑镰或者大脑凸面,随着肿瘤不断增长基底部蔓延覆盖矢状窦,当矢状窦受累后肿瘤的临床表现、处理方法和预后与前者相似,所以归为一类。矢状窦旁脑膜瘤瘤体多位于矢状窦一侧,早期多位于矢状窦外,后期长入矢状窦可造成矢状窦部分或完全阻塞,晚期肿瘤浸透矢状窦,从对侧矢状窦壁长出,形成矢状窦双侧脑膜瘤。Krause-Merrem 按照肿瘤生长过程将矢状窦旁脑膜瘤分为 6 型。Ⅰ 型:肿瘤仅附着于矢状窦的侧壁;Ⅱ 型:肿瘤侵犯上矢状窦的外侧角;Ⅲ 型:肿瘤向窦腔内生长,同侧窦壁全层受侵;Ⅳ 型:上矢状窦部分闭塞,肿瘤侵及上矢状窦顶;Ⅴ 型,上矢状窦完全闭塞,肿瘤侵及对侧窦壁内侧;Ⅵ 型:上矢状窦完全闭塞,肿瘤侵袭对侧窦壁全层,生长至对侧。大脑镰旁脑膜瘤起始于大脑镰,基底部附着于大脑镰而肿瘤突向脑实质内,矢状窦旁和大脑镰旁脑膜瘤占脑膜瘤的 23%~31%。

1.临床表现

颅高压症状包括头痛、视力减退。局灶症状前中后各异:①肿瘤位于矢状窦或大脑镰前 1/3,局灶症状以额叶症状为主,包括癫痫、痴呆、淡漠、欣快、记忆力减退、计算力下降,癫痫常常是主要和首发症状;②肿瘤位于矢状窦或大脑镰中 1/3,局灶症状以癫痫、对侧肢体运动障碍和/或感觉障碍为主,病变位于大脑纵裂内因累及中央旁小叶症状以下肢为重,凸面受压出现上肢症状,最后是面部;③肿瘤位于矢状窦或大脑镰后 1/3,常缺乏局灶神经缺损表现,可引起对侧视野缺损。

2.影像学要点

影像学要点:①矢状窦旁脑膜瘤侵袭颅骨时,CT 骨窗位或 X 线可见邻近肿瘤的颅骨受侵袭破坏,MRI 可判断肿瘤是否穿透颅骨长至皮下;②MRI 可显示肿瘤的基底部位,确定肿瘤是矢旁还是镰旁,判断肿瘤与矢状窦或大脑镰的关系,矢状位分辨前、中、后 1/3 关系;③MRI 冠状位可辨肿瘤是单侧或双侧生长,有助于合理设计切口;④MRI 水平位常可见中 1/3 位置肿瘤前后粗大血管,对术中操作有重要提示作用;⑤动脉成像(DSA、MRA 或 CTA)了解肿瘤供血动脉,矢状窦前、中 1/3 肿瘤供血多主要来源于大脑前动脉,脑膜中动脉也可供血,如脑膜中动脉供血丰富,可术前栓塞,后 1/3 肿瘤供血主要是大脑后动脉;⑥静脉成像(DSA 或 MRV)观察矢状窦是否阻塞变细或中断,回流静脉与肿瘤的关系及移位情况。

3.手术治疗

矢状窦旁或大脑镰旁脑膜瘤以手术切除为主,手术应考虑如下情况:①肿瘤是单侧还是双侧生长,单侧生长手术切口达中线,上侧生长手术切口过中线;②开骨窗时注意保护矢状窦,矢状窦表面出血以吸收性明胶海绵压迫止血为主,单侧开骨窗要贴近矢状窦,有利于打开纵裂;③中 1/3 部位手术时要根据动脉成像及 MRI 判断回流静脉与肿瘤的位置关系,合理设计入路,尽可能避开回流静脉或给予保护,避免术后偏瘫;④前 1/3 部位手术可做矢状窦结扎,中后 1/3 部位手术如果术前或术中证实矢状窦已经闭塞,可做矢状窦切除,但是要保护周围代偿回流静脉,如果证实未完全闭塞,窦内可不做切除,或切开窦壁刮除同时做窦壁修补或矢状窦再建成形术;⑤如切开矢状窦应预防气体栓塞或瘤细胞栓塞;⑥做到 Simpson 1 级切除是防止复发的关键,在条件允许的情况下尽可能切除受侵的矢状窦或大脑镰。

(二)大脑凸面脑膜瘤

大脑凸面脑膜瘤的发生率较高,占颅内脑膜瘤的 18%～27.7%,大多数凸面脑膜瘤呈半球形,基底位于硬脑膜而球面突向脑实质;有的肿瘤瘤蒂窄小,而大部分被脑组织覆盖深埋于脑实质内,这类肿瘤血供主要来源与脑表面血管,整体切除困难;部分肿瘤可至颅骨反应性增生,手术时应一并处理颅骨,恶性度高的脑膜瘤可侵袭穿透颅骨长至皮下,这类脑膜瘤术中尽可能不要使用自体血回输,避免种植转移。

1.临床表现

症状依部位不同而各异,包括癫痫、精神症状、运动障碍、感觉障碍、视野缺损、失语、头痛、呕吐、视盘水肿、视神经萎缩等。

2.影像学要点

凸面脑膜瘤的影像学表现没有特殊之处,较易诊断。阅片时:①注意脑膜瘤基底宽度与肿瘤最大直径间的关系,有利于手术切口的设计;②注意增强 MRI 上脑膜尾征,个别病例脑膜尾征呈小的串珠样改变,术中应尽可能全切避免复发;③动脉成像(DSA、MRA、CTA)可观察肿瘤的血供,有时肿瘤以颈外系统供血为主。

3.手术治疗

大脑凸面脑膜瘤治疗原则是彻底切除脑膜瘤及其附着的硬膜,处理受侵的颅骨,手术治疗相对简单,术中可用神经导航系统辅助设计皮、骨瓣,减少开颅面积,功能区脑膜瘤注意保护周边引流静脉,尽可能从蛛网膜层分离肿瘤。

(三)蝶骨嵴脑膜瘤

起源于蝶骨大、小翼表面脑膜,内自前床突,外达翼点范围内的脑膜瘤称为蝶骨嵴脑膜瘤。蝶骨嵴脑膜瘤占颅内脑膜瘤 10.6%～23.0%,发病率仅次于矢状窦＋大脑镰旁、大脑凸面脑膜瘤。Cushing 将蝶骨嵴球形脑膜瘤按肿瘤与脑膜的黏着部位不同分为 3 型,被广泛采用和接受:蝶骨嵴内部(内 1/3),称床突型;蝶骨嵴中部(中 1/3),称小翼型;蝶骨嵴外部(外 1/3),称大翼型。Al-Meft进一步将床突型脑膜瘤细分为 3 种。Ⅰ型:肿瘤起源于前床突下方;Ⅱ型:肿瘤起源于前床突上方或侧方;Ⅲ型:起源于视神经管。临床上各种分型常混合存在,无法细分。

1.临床表现

蝶骨嵴附近结构复杂,有垂体、视神经、颈内动脉、动眼神经、滑车神经、展神经、三叉神经、大脑中动脉及其分支等,蝶骨嵴脑膜瘤因其起源部位和生长方向不同,其临床表现多样。①蝶骨嵴内侧(床突型):视力下降,肿瘤压迫视神经或造成颅高压引起,肿瘤生长较大时,因慢性颅高压可出现 Foster-Kennedy 综合征,表现为同侧视神经萎缩,对侧视盘水肿;突眼、眼睑肿胀,原因有两种,一种是肿瘤引起蝶骨嵴或蝶骨翼骨质增生,造成眶内容积变小,一种是肿瘤压迫海绵窦,两者均可引起静脉回流受阻,这种突眼一般无疼痛、无波动;上睑下垂、眼球固定、瞳孔散大、角膜反射消失、眼神经分布区感觉障碍等症状形成眶上裂综合征或海绵窦综合征,主要是由于肿瘤累及第Ⅲ、Ⅳ、Ⅴ、Ⅵ对脑神经;精神症状(额叶受累)、嗅觉丧失(嗅神经受累)、垂功低下(垂体受累)、对侧肢体偏瘫(大脑脚受累)等。②蝶骨嵴中部(小翼型)。颅高压症状:头痛、恶性、呕吐、视力下降;额叶症状:记忆力、计算力下降,精神症状,失语,运动障碍等。③蝶骨嵴外部(大翼型):癫痫、头痛、颅骨局部隆起、精神症状、运动障碍等;肿瘤生长至蝶骨嵴中内部时,可引起相应的中内部症状。

2.影像学要点

影像学要点:①CT 或 MRI 可见肿瘤位于前颅中窝交界、蝶骨嵴所在位置处。②MRI 可观察肿瘤与垂体、颈内动脉、大脑中动脉、海绵窦、侧裂的关系,是否有主要血管在肿瘤内穿行,是重要术前参考资料。③动脉成像可显示肿瘤的供血动脉及与肿瘤的毗邻关系,特别是颅底 CTA 可显示肿瘤、颅骨、动脉三者的毗邻关系;内侧型多与颈内动脉和大脑中动脉粘连或包裹,颈内动脉虹吸部拉直后移,有时可见大脑前动脉向对侧移位;外侧型多与大脑中动脉及其分支粘连或包裹,大脑中动脉弧形走向消失,陡峭抬高,颈外系统的脑膜中动脉是外侧型主要供血动脉,血供丰富者可术前栓塞。

3.手术治疗

蝶骨嵴脑膜瘤常选用翼点入路或扩大翼点入路,也可选用经额下或颞下入路。术中一些经验包括:①蝶骨嵴脑膜瘤应尽可能全切,但有神经、血供粘连包裹,特别是内侧型脑膜瘤,不要刻意全切,避免术后出现严重并发症,残存肿瘤可术后放射治疗。②蝶骨嵴脑膜瘤颈外动脉系统供血丰富,使邻近肿瘤的颞肌和颅骨血供增多,在开颅时易出血,应快速、沉稳止血;皮瓣形成过程中可解扎颞浅动脉,翻开骨瓣后可缝扎脑膜中动脉,减少外侧型脑膜瘤出血。③蝶骨嵴脑膜瘤一般血供丰富,手术难度大;球形脑膜瘤一般质韧,不易切除,但电凝肿瘤易止血,且与脑组织易分辨;不规则形态的脑膜瘤,质地软,不易止血,邻近侧裂不易与脑组织分辨,应注意保护侧裂内血管。④靠近内侧的脑膜瘤尽可能分块切除,可扩大操作空间,保护颈内动脉和视神经,靠近外侧的肿瘤先处理肿瘤基底部,减少肿瘤血供,肿瘤体积小、质地韧、与脑组织间有蛛网膜分界是整体切除的有利条件。

(四)嗅沟脑膜瘤

嗅沟脑膜瘤基底位于嗅沟及附近筛板至鞍结节之间的硬脑膜,文献报道发病率不尽相同,报道占颅内脑膜瘤的百分比范围为8%～18%,可单侧生长也可双侧生长,哪种生长占多数,统计结果各异,肿瘤供血主要来自眼动脉的分支筛前和筛后动脉。

1.临床表现

临床表现:①嗅觉障碍,最常见且具有诊断价值,主要是由于肿瘤生长将嗅球抬高或推向外侧,嗅神经被拉断造成嗅觉障碍,可发生单侧或双侧障碍,单侧障碍常因不影响患者主观感受而被忽略。②视力障碍,视神经受压或颅高压造成视盘水肿、视神经萎缩都可引起视力障碍。③颅高压症状,头痛、恶心、呕吐,部分患者嗜睡。④额叶症状,精神症状、癫痫、记忆力下降等。

2.影像学要点

影像学要点:①CT 或 MRI 可见肿瘤位于前颅底中线一侧或双侧,单靠 CT 难与颅前窝底脑膜瘤鉴别。②MRI 可观察颅底骨质变化和肿瘤与大脑前动脉的关系。③动脉成像(DSA、CTA、MRA)可见大脑前动脉向后移位,A2 段抬高。

3.手术治疗

手术治疗:①一般采用单侧或双侧额下入路或翼点入路。②双侧额下入路,结扎并切断矢状窦和大脑镰。③分离肿瘤周边蛛网膜,减少对视神经的牵拉,尽可能多地保留嗅神经。④双侧嗅沟脑膜瘤时,术中争取至少保留一侧嗅神经,避免术后双侧嗅觉丧失。⑤至肿瘤后方要注意保护视神经、视丘下部和大脑前动脉,特别是肿瘤巨大时要注意减少对视丘下部的牵拉和损伤,以免造成术后昏迷、内分泌功能不足和生物节律紊乱。⑥处理筛孔处防止脑脊液鼻漏,如肿瘤侵袭严重,可用肌肉、生物胶、人工硬脑膜等修补。

(五)鞍结节脑膜瘤

鞍结节脑膜瘤起源于鞍结节脑膜,临床上的鞍结节脑膜瘤还包括鞍膈、前床突、蝶骨平台脑膜瘤。鞍结节脑膜瘤占颅内脑膜瘤的 5%～10%。

1.临床表现

临床表现:①视力减退、视野缺损,因视神经受压可出现单眼或双眼颞侧偏盲,随着肿瘤的增长逐渐加重至视力完全丧失。②头痛,以额部、颞部为主。③尿崩、无力、闭经、性欲减退,垂体受压出现内分泌功能障碍症状。④眼球运动障碍(第Ⅲ、Ⅳ、Ⅵ对脑神经受累)、脑积水(第三脑室)、嗜睡(下丘脑)、精神症状(额叶)、运动障碍(后期累及内囊、大脑脚、脑干)等。

2.影像学要点

影像学要点:①CT、MRI 可见鞍上区肿瘤影像,视交叉被抬高,颈内动脉可毗邻粘连或被包裹。②动脉成像可见双侧大脑前动脉上抬、后移,呈拱门形改变。③肿瘤向上方生长突入第三脑室,向下方生长进入鞍内,肿瘤也可长入视神经管内。

3.手术治疗

一般采用翼点入路、扩大翼点入路或单侧额下入路,也可采用双侧,操作与嗅沟脑膜瘤相似。①注意保护肿瘤两侧的颈内动脉、后交通动脉,注意保护后方的视交叉、终板、大脑前动脉和前交通动脉,注意保护前方的视神经。②该区动脉分支较多,注意保护过路的穿通动脉,特别是贴附于肿瘤表面蛛网膜内的穿支,这些血管多供应下丘脑、视神经、视交叉等结构,损伤容易造成严重并发症。③切除肿瘤时尽可能先行基底部切断,有利于减少出血。④可在视交叉间隙、视神经和颈内动脉间隙、颈内动脉与小脑幕游离缘间隙内对肿瘤不同的角度电凝使之缩小或分块切除,减少对周边组织的牵拉。

(田 涛)

第五节　椎管内肿瘤

一、概述

椎管内肿瘤是发生于椎管内各种组织,如脊髓、神经根、脊膜和椎管壁组织的原发性肿瘤及转移性肿瘤的统称。原发于椎管内肿瘤根据肿瘤与脊髓和硬脊膜的关系,一般可分为髓内、髓外硬膜内及硬膜外3种。按病理类型分,有神经纤维瘤、脊膜瘤、神经胶质瘤(室管膜瘤占 60%,星形细胞瘤占 30%),以及一些先天性肿瘤。

二、临床表现

(1)早期症状:肌力减退、感觉异常、运动障碍为其早期症状。早期诊断、早期治疗才能取得较好的疗效,故熟悉其早期症状十分重要。

(2)肿瘤所在部位不同,所引发的症状也不同。如由于神经根牵拉引起相应分布区阵发性刺痛,脊髓实质受压产生的布切综合征,髓内肿瘤可致病变同侧痛温觉减退,马尾部肿瘤可发生马尾综合征等。

三、诊断要点

(一)临床检查
注意有无脊髓和神经受压症状和体征。脑脊液检查有无蛋白-细胞分离现象。

(二)影像学检查
脊髓 X 线平片检查可显示椎体和附件有无破坏,椎间孔及椎管有无扩大及钙化等。脊髓造影可显示蛛网膜下腔及脊髓病变范围、椎管阻塞情况及病变所在部位。CT、MRI 可显示肿瘤的部位、大小及范围,以及骨质破坏情况。

四、治疗方案及原则

一般采用手术与放射治疗的综合治疗或单纯放射治疗。

(一)术后放射治疗
放射治疗原则除多灶性分化差的恶性室管膜瘤和恶性淋巴瘤外,一般采用肿瘤局部放射治疗。

(二)单纯放射治疗
因各种原因不能手术的,可行单纯放射治疗,但效果较差,易出现放射性脊髓炎。

(田　涛)

第八章 呼吸系统肿瘤

第一节 原发性气管癌

原发性气管癌是一种少见病,约占气管-支气管肿瘤中的 2%。

一、病理

原发性气管肿瘤大多来自上皮或腺体的肿瘤,主要是鳞状细胞癌和腺样囊性癌(即圆柱瘤型腺癌),类癌较少见。良性肿瘤发病较少,占原发肿瘤的 25%～35%。恶性肿瘤较常见,占68%～77%,其中以腺癌和鳞癌较多,小细胞癌较少。良性肿瘤有纤维瘤、乳头状瘤、淋巴管瘤、平滑肌瘤、毛细血管内皮瘤、黏膜下血管瘤和息肉等。恶性肿瘤中以鳞癌和腺样囊性癌最为多见,后者生长速度缓慢,在黏膜下扩散,肉眼有时难于辨认其侵犯范围,某些患者虽然在气管腔内病灶较小,但肿瘤已穿出管外并浸润到纵隔内。小细胞癌、鳞腺混合癌、大细胞癌较为少见,罕见的类型包括平滑肌肉瘤、恶性淋巴瘤、纤维肉瘤、软骨肉瘤、横纹肌肉瘤、脂肪肉瘤、血管肉瘤、癌肉瘤、恶性黑色素瘤。气管低度恶性肿瘤中以腺样囊性癌为最多见,此外包括黏液表皮样癌、类癌、恶性纤维组织细胞瘤、神经纤维瘤等。

原发性气管恶性肿瘤中鳞癌发展较快,常呈溃疡性变,向外侵犯较早。食管前壁肌层亦常累及。气管肿瘤主要的转移途径是通过淋巴道,由下向上引流至锁骨上淋巴结,而很少向下转移至纵隔和隆突下淋巴结。血道转移发生率极低,直接向管壁外浸润常常是导致死亡的主要原因。

继发性气管肿瘤都是邻近器官癌肿直接侵犯所致,如甲状腺癌、支气管肺癌、食管癌等。

二、临床表现

气管肿瘤的最常见症状是咳嗽,常呈刺激性、顽固性干咳,多种治疗无效,在早期气管腔未出现狭窄前,多有白色泡沫状痰,当肿瘤表面出现坏死者,可有血丝痰或满口血痰,但多数患者出血量不多,可在数天内自然停止。随着肿瘤的增大,气管腔逐渐狭窄,出现进行性呼吸困难,特点为吸气性呼吸困难,吸气期延长,即所谓的喘鸣,严重者吸气时锁骨上窝、胸骨上窝和下部肋间隙都凹陷,即三凹征。此时肺部 X 线检查无特殊表现,故常有误诊为支气管哮喘。声音嘶哑是肿瘤

现代肿瘤诊断思维与实践

晚期出现局部压迫、侵犯或淋巴结转移累及喉返神经所致。

肺部听诊可闻及双肺呼吸音粗糙,严重者可听到风箱气流样的声音和各种音调的哮鸣音,即使不用听诊器亦可在近身处闻及,提示上呼吸道的梗阻。

由于气管肿瘤早期症状不典型,胸片检查多无异常发现,而出现典型的上呼吸道梗阻症状时,多数已处疾病的晚期,晚期患者常有局部转移,导致颈部淋巴结肿大,颈交感神经压迫征和上腔静脉阻塞综合征等。有些在确诊前往往有数月或数年的病程,因此,对难于缓解的刺激性干咳、痰血,应尽早进行气管镜检查,以明确诊断及时治疗。

三、诊断

对年龄在 40 岁以上,近期出现气喘性哮鸣,体位变化能诱发或减轻症状,哮喘药物治疗无效,伴有痰血或阵发性夜间呼吸困难,而无心脏病等,都是鉴别气道梗阻和支气管哮喘的要点,应做进一步检查排除气管肿瘤。气管肿瘤常容易被误诊或漏诊,多数直至呼吸困难、病情危重时才被认识,故临床诊断时对长期顽固性咳嗽伴有吸气性呼吸困难者,应引起警惕,及时做相应检查。

(一)实验室检查

痰脱落细胞学检查。气管肿瘤,尤其是恶性气管肿瘤痰细胞学阳性率较高,对判断肿瘤的良恶性有帮助。但对气管肿瘤部位、范围、侵犯程度则需要其他检查手段来明确。

(二)X 线检查

X 线诊断以空气对比摄片和气管断层为最好。侧位片对颈段气管暴露较好,隆突部额面断层片能较好地显示胸段的气管全貌。如气管腔内有软组织阴影,管壁增厚,管腔狭窄可初步做出诊断。

(三)CT 检查

CT 检查在诊断气管肿瘤的累及范围、浸润深度、蔓延方向及有无淋巴结转移等方面较胸片有优势。气管恶性肿瘤常表现在气管及支气管腔内、外生长,CT 表现为沿气管生长的不规则形突起的软组织块影,多呈菜花状,并可沿气管环状生长而导致环行狭窄。肿瘤与主动脉或食管间的脂肪间隙消失,是表明纵隔已受侵犯的 CT 征象。纵隔及肺门淋巴结增大,提示气管肿瘤存在转移的可能。

(四)纤维支气管镜检查

纤支镜检查是诊断气管肿瘤最有效的手段,它既可在直视下获得细胞学及组织学诊断,又能对肿瘤的范围、部位做出定位。对气管肿瘤有较严重气管梗阻、有出血病史或在检查中发现肿瘤表面血管丰富者应慎做活检及刷检,以免出现意外。

四、治疗

对局限于气管的早期恶性肿瘤的治疗以外科为主,手术可达到切除病变,解除气道梗阻,重建气道的作用。手术方式以气管环状切除端-端吻合最为常用,某医院共实施气管手术近 500例,其中气管恶性肿瘤 400 例,并创新设计了隆突主支气管切除,多段支气管隆嵴成型术及气管和隆突切除、分叉人工气管置换等 20 多种新术式。因此对患者一般情况较好,能够耐受手术者,应首选手术治疗;对病变范围广泛,难于手术的患者采用以放疗为主的治疗,同时辅以化疗,可取得较好的疗效。内科姑息性治疗还包括经气管镜内电烧、激光等治疗;近年来,镍钛记忆合金气管内支架为部分晚期无法手术或有手术禁忌的患者提供了新的治疗方法,具有快速、方便的特

160

点,能够为进一步治疗赢得时间。

五、预后

气管鳞癌肿瘤完整切除术后 3 年生存率为 24.4%。也有报道气管鳞癌伴局部淋巴结转移者生存率为 25%,气管切端阳性者生存率为 20%,对切除端阳性患者术后加用放疗可达到延长生存时间的目的。单纯放疗的中位生存期为 10 个月左右。腺样囊性癌生长相对缓慢,如手术能够完全切除,切端和淋巴结阴性术后 1 年生存率可达 85%,治愈率为 75%,但术后有较多的复发和转移。淋巴结阳性者术后 1 年生存率稍低 84%,而单纯放疗的一年生存率仅为 25%,因此如有可能应采用手术治疗。气管腺癌较其他类型气管肿瘤更易出现局部转移侵犯纵隔,手术完全切除者 1 年生存率约半数。而单纯放疗者预后较差。气管类癌好发于气管下端 1/3 段,以无气管软骨的膜部多见。切除不完全者,术后易复发。肿瘤能够完全切除者多能长期生存。黏液表皮样癌预后相对较好,完整切除者多能长期生存。

(刘孟锋)

第二节 原发性支气管肺癌

原发性支气管肺癌的肿瘤细胞多源于支气管黏膜或腺体,但临床上常简称为肺癌,早期常有刺激性咳嗽、痰中带血等呼吸道症状,易发生区域性淋巴结转移和血行传播,病情进展速度与病理类型及细胞生物特性有关。肺癌是当前世界上最常见的恶性肿瘤之一,是一种严重威胁人民健康和生命的疾病。新发病数男性肺癌占肿瘤的首位,女性仅次于乳腺癌,但死亡数均居肿瘤的首位。

一、病因

(一)吸烟

吸烟已被公认是肺癌最重要的危险因素,吸烟是人们常见的一种生活习惯。在有些发达国家和地区,由于控烟工作开展良好,人群吸烟率已明显下降,但还有很多国家特别是发展中国家,吸烟率仍维持很高水平,甚至还在增长。

1.影响肺癌危险性的吸烟因素

(1)吸烟年限、吸烟强度:吸烟年限长短是影响肺癌危险性的最主要的吸烟因素。吸烟年限由吸烟者开始吸烟的年龄与吸烟者目前的年龄或者开始吸烟的年龄与戒烟时的年龄确定。吸烟年限越长,则肺癌的危险性越高,肺癌危险性也随每天吸烟支数增加而上升。吸烟强度不仅取决于每天吸烟支数,还受吸入深度、每支烟吸入次数等影响。

(2)戒烟:与持续吸烟者比较,戒烟者随戒烟年数增加,肺癌危险性会明显下降,但由吸烟引起的致肺癌效应不会完全消失。

(3)烟草的不同制品、卷烟的不同类型:不少流行病学研究报道,吸不同烟草制品所致肺癌危险性不同,吸卷烟者肺癌危险性最高,仅抽雪茄或烟斗者危险性较低。长期吸带过滤嘴或低焦油卷烟者其肺癌危险性比长期吸不带过滤嘴或高焦油卷烟者低。自 20 世纪中叶起卷烟生产方法有所变化,采用混合烟叶,生产带过滤嘴的卷烟,以及应用能降低卷烟的尼古丁和焦油含量的其他各种方法,但这些生产上的变化对吸烟者暴露于致癌物的实际变化情况的影响殊难评定。原因是采用混合烟叶可以增加烟草特有的亚硝胺;吸烟者为了保持其惯有的尼古丁吸入水平,在吸带过滤嘴或低焦油卷烟时会代偿性地改变其原来的吸烟行为,如深吸或增加每支卷烟的吸入次数;特别是大多数吸烟者在其一生中不是只吸一种类型的卷烟,使得难以评价这些变化的后果。同时吸带过滤嘴香烟导致肺癌病例类型发生变化:鳞癌、小细胞癌的发病率下降而腺癌的发病率上升。

2.与其他危险因素的协同作用

当吸烟者暴露于其他的职业或环境因素时,吸烟与其他危险因素的联合致癌效应可能大于吸烟与其他因素各自单独作用时合并的效应,这时可认为吸烟和其他因素有致癌的协同作用。认识因素间致癌的协同作用对肿瘤预防是很重要的。

迄今还仅对吸烟和少数几个职业危险因素的致肺癌协同作用进行了比较系统的研究和评价。对石棉暴露、吸烟和肺癌间关系的流行病学研究先后曾多次进行评述,结果都认为吸烟与石棉暴露两个危险因素间的作用不是单纯相加的,即两个因素的作用不是相互独立的,两者间有一定的协同作用,但仍不能确定其协同作用是否符合相乘模型。曾对工作在金属冶炼厂和金属矿山暴露于砷的六个职业人群资料评价砷暴露、吸烟与肺癌间的关系,结果发现砷暴露和吸烟的致肺癌联合效应始终大于两个因素的作用相互独立时用相加模型所表明的效应。上述职业因素与吸烟间存在致肺癌协同作用,即职业因素暴露者同时吸烟可使致肺癌效应明显放大,大于两个因素单独作用时合并的效应,说明在吸烟人群中预防职业性肺癌时不能仅限于采取职业防护措施,同时还要加强控制吸烟的措施。

(二)空气污染

1.室内空气污染

室内空气污染的来源和种类甚多,目前研究较多且与人群生活关系较密切的有环境烟草烟雾、固体燃料(煤、木柴、秸秆等生物燃料)燃烧产生的烟气、高温下的食用油油烟、室内氡气等与肺癌的关系。

(1)环境烟草烟雾:环境烟草烟雾是由吸烟者呼出的主流香烟烟雾,以及香烟熏烧时释放的、且为周围空气稀释的侧流烟雾所组成的混合物,它含有尼古丁、致癌物和毒素。香烟侧流烟雾的组成成分与主流烟雾相似,但侧流烟雾中各成分的相对含量和绝对量与主流烟雾中有所不同。侧流烟雾中许多成分已知是有遗传毒性和致癌性的化学物质,其中包括国际癌症研究中心认定的一类致癌物(苯、镉、2-萘胺、镍、铬、砷和4-联苯胺),以及2A类致癌物(甲醛、丁二烯和苯并芘)和2B类致癌物(乙醛、异戊二烯、邻苯二酚、丙烯腈、苯乙烯、NNN、NNK、铅)。

国际癌症研究中心在其1986年出版的《吸烟》中就已提出,根据已知主流烟雾和侧流烟雾的成分、被动吸烟时吸入的物质的组成,以及在暴露于致癌物时观察到的剂量效应关系,可以得出被动吸烟能使人类恶性肿瘤危险性有一定程度升高的结论。在《吸烟》专集发表后的30余年中,在许多国家又发表了大量关于从不吸烟者暴露于吸烟配偶的二手烟雾与肺癌危险性关系的流行病学研究,其中大多数研究都报道肺癌危险性增加,尤其是在暴露较严重的情况下。对这些研究进行的综合分析发现,不吸烟妻子暴露于吸烟丈夫的二手烟雾与其肺癌危险性间存在统计上显著且一致的联系性,危险性随暴露程度增加而升高,肺癌超额危险性约为20%,调整各种混杂因素后也是如此。除了在家中暴露于吸烟配偶的二手烟雾外,在工作场所也存在暴露的情况。暴露于环境烟草烟雾的年限与肺癌危险性间存在很强的相关关系。

可的宁是尼古丁的代谢产物，是目前测定环境烟草烟雾近期暴露状况的最合适的生物标志物。在二手烟雾暴露者的尿中可的宁的水平往往升高。在暴露者中还发现芳香胺血红蛋白加合物和多环芳烃清蛋白加合物的浓度比不暴露者高。吸烟母亲的胎儿脐带血中蛋白加合物的浓度与母亲血中的浓度有关，前者的浓度低一些。检测尿的生物标志物时，发现环境烟草烟雾暴露者中烟草特有的致癌物 NNK 的代谢产物的水平总是升高的，尿中这些代谢产物的水平为吸烟者的 1％～5％。非吸烟者摄入烟草特有的致癌物 NNK 的资料是反映二手烟雾与肺癌发生间有因果联系的辅助证明。此外，在人群中还发现被动吸烟与尿内致变物的浓度有联系，有些研究发现尿致变性与尿可的宁浓度有相关关系。曾发现暴露于二手烟雾的儿童中姐妹染色单体交换水平升高。暴露于环境烟草烟雾的非吸烟者发生的肺肿瘤含有 P53 和 *K-ras* 突变，与吸烟者肿瘤中发现的情况相似。在体外和体内实验系统中都发现侧流烟雾、环境烟草烟雾或其凝聚物具有遗传毒性。根据上述种种证据，都足以做出环境烟草烟雾对人类具有致癌性的结论。

（2）固体燃料烟气：全球（主要是发展中国家和地区）有许多人在使用固体燃料作为家庭烹饪或取暖的燃料，因而使人群经常暴露于燃烧这些燃料时产生的烟气，家庭中妇女和儿童的暴露状况往往尤为严重。人群的暴露水平受燃料的种类、炉灶状况、房屋结构、室内通风状况，以及当地气候条件等多种因素的影响，因此，在不同条件下取得的研究结果是可能不同的，推论时宜谨慎。

家庭燃烧煤和木柴时一般有 10％～30％的燃料碳转化成燃烧不完全的气相和固相产物，这些产物中已发现有数百种化合物，包括已知对人类可能有致癌性的苯、甲醛、苯并芘等在内的半挥发和不挥发的有机化合物。煤比木柴含有更多的硫、砷、矽、氟、铅等污染物，燃烧时这些污染物及其氧化物释放出来污染空气。在大多数使用固体燃料的地方，微细颗粒物的污染水平每立方米一般可达数百微克，在烹饪时每立方米甚至可达数千微克。

高温下用食用油炒、煎、炸食物是中国和世界华人中常见的烹调方法。已知吸烟是肺癌发生的主要原因，但在非吸烟的中国妇女中肺癌发病率比较高，在被食用油油烟污染的空气中存在可能使人类致癌的物质。肺癌危险性还随烹饪时室内油烟严重程度上升，也随眼睛刺激的频度升高。在多因素分析中，经调整通风状况变量后，烹饪时厨房内烟雾程度、食用油种类、煎炒频度均对肺癌危险性有独立的效应。肺癌危险性随每月炒菜次数增加而升高。肺癌危险性还随开始烹饪年龄提前、每天烹饪餐数增加，以及烹饪年限增加而上升。

铀矿井下职业暴露于氡及其子体已知是致肺癌的，当累计暴露达 50～100 个工作水平月时，此时肺癌超额危险性是显著的。然而，居室内由建筑材料、高本底等引起的氡及其子体的浓度通常远低于铀矿井下，这时与肺癌的关系并不十分明确。

2.室外大气污染

在人口稠密的城市空气中发现含有多种已知对人类的致癌物，如苯并芘和苯等有机化合物、砷和铬等无机化合物等放射性核素，这些物质以能吸附有机化合物的碳粒、氧化剂、气溶胶状的硫酸等极为复杂的混合物的形式存在。燃烧煤、石油等矿物燃料生产能源或应用于交通运输是产生上述各种物质污染城市空气的主要来源。居住在排放污染物的局部污染点源附近的居民经常暴露于已知或可疑的致癌物，如燃烧矿物燃料的发电厂排放苯并芘等多环有机物、铬和镍等金属、氡和铀等放射性核素，非铁金属冶炼厂排放无机砷、其他金属，以及二氧化硫，城市固体废物焚烧炉排放铅和镉等重金属、多环芳烃、二噁英等有机化合物，以及酸性气体等。

(三)职业因素

肺癌是职业癌中最重要的一种。据估计,美国男性肺癌的 15％和女性肺癌的 5％可由职业因素解释。已有充分的证据认为是致肺癌的职业因素有石棉、氯甲甲醚和二氯甲醚、砷的无机化合物、铬化合物、镍及其化合物、铍及其化合物、镉及其化合物、煤炼焦过程(煤焦炉、煤气干流甑、煤气发生炉)、煤焦油沥青挥发物(涂屋顶材料、铝还原厂、烟囱清扫物)、铸造工人、赤铁矿、芥子气、油漆工人、电离辐射(放射性矿或氡)、硫酸烟雾等。可能致肺癌的工业材料有氯乙烯、氯甲苯、硫代甲烷、丙烯腈、切削油、柴油烟气、甲醛、玻璃纤维及其他人造纤维、滑石粉、镉、二氧化硅(结晶体)。还有一些职业致肺癌的因果关系尚不肯定,需要进一步查明这些职业中的致癌物,并通过前瞻性研究判定可能存在的剂量效应关系。这些职业包括农业工人、暴露于农药的工人、氯苯甲酰生产厂、水泥工人、化学师或化学工人、煤矿工、暴露于干洗溶剂的工人、屠宰和肉品加工工人、油漆生产工人、电焊工、铅管工、印刷工、橡胶企业工作区、炼钢工人、面包师傅等。

然而与吸烟相比,职业因素对整个人群肺癌发病率的作用很小,但值得我们警惕的是,职业因素与吸烟等一些非职业危险因素有很强的协同致肺癌作用。如吸烟与暴露于石棉的协同作用近似于相乘模型或介于相加与相乘模型之间。铀矿工电离辐射暴露与吸烟间存在相乘或弱于相乘的协同作用。氡子体照射与吸烟的联合作用与相乘模型一致,但是联合作用的相对危险度最大可能是介于相乘和相加之间。吸烟与砷对肺癌的发生显示联合效应,其强度介于相加与相乘之间。我国云锡矿工肺癌,职业暴露如氡子体、砷、粉尘等与一些非职业危险因素,如吸烟、慢性支气管炎、文化程度,以及部分营养素摄入不足也有一定的协同作用。由此可见,在职业性肺癌的调查研究和防治实践中,不能只重视职业因素而忽略吸烟等生活方式在肺癌发生中的重要作用。

(四)电离辐射

大剂量电离辐射可引起肺癌,不同射线产生的效应也不相同,如日本广岛释放的是中子和 α 射线,前者患肺癌的危险性高于后者。美国 1978 年报道一般人群中和电离辐射的来源 49.6％来自自然界,44.6％为医疗照射,来自 X 线诊断的电离辐射可占 36.7％。

(五)饮食与营养

动物实验证明维生素 A 及其衍生物 β-胡萝卜素能够抑制化学致癌物诱发的肿瘤。有研究表明摄取食物中维生素 A 能作为抗氧化剂直接抑制甲基胆蒽、苯并芘、亚硝酸铵的致癌作用和抑制某些致癌物和 DNA 的结合,拮抗促癌物的作用,因此可直接干扰癌变过程。美国纽约和芝加哥开展的前瞻性人群观察结果表明食物中天然维生素 A 类、β-胡萝卜素的摄入量与十几年后癌症的发生呈负相关,其中与肺癌的相关性最为明显。

(六)其他

美国癌症学会将结核列为肺癌发病因素之一。有结核病史,尤其是结核瘢痕者,男性患肺癌的危险是正常人群的 5 倍,女性患肺癌的危险是正常人群的 10 倍。有结核病史肺癌的主要组织学类型是腺癌。

二、临床表现

肺癌的临床表现与其发生的部位、大小、类型、发展的阶段、有无并发症或转移有密切关系。有 5％～15％的患者于发现肺癌时无症状。主要症状包括以下几个方面。

(一)由原发肿瘤引起的症状

1.咳嗽

咳嗽为常见的早期现象,肿瘤在气管内可有刺激性干咳或少量黏液痰。肺泡癌可有大量黏液痰。肿瘤引起远端支气管狭窄,咳嗽加重,多为持续性,且呈高音调金属音,是一种特征性的阻塞性咳嗽。当有继发感染时,痰量增加,且呈黏液脓性。

2.咯血

由于癌组织血管丰富常引起咯血。以中央型肺癌多见,多为痰中带血或间断血痰,常不易引起患者重视而延误早期诊断。如侵蚀大血管,可引起大咯血。

3.喘鸣

由于肿瘤引起支气管部分阻塞,约有 2% 的患者可引起局限性喘鸣。

4.胸闷、气急

肿瘤引起支气管狭窄,特别是中央型肺癌;或肿瘤转移到肺门淋巴结,肿大的淋巴结压迫支气管或隆突;或转移至胸膜,发生大量胸腔积液;或转移至心包,发生胸闷、气促。如果原有慢性阻塞性肺疾病,或合并有自发性气胸,胸闷、气促更为严重。

5.体重下降、消瘦

体重下降为肿瘤的常见症状之一,肿瘤发展到晚期,由于肿瘤和消耗的原因,并有感染、疼痛所致的食欲减退,可表现为消瘦或恶病质。

6.发热

一般肿瘤可因坏死引起发热,多数发热的原因是由于肿瘤引起的继发性肺炎所致,抗生素药物治疗疗效不佳。

(二)肿瘤局部扩散引起的症状

1.胸痛

约有 30% 的肿瘤直接侵犯胸膜、肋骨和胸壁,可引起不同程度的胸痛。若肿瘤位于胸膜附近时,则产生不规律的钝痛或隐痛,疼痛于呼吸、咳嗽时加重。肋骨、脊柱受侵犯时,则有压痛点,而与呼吸、咳嗽无关。肿瘤压迫肋间神经,胸痛可累及其分布区。

2.呼吸困难

肿瘤压迫大气道,可出现吸气性呼吸困难。

3.咽下困难

癌侵犯或压迫食管可引起咽下困难,尚可引起支气管-食管瘘,出现进食或饮水时呛咳,并可导致肺部感染。

4.声音嘶哑

癌直接压迫或转移至纵隔的淋巴结肿大后压迫喉返神经(多见于左侧),可发生声音嘶哑。

5.上腔静脉压迫综合征

癌侵犯纵隔,压迫上腔静脉时,上腔静脉回流受阻,产生头面、颈部和上肢水肿及胸前部淤血和静脉曲张,可引起头痛和头昏或眩晕。

6.Horner 综合征

位于肺尖部的肺癌称肺上沟癌(Pancoast 癌),可压迫颈部交感神经,引起病侧眼睑下垂、瞳孔缩小、眼球内陷,同侧额部与胸壁无汗或少汗。也常有肿瘤压迫臂丛造成以腋下为主、向上肢内侧放射的烧灼样疼痛,在夜间尤甚。

（三）转移引起的症状

1.肺癌转移至脑、中枢神经系统

可发生头痛、呕吐、眩晕、复视、共济失调、脑神经麻痹、一侧肢体无力甚至偏瘫等神经系统症状。严重时可出现颅内压增高的症状。

2.肺癌转移至骨骼

肺癌转移至骨骼,特别是肋骨、脊柱骨、骨盆时,则有局部疼痛和压痛。

3.肺癌转移至肝

肺癌转移至肝时,可有厌食、肝区疼痛、肝大、黄疸和腹水等。

4.肺癌转移至淋巴结

锁骨上淋巴结常是肺癌转移的部位,可以毫无症状,患者自己发现而来就诊。典型的多位于前斜角肌区,固定而坚硬,逐渐增大、增多,可以融合,多无痛感。皮下转移时可触及皮下结节。

（四）肺外表现

肺外表现包括内分泌、神经肌肉、结缔组织、血液系统和血管的异常改变,又称副癌综合征。有下列集中表现。

1.肥大性肺性骨关节病

常见于肺癌,也见于局限性胸膜间皮瘤和肺转移癌(胸腺、子宫、前列腺的转移)。多侵犯上下肢长骨远端,发生杵状指(趾)和肥大性骨关节病。前者具有发生快、指端疼痛、甲床周围环绕红晕的特点。两者常同时存在,多见于鳞癌。切除肺癌后,症状可减轻或消失,肿瘤复发又可出现。

2.分泌促性腺激素

可引起男性乳房发育,常伴有肥大性肺性骨关节病。

3.分泌促肾上腺皮质激素样物

可引起 Cushing 综合征,表现为肌力减弱、水肿、高血压、尿糖增高等。

4.分泌抗利尿激素

可引起稀释性低钠血症,表现为食欲不佳、恶心、呕吐、乏力、嗜睡、定向障碍等水中毒症状,称抗利尿激素分泌失调综合征。

5.神经肌肉综合征

其包括小脑皮质变性、脊髓小脑变性、周围神经病变、重症肌无力和肌病等。发生原因不明确。这些症状与肿瘤的部位和有无转移有关。它可以发生于肿瘤出现前数年,也可作为一症状与肿瘤同时发生;在手术切除后仍可发生,或原有的症状无改变。它可发生于各型肺癌,但多见于小细胞未分化癌。

6.高钙血症

肺癌可因转移而致骨骼破坏,或由异生性甲状腺样激素引起。高血钙可与呕吐、恶心、嗜睡、烦渴、多尿和精神紊乱等症状同时发生,多见于鳞癌。肺癌手术切除,血钙可恢复正常,肿瘤复发又可引起血钙增高。

此外,在燕麦细胞癌和腺癌中还可见因 5-羟色胺的分泌过多造成的类癌综合征,表现为伴哮鸣的支气管痉挛、阵发性心动过速、水样腹泻、皮肤潮红等。还可有黑色棘皮症及皮肌炎、掌跖皮肤过度角化症、硬皮症,以及栓塞性静脉炎、非细菌性栓塞性心内膜炎、血小板减少性紫癜、毛细血管病性渗血性贫血等肺外表现。

三、诊断与分期

(一)诊断

1.病史和体格检查

明确患者的病史,并进行全面的体格检查。

2.无创性检查

(1)胸部 X 线:胸片因其简便易行、经济有效,目前仍是肺癌初诊时最基本的检查方法,是早期发现肺癌的一个重要手段,也是术后随访的方法之一。

(2)胸部 CT:目前已成为估计肺癌胸内侵犯程度及范围的常规检查方法,尤其在肺癌的分期上更有其无可替代的作用。低剂量螺旋胸部 CT 可以有效地发现早期肺癌,CT 引导下经胸肺肿物穿刺活检是重要的获取细胞学、组织学诊断的技术。

(3)B 超:因为含气肺组织不是超声的理想介质,且超声对肺部肿块的良恶性鉴别缺乏特异性,故超声检查在肺癌诊断中较少应用。主要用于诊断腹部重要器官,以及腹腔、腹膜后淋巴结有无转移,也用于双侧锁骨上窝淋巴结的检查;对于邻近胸壁的肺内病变或胸壁病变,可鉴别其囊、实性及进行超声引导下穿刺活检;超声还常用于胸腔积液抽取定位。

(4)MRI:较 CT 检查更容易鉴别实质性肿块与血管的关系,MRI 检查对肺癌的临床分期有一定价值,特别适用于判断脊柱、肋骨,以及颅脑有无转移。

(5)骨扫描:是判断肺癌骨转移的常规检查。当骨扫描检查提示骨可疑转移时,应对可疑部位进行 MRI、骨 X 片检查加以验证。

(6)PET-CT:主要用于排除纵隔淋巴结和远处转移,但因价格昂贵,且约有 20% 的假阴性和假阳性,目前还不能广泛应用。

3.内镜检查

(1)纤维支气管镜:纤维支气管镜检查技术是诊断肺癌最常用的方法,包括纤维支气管镜直视下刷检、活检,以及支气管灌洗获取细胞学和组织学诊断。上述几种方法联合应用可以提高检出的阳性率。

(2)经纤维支气管镜引导透壁穿刺纵隔淋巴结活检术和纤维超声支气管镜引导透壁淋巴结穿刺活检术:TBNA 有助于治疗前肺癌 TNM 分期的精确 N_2 分期。但不作为常规推荐的检查方法,有条件的医院应当积极开展。EBUS-TBNA 更能就肺癌 N_1 和 N_2 的精确病理诊断提供安全可靠的支持。

(3)纵隔镜:作为确诊肺癌和评估 N 分期的有效方法,纵隔镜是目前临床评价肺癌纵隔淋巴结状态的金标准。尽管 CT、MRI,以及近年应用于临床的 PET-CT 能够对肺癌治疗前的 N 分期提供极有价值的证据,但仍然不能取代纵隔镜的诊断价值。

(4)胸腔镜:胸腔镜可以准确地进行肺癌的诊断和分期,对于经纤维支气管镜和经胸壁肺肿物穿刺针吸活检术等检查方法无法取得病理标本的早期肺癌,尤其是肺部微小结节病变行胸腔镜下病灶切除,可以明确诊断。对于中晚期肺癌,胸腔镜下可以行淋巴结、胸膜和心包的活检,胸腔积液及心包积液的细胞学检查,为制定治疗方案提供可靠依据。

4.肿瘤标志物

肺癌相关的血清肿瘤标志物包括 CEA、CA125、Cyfra21-1、CA153、SCC 等,SCLC 具有神经内分泌特点,与促胃液素释放肽前体(ProGRP)、神经元特异性烯醇化酶(NSE)、肌酸激酶 BB

(CK-BB),以及嗜铬蛋白 A(CGA)等相关。但这些标志物的敏感性和特异性均不高,因此在肺癌的筛查、诊断中的价值有限,目前主要是作为监测治疗反应和早期复发的辅助指标。

5.其他检查技术

(1)痰细胞学:痰细胞学检查是目前诊断肺癌简单方便的无创伤性诊断方法之一,连续 3 天留取清晨深咳后的痰液进行痰细胞学涂片检查可以获得细胞学诊断。60%~80%的中央型肺癌和 15%~20%的外周型肺癌患者,可以通过重复的痰细胞学检查得到阳性结果。

(2)经胸壁肺内肿物穿刺针吸活检术(trans thoracic needle aspiration,TTNA):TTNA 可以在 CT 或 B 超引导下进行,在诊断周围型肺癌的敏感度和特异性上均较高。

(3)胸腔穿刺术:当胸腔积液原因不明时,可以进行胸腔穿刺以获得细胞学诊断,并可以明确肺癌的分期。

(4)胸膜活检术:当胸腔积液穿刺未发现细胞学阳性结果时,胸膜活检可以提高阳性检出率。

(5)浅表淋巴结活检术:对于肺部占位病变或已明确诊断为肺癌的患者,如果伴有浅表淋巴结肿大,应当常规进行浅表淋巴结活检,以获得病理学诊断、明确分期并指导治疗。

(二)分期

1.非小细胞肺癌

目前非小细胞肺癌(non-small cell lung cancer,NSCLC)的 TNM 分期采用国际肺癌研究协会2009 年第七版分期标准(表 8-1、表 8-2)。

表 8-1 肺癌 TNM 分期中 T、N、M 的定义

原发肿瘤(T)		
T_x		原发肿瘤不能评价;或痰、支气管灌洗液找到肿瘤细胞,但影像学或支气管镜没有可视肿瘤
T_0		没有原发性肿瘤的证据
T_{is}		原位癌
T_1		肿瘤最大径≤3 cm,周围为肺或脏层胸膜包绕,气管镜检查肿瘤没有累及叶支气管近端以上位置(即没有累及主支气管)
	T_{1a}	肿瘤最大径≤2 cm
	T_{1b}	肿瘤最大径>2 cm 但≤3 cm
T_2		肿瘤>3 cm 但≤7 cm 或符合以下任何一点:累及主支气管,但距隆突≥2 cm;侵犯脏层胸膜;伴有扩展到肺门的伴肺不张或阻塞性肺炎,但未累及全肺
	T_{2a}	肿瘤最大径>3 cm 但≤5 cm
	T_{2b}	肿瘤最大径>5 cm 但≤7 cm
T_3		肿瘤>7 cm 或肿瘤直接侵犯了下述部位之一者:胸壁(包括上沟瘤)、膈肌、膈神经、纵隔胸膜、壁层心包;肿瘤位于距隆突 2 cm 以内的主支气管,但未侵及隆突;或伴有累及全肺的肺不张或阻塞性炎症,或同一肺叶内出现分散的单个或多个卫星结节
T_4		任何大小的肿瘤直接侵犯了下述部位之一者:纵隔、心脏、大血管、气管、食管、喉返神经、椎体、隆突;同侧非原发肿瘤所在肺叶的其他肺叶内出现单个或多个肿瘤结节
区域淋巴结(N)		
N_x		区域淋巴结不能评价
N_0		没有区域淋巴结转移

续表

N_1	转移至同侧支气管旁淋巴结和/或同侧肺门淋巴结;和肺内淋巴结,包括直接侵犯
N_2	转移至同侧纵隔和/或隆突下淋巴结
N_3	转移至对侧纵隔、肺门淋巴结,同侧或对侧斜角肌或锁骨上淋巴结转移
M_x	远处转移不能评价
M_0	没有远处转移
M_1	有远处转移
M_{1a}	对侧肺叶内出现分散的单个或多个肿瘤结节,胸膜结节或恶性胸腔(或心包)积液
M_{1b}	远处转移

注:①任何大小的、少见的表浅性肿瘤,只要局限于支气管壁,即使累及主支气管,也定义为 T_{1a};②肿瘤大小≤5 cm 或者大小无法确定的 T_2 肿瘤定义为 T_{2a},肿瘤>5 cm 但≤7 cm 的肿瘤定义为 T_{2b};③绝大多数肺癌患者的胸腔积液(以及心包积液)是由肿瘤引起的,但有极少数患者的胸腔积液(心包积液)经多次细胞学检查未能查到肿瘤细胞,而积液又是非血性和非渗出性的,临床判断积液与肿瘤无关,积液不影响分期,应被定义为 M_0。

表 8-2　2009 年国际肺癌研究协会肺癌第七版 TNM 分期

分期		TNM
隐性肺癌		$T_x N_0 M_0$
原位癌(0 期)		$T_{is} N_0 M_0$
Ⅰ期	Ⅰ$_A$期	$T_{1a,b} N_0 M_0$
	Ⅰ$_B$期	$T_{2a} N_0 M_0$
Ⅱ期	Ⅱ$_A$期	$T_{2b} N_0 M_0$
		$T_{1a,b} N_1 M_0$
		$T_{2a} N_1 M_0$
	Ⅱ$_B$期	$T_{2b} N_1 M_0$
		$T_3 N_0 M_0$
Ⅲ期	Ⅲ$_A$期	$T_3 N_1 M_0$
		$T_{1a,b} N_2 M_0$
		$T_{2a,b} N_2 M_0$
		$T_3 N_2 M_0$
		$T_4 N_0 M_0$
		$T_4 N_1 M_0$
	Ⅲ$_B$期	$T_4 N_2 M_0$
		$T_4 N_3 M_0$
		任何 T,N_3,M_0
Ⅳ期		任何 T,任何 N,$M_{1a,b}$

2.小细胞肺癌

对于接受非手术治疗的小细胞肺癌(small cell lung cancer,SCLC)患者采用美国退伍军人肺癌协会(Veterans Administration Lung Study Group,VALG)的局限期(limited disease,LD)和广泛期(extensive disease,ED)分期方法,对于接受外科手术的患者采用国际肺癌研究协会

2009 年第七版分期标准。VALG 将局限期定义为病变局限于一侧胸腔、可被包括于单个可耐受的放射野里,广泛期为病变超出同一侧胸腔,包括恶性胸腔、心包积液及远处转移。目前国内常用的局限期定义为病变局限于一侧胸腔、纵隔、前斜角肌及锁骨上淋巴结,但不能有明显的上腔静脉压迫、声带麻痹和胸腔积液。

四、肺癌治疗的现况

肺癌是一个长在肺内又是全身性的肿瘤,按肿瘤发展的规律,可向周围组织、器官侵犯,又有存在于血道、淋巴道内的微转移和在远道器官形成的转移灶。因此治疗时不仅需要针对肺脏局部,而且必须兼顾全身。肺癌发病时由于病变范围的不同,疾病分期不同,治疗方案也随之有变。如Ⅰ～Ⅲ期病变属于局部,无全身扩散证据,所以适合局部结合全身治疗,而一旦有转移到全身器官的证据,就应该采取有全身作用的治疗方法。

肺癌的综合治疗应根据患者的身心状况,肿瘤的具体部位、病理类型、侵犯范围(病期)和发展趋向,结合细胞分子生物学的改变,有计划地、合理地应用现有的多学科各种有效治疗手段,以最适当的经济费用取得最好的治疗效果,同时最大限度地改善患者的生活质量。

治疗肺癌的几种常用手段是外科治疗、放射治疗、化学治疗、靶向治疗。根据病变范围,这些手段可以单独或联合应用。

(一)外科治疗

对于肺癌外科治疗必须遵循的处理原则如下。

(1)无论如何要尽可能地将肿瘤和肺内淋巴结完全性切除,至少是解剖性肺叶切除。

(2)术中要小心谨慎,不要挤压或弄破肿瘤,以防转移。

(3)贴近肿瘤或受累的组织,应与肿瘤一起完整地大块切除,比分别切除要好。

(4)术中尽可能用冷冻切片证实切缘无肿瘤残留,包括支气管、血管残端,以及肿瘤周围组织。一旦切缘肿瘤残留,就不能达到完全性切除的要求。

(5)所有能够见到的纵隔淋巴结包括被覆胸膜、周围脂肪组织及淋巴管应当全部予以切除并行病理检查,切除后纵隔结构应达到"骨骼化"标准。最好是按分组进行解剖,确切辨认淋巴结并予以标记。

最适宜进行手术治疗的肺癌是Ⅰ、Ⅱ期和部分经过选择的ⅢA 期肺癌,如 $T_3N_1M_0$ 的非小细胞肺癌。影像学上已有明确纵隔淋巴结转移的 N_2 患者,不宜马上进行手术切除。至于ⅢB、Ⅳ期肺癌,手术不应列为主要的治疗手段。国内非小细胞肺癌手术治疗的 5 年生存率为31.8%～42.4%。Ⅰ期 SCLC 先行手术切除已得到国内外共识,Ⅱ期 SCLC 术前化疗的观点有所不同,仍处于研究中,而对期别较晚的Ⅲ期 SCLC 应以化疗为主,如化疗疗效较好,病员年龄较轻、全身情况良好,可考虑继以手术治疗。

(二)放射治疗

对有纵隔淋巴结转移的肺癌来说,放射治疗是主要的治疗手段,对有远处转移的肺癌而言,放射治疗是有效的姑息治疗方法。在一些早期肺癌,因高龄或内科原因不能手术或拒绝手术的病例,放射治疗可作为一种根治性治疗手段;手术后放射治疗用于处理术后的阳性切缘、局部晚期的 N_2 或 T_4 病例。放射治疗也可用于控制肺癌的症状。

现代的三维适形放疗技术(3DCRT)和调强放疗技术(IM-RT)是目前最先进的放疗技术。已经建立了 3DCRT 技术的医院,应该把它们用于所有的肺癌患者,并用 CT 或 CT/PET 来进行放疗计划的设计。对还没有上述先进技术的医院,可采用常规的放疗技术,但是必须非常注意对肺、心脏和脊髓的保护,以避免对它们的放射性损伤。

近期研究表明,立体定向全身放疗(SBRT)和射频消融(RFA)可以作为拒绝手术或不能耐受手术的淋巴结阴性患者的治疗选择。最适合进行 SBRT 的患者肿瘤应≤5 cm 且远离一级或二级支气管。最适合进行 RFA 的患者为外周孤立病灶小于 3 cm,RFA 可用于既往照射过的组织,以及用于姑息治疗。

对于医学上不能手术切除肿瘤但身体状况良好、预期寿命较长的Ⅰ期和Ⅱ期 NSCLC 患者,放疗应作为一种有可能治愈的手段提供给患者。然而,最近一项在 4 357 例未手术切除的Ⅰ期或Ⅱ期 NSCLC 患者中进行的研究发现,与未放疗的患者相比,接受放疗的患者中位生存期延长,但 5 年生存率没有明显差异。

(三)化学治疗

肺癌化疗可分为根治性化疗、姑息性化疗、新辅助化疗、辅助化疗、局部化疗和增敏的化疗。根治性化疗主要用于 SCLC 的治疗,其特点是足量足程的联合化疗,以争取达到长期生存或治愈的最终目的。姑息性化疗主要用于晚期肺癌,其特点是延迟病变的发展,减少患者症状,提高生存质量、延长存活时间。新辅助化疗指术前化疗,通过化疗使病变转变为可手术,同时期望通过减少微转移而提高长期生存率。辅助化疗指完全性切除术后的化疗,期望通过减少微转移来提高生存率,特别是提高无瘤生存时间。局部化疗指在影像介导下经支气管动脉内或病灶供血血管直接注入化疗药物,形成瘤内药物高浓度以达到提高疗效的目的。增敏化疗是在放疗的同时所进行的目的为增进肿瘤细胞对放疗敏感性的化疗。

对于局限期小细胞肺癌,目前联合化疗方案的总缓解率可达 80%～90%,完全缓解率 40%～50%,中位生存期可达 20 个月。与未接受治疗的患者相比,有效的联合化疗能提高患者的中位生存期 4～5 倍。对于广泛期小细胞肺癌,联合化疗方案的有效率大约为 60%,中位生存期为 7～9 个月,有效率和生存期均低于局限期小细胞肺癌患者。

化疗对非小细胞肺癌的治疗效果近年虽有提高,但尚不能令人满意,目前是Ⅳ期非小细胞肺癌主要的治疗手段。肺癌对化疗的有效反应,包括了完全缓解和部分缓解两种情况,但绝大部分患者所表现的仅是部分缓解。肿瘤的缓解并不等于生存期的延长,目前顺铂是公认为唯一可以提高Ⅲb 期非小细胞肺癌 10%一年生存率的化疗药物,铂类是 NSCLC 有效联合化疗方案的基础。非小细胞肺癌的二线化疗方案中多西紫杉醇优于最佳支持治疗,能改善生存期和生活质量,培美曲塞与多西紫杉醇疗效相近,但血液毒性较小。

(四)靶向治疗

靶向治疗包括具有靶向性的表皮生长因子受体阻断剂,针对某些特定细胞标志物的单克隆抗体,针对某些癌基因和癌的细胞遗传学标志的药物,抗肿瘤新生血管和针对血管生长因子的药物,抗肿瘤疫苗及基因治疗等。

五、肺癌的化学治疗

(一)肺癌化疗的药物代谢特点

1.药动学

肿瘤治疗中所使用的药物对正常组织和肿瘤组织均有杀伤,因此,了解其毒性和反应是治疗环节中最基础的,这主要是药动学和药效学。前者是探讨药物与其血浆浓度间的关系,这涉及药物的代谢和排泄,是指机体对药物的作用。临床判断药动学结果时还需要了解血浆药物浓度(或剂量)与效应间的关系或称药效学,这说明药物对机体的作用。

典型的药动学研究包括 4 个方面,即吸收、分布、代谢和排泄。肺癌化疗药物在体内的吸收、分布、代谢和排泄各不相同,但从总的体内代谢规律看,应注意以下特点。

(1)吸收:是药物透过肠黏膜被利用的过程,一般用生物利用度来表示,生物利用度是由口服的曲线下面积(AUC)与静脉注射后的 AUC 之比测定的。吸收不良或首关代谢增强均可降低生物利用度。一般情况下给药途径不同,吸收速度亦不同,其吸收速度一般顺序是:静脉>吸入>肌肉>皮下>直肠>黏膜>口服>皮肤。口服和肌内注射符合一级动力学过程,静脉滴注多采用恒速输入,符合零级动力学。占大多数的肺癌化疗药物通过静脉给药,而通常认为皮下或肌肉给药的生物利用度常接近 100%。化疗药物吸收的速度和程度则决定了药理效应起始的快慢和强度。血管外给药生物利用度较低,同时药物进入血液循环的时间有不同程度的延迟。为获得预期的血浆药物浓度,需快速静脉注射,对于肺部肿瘤,采用静脉给药,药物首先经右心进入肺脏,肺组织受药量最大。理论上通过动脉给药可选择性地把药物直接导入肿瘤组织内,其所得血液药物浓度应高于同剂量静脉给药的浓度,从而产生更好的抗肿瘤效应,减少毒副反应,然而动脉内注射的危险性也相对增大。局部动脉插管灌注化疗治疗肺癌的效果目前尚未得到循证医学的证实。新的方便于患者的口服抗肿瘤药物也将成为一种趋势,然而医师生在用口服药时必须了解新近手术、既往的化疗都可影响吸收。同时服用影响胃肠动力性的药物,如吗啡类药物和盐酸甲氧氯普胺也可能是一种影响抗肿瘤药物吸收的原因。还应该认识到细胞毒性化疗可以改变长期服用的其他药物的血浆浓度,如苯妥英或盐酸维拉帕米。即使是皮下或肌肉内给药,由于局部药物降解或其他因素亦可以降低生物利用度。

(2)分布:药物在吸收并进入循环后向肌体的组织、器官或体液转运的过程称为分布。分布是十分复杂的,可用单个或多个相互连接的房室描述一个药物的药动学,从中央室向周边室运动称为分布。中央室通常是血浆,而药物作用的部位可能是周边室(如细胞内液),有必要强调的是,房室仅是一种数学模型,是数学上假想的空间概念,并非特指任何解剖学位置。虽然血药浓度常用于代表中央室的浓度,但实际上中央室容积并不等于血浆容积。分布到周边室的药物,最终经再分布返回血浆或中央室。广泛分布的药物通常有长的终末半衰期,在线性药代学模型中,药物从一个房室转运到另一个房室的速率与药物在第一个房室内的药量成正比,所谓线性是指这种比例因子是一个恒定的常数(即系统不会饱和)。对于三室模型,药物从房室 1(中央室)向房室 2 的转运速率等于速率常数 K_{12} 与房室 1 中的药量的乘积,而药物从房室 2 向房室 1 的转运速率则是另外一个不同的速率常数 K_{21} 与房室 2 中的药物量的乘积,药物从房室 1 向房室 2 转运的净速率为这两项乘积的差,其他房室间的转运速率依此类推。

效应室由 Hul 和 Sheinner 等提出,用来解释药物峰效应滞后于血浆峰浓度的临床现象,主要是因为药物的作用部位不是血浆(中央室),一般意义上的效应室浓度均意指"表观"浓度。效应室"表观"浓度定义为产生同样药物效应时的血浆稳态浓度,血浆浓度和效应室浓度之间有不平衡现象,这种不平衡与药物在血浆和效应室之间转运速率及给药速度有关,单次注射时,效应室滞后现象明显,而持续输注时血浆浓度和效应室浓度几乎同时达到峰值。

抗肿瘤药物的分布受器官的血流量、脂肪含量、药物的理化性质的影响。脂溶性强的药物在脂肪组织中分布量较多,而水溶性药物则主要分布在血液。多数抗癌药在体内分布广泛,在迅速增殖的组织(骨髓、血细胞等)含量较高,在肿瘤中的含量也较高,但总体来讲缺乏分布的特异性。

目前,正处于广泛研究阶段的导向治疗,就是提高肿瘤局部药物浓度的有效方法。化疗药物通过与瘤细胞有亲和性的药物载体结合成复合物,将药物高度特异而且十分准确的导向靶目标瘤细胞,增强了化学药物对瘤细胞的杀灭作用,这类载体有脂质体、单克隆抗体、某些高分子物质等。虽然导向治疗在理论上和实践中均取得了突破性进展,但是临床上常常由于抗体的专一性不强或体内存在交叉抗原而出现非特异性导向,尚需要进一步研究完善。体内的屏障结构也影响了药物的分布,如血-脑屏障是阻止外源性物质进入脑组织的重要屏障,但在脑膜炎、肿瘤脑转移、脑放疗后,这种作用会降低。替尼泊苷分子量小、脂溶性高,易通过血-脑屏障,脑原发肿瘤、脑转移瘤中浓度较高,而脑脊液中浓度较低,相当于血浆浓度的 10%,用于中枢神经原发性和转移性肿瘤。

(3)代谢:化疗药物进入机体后,在体内酶系统、体液的 pH 或肠道菌丛的作用下,发生结构转化或称"生物转化"的过程。药物经过代谢一般都失去活性,称为"灭活",为药物在体内消除的主要途径之一。但有些前提药物本身在体外无生理活性,需在体内被代谢为活性物质后发挥药效,此过程称为"赋活",如环磷酰胺只有在体内代谢生成磷酰胺氮芥才具有抗肿瘤作用。

肝脏是药物代谢最重要的部位,代谢可分为Ⅰ相和Ⅱ相反应。Ⅰ相反应为氧化或还原反应,包括 P450 系统,Ⅱ相反应是结合反应,如乙酰化和葡萄糖醛酸化。Ⅰ相反应常使药物对Ⅱ相反应更敏感。通过此反应一般产生容易从胆汁或肾排泄的物质。这些代谢反应的目的是使药物解毒,但也能导致药物的活化。

药物代谢酶的遗传变异性是一个越来越重要的领域,这种变异如损坏了解毒作用则导致毒性增加。如活化作用发生障碍,则能增加或丧失预期的药效。此外,遗传变异性可能是致癌的危险因子,有一些过去认为是不同的药物代谢酶,最后证明它们是多态性的。

个体代谢能力还受其他不同因素的影响,例如肝功不良、营养状况和其他药物影响等。肝功能不良对Ⅰ相代谢(如 P450)的影响大于Ⅱ相酶(如葡萄糖醛酸化),在化疗期间监测肝功能,常用血清胆红素作量度指标,但是此量度对判断血浆药物的清除率很不灵敏。营养不良同肝功能不良一样,可引起药物代谢酶的合成减少,清除率降低,而毒性增加,因此化疗中要考虑患者的全身状况。

能与化疗相互作用的潜在药物:由于酮康唑、伊曲康唑、红霉素、克拉霉素或柚汁抑制 CYP3A4,可导致依托泊苷或长春新碱清除率降低。相反,皮质类固醇激素类、苯妥英、苯巴比妥、环磷酰胺或异环磷酰胺诱导 CYP3A4,使依托泊苷或长春新碱清除率增强或异环磷酰胺的活性增强。葡萄糖醛酸糖基转移酶由于丙戊酸或布洛芬的抑制,可使表柔比星或伊立替康的活性代谢物的清除率降低。

(4)排泄:肾和肠道是两个主要排泄途径,两者都是由多个环节组成的复杂过程,任何环节都受疾病或药物的调节。药物从肾小球到输尿管的途径中要经过滤过分泌和重吸收等环节,肌酐清除率常用于代表肾小球滤过率(GFR),肌酐清除率可用一定时间内的尿标本测定,也可根据不同公式计算。肌酐清除率可以用来说明一个人总的肾功能,如果某药主要是从肾清除的话,肾功能降低的患者要考虑减少其剂量。

肾小管的重吸收和分泌作用在药物排泄过程中也很重要。例如,顺铂的重吸收具有可饱和性,当输注给药时重吸收按比例增加,这就导致毒性增加。甲氨蝶呤在肾小管也经历分泌和重吸收,且尿的 pH 对这些作用的影响很大,尿碱性化可增加其排泄。

肠道排泄的药物多数是进入胆汁后经肠道由粪便排出,少数药物直接进入消化道排泄。血清胆红素常用于调整被肝清除的药物的剂量,不过血清胆红素仅是排泄障碍的一种标志,与肝代谢障碍的关系不大,血清蛋白常用以衡量肝脏的合成功能。

2.药效学

药物效应动力学简称药效学,是研究药物对人体及病原体产生药物效应动态变化规律的科学,包括药物的作用及作用机制、药物的不良反应,影响药物作用的因素等,是药理学的核心内容之一,也是正确评价药物在防治疾病中,有效性和安全性的基本依据,以解决临床合理用药的问题,并为临床用药提供理论依据。研究的基本目标是了解效应的变化性,在Ⅰ期临床试验中,目的是了解作为剂量函数效应(毒性)的变化性,研究者还可以了解药动学参数(AUC)和效应间的关系。

因为Ⅰ期试验是多种剂量,而剂量又与 AUC(和其他参数)有关,如果剂量的范围过宽,则 AUC 与效应之间的相关性将混淆不清,在Ⅱ期试验时,所有患者用固定剂量的同一种药,这为研究药动学参数(仅是药动学变化性)和效应(包括毒性和反应性)的关系提供了一个重要机会。

药效学研究的方法学应利用一般公认的成果,历来用血细胞计数最低点,尽管此法有某些局限性。按定义,血细胞计数最低点是测定过程中见到的最低血细胞计数,这与观察的数量有很大关系,另外,血细胞计数最低点在大剂量化疗时不适用,因此希望组合全部血细胞计数,并利用一种方法可以正确分析遗漏的数据。

非血液学毒性常是分级的,而不是连续的,是主观的,而不是客观的。需要用适合这种终点的统计学方法,如 Logistic 回归与其变式。

3.药物代谢的临床应用

(1)清除率:药动学资料的获取较容易,但分析解释这些数据很复杂,最好从估算总血浆清除率着手,清除率可用下述两种方法之一计算出:测量(或估计)单剂给药后的量时曲线下的面积(AUC),或测定持续输注时的稳态浓度(Css)。

$$清除率=剂量/AUC$$
$$清除率=剂量速度/Css$$

药理学家可能对清除率的绝对值感兴趣,但临床医师生首先关心的应该是清除率的变异性。变异性最好用变异系数(CV)表示,它是标准差(非标准误)与平均值的比值。低变异性的药物 CV 值可低达10%~20%,变异性大的药物 CV 值可达 75%~100%,大多数药物的 CV 值在20%~40%。

在了解变异程度之后,下一个问题是对其解释,特别是 CV 值十分大时。这对清除率低、中毒危险性增加的患者尤其重要,对于高 CV 的药物应仔细研究其主要代谢系统的遗传决定多态性。变异的另一个重要原因是,主要的代谢或排泄部位的饱和程度。如果在与临床相关浓度时发生饱和,在高剂量时其清除率将急骤降低,可能这种药具有非线性药动学。这类药的最佳用法需要充分了解相关的复杂性,以及疾病和其他药物的潜在作用。

在评价 AUC 或清除率变异时,药物与蛋白结合也是重要因素之一,蛋白结合的范围可能从忽略不计一直大到 99%,只有游离的(未结合的)药物有活性,而常用的分析方法所测定的是药物的总量(游离的加结合的)。对于一个高度结合的药物,如果蛋白结合有明显变异,而又未直接测定游离的药物或蛋白结合的范围,那就很难解释血浆浓度。某些药如依托泊苷,可根据简单的参数如血清蛋白、胆红素和年龄等估算其蛋白结合数。

(2)半衰期:对高度程序化依赖药物来说,半衰期的变异性比清除率的变异性更为重要,虽然半衰期与清除率一般呈反比关系,但半衰期增加也可能是分布体积增加的结果,由于甲氨蝶呤可分布到腹水及胸腔积液中,所以能明确显示这种因果关系。

半衰期的变异可影响特定血浆浓度上时间的变异,这是毒性和有效性的一个重要因素,日益被人们所认识。半衰期的认识对拟订方案尤其重要,如半衰期短的程序化依赖药物(如阿糖胞苷、氟尿嘧啶)最好持续输注或多次给药。知道半衰期后,可以估计何时血浆内的细胞毒性药物已低到可忽略水平,以便输注外周血干细胞或给予集落刺激因子。

(3)活性代谢物:虽然代谢的结果通常是解毒,但某些药物经过代谢也可以产生活性循环代谢物。在这类药物中包括本无细胞毒性的真正的前体药物,和其代谢物的细胞毒性与母体药相似或加大的药物。了解活化过程的途径也很重要,因为活性代谢物与母体药的治疗指数(有益的与有害的效应之比)不同,所以增加或抑制活性代谢物的形成均有理论意义。为此可选用特异的药物代谢酶系抑制剂(如酮康唑)或诱导剂(如皮质类固醇)。最后,在活化作用中,遗传基础可能不同,从而在一定的患者群体中产生不同的效应。

(4)清除途径:肿瘤学家一般都能充分意识到末端器官功能不良患者的药物清除潜力遭破坏,即使医师生在给药前知道了患者个体的清除率,仍难预测其中毒的程度。这是因为药物可能有一段长时间的低浓度期(由于程序依赖药)或同时存在其他药效学影响因素(如营养不良而增加敏感性)。

(二)肺癌化疗的细胞动力学

1.组织中细胞成分

细胞动力学是研究细胞周期中的动态变化状况。细胞从一次分裂结束起到另下一次分裂完成为止,即为一个细胞增殖周期。这一过程中细胞内发生的主要变化为DNA的复制、染色体形成并将其分配到两个子细胞中,为分裂增殖做准备。人体组织中的细胞基本上可以分为三大类群,如下。

(1)增殖细胞群,在细胞周期中连续运转因而又称为周期细胞,如表皮生发层细胞、部分骨髓细胞。

(2)静止细胞群暂不分裂,但在适当的刺激下可重新进入细胞周期,称 G_0 期细胞,如淋巴细胞、肝、肾细胞等。

(3)不分裂细胞,指不可逆地脱离细胞周期,不再分裂的细胞,又称终端细胞,如神经、肌肉、多形核细胞等。肿瘤的增长与增殖细胞群有直接关系,若肿瘤细胞的增殖速率超过细胞的丢失速率,则肿瘤不断增加体积;若肿瘤的增殖速率等于细胞的丢失速率,则肿瘤大小趋于稳定;若细胞的增殖速率小于丢失速率,则肿瘤不断缩小。

处于静止细胞群的静止细胞(G_0),当受到一定内外因素的刺激,会成为增殖细胞,进入增殖细胞群,此为肿瘤复发的主要根源。

2.细胞增殖周期特点

近年来采用放射性核素标记技术等检测手段,将细胞增殖周期大致分为以下4个阶段。

(1)G_1 期:即DNA合成前期,由上次细胞分裂终了至开始DNA合成,此期主要合成信使核糖核酸(mRNA)和蛋白质等,为向S期过渡做物质上的准备。此期的时间较长,可占细胞增殖周期的 1/2,在不同的肿瘤细胞间差异较大,可以由数小时到数天。

(2)S期:即DNA合成期。是进行DNA复制的时期,此期之末DNA含量增加1倍,除合成DNA外,也合成其他一些成分,如组蛋白、非组蛋白,以及与核酸合成有关的酶类和RNA等。

值得注意的是,微管蛋白的合成在此期已经开始。S期占全周期的1/4～1/3,时间波动在2～30小时,多数为十几个小时。

(3)G$_2$期:即DNA合成后期或分裂前期。此期DNA合成已结束,正进行细胞分裂的准备工作,继续合成与细胞分裂有关的蛋白质和微管蛋白,约占细胞周期的1/5,时间为2～3小时。

(4)M期:即有丝分裂期。此期细胞的合成功能极低或停止,细胞核或细胞质平均地分到两个子细胞内,最终分为两个子细胞。此期相当短,所占时间为1～2小时。

3.抗癌药物对细胞增殖动力学的影响

根据抗肿瘤药物的剂量-反应曲线,对增殖细胞和非增殖细胞敏感性的差别,以及在分子水平上的作用,将抗癌药物分成两种类型。

(1)细胞周期非特异性药物(CCNSA):其作用与药物的浓度有关。作用较强而快,能迅速作用于癌细胞,剂量-反应曲线为直线,其剂量增加1倍,杀伤力增加10～100倍,它们的疗效与一次给药量的大小呈正比,在集体能耐受的毒性范围内,大剂量冲击疗法效果最佳,而小剂量分次给药则效果差。

(2)细胞周期特异性药物(CCSA):其作用在低剂量时随剂量的增加而增加,但达到一定剂量后,即使剂量再增加,其杀伤癌细胞的能力不再增加。其作用与敏感和时相有关,用药需达到一定的血浓度并维持一定时间。

(三)肺癌合理用药的一般原则与策略

1.治疗前必须要有明确的病理学诊断和临床分期

化疗药物有较明显的毒副作用,包括致癌、致畸、致突变("三致")的潜在可能性,因此治疗前首先应明确患者的诊断,通常应取得组织学或病理学诊断。组织学诊断不仅仅是为了化疗诊断,组织学分型对于决定化疗药物的选择,预测治疗结果及制订整个综合治疗方案都有决定性意义。

临床分期也是合理化疗的重要根据,确定肺癌侵犯的范围,才能综合考虑治疗的整体方案,与手术、放疗、分子靶向治疗结合进行多学科治疗。

2.根据化疗在肺癌综合治疗中的作用加以选择

近30年来的临床实践已经证明,肺癌是一种全身性疾病,多学科综合治疗可以明显提高疗效,延长生存。化疗在肺癌的综合治疗中发挥着重要作用。根据肺癌病理类型、病期早晚的不同,确定不同的治疗方针并制定相应的化疗策略。原则上应选用已经过足够病例数的Ⅲ期临床研究,疗效已得到充分证实并且可以重复出相似的效果,得到普遍承认,且经"循证医学"所证实的治疗方案。

(1)根治性化疗:以化疗为主或者说化疗是其决定性的治疗。如小细胞肺癌对化放疗敏感,有可能治愈,应尽早开始规范、足量、足疗程的化疗,局限期小细胞肺癌早期放化疗。随意减低化疗剂量,随意延长化疗的间隔时间,在临床取得完全缓解后就终止治疗,都将导致治疗失败。必须完成原计划的全程化疗,并结合放疗等多学科治疗。这种根治性的治疗往往伴有严重的毒副作用,应积极给予辅助性措施。

(2)晚期肺癌的姑息性化疗:主要针对Ⅲb期和Ⅳ期的非小细胞肺癌,化疗对肿瘤并不能达到治愈的目的,但循证医学的结果证实可延长生存期、改善症状、提高生活质量。多以第三代药物联合铂类的二药化疗,辅以姑息性放疗。

(3)辅助化疗和新辅助化疗:指手术或放疗前后给予的化疗,其目的是消灭亚临床的微小转移,减少复发和远道转移,提高生存率,或对局限性病变因范围较大估计不能手术切除或放疗野较大者,先采用化疗作为诱导治疗。

非小细胞肺癌的术后辅助治疗已得到循证医学依据,而新辅助化疗因影响因素众多,尚无结果,但临床应用上有以下优点:①减少肿瘤体积或负荷,缩小肿瘤侵犯的范围,降低肿瘤分期,有利于手术切除,或使原来不能手术的肿瘤变为可手术。②对放疗而言,由于体积减小,其血供可以改善,减少了乏氧细胞的存在,增加了放疗敏感性,而且随着放射野的缩小,正常组织得以更多的保护。③控制或杀灭手术野或放疗野以外的微小病灶,及早控制远处转移。④减低肿瘤细胞的生物活性,减少手术种植的可能性。⑤新辅助化疗可作为化疗是否敏感的最好体内实验,为术后或放疗后的进一步化疗的有效性提供最客观的证据。⑥放疗前应用化疗药物可起到放疗增敏作用。

(4)同期化放疗:随着支持治疗的改善、有效保护骨髓和制止化放疗不良反应药物在看、临床上的广泛应用而形成的一种治疗模式。在局限晚期的小细胞肺癌和非小细胞肺癌的治疗上已经取得了一些进展,不仅加强了局部控制,也提高了远期生存率。治疗中应注意其不良反应是否能耐受。

(5)研究性化疗:由于科学的进步,新的化疗药物和治疗方法不断涌现,需要进行临床试验。现有方法治疗无效的患者可进入临床研究。临床试验的病例选择应有严格的伦理学及科学原则,并符合公认的医疗道德准则,签署知情同意书。

3.全面了解患者对化疗的耐受性

化疗要根据患者的机体状况决定。评价患者全身情况的一项指标是其活动状态。活动状态是通过患者的体力来了解其一般健康状况和衰弱程度的指标。国际上采用 Karnofsky 评分表,60 分以下,治疗反应常不佳,也难以忍受化疗的毒副反应。美国东部肿瘤协作组(ECOG)制定了一个比较简单的 PS 评分表,将患者的活动状态分为 0~4 分,3 分及以上一般不宜化疗。

了解患者以往的治疗史对估计本次化疗的疗效及决定用药十分重要。初治的患者往往对化疗更敏感,一般选用一线化疗方案,小细胞肺癌(SCLC)如一线化疗方案在 3 个月以上复发,可考虑重复原方案,但疗效一般比首次治疗差。了解患者是否患有其他疾病也十分重要,特别是糖尿病、冠心病、高血压、结核病等对全身影响较大的疾病,并了解患者的肝、肾、心等功能有无受损,从而决定是否化疗,化疗药物和化疗剂量。

4.充分利用联合化疗优势

不同化疗药物作用于细胞周期不同的时相。在一个肿瘤细胞群中,细胞处于不同时相,单一药物很难达到完全杀灭,联合使用作用于不同时相的药物,如细胞周期非特异性药物与周期特异性药物配合,有望一次大量杀灭更多的癌细胞,并可使 G_0 期的细胞进入增殖周期,提高化疗敏感性。选药时尽可能使各药的毒性不重复,以提高正常组织的耐受性。联合化疗一般以 2 种药为好。

5.达到有效的剂量强度

剂量强度指每周药物按体表面积每平方米的剂量[$mg/(m^2 \cdot w)$]。相对剂量强度(RDI)是使用的剂量与标准剂量之比。抗肿瘤药物多为一级动力学模型,剂量-疗效曲线为线性关系,对于敏感肿瘤,剂量越高则疗效愈大,在小细胞肺癌中量效关系明显,非小细胞肺癌为化疗低敏感肿瘤,达到一定剂量后增加剂量不再提高疗效,在最大耐受剂量强度中增大有时不失为提高疗效的有效途径。临床上要根据患者的全身情况,按循证医学推荐的剂量应用,任意降低剂量,都将给远期效果带来隐患。

6.个体化用药

已经循证医学证实有效的药物并不适合全部患者,化疗有无效果与肺癌分子生物学行为、病理病期、个体状况有关。ERCC1 是核苷酸剪切修复途径中的关键因子与铂类药物治疗的敏感性有关,ERCC1 明显变异或 ERCC1 水平升高者铂类化疗后生存时间明显缩短。RRM1 的高表达导致吉西他滨耐药,同时 RRM1 能影响 DNA 的损伤和修复,预测它对其他药物的活性也有影响,特别是铂类药物。β_2-微管蛋白Ⅲ表达水平与 NSCLC 细胞系中的紫杉类药物抵抗有关。微管不稳定蛋白 Stathmin 的过表达可干扰紫杉醇与微管的结合,但增加长春碱类药物与微管的结合能力。

对于既往已做过化疗的患者,要计算某些药物的累积剂量,另外要关注是否存在耐药。营养状况直接影响患者的人体能和对化疗的耐受性,要纠正因营养不佳而对患者带来的不利影响,确实不能纠正又急需化疗者,也应达到最低有效剂量。活动功能状况低下的患者对化疗的耐受也差,毒性会相应增大。

7.合理的给药方法和间隔时间

肺癌作为一种全身性肿瘤,化疗的最常见途径是静脉给药,口服药物目前尚较少,局部给药在肺癌治疗中的地位尚有待探索,如支气管动脉化疗。腔内治疗,包括胸腔和心包腔内化疗对于控制积液效果理想。

细胞周期非特异性药物(CCNSA)对肿瘤细胞的作用较强而快,剂量-反应曲线接近直线,在浓度(C)和时间(T)的关系中 C 是主要因素。而细胞周期特异性药物(CCSA)作用一般较慢而弱,需要一定时间才能发挥作用,其剂量-反应曲线是一条渐近线,达到一定剂量后疗效不再提高、出现平台,在影响疗效的因素中 T 是主要的。因此,需根据这些特点,选择给药途径、给药间隔时间和持续时间。

联合用药的顺序也会影响化疗的疗效和毒性,要注意第二次给药时间,若第二次给药的时间不当,如提前或错后,都会错过瘤细胞积聚的高峰时间而影响疗效。卡铂和健择的联合化疗以卡铂给药 4 小时后再给予健择疗效最好;顺铂和健择的联合应用,则顺铂第 8 天用,不良反应会减轻。联合化疗导致瘤细胞同步化,也会发生正常的骨髓细胞同步化,细胞同步化是指在自然过程中发生或经人为处理造成的细胞周期同步化,前者称自然同步化,后者称为人工同步化。若第二次给药时间不当,会过多地杀伤正常的骨髓细胞,增加化疗毒性。这一点可利用正常骨髓细胞周期较短,而在同步化阻滞作用消失后,先进入 S 期,当瘤细胞进入 S 期时,骨髓细胞已经完成DNA 合成,此时使用 S 期特异性药物,即可消灭瘤细胞并能减少对正常骨髓细胞的损害。

8.及时处理化疗药物的毒性反应

化疗的成功与否,很大程度取决于如何解决好疗效和毒性反应之间的关系,在取得最大疗效的同时,尽可能使毒性反应限制在可恢复与可耐受的水平,使用适宜的剂量、疗程间隔和疗程数,密切的临床观察与监测,以及及时的处理是化疗有效和安全的保障。

(四)肺癌常用化疗药物

1.肺癌化疗药物分类

根据药物的来源、化学结构和作用机制,肺癌化疗药物可分为 6 类。

(1)烷化剂:烷化剂类药物具有活泼的烷化基团,在生理条件下能形成正碳离子的亲电子基团,以攻击生物大分子中富电子位点的物质,结果与各种亲核基团包括生物学上有重要功能的磷酸基、氨基、巯基和咪唑基等形成共价键。烷化剂的细胞毒作用主要通过其直接与 DNA 分子内

鸟嘌呤碱基上 N_7 或腺嘌呤 N_3 的分子形成交叉联结或在 DNA 分子和蛋白质之间形成交联,导致细胞结构破坏而死亡。烷化剂为细胞周期非特异性药物,一般对 M 期和 G_1 期细胞杀伤作用较强,小剂量时可抑制细胞由 S 期进入 M 期。G_2 期细胞较不敏感,增大剂量时可杀伤各期的增殖细胞和非增殖细胞,具有广谱抗癌作用。用于肺癌的烷化剂有环磷酰胺(CTX)、异环磷酰胺(IFO)、卡莫司汀(BCNU)、洛莫司汀(CCNU)、司莫司汀(Me-CCNU)。

(2)铂类:铂类药物与 DNA 双链形成义矛状的交叉联结,作用与烷化剂相似,常用的有顺铂(DDP)、卡铂、草酸铂。

(3)抗代谢类:抗代谢类药物是能干扰细胞正常代谢过程的药物,这类药物与正常代谢物质相似,在同一系统酶中互相竞争,与其特异酶相结合,使酶反应不能完成,从而阻断代谢过程,阻止核酸合成,抑制肿瘤细胞的生长与增殖。常用的抗代谢药物有三类:叶酸拮抗物、嘌呤类似物和嘧啶类似物。抗代谢类药物为细胞周期特异性药物,主要抑制细胞 DNA 合成,S 期细胞对其最敏感,有时也能抑制 RNA 和蛋白质的合成,故对 G_1 期或 G_2 期细胞也有一定作用。常用于肺癌的抗代谢类药物有吉西他滨、培美曲塞。

(4)抗生素类:抗肿瘤抗生素是由微生物产生的具有抗肿瘤活性的化学物质,能抑制肿瘤细胞的蛋白或核糖核酸合成,或直接作用于染色体。抗肿瘤抗生素为细胞周期非特异性药物,对增殖和非增殖细胞均有杀伤作用。用于肺癌的抗生素类药物有多柔比星(ADR)、表柔比星(EPI)、丝裂霉素(MMC)。

(5)微管蛋白抑制剂:微管蛋白抑制剂主要由植物中提取,作用于肿瘤细胞核的微管蛋白,促进或阻止微管的聚合和形成,使有丝分裂时纺锤体形成的关键步骤受抑制,细胞有丝分裂停止于 M 期,干扰细胞的增殖。用于肺癌的微管蛋白抑制剂有长春碱类如长春地辛(VDS)、长春瑞滨(NVB),紫杉类如紫杉醇、多西紫杉醇。

(6)拓扑异构酶抑制剂:该类药物抑制拓扑异构酶Ⅰ或Ⅱ,阻止 DNA 复制时双链解旋后的重新接合,造成 DNA 双链断裂,干扰 DNA 合成和复制,为细胞周期特异性药物。用于肺癌的有拓扑异构酶Ⅰ抑制剂伊立替康(CPT-11)、拓扑替康及拓扑异构酶Ⅱ抑制剂依托泊苷(VP-16)、替尼泊苷(VM-26)。

2.肺癌常用的化疗药物

肺癌常用的化疗药物介绍见表 8-3。

表 8-3　肺癌常用的化疗药物

类别	名称	主要给药途径	常用剂量	主要限制性毒性	其他毒性	主要用途	附注
烷化剂类	环磷酰胺(CTX)	静脉注射	$600\sim1\,200$ mg/m², 每 3~4 周重复	骨髓抑制	恶心、呕吐、脱发、出血性膀胱炎	小细胞肺癌	不宜局部使用
	异环磷酰胺(IFO)	静脉注射	$1.0\sim1.5$ g/m², 连用5天/4周	骨髓抑制	出血性膀胱炎、恶心、呕吐、脱发	小细胞肺癌	同时使用 Mesna,每次剂量为 IFO 的 20%~30%,每天用 3 次(0 小时,4 小时,8 小时)
	洛莫司汀(CCNU)	口服	100 mg/m²,每 4~6 周重复	同上	呕吐	小细胞肺癌	同上
	卡莫司汀(BCNU)	静脉注射	200 mg/m²,每 4~6 周重复	延迟性骨髓抑制,尤其血小板下降	恶心、呕吐	小细胞肺癌	可透过血-脑屏障,迟发性骨髓毒性,一般不宜联合应用

类别	名称	主要给药途径	常用剂量	主要限制性毒性	其他毒性	主要用途	附注
	司莫司汀（Me-CCNU）	口服	175 mg/m²，（单药）每4~6周重复	同上	呕吐	小细胞肺癌	同上
铂类	顺铂（DDP）	静脉注射	75 mg/m² 或 20 mg/m²，每天1次，连用5天，每3~4周重复	肾小管损害、听神经损害	恶心、呕吐、骨髓抑制	小细胞肺癌和非小细胞肺癌	应溶于生理盐水中静脉点滴，需水化、利尿以减轻肾毒性
	卡铂（CBP）	静脉注射	0.3~0.4 g/m²，每3~4周重复	骨髓抑制	恶心、呕吐、肾毒性	小细胞肺癌	不能用盐水稀释
	草酸铂（L-OHP）	静脉注射	130 mg/m²，每3~4周重复	外周感觉神经损害（感觉减退、遇冷痉挛）	恶心、呕吐、骨髓抑制、过敏	非小细胞肺癌	避免冷饮和四肢接触冷水，总剂量应小于 800 mg/m²，不能用盐水稀释
	奈达铂	静脉注射	75 mg/m²，每3~4周重复	骨髓抑制	恶心、呕吐、肾毒性	小细胞肺癌和非小细胞肺癌	应溶于生理盐水中静脉点滴，输注结束后应再补液 1 000~1 500 mL
抗代谢类	双氟脱氧胞苷（吉西他滨）	静脉注射	1 000~1 250 mg/m²，每3~4周重复	骨髓抑制	恶心、呕吐、过敏	非小细胞肺癌	注意血小板减少
抗生素类	培美曲塞	静脉注射	500 mg/m²，每3~4周重复	骨髓抑制	恶心、呕吐、皮疹	非小细胞肺癌	第一次用药开始前7天至少用5次日剂量400 μg的叶酸，直至整个治疗周期结束后21天；第一次给药前7天肌内注射维生素 B₁₂1 000 μg，以后每3个周期肌内注射一次；地塞米松4 mg口服，每天2次，给药前1天、给药当天和给药后1天连服3天
	多柔比星（ADR）	静脉注射	40~50 mg/m²，每3周重复	骨髓抑制、心脏毒性	脱发、恶心、呕吐	小细胞肺癌	心脏毒性与剂量累积有关，总量不宜超过 450 mg/m²
	表柔比星（EPI）	静脉注射	60~70 mg/m²，每3周重复	同上，心脏毒性较小	同上	小细胞肺癌	毒性比多柔比星低，特别是心脏毒性，累积量小于900 mg/m²
	丝裂霉素（MMC）	静脉注射	10 mg/m²，每3~4周重复	骨髓抑制	恶心、呕吐、静脉炎	非小细胞肺癌	注意避免漏出静脉外
抗微管类	长春新碱（VCR）	静脉注射	1.4 mg/m²，每周1次	末梢神经炎	便秘	小细胞肺癌	漏出血管外可致组织坏死
	长春地辛（VDS）	静脉注射	3 mg/m²，每周1次	骨髓抑制	末梢神经炎	小细胞肺癌	同上
	长春瑞滨（NVB）	静脉注射	25 mg/m²，每周1次，连用2周，每3周重复	骨髓抑制	神经炎、静脉炎	非小细胞肺癌	同上
	紫杉醇	静脉注射	175 mg/m²，每3周重复	骨髓抑制	变态反应（对本品或聚氧乙基蓖麻油配制的药物过敏者禁用）、脱发、肌肉酸痛、外周神经炎	非小细胞肺癌和小细胞肺癌	用药前常规用下列抗过敏药，包括地塞米松 20 mg（用药前 12 小时、6 小时）、苯海拉明 50 mg，西咪替丁 300 mg（用药前30~60 分钟），并用带0.22 微孔膜的聚乙烯类给药设备滴注

类别	名称	主要给药途径	常用剂量	主要限制性毒性	其他毒性	主要用途	附注
拓扑异构酶抑制剂	多西紫杉醇	静脉注射	75 mg/m² ,每 3 周重复	中性粒细胞减少	过敏（同紫杉醇）、脱发、水钠潴留、指（趾）甲变化	非小细胞肺癌	为减轻水钠潴留,给药前1天开始口服地塞米松8 mg,每天2次,至给药后1天,连服3天
	伊立替康(CPT-11)	静脉注射	60 mg/m² ,每周1次,连用 3 周,每 4 周重复	延迟性腹泻,中性粒细胞减少	恶心、呕吐、脱发	小细胞肺癌和非小细胞肺癌	用药前30分钟阿托品0.25 mg皮下注射可预防急性乙酰胆碱能综合征;大剂量洛哌丁胺（2 mg,每小时2次)可控制延迟性腹泻
	拓扑替康	静脉注射	1.25 mg/(m² · d),连用 5 天,每 3 周重复	骨髓抑制	恶心、呕吐、脱发	小细胞肺癌	不可与碱性药同时输注,勿外漏
	依托泊苷(VP-16)	静脉注射;口服	静脉注射:60 mg/(m² · d),连用4～5天,每 3～4 周重复;口服:100 mg,每天1次,连用 10～14 天,每 3～4 周重复	骨髓抑制	脱发、恶心、呕吐	小细胞肺癌	
	替尼泊苷(VM-26)	静脉注射	70 mg/(m² · d),连用3～5天,每 3 周重复	骨髓抑制	输注过快可发生支气管痉挛、低血压、脱发、变态反应	小细胞肺癌	脂溶性比 VP-16 高,可通过血-脑屏障,注意变态反应

(五)肺癌常用的化疗方案

1.联合化疗的目的

联合化疗可获得单药治疗无法达到的 3 个目的:一为在机体可耐受的每一种药物的毒性范围内及不减量的前提下,杀死的肿瘤细胞最多;二为在异质性肿瘤细胞群中杀死更多的耐药细胞株;三为预防或减慢新耐药细胞株的产生。

2.联合化疗的用药原则

(1)单药化疗疗效肯定:小细胞肺癌单药化疗的有效率须大于或等于 30％,主要有 VP-16、VM26、DDP、CBP、CTX、IFO,非小细胞肺癌的单药有效率需大于或等于 15％,常见药物为DDP、长春瑞滨、吉西他滨、紫杉醇、多西紫杉醇、培美曲塞。

(2)选择药物应分别作用于细胞增殖的不同时期,一个相对合理的化疗方案应包括细胞周期非特异性药物和细胞周期特异性药物。烷化剂和抗生素类药物为细胞周期非特异性药物,作用于 S 期的药物有吉西他滨、培美曲塞,作用于 M 期的药物有长春碱类、紫杉类。

(3)化疗药物间有增效、协同作用。

(4)毒性作用于不同的靶器官,或者虽然作用于同一靶器官,但是作用的时间不同,不产生叠加反应。

(5)各种药物之间无交叉耐药性。

(6)肺癌化疗方案的选择必须遵循循证医学的原则,达到一定病例数的随机、多中心的临床试验结果可作为新方案的依据。

(7)基于生物标记物的化疗方案选择:肺癌药物基因组学发现了 ERCC1 和顺铂、RRM1 和吉西他滨、TS 酶和培美曲塞、BRCA1 和紫杉类药物之间的关系。Rosel 报道了第一个基于分子标记物分型选择化疗方案的前瞻性临床随机对照研究,ERCC1 低表达组给予顺铂/多西紫杉醇方案,客观缓解率达 53.2%,对照组未检测 ERCC1 水平,顺铂/多西紫杉醇方案的客观缓解率仅37.7%。肿瘤细胞 RRM1 高表达的 NSCLC 患者使用吉西他滨治疗效果较差,BRCA1 阳性则紫杉类药物的效果较好。

3.联合化疗的应用方法

(1)序贯化疗:临床上根据肿瘤生长快慢的不同,序贯应用细胞周期非特异性药物和细胞周期特异性药物,以杀死处于细胞各时相的细胞。对增殖较慢的肿瘤(G0 期细胞较多),化疗效果较差,可先用大剂量细胞周期非特异性药物冲击,以杀灭大量的增殖细胞和 G0 期细胞,剩余的G0 期细胞可部分地进入增殖周期,接着再用周期特异性药物予以杀伤。而对增殖较快的肿瘤可先用细胞周期特异性的药物杀灭,剩余的 G0 期细胞及其他各期细胞,再用细胞周期非特异性药物。

(2)同步化疗:在肿瘤组织中有处于增殖周期中各个时相的瘤细胞,也有处于非增殖期时相的瘤细胞。细胞周期特异性药物除能杀灭特定的某一期增殖细胞外,有的药物还能延缓周期时相的过程,使细胞堆积于某一时相,当该药作用解除,细胞将同时进入下一时相。这种现象称为同步化作用。在细胞同步化作用以后,选择对细胞积聚的时相或其下一时相的特异性药物,使抗癌药物更多、更有效地杀灭瘤细胞,提高化学治疗的疗效。

(3)给药顺序:在同步化疗时要注意第二次给药时间,如第二次给药的时间不当,如提前或错后,都会错过肿瘤细胞积聚的高峰时间而影响疗效。此外,在瘤细胞同步化的同时,正常的骨髓细胞也会发生同步化。若第二次给药时间不当,也会过多地杀伤正常的骨髓细胞,增加化疗毒性。这一点可利用正常骨髓细胞周期较短,而在同步化阻滞作用消失后,先进入 S 期,当瘤细胞进入 S 期时,骨髓细胞已经完成 DNA 合成,此时使用 S 期特异性药物,即可消灭瘤细胞并能减少对正常骨髓细胞的损害。

肺癌常用联合化疗方案中需注意的给药顺序:IFO 与 DDP 联用时应先用 IFO;紫杉醇与DDP/CBP 联用时应先用紫杉醇;NVB 与 GEM 联用时应先用 NVB;GEM 与 DDP 联用时应先用 GEM;VP-16 与 DDP 联用时应先用 VP-16。

4.NSCLC 常用的联合化疗方案

NSCLC 的联合化疗方案有 NP 方案、GP 方案、TP 方案、DP 方案。

(1)NP 方案:长春瑞滨(NVB)25 mg/m²,10 分钟内快速静脉推注或静脉滴注,第 1 天、第8 天;顺铂(DDP)75 mg/m²,静脉滴注,第 1 天。每 3 周重复 1 次。

注意事项:①该方案的主要毒副作用为骨髓抑制、恶心呕吐、手足麻木等。②NVB 有较强的局部刺激作用,使用时注意防止药物外渗,并建议在使用后沿静脉冲入地塞米松 5 mg,再加生理盐水静脉滴注,以减轻对血管的刺激。③方案中的 DDP 用量较大,因此要采用水化、利尿措施以保护肾功能。水化,在使用 DDP 当天及使用后第 2 天、第 3 天均应给予 2 000 mL 以上的静脉补液。使用 DDP 当天及使用后第 2 天、第 3 天均应给予 2 000 mL 以上的静脉补液。使用 DDP 当天应先给予 1 000 mL 补液后再给 DDP 化疗。利尿,DDP 滴注前后各给予 20% 的甘露醇125 mL 静脉滴注,DDP 滴注结束后给予呋塞米 20 mg。并记录24 小时的尿量 3 天。④由于DDP 剂量较大,止吐方面应注意加强。建议化疗前常规给予 5-HT3 受体拮抗剂的同时加用地塞米松 10 mg 静脉推注,以加强止吐作用。对每天呕吐超过 5 次的可以增加 5-HT3 受体拮抗剂 1 次。

（2）GP 方案:吉西他滨 1 g/m²,30 分钟内静脉滴注,第 1 天、第 8 天;顺铂 75 mg/m²（或卡铂,AUC＝5～6）,静脉滴注,第 1 天。每 3 周重复 1 次。

注意事项:①该方案的主要毒副作用为骨髓抑制(尤其是吉西他滨所致的血小板减少必须引起注意)、恶心呕吐。②吉西他滨的滴注时间为 30 分钟。③该方案中的 DDP 用量较大,建议参考 NP 方案中的有关水化、利尿及止吐等注意事项。

（3）TP 方案:紫杉醇(PTX)175 mg/m²,静脉滴注 3 小时,第 1 天;顺铂 75 mg/m²（或卡铂,AUC＝5～6）,静脉滴注,第 1 天。每 3 周重复。

注意事项:①该方案的主要毒副作用为变态反应、骨髓抑制、恶心呕吐、手足麻木等。②PTX 应使用专用输液管和金属针头,滴注时间为 3 小时。在给药期间及用药后的第 1 小时应做心电监护。其溶剂蓖麻油可引起人体变态反应,因此该药使用前应常规给予预防过敏的药物,包括:口服地塞米松 20 mg(给药前 12 小时、6 小时各 1 次),肌内注射苯海拉明 40 mg,静脉推注西咪替丁 400 mg(给药前 30～60 分钟)。③CBP 配制禁用含氯的溶液,一般使用葡萄糖溶液,其使用应在 PTX 后进行。④该方案中的 DDP 用量较大,建议参考 NP 方案中的有关水化、利尿及止吐等注意事项。

（4）DP 方案:多西紫杉醇（DOC）75 mg/m²,静脉滴注（1 小时）,第 1 天;顺铂（DDP）75 mg/m²,静脉滴注,第 1 天。每 3 周重复 1 次。

注意事项:①该方案的主要毒副作用为变态反应、骨髓抑制、恶心呕吐、液体潴留等。②用 DOC 前应先询问患者有无过敏史,并查看 WBC 和 PLT 的数据。有过敏史者及 WBC/PLT 低下者慎用;在给药前 1 天开始口服地塞米松 7.5 mg,每天 2 次,连续 3 天;DOC 溶于生理盐水或 5% 葡萄糖液 250～500 mL 中;滴注开始后 10 分钟内密切观察血压、心率、呼吸及有无变态反应;滴注时间为 1 小时左右。③该方案中的 DDP 用量较大,建议参考 NP 方案中的有关水化、利尿及止吐等注意事项。

5. SCLC 常用的联合化疗方案

SCLC 的联合化疗方案有 EP 方案、CAV 方案、CDE 方案、VIP 方案、ICE 方案、IP 方案。

（1）EP 方案:依托泊苷(VP-16)80 mg/m²,静脉滴注,第 1～5 天;顺铂（DDP）75 mg/m²,静脉滴注,第 1 天。每 3 周重复 1 次。

注意事项:①该方案的主要毒副作用为骨髓抑制、恶心呕吐。②方案中的 DDP 用量较大,建议参考 NSCLC 化疗 NP 方案中的有关水化、利尿及止吐等注意事项。

（2）CAV 方案:环磷酰胺（CTX）1 000 mg/m²,静脉滴注,第 1 天;多柔比星（ADM）50 mg/m²,静脉推注,第 1 天;长春新碱（VCR）1 mg/m²,静脉推注,第 1 天。每 3 周重复 1 次。

注意事项:①该方案的主要毒副作用为骨髓抑制、恶心呕吐、手足麻木等。②ADM、VCR 有较强的局部刺激作用,因此建议该药应静脉缓慢推注并在推注时注意防止药物外渗。③ADM 多次使用时可能引起心脏的损害,建议在每次用药前常规检查心电图,ADM 总剂量不宜超过 450 mg/m²。

（3）CDE 方案:环磷酰胺（CTX）1 000 mg/m²,静脉滴注,第 1 天;表柔比星（EPI）60 mg/m²,静脉推注,第 1 天;依托泊苷(VP-16)100 mg/m²,静脉滴注,第 1～4 天。每 3 周重复 1 次。

注意事项:①该方案的主要毒副作用为骨髓抑制、恶心呕吐、手足麻木等。②EPI 有较强的局部刺激作用,因此建议该药应静脉缓慢推注并在推注时注意防止药物外渗。③EPI 多次使用时可能引起心脏的损害,建议在每次用药前常规检查心电图,EPI 总剂量不宜超过 550 mg/m²。

(4)VIP 方案:异环磷酰胺(IFO)1.2 g/m²,静脉滴注,第 1～4 天;美司钠,IFO 总量的 60%,分 3 次分别于 IFO 使用后的 0、4、8 小时静脉注射,第 1～4 天;依托泊苷(VP-16)75 mg/m²,静脉滴注,第 1～4 天;顺铂(DDP)20 mg/m²,静脉滴注,第 1～4 天。每 3～4 周重复 1 次。

注意事项:①该方案的主要毒副作用为骨髓抑制、恶心呕吐、出血性膀胱炎。②该方案中IFO 加入生理盐水或林格液中静脉滴注。IFO 的毒副作用是出血性膀胱炎,应同时采用美司钠解毒进行预防,如出现出血性膀胱炎,应增加液体输注、补碱和增加美司钠解救的次数和剂量。

(5)ICE 方案:异环磷酰胺(IFO)5 g/m²(24 小时),静脉滴注,第 1 天;美司钠,IFO 总量的60%,分 3 次分别于 IFO 使用后的 0、4、8 小时静脉注射,第 1 天;卡铂(CBP)400 mg/m²,静脉滴注,第 1 天;依托泊苷(VP-16)100 mg/m²,静脉滴注,第 1～3 天。每 3～4 周重复 1 次。

注意事项:①该方案的主要毒副作用为骨髓抑制、恶心呕吐、出血性膀胱炎。②该方案中IFO 加入生理盐水或林格液中静脉滴注。IFO 的毒副作用是出血性膀胱炎,应同时采用美司钠解毒进行预防,如出现出血性膀胱炎,应增加液体输注,补碱和增加美司钠解救的次数和剂量。

(6)IP 方案:伊立替康(CPT-11)60 mg/m²,静脉滴注,第 1、8、15 天;顺铂(DDP)75 mg/m²,静脉滴注,第 1 天。每 4 周重复 1 次。

注意事项:①该方案的主要毒副作用为骨髓抑制、恶心呕吐、腹泻等。②CPT-11 所致乙酰胆碱综合征的预防:乙酰胆碱综合征是指用药后出现流泪、出汗、唾液分泌过度、视力模糊、腹痛、24 小时之内的腹泻(早期腹泻)等症状。如出现严重的乙酰胆碱症状,包括早期腹泻,可治疗性给予阿托品 0.25 mg 皮下注射,同时应注意阿托品的常见并发症。③迟发性腹泻的治疗:用药24 小时后一旦出现稀便或异常肠蠕动,必须立即开始洛哌丁胺治疗,首次口服 2 片,然后每 2 小时口服 1 片,至少 12 小时,且应一直用至腹泻停止后 12 小时为止,但总用药时间不超过 48 小时。同时口服补充大量水、电解质。如按上述治疗腹泻仍持续超过 48 小时,则应开始预防性口服广谱抗生素喹诺酮类药物,疗程 7 天,且患者应住院接受胃肠外支持治疗。停用洛哌丁胺,改用其他抗腹泻治疗,如生长抑素八肽。④如患者腹泻同时合并呕吐或发热或体力状况＞2 级,应立即住院补液。如门诊患者接受 CPT-11 治疗后,离开医院时应发给洛哌丁胺或喹诺酮类药物,且应口头和书面告知药物的用法。

(刘孟锋)

第三节　肺部转移癌

肿瘤远处转移是恶性肿瘤的主要特征之一。肺脏有着丰富的毛细血管网,承接来自右心的全部血流,并且由于肺循环的低压、低流速的特点,使得肺成为恶性肿瘤最常见的转移部位之一。此外肿瘤还可以通过淋巴道或直接侵犯等多种方式转移到肺,尸检发现 20%～54% 死于恶性肿瘤患者发生了肺转移,但仅有部分患者在生前被发现(表 8-4)。血供丰富的恶性肿瘤更容易发生肺部转移,如肾癌、骨肉瘤、绒毛膜癌、黑色素瘤、睾丸肿瘤、睾丸畸胎瘤、甲状腺癌等。大多数肺部转移瘤来自常见的肿瘤,如乳腺癌、结直肠癌、前列腺癌、支气管癌、头颈部癌和肾癌。

表 8-4 原发恶性肿瘤肺内转移情况

原发肿瘤	临床发现(%)	尸检发现(%)
黑色素瘤	5	66～80
睾丸生殖细胞瘤	12	70～80
骨肉瘤	15	75
甲状腺瘤	7	65
肾癌	20	50～75
头颈部肿瘤	5	15～40
乳腺癌	4	60
支气管肺癌	30	40
结肠直肠癌	<5	25～40
前列腺癌	5	15～50
膀胱癌	7	25～30
子宫癌	<1	30～40
子宫颈癌	<5	20～30
胰腺癌	<1	25～40
食管癌	<1	20～35
胃癌	<	20～35
卵巢癌	5	10～25
肝细胞瘤	<1	20～60

一、转移途径

恶性肿瘤肺部转移的途径有 4 种：血行转移、淋巴道转移、直接侵犯和气道转移。血行转移是恶性肿瘤肺部转移的主要方式。肺部有着丰富的毛细血管网，并且位于整个循环系统的中心环节，来自原发病灶的肿瘤栓子，经过静脉系统、肺动脉，很易被肺脏捕获，在适宜的微环境下肿瘤细胞发生增殖，形成转移肿瘤。经血行转移的肿瘤多位于肺野外带，以及下肺野等毛细血管丰富的部位，以多发转移病灶多见，少数情况下为孤立病灶。

经淋巴道转移在肺转移瘤中相对少见，肿瘤栓子首先通过血流转移到肺毛细血管，继而侵犯肺外周的淋巴组织，并沿淋巴管播散，临床上表现为肺淋巴管癌病，常见于乳腺癌、肺癌、胃癌、胰腺癌或前列腺癌的转移。原发肿瘤也可以先转移到肺门或纵隔淋巴结，再沿淋巴道逆行播散到肺，这种转移方式少见。

发生在肺脏周围的肿瘤皆有可能通过直接侵犯的方式转移到肺，如起源于胸壁的软组织肉瘤、起源于纵隔的原发瘤、食管癌、乳腺癌、贲门癌、肝癌、后腹膜肉瘤等。恶性肿瘤经气道转移罕见，理论上头颈部肿瘤、上消化道肿瘤，以及气管肿瘤有可能通过这种方式转移，但临床上很难证实。

二、临床表现

90%的肺转移瘤患者有已知的原发肿瘤或原发肿瘤的症状，但80%～95%肺部转移瘤本身没有症状。当肿瘤巨大、阻塞气道或出现胸腔积液时会出现呼吸困难。突然出现的呼吸困难与胸腔积液突然增加、气胸或肿瘤内出血有关。气道转移瘤在肺部转移肿瘤中非常罕见,临床上表现为喘鸣、咯血、呼吸困难等症状,常见于乳腺癌、黑色素瘤等。肿瘤侵犯胸壁可以出现胸痛。个别患者在发现肺部转移瘤时没有原发肿瘤的症状,应积极寻找原发肿瘤,特别是胰腺癌、胆管癌等容易漏诊的肿瘤。淋巴管癌病的患者主要表现为进行性加重的呼吸困难和干咳、发绀,一般无杵状指,肺部体征轻微,常有细湿啰音。

三、影像学检查

常规的胸部 X 线摄影(chest X-ray,CXR)是发现肺部转移瘤的首选方法,胸部 CT 较 CXR 的敏感性高,其分辨率是 3 mm,而 CXR 仅能发现 7 mm 以上的病变,尤其是肺尖、近胸壁和纵隔的病变更容易漏诊。但 CT 扫描费用较高,特异性较 CXR 没有增加。如果 CXR 发现肺部有多发的转移灶,没有必要再进行 CT 检查,但以下情况应进行 CT 检查:CXR 正常、没有发生其他部位转移的畸胎瘤、骨肉瘤;CXR 发现肺内孤立性转移灶或打算进行手术切除的肺部转移瘤。对于高度危险的肿瘤,如骨和软组织肉瘤、睾丸畸胎瘤、绒毛膜癌等,应 3～6 个月复查胸部 CT,连续随访 2 年。

肺部转移瘤通常表现为多发结节影,由于发生转移的时间不同,结节常大小不等,直径 3～15 mm,或者更大,同样大小的结节,提示是同一时间发生,结节位于肺野外带,尤其是下肺野。小于 2 cm 的结节常常是圆形的,边界清楚。较大的病灶尤其是转移性腺癌,边缘不规则,有时呈分叶状。4％的转移瘤有空洞,常见于鳞癌,上肺的空洞性病变比下肺多见,但多发性空洞性病变可能是良性病变,如 Wegener 肉芽肿。出血性转移灶表现为肿瘤周围的晕征,常见于绒毛膜癌,有时也见于血管肿瘤,如血管肉瘤或肾细胞癌。

肺部转移瘤的单发结节影少见,占所有单发结节影的 2％～10％。容易形成单发结节的肿瘤包括结肠癌、骨肉瘤、肾癌、睾丸癌、乳腺癌、恶性黑色素瘤等。结肠癌尤其是来源直肠乙状结肠的结肠癌,占孤立性肺部转移瘤的 1/3。

肺淋巴管癌病主要表现为弥漫的网索状、颗粒状或结节状阴影,支气管壁增厚,动脉轮廓模糊,CXR 可见 KerleyB 线。20％～40％的患者有肺门及纵隔淋巴结肿大,30％～50％的患者有胸腔积液或心包积液。但 CXR 检查难以发现早期的肺淋巴管癌病,在早期诊断肺淋巴管癌病方面高分辨 CT 有更大优势。

FDG-PET 用于鉴别肺部良恶性病变的特异性较 CT 和 CXR 高,PET 检查能够提供更多的信息。但 PET 的分辨率不高,直径小于 1 cm 的病变显像不佳,一些肉芽肿和炎症病变也可能出现假阳性结果。近年来 CT 与 PET 联合应用的 CT-PET 技术已在临床广泛应用,明显提高了恶性肿瘤诊断和鉴别诊断的敏感性和特异性,但目前此项检查的费用较高。

四、组织学检查

由于转移瘤主要位于胸膜下,因此经胸针吸活检是组织学检查最常用的方法。其诊断肺部恶性病变的敏感性为 86.1％,特异性 98.8％,但对肺淋巴管癌病的诊断价值有限。气胸是最常见的并发症,发生率为 24.5％,但需要插管的仅 6.8％。其他并发症包括出血、空气栓塞、针道转移较少见。

气管镜检查可以采用多种手段获取组织标本,如经支气管镜肺活检、气管镜引导下针吸活检、刷检、肺泡灌洗等。对于外周病变,支气管检查的阳性率不到 50%,但淋巴管癌病的诊断率较高。

电视胸腔镜可以取代开胸肺活检用于肺转移瘤的诊断,并可同时进行手术治疗,并发症少,诊断特异性高。

此外,经食管超声引导下的纵隔淋巴结针吸活检、纵隔镜下纵隔淋巴结活检对于诊断肺部转移瘤也有一定的参考价值。

五、治疗

手术是肺部转移瘤首选的治疗方法,和不能手术的患者相比,能够手术切除的肺部转移瘤患者的长期生存率明显改善,在满足手术条件的患者中(不论肿瘤类型),预计超过 1/3 的患者能获得长期生存(>5 年)。接受肺转移瘤切除术的患者应满足以下条件:没有肺外转移灶(如果有肺外转移灶,这些转移灶应能够接受手术或其他方法的治疗);患者的机体状态能够耐受手术;转移病灶能够完全切除,并能合理地保护残存的正常肺组织;原发肿瘤能被完全控制或切除。

手术方式主要包括胸骨正中切开术、胸廓切开术、横断胸骨双侧胸廓切开术和胸腔镜手术(VATS),各种手术方式的优劣见表 8-5。手术以剔除术为主,病灶切除时使肺膨胀,尽可能保留肺组织,应避免肺叶或全肺切除术。

表 8-5　转移瘤切除术比较

手术方式	优点	缺点
胸骨正中切开术	行双侧胸腔探查,疼痛轻	不利于肺门后病灶,左肺下叶病灶的切除。胸骨放疗是胸骨正中切开术的绝对禁忌证
胸廓切开术	标准手术方式,暴露好	只能暴露一侧胸腔,疼痛明显;双侧胸腔探查多需分期手术
横断胸骨双侧胸廓切开术	可以行双侧胸腔探查,改进下叶暴露,便于探查纵隔病变及胸腔的情况	切断了乳内动脉,痛苦增加
胸腔镜手术(VATS)	胸膜表面显示清楚,疼痛轻,住院时间短和恢复快,并发症很少	不能触诊肺脏,无法发现从肺表面不能看见的或 CT 未能查出的病变,可能增加住院费用

肺部转移瘤即使在完全切除后仍有一半的患者会复发,中位复发时间是 10 个月,再手术患者的预后明显好于未手术患者,5 年、10 年生存率分别为 44%、29% 及 34%、25%。目前再发肺转移瘤的手术适应证仍无明确的定论,一般认为对于年龄较轻、一般状况较好的患者,如果再发肺转移较为局限,原发肿瘤的恶性程度较低,原发肿瘤已被控制且无其他部位的远处转移,心肺功能能能耐受手术的情况下可以考虑再次手术治疗。

肺转移瘤患者手术本身的并发症较低,手术死亡率为 0~4%。能够手术的肺转移瘤患者总的 5 年生存率可以达到 24%~68%,但不同组织类型的肿瘤预后有很大的差异,手术后预后较好的肿瘤为畸胎瘤、绒毛膜癌、睾丸癌,其次是肾癌、大肠癌和子宫癌等,预后较差的是肝癌和恶性黑色素瘤。转移灶切除是否完全对预后也有影响,完全切除患者的 5 年、10 年生存率分别为 36% 和 26%,而不完全切除者则分别为 22% 和 16%。无瘤间期(disease-free interval,DFI)是指原发肿瘤切除至肺转移出现的时间,DFI 越长,预后越好。肿瘤倍增时间(tumor-doubling time,TDT)反映的是转移瘤的发展速率,TDT 也是患者预后的重要预测指标,TDT 越长,预后越好,如果 TDT≤60 天则不应进行手术治疗。

除手术以外,对化疗敏感的肿瘤或不能手术的肺部转移瘤仍应进行全身化疗,如霍奇金和非霍奇金淋巴瘤、生殖细胞肿瘤对化疗非常敏感,乳腺癌、前列腺癌和卵巢癌对全身化疗也有较好的反应。软组织肉瘤对化疗不敏感,但联合转移瘤切除术仍能改善患者的预后。除全身化疗外,对于不能手术的患者可以考虑局部栓塞和化疗,由于肿瘤局部药物浓度较高,在减轻化疗引起的全身反应的同时,可以提高治疗局部肿瘤的疗效。

放疗对于肺转移瘤患者的长期生存没有益处,对于气道阻塞的患者,放疗可以作为姑息性治疗方法。

(刘孟锋)

第九章 消化系统肿瘤

第一节 食 管 癌

我国是食管癌高发国家,又是食管癌死亡率最高的国家。中华人民共和国成立以后,进行了肿瘤流行病学调查,基本查清了全国食管癌的发病、死亡情况及地区分布,并对食管癌高发区进行了多学科的综合考察和研究。1970 年以后已建立了 6 个现场防治点,开展了食管癌的病因流行病学研究和防治工作,尤其对食管癌的癌前期疾病进行中西医结合治疗,对降低发病率起了有益的作用。

我国食管外科自吴英恺于 1940 年首例食管癌采用胸内食管胃吻合术切除成功以来已有 50 多年历史,至今我国食管癌手术切除率已达 80%～95%,手术死亡率仅为 2%～3%,术后5 年生存率为25%～30%。在食管的高发区,由于早期病例增加,5 年生存率已达 44%,Ⅰ期食管癌的生存率高达 90% 以上。

近年来对食管癌的分段有了新的认识,多数胸外科医师对气管分叉丛下食管癌采用左侧开胸进行肿瘤切除,气管分叉以上以右侧开胸切除率较高,食管胃吻合口应在颈部进行。吻合技术的交进、吻合器的应用已使吻合口瘘的发生率有明显降低。

高能射线的应用、食管癌定位技术和照射技术的改进,以及放射敏化剂的研究和应用,使食管癌的放疗效果有所提高。术前放射治疗的随机分组前瞻性研究肯定了术前放疗的意义,并在许多医院推广。

但食管癌的疗效仍不够理想,提高疗效的关键在于早期发现、早期诊断和早期治疗。相信食管癌的流行病学、病因学研究将为食管癌的防治带来进展,对食管癌的综合治疗将进一步提高其远期疗效。

一、病因学

(一)烟和酒

长期吸烟和饮酒与食管癌的发病有关。有人研究,大量饮酒者比基本不饮酒者发病率要增加 50 余倍,吸烟量多者比基本不吸烟者高 7 倍;酗酒嗜烟者的发病率是既不饮酒又不吸烟者的

156倍。一般认为饮烈性酒者患食管癌的危险性更大,根据日本一项研究,饮用威士忌和当地的Shochu土酒危险性最大,而啤酒最小。非洲特兰斯开地区,用烟斗吸自己种的烟叶的人食管癌发病率比吸纸烟者高。

(二)食管的局部损伤

长期喜进烫的饮食也可能是致癌的因素之一。如新加坡华裔居民讲福建方言的人群有喝烫饮料的习惯,其食管癌发病率比无此习惯讲广东方言人群高得多。哈萨克族人爱嚼刺激性很强含有烟叶的"那司",可能和食管癌高发有一定关系。在日本,喜吃烫粥烫茶的人群发病率亦较高。

各种原因引起的经久不愈的食管炎,可能是食管癌的前期病变,尤其伴有间变细胞形成者癌变危险性更大。有学者报道,食管炎和食管癌关系十分密切,食管炎往往比食管癌早发10年左右。食管炎也好发于中胸段食管,在尸检中食管炎往往和癌同时存在。

(三)亚硝胺

亚硝胺类化合物是一种很强的致癌物,中科院肿瘤研究所在人体内、外环境的亚硝胺致癌作用研究中发现,食管癌高发区林县居民食用的酸菜中和居民的胃液、尿液中,除有二甲基亚硝胺(NDMA)、二乙基亚硝胺(NDEA)外,还存在能诱发动物食管癌的甲基苄基亚硝胺(NMBZA)、亚硝基吡咯烷(NPYR)、亚硝基胍(NPIP)等,并证明食用的酸菜量与食管癌发病率成正比。最近报道用NMBZA诱导入胎儿食管癌获得成功,为亚硝胺病因提供了证据。汕头大学医学院报道,广东南澳县的生活用水、鱼露、虾酱、咸菜、萝卜干中,亚硝酸盐、硝酸盐、二级胺含量明显升高,这些居民常食用的副食品在腌制过程中常有真菌污染,真菌能促使亚硝酸盐和食物中二级胺含量增加。

(四)霉菌作用

河南医科大学从林县的粮食和食品中分离出互隔交链孢霉261株,它能使大肠杆菌产生多种致突变性代谢产物,其产生的毒素能致染色体畸变,主要作用于细胞的S和G_2期。湖北钟祥市的河南移民中食管癌死亡率为本地居民的5倍,移民主食中霉菌污染的检出率明显高于本地居民,移民食用的酸菜中以黄曲霉毒素检出率最高。用黄曲霉毒素、交链孢属和镰刀菌等喂养Wistar大鼠,能使大鼠食管乳头状瘤变和癌变已得到实验证实。

(五)营养和微量元素

综观世界食管癌高发区,一般都在土地贫瘠、营养较差的贫困地区,膳食中缺乏维生素、蛋白质及必需脂肪酸。这些成分的缺乏,可以使食管黏膜增生、间变,进一步可引起癌变。有些地区如新疆哈萨克族,以肉食为主,很少吃新鲜蔬菜,米面粮食吃得很少,营养供给极不平衡,维生素明显缺乏,尤其是维生素C及维生素B_2缺乏。瑞典在食管癌高发区粮食中补充了维生素B_2后,明显降低了发病率。微量元素铁、钼、锌等的缺少也和食管癌发生有关。钼的缺少可使土壤中硝酸盐增多。调查发现河南林县水土中缺少钼,可能和食管癌的高发有关。文献报道,高发区人群中血清钼、发钼、尿钼及食管癌组织中的钼都低于正常水平。钼的抑癌作用已被美国等地学者们所证实。

(六)遗传因素

人群的易感性与遗传和环境条件有关。食管癌具有比较显著的家族聚集现象,高发地区连续3代或3代以上出现食管癌患者的家族屡见不鲜。如伊朗北部高发区某一村庄中有12个家庭共63人,其中患食管癌者14人,而13人是一对夫妻的后裔。由高发区移居低发区的移民,即使长达百余年,也仍保持相对高发。

(七)其他因素

进食过快、进食粗硬食物可能引起食管黏膜损伤,反复损伤可以造成黏膜增生间变,最后导致癌变。某些食管先天性疾病,如食管憩室、裂孔疝,或经常接触石棉、铅、矽等可能和食管癌的发病有一定联系。癌症经放射治疗数年后,在放射范围内又可诱发另一癌症的报道也不罕见。

二、诊断

(一)临床表现

1.早期症状

在食管癌的始发期和发展早期,局部病灶处于相对早期阶段,出现症状可能是由于局部病灶刺激食管引起食管蠕动异常或痉挛,或因局部炎症、肿瘤浸润、食管黏膜糜烂、表浅溃疡所致。发生的症状一般比较轻微而且时间较为短暂,其间歇时间长短不一,常反复出现,时轻时重,间歇期间可无症状,可持续1～2年甚至更长时间。主要症状为胸骨后不适、烧灼感或疼痛,食物通过时局部有异物感或摩擦感,有时吞咽食物在某一部位有停滞或轻度梗阻感。下段食管癌还可引起剑突下或上腹不适、呃逆、嗳气。上述症状均非特异性,也可发生在食管炎症和其他食管疾病时,唯食管癌的症状常与吞咽食物有关,进食时症状加重,而食管炎患者在吞咽食物时这些症状反而减轻或消失。

2.中晚期症状

(1)吞咽困难:是食管癌的典型症状。由于食管壁具有良好的弹性及扩张能力,一般出现明显吞咽困难时,肿瘤常已侵犯食管周径2/3以上,此时常已伴有食管周围组织的浸润和淋巴结转移。吞咽困难在开始时常是间歇性的,可以由于食物堵塞或局部炎症水肿而加重,也可以因肿瘤坏死脱落或炎症的水肿消退而减轻。但随着病情的发展,总的趋向是进行性加重且呈持续性,其发展一般比较迅速,多数患者如不治疗可在梗阻症状出现后1年内死亡。吞咽困难的程度与病理类型有关,缩窄型和髓质型病例较为严重,其他类型较轻。也有约10%的患者就诊时并无明显吞咽困难。吞咽困难的严重程度与肿瘤大小、手术切除率和生存率等并无一定的关系。

(2)梗阻:严重者常伴有反流,持续吐黏液,这是由于食管癌的浸润和炎症反射性地引起食管腺和唾液腺分泌增加所致。黏液积存于食管内可以反流,引起呛咳甚至吸入性肺炎。

(3)疼痛:胸骨后或背部肩胛间区持续性纯痛常提示食管癌已有外浸,引起食管周围炎、纵隔炎,但也可以是肿瘤引起食管深层溃疡所致。下胸段或贲门部肿瘤引起的疼痛可以发生在上腹部。疼痛严重不能入睡或伴有发热者,不但手术切除的可能性较小,而且应注意肿瘤穿孔的可能。

(4)出血:食管癌患者有时也会因呕血或黑便而来院诊治。肿瘤可浸润大血管特别是胸主动脉而造成致死性出血。对于有穿透性溃疡的病例特别是CT检查显示肿瘤侵犯胸主动脉者,应注意出血的可能。

(5)声音嘶哑:常是肿瘤直接侵犯或转移淋巴结压迫喉返神经所引起,但有时也可以是吸入性炎症引起的喉炎所致,间接喉镜有助于鉴别。

(6)体重减轻和厌食:因梗阻进食减少,营养情况日趋低下,消瘦、脱水常相继出现,但患者一般仍有食欲。患者在短期内体重明显减轻或出现厌食症状常提示肿瘤有广泛转移。

3.终末期症状和并发症

(1)恶病质、脱水、衰竭:食管梗塞致滴水难入和全身消耗所致,常同时伴有水、电解质紊乱。

(2)肿瘤浸润:穿透食管侵犯纵隔、气管、支气管、肺门、心包、大血管等,引起纵隔炎、脓肿、肺炎、肺脓肿、气管食管瘘、致死性大出血等。

(3)全身广泛转移引起的相应症状,如黄疸、腹水、气管压迫致呼吸困难、声带麻痹、昏迷等。

(二)病理

1.早期食管癌的大体病理分型

近20多年来对早期食管癌的研究,尤其是对早期食管癌切除标本的形态学研究,可将早期食管癌分成4个类型。

(1)隐伏型:在新鲜标本上,病变略显粗糙,色泽变深,无隆起和凹陷。标本固定后,病灶变得不明显,镜下为原位癌,是食管癌最早期阶段。

(2)糜烂型:病变黏膜轻度糜烂或略凹陷,边缘不规则呈地图样,与正常组织分界清楚,糜烂区内呈颗粒状,偶见残余正常黏膜小区。在外科切除的早期食管癌中较为常见。

(3)斑块型:病变黏膜局限性隆起呈灰白色斑块状,边界清楚,斑块最大直径<2 cm。切面质地致密,厚度在3 mm以上,少数斑块表面可见有轻度糜烂,食管黏膜纵行皱襞中断。病理为早期浸润癌,肿瘤侵及黏膜肌层或黏膜下层。

(4)乳头型或隆起型:肿瘤呈外生结节状隆起,乳头状或息肉状突入管腔,基底有一窄蒂或宽蒂,肿瘤直径1~3 cm,与周围正常黏膜分界清楚,表面有糜烂并有炎性渗出,切面灰白色均质状。这一类型在早期食管癌中较少见。

有学者等对林县人民医院手术切除的100例早期食管癌标本作大体病理分型研究,早期食管癌除上述4个类型外,可增加两个亚型:①表浅糜烂型为糜烂型的一个亚型,特点是糜烂面积小而表浅,一般不超过2.5 cm。病变边缘无下陷,周围正常黏膜无隆起,表浅糜烂常多点出现,一个病灶内可见几个小片状糜烂近于融合。病理为原位癌或原位癌伴浸润或黏膜内癌。②表浅隆起型是从斑块型中分出的一个亚型,特点是病变黏膜轻微增厚或表浅隆起,病变范围较大,周界模糊,隆起的黏膜粗糙、皱襞紊乱、增粗,表面似卵石样或伴小片浅表糜烂。病理为原位癌,少数为微小浸润癌。

2.中晚期食管癌的大体病理分型

(1)髓质型:肿瘤多累及食管周径的大部或全部,大约有一半病例超过5 cm。肿瘤累及的食管段明显增厚,向管腔及肌层深部浸润。肿瘤表面常有深浅不一的溃疡,瘤体切面灰白色、均匀致密。

(2)蕈伞型:肿瘤呈蘑菇状或卵圆形突入食管腔内,隆起或外翻,表面有浅溃疡。切面可见肿瘤已浸润食管壁深层。

(3)溃疡型:癌组织已浸润食管深肌层,有深溃疡形成。溃疡边缘稍有隆起,溃疡基部甚至穿透食管壁引起芽孔,溃疡表面有炎性渗出。

(4)缩窄型:病变浸润食管全周,呈环形狭窄或梗阻,肿瘤大小一般不超过5 cm。缩窄上段食管明显扩张。肿瘤切面结构致密,富于增生结缔组织。癌组织多浸润食管肌层,有时穿透食管全层。

(5)腔内型:肿瘤呈圆形或卵圆形向腔内突出,常有较宽的基底与食管壁相连,肿瘤表面有糜烂或不规则小溃疡。腔内型食管癌的切除率较高,但远期疗效并不佳。

3.分期

1987 年国际抗癌联盟(UICC)对食管癌的 TNM 分期进行了修订。首先对食管的分段进行了修改。以往食管的分段为颈段食管从食管入口(下咽部)到胸骨切迹,上胸段从胸骨切迹到主动脉弓上缘(T_6 下缘),中胸段从主动脉弓上缘到肺下静脉下缘(T_8 下缘),下胸段从肺下静脉下缘到贲门入口(包括膈下、腹段食管)。这一分段方法的缺点是 X 线片上不能辨认肺下静脉,主动脉弓随年龄老化曲屈延长而上移,使胸段食管分割不均等。新的分段方法是颈段食管分段如旧,上胸段食管以气管分叉为下缘标志,即从胸骨切迹至气管分叉为上胸段,气管分叉以下至贲门入口再一分为二,分成中胸段和下胸段。如此分段分割均等,易于在 X 线片上确定标志点。临床上,上胸段食管手术以经右胸为好,而中、下段食管癌大多可经左胸手术,因此更有实际意义。

UICC 制定的 TNM 国际食管癌分期如下。

(1)原发肿瘤(T)分期。

T_X:原发肿瘤不能评估。

T_0:原发肿瘤大小、部位不详。

T_{is}:原位癌。

T_1:肿瘤浸润食管黏膜层或黏膜下层。

T_2:肿瘤浸润食管肌层。

T_3:肿瘤浸润食管纤维膜。

T_4:肿瘤侵犯食管邻近结构(器官)。

(2)区域淋巴结(N)分期。

N_X:区域淋巴结不能评估。

N_1:1～2 枚区域淋巴结转移。

N_2:3～6 枚区域淋巴结转移。

N_3:≥7 枚区域淋巴结转移。

区域淋巴结的分布因肿瘤位于不同食管分段而异,对颈段食管癌,锁骨上淋巴结为区域淋巴结;对中、下胸段食管癌,锁骨上淋巴结为远隔淋巴结,如有肿瘤转移为远处淋巴结转移。同样对下胸段食管癌,贲门旁、胃左动脉旁淋巴结转移为区域淋巴结转移;对颈段食管癌,腹腔淋巴结均为远处转移。

(3)远处转移(M)分期。

M_X:远处转移情况不详。

M_0:无远处转移。

M_1:有远处转移。

(4)TNM 分期。

0 期:$T_{is}N_0M_0$。

Ⅰ期:$T_1N_0M_0$。

Ⅱa 期:$T_2N_0M_0$;$T_3N_0M_0$。

Ⅱb 期:$T_1N_1M_0$;$T_2N_1M_0$。

Ⅲ期:$T_3N_1M_0$;T_4,任何 N,M_0。

Ⅳ期:任何 T,任何 N,M_1。

(三)实验室及其他检查

1.食管功能的检查

食管功能检查分为食管运动功能检查和胃食管反流情况的测定两大类。此类检查在国外已开展30多年,近年来国内亦相继开展,简单介绍如下。

(1)食管运动功能试验。①食管压力测定:本法适用于疑有食管运动失常的患者,即患者有吞咽困难或疼痛症状而 X 线钡餐检查未见器质性病变者,如贲门失弛症、食管痉挛和硬皮病等,还可对抗反流手术的效果做出评价或作为食管裂孔疝的辅助诊断。食管测压器可用腔内微型压力传感器或用连于体外传感器的腔内灌注导管系统。测定时像放置鼻胃管那样将测压器先置于胃内,确定胃的压力曲线后,将导管往回撤,分别测定贲门部(高压带)、食管体部、食管上括约肌和咽部等处的压力曲线,分析这些压力曲线的改变即可了解食管压力的变化,对食管运动功能异常做出诊断。②酸清除试验:用于测定食管体部排除酸的蠕动效率。方法是测试者吞服一定浓度酸 15 mL 后,正常情况下经 10～12 次吞咽动作后即能将酸全部排入胃内,需要更多的吞咽动作才能排除或根本没有将酸排除,则视为食管的蠕动无效,也就是说食管运动存在障碍。

(2)胃食管反流测定:胃食管反流的原因很多,如贲门的机械性缺陷、食管体部的推进动作不良、胃无张力、幽门功能失常、胃排空延滞等,以及食管癌手术后。胃内容物(特别是胃酸)反流食管使食管黏膜长期与胃内容物接触,引起食管黏膜损伤,患者常有胃灼热、反呕、胸骨后疼痛等症状。下列试验有助于胃食管反流的测定。①食管的酸灌注试验:测试者取坐位,以每分钟 6 mL 的速度交替将生理盐水和 0.1 mol/L 盐酸灌入食管中段,以测定食管对酸的敏感性。灌酸时患者出现胃灼热、胸痛、咳嗽、反呕等症状,而灌生理盐水后症状消失为试验阳性。灌酸 30 mL 不发生症状为试验阴性。②24 小时食管 pH 监测:将 pH 电极留置于下段食管高压带上方,连续监测 pH 24 小时,以观察受试者日常情况下的反流情况。当 pH 降至 4 以下算是一次反流,pH 升至 7 以上为碱性反流。记录患者在各种不同体位、进食时的情况,就能对患者有无反流、反流的频度和食管清除反流物的时间做出诊断。③食管下括约肌测压试验食管下括约肌在消化道生理活动中起着保证食物单方向输送的作用,即抗胃食管反流作用。食管下括约肌的功能如何,不仅取决于它静止时的基础压力,也取决于胸、腹压力的影响,以及它对诸如胃扩张、吞咽、体位改变等不同生理因素的反应。另一决定食管下括约肌功能的因素是它在腹内的长度。可由鼻孔插入有换能器的导管至该部位进行测定。

2.影像学诊断

(1)X 线钡餐检查:该法是诊断食管及贲门部肿瘤的重要手段之一,由于其检查方法简便,患者痛苦小,不但可用于大规模普查和食管癌的临床诊断,而且可追踪观察早期食管癌的发展演变过程,为研究早期食管癌提供可靠资料。食管钡餐检查时应注意观察食管的蠕动状况、管壁的舒张度、食管黏膜改变、食管充盈缺损及梗阻程度。食管蠕动停顿或逆蠕动,食管壁局部僵硬不能充分扩张,食管黏膜紊乱、中断和破坏,食管管腔狭窄、不规则充盈缺损、溃疡或瘘管形成,以及食管轴向异常均为食管癌重要的 X 线征象。早期食管癌和食管管腔明显梗阻狭窄者,低张双重造影检查优于常规钡餐造影。X 线检查结合细胞学和食管内镜检查,可以提高食管癌诊断的准确性。

早期食管癌 X 线改变:可分为扁平型、隆起型和凹陷型。①扁平型:肿瘤扁平无蒂,沿食管壁浸润,食管壁局限性僵硬,食管黏膜呈小颗粒状改变或紊乱的网状结构。②隆起型:肿瘤向食管腔内生长隆起,表现为斑块状或乳头状隆起,中央可有溃疡形成。凹陷型肿瘤区有糜烂、溃疡发生,呈现凹陷改变。侧位为锯齿状不规则状,正位为不规则的钡池,内有颗粒状结节,呈地图样改变,边缘清楚。

中晚期食管癌的X线表现:①髓质型。在食管片上显示为不规则的充盈缺损,上下缘与食管正常边界呈斜坡状,管腔狭窄。病变部位黏膜破坏,常见大小不等龛影。②蕈伞型。在食管片上显示明显充盈缺损,其上下缘呈弧形,边缘锐利,与正常食管分界清楚。病变部位黏膜纹中断,钡剂通过有部分梗阻现象。③溃疡型。在食管片上显示较大龛影,在切线位上见龛影深入食管壁内甚至突出于管腔轮廓之外。如溃疡边缘隆起,可见"半月征"。钡剂通过时梗阻不明显。④缩窄型。食管病变较短,常在3 cm以下,边缘较光滑,局部黏膜纹消失。钡剂通过时梗阻较严重,病变上端食管明显扩张,呈现环形或漏斗状狭窄。⑤腔内型。病变部位食管管腔增宽,常呈梭形扩张,内有不规则或息肉样充盈缺损,病变上下界边缘较清楚锐利,有时可见清晰的弧形边缘,钡剂通过尚可。中晚期食管癌分型以髓质型最为常见,蕈伞型次之,其余各型较少见。

(2)食管癌CT表现:CT扫描可以清晰显示食管与邻近纵隔器官的关系。正常食管与邻近器官分界清楚,食管壁厚度不超过5 mm,如食管壁厚度增加,与周围器官分界模糊,则表示有食管病变存在。CT扫描可以充分显示食管癌病灶大小、肿瘤外侵范围及程度,明显优于其他诊断方法。CT扫描还可帮助外科医师决定手术方式,指导放疗医师确定放射治疗靶区,设计满意的放射治疗计划。1981年,Moss提出食管癌的CT分期:Ⅰ期肿瘤局限于食管腔内,食管壁厚度≤5 mm;Ⅱ期肿瘤伴食管壁厚度>5 mm;Ⅲ期食管壁增厚同时肿瘤向邻近器官扩展,如气管、支气管、主动脉或心房;Ⅳ期为任何一期伴有远处转移者。CT扫描时,重点应观察食管壁厚度、肿瘤外侵的程度、范围及淋巴结有无转移。外侵在CT扫描上表现为食管与邻近器官间的脂肪层消失,器官间分界不清。颈胸段食管癌CT扫描显示肿块向前挤压气管,形成气管压迹。轻者可见气管后壁隆起,突向气管腔内;重者肿瘤可将气管推向一侧,气管受压变形,血管移位。中胸段食管癌CT扫描显示食管壁增厚,软组织向前侵犯,使食管与主动脉弓下、气管隆嵴下的脂肪间隙变窄甚至消失,其分界不清。尤其在气管分叉水平,由于肿瘤组织的外侵挤压,造成气管成角改变,有时可见气管向前移位,重者可见气管壁受压而变弯形。肿瘤向右侵犯,CT扫描显示食管壁增厚,奇静脉窝变浅甚至消失。向左后侵犯,CT扫描显示食管与降主动脉间的界线模糊不清。下胸段食管癌由于肿瘤的外侵扩展,CT扫描显示左心房后壁出现明显压迹。CT不能诊断正常大小转移淋巴结,难以诊断食管周围转移淋巴结,一方面是CT难以区别原发灶浸润和淋巴结转移,另一方面是良性的炎症改变也可引起淋巴结肿大,特别是当肿瘤坏死时,易引起淋巴结炎症反应,因此CT对食管癌淋巴结转移的诊断价值很有限。一般认为淋巴结直径<1.0 cm为正常大小,1.0～1.5 cm为可疑淋巴结,淋巴结直径>1.5 cm即为不正常。

CT扫描诊断食管癌的依据是食管壁的厚度、肿瘤外侵的范围及程度,但食管黏膜不能在CT扫描中显示,因此CT扫描难以发现早期食管癌。将CT与X线检查相结合,有助于食管癌的诊断和分期水平的提高。

3.食管脱落细胞学检查

食管脱落细胞学检查方法简便、操作方便、安全,患者痛苦小,其准确率在90%以上,为食管癌大规模普查的重要方法。食管脱落细胞学检查结合X线钡餐检查可作为食管癌的诊断依据,使大多数患者免受食管镜检查痛苦。但食管狭窄有梗阻时,脱落细胞采集器不能通过,应行食管镜检查。

食管脱落细胞学检查方法简便、安全,大多数患者均能耐受,但对食管癌有出血及出血倾向者,或伴有食管静脉曲张者应禁忌做食管拉网细胞学检查;对食管癌 X 片上见食管有深溃疡或合并高血压、心脏病及晚期妊娠者,应慎行食管拉网脱落细胞检查;对全身状况差,过于衰弱的患者应先改善患者一般状况后再做细胞学检查;合并上呼吸道及上消化道急性炎症者,应先控制感染再行细胞学检查。

4.食管镜检查

近年来,纤维食管镜被广泛应用于食管癌的诊断。纤维食管镜镜身柔软,可随意弯曲,光源在体外,插入比较容易,患者痛苦少。食管镜检查时可以在直视下观察肿瘤患者大小、形态和部位,为临床医师提供治疗的依据,同时也可在病变部位做活检或镜刷检查。食管镜检查与脱落细胞学检查相结合,是食管癌理想诊断方法。

(1)适应证:①患者有症状,X 线钡餐检查阳性,而细胞学诊断阴性时,应先重复做细胞学检查,如仍为阴性者应该做食管镜检查及活检以明确诊断。如 X 线钡餐检查见食管明显狭窄病例,预计脱落细胞学检查有困难者,应首先考虑食管镜检查。②患者有症状,细胞学诊断阳性,而 X 线钡餐检查阴性或 X 片上仅见食管有可疑病变者,需作食管镜检查明确食管病变部位及范围。③患者有症状,细胞学诊断阳性,X 线钡餐检查怀疑食管有双段病变时,为了帮助临床医师决定治疗方案的选择,需通过食管镜检查明确食管病变部位及范围。④食管癌普查中,细胞学检查阳性,而患者没有自觉症状,X 线钡餐检查阴性,为了慎重起见,必须做食管镜检查,以便最后确诊。

(2)禁忌证:①严重心肺疾病、明显胸主动脉瘤、高血压未恢复正常、脑出血及无法耐受食管镜检查者。②巨大食管憩室,明显食管静脉曲张或高位食管病变伴高度脊柱弯曲畸形者。③口腔、咽喉、食管及呼吸道急性炎症者。④有严重出血倾向或严重贫血者。

(3)食管镜下表现:①病变处黏膜充血肿胀,微隆起,略高于正常黏膜,颜色较正常黏膜为深,与正常黏膜界线不清楚,镜管触及易出血,管壁舒张度良好。②病变处黏膜糜烂,颜色较正常黏膜为深,失去正常黏膜光泽,有散在小溃疡,表面附有黄白色或灰白色坏死组织,镜管触及易出血,管壁舒张度良好。③病变处黏膜有类似白斑样改变,微隆起,白斑周围黏膜颜色较深,黏膜中断,食管壁较硬,触及不易出血。进展期食管癌病灶直径一般在 3 cm 以上,在食管镜下可分为肿块型、溃疡型、肿块浸润型、溃疡浸润型及四周狭窄型等5 种类型。

三、治疗

(一)放疗

1.适应证

局部区域性食管癌,一般情况较好,无出血和穿孔倾向。

2.禁忌证

恶病质、食管穿孔、食管活动性出血或短期内曾有食管大出血者,同时合并有无法控制的严重内科疾病。

3.放疗前的注意事项

放疗前应注意控制局部炎症,纠正患者营养状况,治疗重要内科夹杂症。放疗中应保持患者的营养供给,防止食物梗阻,进食后应多喝水,防止食物在病灶处潴留,导致或加重局部炎症,影响放疗的敏感性。

4.照射范围和靶区的确定

(1)常规模拟定位:有条件者应在定位前用治疗计划系统(TPS)优化,根据肿瘤实际侵犯范围设定照射野的角度和大小。胸段食管癌一般情况下多采用一前二后野的三野照射技术。根据CT和食管X线片所见肿瘤具体情况,前野宽7～8 cm,二后斜野宽6～7 cm,病灶上下端各放3～4 cm。缩野时野的宽度不变,上下界缩短到病灶上下各放2 cm。如果肿瘤较大,也可以考虑先前后对穿照射,缩野时改为右前左后照射。颈段食管癌一般仅仅设二个±60°角的前野,每个野需采用30°的楔形滤片。

(2)三维适形放疗(3DCRT):参照诊断CT和食管X线片,在定位CT上勾画肿瘤靶区(GTV)及危及器官(OAR),包括脊髓、两侧肺和心脏。GTV勾画的标准为食管壁厚度大于0.5 cm,临床靶区(CTV)为GTV前后左右均匀外扩0.5 cm,上下外端外扩2.0 cm。PTV为CTV前后左右均匀外扩0.5 cm,上下外扩1.0 cm,纵隔转移淋巴结的CTV为其GTV均匀外扩0.5 cm,PTV为其CTV均匀外扩0.5 cm。正常组织的限制剂量。①肺(两肺为一个器官):V_{20}<25%。Dmean<20 Gy。②脊髓:最大剂量<45 Gy。③心脏平均剂量:1/3<65 Gy,2/3<45 Gy,3/3<30 Gy。(注:V_{30}为受到20 Gy或20 Gy以上剂量照射的肺体积占双肺总体积的百分比。Dmean为双肺的平均照射剂量)。

5.剂量和剂量分割

(1)单纯常规分割放疗:为每天照射1次,每次1.8～2.0 Gy,每周照射5～6次,总剂量(60～70 Gy)/(6～8周)。

(2)后程加速超分割放疗:先大野常规分割放疗,1.8 Gy/次,1次/天,总剂量41.4 Gy/23次;随后缩野照射,1.5 Gy/次,2次/天,间隔时间6小时或6小时以上,总剂量27 Gy/18次。肿瘤的总剂量为68.4 Gy/(41次·44天)。

(3)同期放疗及化疗时的放疗:放疗为1.8 Gy/次,1次/天,总剂量50.4 Gy/(28次·38天)(在放疗的第1天开始进行同期化疗),此剂量在欧美和西方国家多用。

6.非手术治疗的疗效

局部区域性食管癌行单纯的常规分割放疗的5年总生存率为10%左右,5年局控率为20%左右。后程加速超分割放疗的总生存率为24%～34%,局控率为55%左右。同期放疗及化疗的生存率为25%～27%,局控率为55%左右。当然,放疗或以放疗为主的综合治疗的生存率高低也与患者的早晚期有密切关系。早期患者的5年生存率可达到80%以上。

(二)化疗

化疗主要用于姑息治疗,或作为以手术和/或放疗为主的综合治疗的一种辅助方法。近来的研究表明,放疗同期联合化疗能显著提高放疗的疗效,而且随着新的药物(或新的联合方案)的发现,化疗在食管癌治疗中的地位越来越重要。

1.适应证及禁忌证

(1)适应证:对于早期患者,同手术或放疗联合应用;对于晚期患者,用于姑息治疗(最好同其他方法联合应用);对小细胞癌,应同手术或放疗联合应用。

(2)禁忌证:骨髓再生障碍、恶病质,以及脑、心、肝、肾有严重病变且没有控制者。

2.常规用药

(1)紫杉醇＋DDP:紫杉醇175 mg/m²,静脉注射,第1天;DDP 40 mg/m²,静脉注射,第2天、第3天。3周重复。

中国医学科学院肿瘤医院用该方案治疗了 30 例晚期食管癌患者,有效率为 57%。Gaast 等治疗了 31 例晚期食管癌患者,有效率 55%,耐受性好。

(2)TPE:紫杉醇 75 mg/m², 静脉注射, 第 1 天; DDP 20 mg/m², 静脉注射, 第 1~5 天; 5-FU 1 000 mg/m², 静脉注射, 第 1~5 天。3 周重复。

Son 等治疗 61 例食管癌, 有效率 48%, 中位缓解期 5.7 个月, 中位生存期 10.8 个月, 但毒副反应重, 46% 患者需减量化疗。

(3)L-OHP + LV + 5-FU:L-OHP 85 mg/m², 静脉注射, 第 1 天; LV 500 mg/m² 或 400 mg/m², 静脉注射, 第 1~2 天; 5-FU 600 mg/m², 静脉滴注(22 小时持续), 第 1~2 天。

Mauer 等报道, 34 例食管癌的有效率为 40%, 中位有效时间为 4.6 个月。中位生存时间为 7.1 个月, 1 年生存率为 31%。主要毒性为白细胞计数下降, 4 级 29%。1 例死于白细胞下降的脓毒血症。2~3 级周围神经损伤为 26%。

(4)CPT-11 + 5-FU + FA:CPT-11 180 mg/m², 静脉注射, 第 1 天; FA 500 mg/m², 静脉注射, 第 1 天; 5-FU 2 000 mg/m², 静脉滴注(22 小时持续), 第 1 天。每周重复, 共 6 周后休息 1 周。

Pozzo 等报道, 该方案治疗了 59 例食管癌, 有效率 42.4%, 中位生存时间为 10.7 个月。3/4 级中性粒细胞下降为 27%, 3/4 级腹泻 27%。

(5)多西紫杉醇 + CPT-11:CPT-11 160 mg/m², 静脉注射, 第 1 天; 多西紫杉醇 60 mg/m², 静脉注射, 第 1 天。3 周重复。

Govindan 等报道, 该方案治疗初治晚期或复发的食管癌, 有效率 30%。毒副反应包括 71% 患者出现 4 度骨髓抑制, 43% 患者出现中性粒细胞减少性发热。

(6)吉西他滨(GEM) + LV + 5-FU:GEM 1 000 mg/m², 静脉注射, 第 1、第 8、第 15 天; LV 25 mg/m², 静脉注射, 第 1、第 8、第 15 天; 5-FU 600 mg/m², 静脉注射, 第 1、第 8、第 15 天。每 4 周重复。

该方案治疗了 35 例转移性或局部晚期食管癌, 有效率 31.4%。中位生存时间 9.8 个月。1 年生存率 37.1%。3~4 级的白细胞下降 58%。

3.单一药物治疗

单一药物治疗食管癌, 有效率不高, 一般在 20% 以内。较早的药物包括氟尿嘧啶(5-FU)、丝裂霉素(MMC)、顺铂(DDP)、博来霉素(BLM)、甲氨蝶呤(MTX)、米多恩醌、依利替康(CPT-11)、多柔比星(ADM)和长春地辛(VDS)。新的药物包括紫杉醇、多西他赛、长春瑞滨、吉西他滨、奥沙利铂和卡铂。5-FU 和 DDP 的联合方案被广泛认可, 有效率在 20%~50%, 是食管癌化疗的标准方案。紫杉醇联合 5-FU 和/或 DDP 被认为是一个对鳞癌和腺癌都有效的方案。另外, CPT-11 和 DDP 的联合方案也对部分食管鳞癌有效。

4.食管癌联合化疗方案

(1)DDP + 5-FU:DDP 100 mg/m², 静脉注射, 第 1 天; 5-FU 1 000 mg/m², 静脉滴注(持续), 第 1~5 天。3~4 周重复。

(2)ECF:表柔比星 50 mg/m², 静脉注射, 第 1 天; DDP 60 mg/m², 静脉注射, 第 1 天; 5-FU 200 mg/m², 静脉滴注(持续), 第 1~21 天。3 周重复。

(3)吉西他滨 + 5-FU:吉西他滨 1 000 mg/m², 静脉注射, 第 1、第 8、第 15 天; 5-FU 500 mg/m², 静脉注射, 第 1、第 8、第 15 天。3 周重复。

（4）DDP＋VDS＋CTX：CTX 200 mg/m²，静脉注射，第 2～4 天；VDS 1.4 mg/m²，静脉注射，第 1、第 2 天；DDP 90 mg/m²，静脉注射，第 3 天。3 周重复。

（5）DDP＋BLM＋VDS：DDP 120 mg/m²，静脉注射，第 1 天；BLM 10 mg/m²，静脉注射，第 3～6 天；VDS 3 mg/m²，静脉注射，第 1 天、第 8 天、第 15 天。每 4 周重复。

（6）DDP＋ADM＋5-FU：DDP 75 mg/m²，静脉注射，第 1 天；ADM 30 mg/m²，静脉注射，第 1 天；5-FU 600 mg/m²，静脉注射，第 1 天、第 8 天。3～4 周重复。

（7）BLM＋VP-16＋DDP：VP-16 100 mg/m²，静脉注射，第 1 天、第 3 天、第 5 天；DDP 80 mg/m²，静脉注射，第 1 天；BLM 10 mg/m²，静脉注射，第 3～5 天。4 周重复。

（8）DDP＋BLM：DDP 35 mg/m²，静脉注射，第 1～3 天；BLM 15 mg/m²，静脉滴注（18 小时持续），第 1～3 天。3～4 周重复。

（吴剑慧）

第二节 胆 管 癌

胆管分为肝内胆管和肝外胆管，通常所谓的胆管癌是指肝外胆管的恶性肿瘤，本节主要讨论肝外胆管癌的有关内容。

1889 年 Musser 首先报道了 18 例原发性肝外胆管癌，之后不少学者对此病的临床和病理特点进行了详细的描述。

一、流行病学

（一）发病率

以往曾认为胆管癌是一种少见的恶性肿瘤，但从近年来各国胆管癌的病例报道看，尽管缺乏具体的数字，其发病率仍显示有增高的趋势，这种情况也可能与对此病的认识提高，以及影像学诊断技术的进步有关。早在 20 世纪 50 年代国外收集的尸检资料 129 571 例中显示，胆管癌的发现率为 0.012%～0.458%，平均为 0.12%。胆管癌在全部恶性肿瘤死亡者中占 2.88%～4.65%。我国的尸检资料表明肝外胆管癌占 0.07%～0.30%。目前西欧国家胆管癌的发病率约为 2/10 万。

（二）发病年龄和性别

我国胆管癌的发病年龄分布在 20～89 岁，平均 59 岁，发病的高峰年龄为 50～60 岁。

胆管癌男性多于女性，男性与女性发病率之比为（1.5～3）：1。

（三）种族和地理位置分布

胆管癌具有一定的种族及地理分布差异，如美国发病率为 1.0/10 万，西欧为 2/10 万，以色列为 7.3/10 万，日本为 5.5/10 万，而同在美国，印第安人为 6.5/10 万。在泰国，肝吸虫病高发区的胆管癌发病率高达 54/10 万。

在我国以华南和东南沿海地区发病率为高。

二、病因

胆管癌的发病原因尚未明了，据研究可能与下列因素有关。

(一)胆管结石与胆管癌

1.流行病学研究

约 1/3 的胆管癌患者合并胆管结石,而胆管结石患者的 5%～10%将会发生胆管癌。流行病学研究提示了胆管结石是胆管癌的高危因素,肝胆管结石合并胆管癌的发病率为0.36%～10.00%。

2.病理学研究

病理形态学、组织化学和免疫组织化学等研究已发现,结石处的胆管壁有间变的存在和异型增生等恶变的趋势,胆管壁上皮细胞 DNA 含量增加,增生细胞核抗原表达增高。胆管在结石和长期慢性炎症刺激的基础上可以发生胆管上皮增生、化生,进一步发展成为癌。

肝内胆管结石基础上发生胆管癌是尤其应该引起注意,因为肝内胆管结石起病隐匿,临床表现不明显,诊断明确后医师和患者大多首选非手术治疗,致使结石长期刺激胆管壁,引起胆管反复感染、胆管狭窄和胆汁淤积,从而诱发胆管黏膜上皮的不典型增生,最终导致癌变。

(二)胆总管囊状扩张与胆管癌

先天性胆管囊肿具有癌变倾向。由于本病大多合并有胰胆管汇合异常,胰液反流入胆管,胆汁内磷脂酰胆碱被磷脂酶氧化为脱脂酸磷脂酰胆碱,后者被吸收造成胆管上皮损害。在胰液的作用下,胆管出现慢性炎症、增生及肠上皮化生,导致癌变。囊肿内结石形成、细菌感染也是导致癌变发生的主要原因。

有报道 2.8%～28.0%的患者可发生癌变,成年患者的癌变率远远高于婴幼儿。

过去认为行胆肠内引流术除了反流性胆管炎外无严重并发症,但近年来报道接受胆肠内引流手术的患者发生胆管癌者逐渐增多。行囊肿小肠内引流术后,含有肠激肽的小肠液进入胆管内,使胰液中的蛋白水解酶激活,加速胆管壁的恶变过程。有调查表明接受胆肠内引流术后发生的胆管癌与胆管炎关系密切,因此,对接受胆肠内引流手术并有反复胆管炎发作的患者,要严密观察以发现术后远期出现的胆管癌。

(三)原发性硬化性胆管炎与胆管癌

原发性硬化性胆管炎组织学特点是胆管壁的大量纤维组织增生,与硬化型的胆管癌常难区别。一般认为原发性硬化性胆管炎是胆管癌的癌前病变。在因原发性硬化性胆管炎而死亡的患者尸解和行肝移植手术的病例中,分别有40%和9%～36%被证明为胆管癌。1991 年,Rosen 对 Mayo 医院 70 例诊断为原发性硬化性胆管炎的患者追踪随访 30 个月,其中 15 例死亡,12 例尸检发现 5 例合并有胆管癌,发生率占尸检者的 42%。

(四)慢性溃疡性结肠炎胆管癌

有 8%的胆管癌患者有慢性溃疡性结肠炎;慢性溃疡性结肠炎患者胆管癌的发生率为0.4%～1.4%,其危险性远远高于一般人群。慢性溃疡性结肠炎患者发生胆管癌的平均年龄为40～50 岁,比一般的胆管癌患者发病时间提早 10～20 年。

(五)胆管寄生虫病与胆管癌

华支睾吸虫病是日本、朝鲜、韩国和中国等远东地区常见的胆管寄生虫病,泰国东北地区多见由麝猫后睾吸虫所引起的胆管寄生虫病。吸虫可长期寄生在肝内外胆管,临床病理学上可见因虫体梗阻胆管导致的胆汁淤积和胆管及其周围组织之慢性炎症。有报道此种病变持续日久可并发胆汁性肝硬化或肝内外胆管癌,因而认为华支睾吸虫具有作为胆管细胞癌启动因子作用的可能性。研究发现胆管细胞癌发生率与肝吸虫抗体效价、粪便中虫卵数量之间呈显著的相关性。

本虫致癌机制可能是：①虫体长期寄生在胆管内，其吸盘致胆管上皮反复溃疡和脱落，继发细菌感染，胆管长期受到机械刺激。②本虫代谢产物及成虫死亡降解产物所致的化学刺激。③与其他因素协同作用。如致癌物（亚硝基化合物等），以及本身免疫、遗传等因素导致胆管上皮细胞发育不良及基因改变。

(六)其他

过去认为，丙型肝炎病毒(HCV)是肝细胞病毒，病毒复制及其引起的细胞损伤局限于肝脏，但近来研究发现，HCV可以在肝外组织如肾、胰腺、心肌、胆管上皮细胞等存在或复制，并可能通过免疫反应引起肝外组织损伤。HCV感染可致胆管损伤，胆管上皮细胞肿胀，空泡形成，假复层化，基膜断裂伴淋巴细胞、浆细胞和中性粒细胞浸润。目前认为HCV的致癌机制是通过其蛋白产物间接影响细胞增生分化或激活癌基因、灭活抑癌基因而致癌，其中HCV C蛋白在致癌中起重要作用。C蛋白可作为一种基因调节蛋白，与癌基因在内调节细胞生长分化的一种或多种因子相互作用，使正常细胞生长失去控制形成肿瘤。

有报道结、直肠切除术后，慢性伤寒带菌者均与胆管癌的发病有关。有的放射性核素如钍可诱发胆管癌，另外一些化学致癌剂如石棉、亚硝酸盐，一些药物如异烟肼、卡比多巴、避孕药等，都可能和胆管癌的发病相关。

三、病理

(一)大体病理特征

根据肿瘤的大体形态可将胆管癌分为乳头状型、硬化型、结节型和弥漫浸润型四种类型。胆管癌一般较少形成肿块，而多为管壁浸润、增厚、管腔闭塞；癌组织易向周围组织浸润，常侵犯神经和肝脏；患者常并发肝内和胆管感染而致死。

1.乳头状癌

大体形态呈乳头状的灰白色或粉红色易碎组织，常为管内多发病灶，向表面生长，形成大小不等的乳头状结构，排列整齐，癌细胞间可有正常组织。好发于下段胆管，易引起胆管的不完全阻塞。此型肿瘤主要沿胆管黏膜向上浸润，一般不向胆管周围组织、血管、神经淋巴间隙及肝组织浸润。手术切除成功率高，预后良好。

2.硬化型癌

表现为灰白色的环状硬结，常沿胆管黏膜下层浸润，使胆管壁增厚、大量纤维组织增生，并向管外浸润形成纤维性硬块；伴部分胆管完全闭塞，病变胆管伴溃疡，慢性炎症，以及不典型增生存在。好发于肝门部胆管，是肝门部胆管癌中最常见的类型。硬化型癌细胞分化良好，常散在分布于大量的纤维结缔组织中，容易与硬化性胆管炎、胆管壁慢性炎症所致的瘢痕化、纤维组织增生相混淆，有时甚至在手术中冷冻组织病理切片检查亦难以做出正确诊断。硬化型癌有明显的沿胆管壁向上浸润、向胆管周围组织和肝实质侵犯的倾向，故根治性手术切除时常需切除肝叶。尽管如此，手术切缘还经常残留癌组织，达不到真正的根治性切除，预后较差。

3.结节型癌

肿块形成一个突向胆管远方的结节，结节基底部和胆管壁相连续，其胆管内表面常不规则。瘤体一般较小，基底宽、表面不规则。此型肿瘤常沿胆管黏膜浸润，向胆管周围组织和血管浸润程度较硬化型轻，手术切除率较高，预后较好。

4.弥漫浸润型癌

较少见,约占胆管癌的 7%。癌组织沿胆管壁广泛浸润肝内、外胆管,管壁增厚、管腔狭窄,管周结缔组织明显炎症反应,难以确定癌原始发生的胆管部位,一般无法手术切除,预后差。

(二)病理组织学类型

肝外胆管癌组织学缺乏统一的分类,常用的是按癌细胞类型分化程度和生长方式分为 6 型:①乳头状腺癌;②高分化腺癌;③低分化腺癌;④未分化癌;⑤印戒细胞癌;⑥鳞状细胞癌等。以腺癌多见。分型研究报道各家不尽一致,但最常见的组织学类型仍为乳头状腺癌、高分化腺癌,占 90%以上,少数为低分化腺癌与黏液腺癌,也有罕见的胆总管平滑肌肉瘤的报道等。

(三)转移途径

由于胆管周围有血管、淋巴管网和神经丛包绕,胆管癌细胞可通过多通道沿胆管周围向肝内或肝外扩散、滞留、生长和繁殖。胆管癌的转移包括淋巴转移、血行转移、神经转移、浸润转移等,通过以上多种方式可转移至其他许多脏器。肝门部胆管癌细胞可经多通道沿胆管周围淋巴、血管和神经周围间隙,向肝内方向及十二指肠韧带内扩散和蔓延,但较少发生远处转移。

1.淋巴转移

胆管在肝内与门静脉、肝动脉的分支包绕在 Glisson 鞘内,其中尚有丰富的神经纤维和淋巴。Glisson 鞘外延至肝十二指肠韧带,其内存在更丰富的神经纤维、淋巴管、淋巴结及疏松结缔组织,而且胆管本身有丰富的黏膜下血管和淋巴管管网。近年来随着高位胆管癌切除术的发展,肝门的淋巴结引流得到重视。有人在 27 例肝门部淋巴结的解剖中,证明肝横沟后方门静脉之后存在淋巴结,粗大的引流淋巴管伴随着门静脉,且在胆囊淋巴结、胆总管淋巴结与肝动脉淋巴结之间有粗大的淋巴管相通。

淋巴转移为胆管癌最常见的转移途径,并且很早期就可能发生。有报道仅病理检验限于黏膜内的早期胆管癌便发生了区域淋巴结转移。胆管癌的淋巴结分组:①胆囊管淋巴结;②胆总管周围淋巴结;③小网膜孔淋巴结;④胰十二指肠前、后淋巴结;⑤胰十二指肠后上淋巴结;⑥门静脉后淋巴结;⑦腹腔动脉旁淋巴结;⑧肝固有动脉淋巴结;⑨肝总动脉旁前、后组淋巴结;⑩肠系膜上动脉旁淋巴结,又分为肠系膜上动脉、胰十二指肠下动脉和结肠中动脉根部,以及第一支空肠动脉根部 4 组淋巴结。

总体看来,肝门部胆管癌淋巴结转移是沿肝动脉途径为主;中段胆管癌淋巴结转移广泛,除了侵犯胰后淋巴结外,还可累及肠系膜上动脉和主动脉旁淋巴结;远段胆管癌,转移的淋巴结多限于胰头周围。

2.浸润转移

胆管癌细胞沿胆管壁向上下及周围直接浸润是胆管癌转移的主要特征之一。癌细胞多在胆管壁内弥漫性浸润性生长,且与胆管及周围结缔组织增生并存,使胆管癌浸润范围难以辨认,为手术中判断切除范围带来困难。此外,直接浸润的结果也导致胆管周围重要的毗邻结构如大血管、肝脏受侵,使手术切除范围受限而难以达到根治性切除,而癌组织残留是导致术后很快复发的主要原因之一。

3.血行转移

病理学研究表明,胆管癌标本中及周围发现血管受侵者达 58.3%～77.5%,说明侵犯血管是胆管癌细胞常见的生物学现象。胆管癌肿瘤血管密度与癌肿的转移发生率明显相关,且随着肿瘤血管密度的增加而转移发生率也升高,提示肿瘤血管生成在胆管癌浸润和转移中发挥重要的作用。临床观察到胆管癌常常发生淋巴系统转移,事实上肿瘤血管生成和血管侵犯与淋巴转移密切相关。因此,在胆管癌浸润和转移发生过程中,肿瘤血管生成和血管侵犯是基本的环节。

4.沿神经蔓延

支配肝外胆管的迷走神经和交感神经在肝十二指肠韧带上组成肝前神经丛和肝后神经丛。包绕神经纤维有一外膜完整、连续的间隙,称为神经周围间隙。以往多认为,神经周围间隙是淋巴系统的组成部分,但后来许多学者通过光镜和电镜观察证明,神经周围间隙是一个独立的系统,与淋巴系统无任何关系,肿瘤细胞通过神经周围间隙可向近端或远端方向转移。统计表明,神经周围间隙癌细胞浸润与肝及肝十二指肠韧带结缔组织转移明显相关,提示某些病例肝脏、肝十二指肠韧带及周围结缔组织的癌转移可能是通过神经周围间隙癌细胞扩散而实现的。因此,神经周围间隙浸润应当是判断胆管癌预后的重要因素。

四、临床分型和临床表现

(一)胆管癌分类

从胆管外科处理胆管癌的应用角度考虑,肝外胆管癌根据部位的不同又可分为高位胆管癌(又称肝门部胆管癌)、中段胆管癌和下段(低位)胆管癌三类。不同部位的胆管癌临床表现也不尽相同。肝门部胆管癌又称为 Klatskin 肿瘤,一般是指胆囊管开口水平以上至左右肝管的肝外部分,包括肝总管、汇合部胆管、左右肝管的一级分支,以及双侧尾叶肝管的开口的胆管癌。中段胆管癌是发生于胆总管十二指肠上段、十二指肠后段的肝外胆管癌。下段胆管癌是指发生于胆总管胰腺段、十二指肠壁内段的肝外胆管癌。其中肝门部胆管癌最常见,占胆管癌的 1/2~3/4,而且由于其解剖部位特殊,以及治疗困难,是胆管癌中讨论最多的话题。

Bismuth-Corlette 根据病变发生的部位,将肝门部胆管癌分为如下五型,现为国内外临床广泛使用:Ⅰ型,肿瘤位于肝总管,未侵犯汇合部;Ⅱ型,肿瘤位于左右肝管汇合部,未侵犯左、右肝管;Ⅲ型,肿瘤位于汇合部胆管并已侵犯右肝管(Ⅲa)或侵犯左肝管(Ⅲb);Ⅳ型,肿瘤已侵犯左右双侧肝管。在此基础上,国内学者又将Ⅳ型分为Ⅳa及Ⅳb型。

(二)症状和体征

早期可无明显表现,或仅有上腹部不适、疼痛、纳差等不典型症状,随着病变进展,可出现下列症状及体征。

1.黄疸

90%以上的患者可出现,由于黄疸为梗阻性,大多数是无痛性渐进性黄疸,皮肤瘙痒,大便呈陶土色。

2.腹痛

主要是右上腹或背部隐痛,规律性差,且症状难以控制。

3.胆囊肿大

中下段胆管癌患者有时可触及肿大的胆囊。

4.肝大

各种部位的胆管癌都可能出现,如果胆管梗阻时间长,肝脏损害至肝功能失代偿期可出现腹水等门静脉高压的表现。肝门部胆管癌如首发于一侧肝管,则可表现为患侧肝脏的缩小和健侧肝脏的增生肿大,即所谓"肝脏萎缩-肥大复合征"。

5.胆管炎表现

合并胆管感染时出现右上腹疼痛、寒战高热、黄疸。

6.晚期表现

可有消瘦、贫血、腹水、大便隐血试验阳性等,甚至呈恶病质。有的患者可触及腹部包块。

五、诊断

胆管癌可结合临床表现、实验室及影像学检查而做出初步诊断。术前确诊往往需行胆汁脱落细胞学检查,术中可做活检等。肝外胆管癌术前诊断目的包括:①明确病变性质;②明确病变的部位和范围;③确定肝内外有无转移灶;④了解肝叶有无萎缩和肥大;⑤了解手术切除的难度。

(一)实验室检查

由于胆管梗阻之故,患者血中总胆红素(TBIL)、直接胆红素(DBIL)、碱性磷酸酶(ALP)和γ-谷氨酰转移酶(γ-GT)均显著升高,而转氨酶 ALT 和 AST 一般只出现轻度异常,借此可与肝细胞性黄疸鉴别。另外,维生素 K 吸收障碍,致使肝脏合成凝血因子受阻,凝血酶原时间延长。

(二)影像学检查

1.超声检查

B超是首选的检查方法,具有无创、简便、价廉的优点。可初步判定:①肝内外胆管是否扩张,胆管有无梗阻。②梗阻部位是否在胆管。③胆管梗阻病变的性质。彩色多普勒超声检查可以明确肿瘤与其邻近的门静脉和肝动脉的关系,利于术前判断胆管癌尤其是肝门部胆管癌患者根治切除的可能性。但常规超声检查易受肥胖、肠道气体和检查者经验的影响,有时对微小病变不能定性,而且对手术切除的可能性判断有较大局限性。近年发展的超声内镜检查法(EUS)通过内镜将超声探头直接送入胃十二指肠检查胆管,不受肥胖及胃肠道气体等因素干扰,超声探头频率高,成像更清晰,对病灶的观察更细微,能弥补常规超声的不足,但作为侵入性检查,难免有并发症发生。

2.计算机断层成像(CT)

计算机断层成像是诊断胆管癌最成熟最常用的影像学检查方法,能显示胆管梗阻的部位、梗阻近端胆管的扩张程度,显示胆管壁的形态、厚度,以及肿瘤的大小、形态、边界和外侵程度,可了解腹腔转移的情况。

(1)直接征象:受累部胆管管腔呈偏心性或管腔突然中断。①肿块型:局部可见软组织肿块,直径为2~6 cm,边界不清,密度不均匀。②腔内型:胆管内可见结节状软组织影,凸向腔内大小为 0.5~1.5 cm,密度均匀并可见局限性管壁增厚。③厚壁型:表现为局限性管壁不均匀性增厚,厚度为 0.3~2.0 cm,内缘凹凸不平,占据管壁周径 1/2 以上。增强扫描后病灶均匀或不均匀强化,肝门区胆管癌肿瘤低度强化,胆总管癌强化低于正常肝管强化程度,胆总管末端肿瘤强化低于胰头的强化程度。值得注意的是胆管癌在 CT 增强扫描中延迟强化的意义,在动态双期扫描中呈低密度者占大多数,但是经过 8~15 分钟时间后扫描,肿瘤无低密度表现,大部分有明显强化。

(2)间接征象。①胆囊的改变:肝总管癌如累及胆囊管或胆囊颈部,可使胆囊壁不规则增厚、胆囊轻度扩张;晚期累及胆囊体部表现为胆囊软组织肿块。胆总管以下的癌呈现明显的胆囊扩大,胆汁淤积。②胰腺的改变:胰段或 Vater 壶腹癌往往胰头体积增大,形态不规则,增强扫描受累部低度强化;常伴有胰管扩张。③十二指肠的改变:Vater 壶腹癌可见十二指肠壁破坏,并可见肿块突入十二指肠腔内。④肝脏的改变：肝门部胆管癌直接侵犯肝脏时表现为肿块与肝脏分界不清，受累的肝脏呈低密度；肝脏转移时表现为肝脏内多发小的类圆形低密度灶。

3.磁共振(MRI)

MRI与CT成像原理不同，但图像相似，胆管癌可表现为腔内型、厚壁型、肿块型等。近年出现的磁共振胰胆管成像(MRCP)，是根据胆汁含有大量水分且有较长的T_2弛像时间，利用MR的重T_2加权技术效果突出长T_2组织信号，使含有水分的胆管、胰管结构显影，产生水造影结果的方法。

(1)肝门部胆管癌表现：①肝内胆管扩张，形态为"软藤样"。②肝总管、左肝管或右肝管起始部狭窄、中断或腔内充盈缺损。③肝门部软组织肿块，向腔内或腔外生长，直径可达2～4 cm。T_1、T_2均为等信号，增强后呈轻度或中等强化。④MRCP表现肝内胆管树"软藤样"扩张及肝门部胆管狭窄、中断或充盈缺损。⑤肝内多发转移可见散在低信号影，淋巴结转移和/或血管受侵有相应的表现。

(2)中下段胆管癌表现：①肝内胆管"软藤样"扩张，呈中度到重度。②软组织肿块，T_1呈等信号，T_2呈稍高信号，增强后呈轻度强化。③梗阻处胆总管狭窄、中断、截断和腔内充盈缺损等征象。④胆囊增大。⑤MRCP表现肝内胆管和梗阻部位以上胆总管扩张，中到重度，梗阻段胆总管呈截断状、乳头状或鼠尾状等，胰头受侵时胰管扩张呈"双管征"。

4.经皮肝穿刺胆管造影(PTC)和内镜逆行胆胰管造影(ERCP)

经B超或CT检查显示肝内胆管扩张的患者，可行PTC检查，能显示肿瘤部位、病变上缘和侵犯肝管的范围及其与肝管汇合部的关系，诊断正确率可达90%以上，是一种可靠实用的检查方法。但本法创伤大，且可能引起胆漏、胆管炎和胆管出血，甚至需要急症手术治疗，因此PTC检查要慎重。PTC亦可与ERCP联用，完整地显示整个胆管树，有助于明确病变的部位、病灶的上下界限及病变性质。单独应用ERCP可显示胆总管中下段的情况，尤其适用于有胆管不全性梗阻伴有凝血机制障碍者。肝外胆管癌在ERCP上的表现为边缘不整的胆管狭窄、梗阻和非游走性充盈缺损。胆管完全梗阻的患者单纯行ERCP检查并不能了解梗阻近侧的肿瘤情况，故同时进行PTC可加以弥补。

PTC在肝外胆管癌引起的梗阻性黄疸具有很高的诊断价值，有助于术前确定肿瘤确切部位、初步评估能否手术及手术切除范围。虽然影像学诊断发展了许多新的方法，但不能完全替代PTC。行PTC时如能从引流的胆汁中做离心细胞学检查找到癌细胞，即可确诊。还可以在PTC的基础上，对窦道进行扩张以便行经皮经肝胆管镜检查(PTCS)，观察胆管黏膜情况，是否有隆起病变或黏膜破坏等。PTCS如能成功达到肿瘤部位检查有很高价值，确诊率优于胆管造影，尤其是早期病变和多发病变的诊断。

5.选择性血管造影(SCAG)及经肝门静脉造影(PTP)

可显示肝门部血管情况及其与肿瘤的关系。胆管部肿瘤多属血供较少，主要显示肝门处血管是否受侵犯。若肝动脉及门静脉主干受侵犯，表示肿瘤有胆管外浸润，根治性切除困难。

(三)定性诊断方法

术前行细胞学检查的途径有PTCD、ERCP收集胆汁、B超引导下经皮肝胆管穿刺抽取胆汁或肿块穿刺抽吸组织细胞活检，还可行PTCS钳取组织活检。国外还有人用经十二指肠乳头胆管活检诊断肝外(下段)胆管癌，报道确诊率可达80%。

胆汁脱落细胞检查、经胆管造影用的造影管和内镜刷洗物细胞学检查，胆汁的肿瘤相关抗原检查、DNA 流式细胞仪分析和 *ras* 基因检测等方法,可提高定性诊断率,但阳性率不高。故在临床工作中不要过分强调术前定性诊断,应及时手术治疗,术中活检达到定性诊断目的。

(四)肿瘤标志物检测

胆管癌特异性的肿瘤标志物迄今为止仍未发现,故肿瘤标志物检测只能作为诊断参考,要结合临床具体分析。

1.癌胚抗原(CEA)

CEA 在胆管癌患者的血清、胆汁和胆管上皮均存在。检测血清 CEA 对诊断胆管癌无灵敏度和特异性,但胆管癌患者胆汁 CEA 明显高于胆管良性狭窄患者,测定胆汁 CEA 有助于胆管癌的早期诊断。

2.CA19-9 和 CA50

血清 CA19-9>100 U/mL 时对胆管癌有一定诊断价值,肿瘤切除患者血清 CA19-9 浓度明显低于肿瘤未切除患者,因此 CA19-9 对诊断胆管癌和监测疗效有一定作用。CA50 诊断胆管癌的灵敏度为94.5%,特异性只有 33.3%。有报道用人胆管癌细胞系 TK 进行体内和体外研究,发现组织培养的上清液和裸鼠荷胆管癌组织的细胞外液中,有高浓度的 CA50 和 CA19-9。

3.IL-6

在正常情况下其血清值不能测出。研究发现 92.9%肝细胞癌、100%胆管癌、53.8%结直肠癌肝转移和 40%良性胆管疾病患者的血清可测出 IL-6,从平均值、阳性判断值、灵敏度和特异性等方面,胆管癌患者显著高于其他肿瘤。IL-6 可能是诊断胆管癌较理想的肿瘤标志物之一。

六、外科治疗

(一)肝门部胆管癌的外科治疗

1.术前准备

由于肝门部胆管癌切除手术范围广,很多情况下需同时施行肝叶切除术,且患者往往有重度黄疸、营养不良、免疫功能低下,加上胆管癌患者一般年龄偏大,所以良好的术前准备是十分重要的。

(1)一般准备:系统的实验室和影像学检查,了解全身情况,补充生理需要的水分、电解质等,并在术前和术中使用抗菌药物。术前必须确认心肺功能是否能够耐受手术,轻度心肺功能不良术前应纠正。凝血功能障碍也应在术前尽量予以纠正。

(2)保肝治疗:对较长时间、严重黄疸的患者,尤其是可能采用大范围肝、胆、胰切除手术的患者,术前对肝功能的评估及保肝治疗十分重要。有些病变局部情况尚可切除的,因为肝脏储备状态不够而难以承受,丧失了手术机会。术前准备充分的患者,有的手术复杂、时间长、范围大,仍可以平稳渡过围手术期。术前准备是保证手术实施的安全和减少并发症、降低死亡率的前提。有下列情况时表明肝功能不良,不宜合并施行肝手术,尤其禁忌半肝以上的肝或胰切除手术:①血清总胆红素在 256 μmol/L 以上;②血清蛋白在 35 g/L 以下;③凝血酶原活动度低于 60%,时间延长大于 6 秒,且注射维生素 K 一周后仍难以纠正。④吲哚氰绿廓清试验(ICGR)异常。

术前应用 CT 测出全肝体积、拟切除肝体积,计算出保留肝的体积,有助于拟行扩大的肝门胆管癌根治性切除的肝功能评估。另外,糖耐量试验、前蛋白的测定等都有助于对患者肝功能的估计。术前保肝治疗是必需的,但是如果胆管梗阻不能解除,仅依靠药物保肝治疗效果不佳。目前常用药物目的是降低转氨酶、补充能量、增加营养。常用高渗葡萄糖、清蛋白、支链氨基酸、葡醛内酯、辅酶 Q_{10}、维生素 K、大剂量维生素 C 等。术前保肝治疗还要注意避免使用对肝脏有损害的药物。

(3)营养支持:术前给予合适的营养支持能改善患者的营养状况,使术后并发症减少。研究表明,肠外营养可使淋巴细胞总数增加,改善免疫机制,防御感染,促进伤口愈合。目前公认围手术期营养支持对降低并发症发生率和手术死亡率,促进患者康复有肯定的效果。对一般患者,可采用周围静脉输入营养;重症患者或预计手术较大者,可于手术前 5～7 天留置深静脉输液管。对肝轻度损害的患者行营养支持时,热量供应 2 000～2 500 kcal/d,蛋白质 1.0～1.5 g/(kg·d)。糖占非蛋白质热量的 60%～70%,脂肪占 30%～40%。血糖高时,可给予外源性胰岛素。肝硬化患者热量供给为 1 500～2 000 kcal/d,无肝性脑病时,蛋白质用量为 1.0～1.5 g/(kg·d);有肝性脑病时,则需限制蛋白质用量,根据病情限制在 30～40 g/d。可给予 37%～50% 的支链氨基酸,以提供能量,提高血液中支链氨基酸与芳香族氨基酸的比例,达到营养支持与治疗肝病的双重目的。支链氨基酸用量 1 g/(kg·d),脂肪为 0.5～1.0 g/(kg·d)。此外,还必须供给足够的维生素和微量元素。对于梗阻性黄疸患者,热量供给应为 25～30 kcal/(kg·d),糖量为 4～5 g/(kg·d),蛋白质为 1.5～2.0 g/(kg·d),脂肪量限制在 0.5～1.0 g/(kg·d)。给予的脂肪制剂以中链脂肪和长链脂肪的混合物为宜。必须给予足够的维生素,特别是脂溶性维生素。如果血清胆红素＞256 μmol/L,可行胆汁引流以配合营养支持的进行。

(4)减黄治疗:对术前减黄、引流仍然存在争论。不主张减黄的理由:①减黄术后病死率和并发症发生率并未降低;②术前经内镜鼻胆管引流(ENBD)难以成功;③术前经皮肝穿刺胆管外引流(PTCD)并发症尤其嵌闭性胆管感染的威胁大。

主张减黄的理由:①扩大根治性切除术需良好的术前准备,减黄很必要;②术前减压 3 周,比 1 周、2 周都好;③内皮系统功能和凝血功能有显著改善;④在细胞水平如前列腺素类代谢都有利于缓解肝损害;⑤有利于大块肝切除的安全性。国内一般对血清总胆红素高于 256 μmol/L 的病例,在计划实施大的根治术或大块肝切除术前多采取减黄、引流。普遍认为对于黄疸重、时间长(1 个月以上)、肝功不良,而且需做大手术处理,先行减黄、引流术是有益和必要的。如果引流减黄有效,但全身情况没有明显改善,肝功能恢复不理想,拟行大手术的抉择也应慎重。国外有人在减黄成功的同时,用病侧门静脉干介入性栓塞,促使病侧肝萎缩和健侧肝的增生,既利于手术,又利于减少术后肝代偿不良的并发症,可做借鉴。

(5)判断病变切除的可能性:是肝门部胆管癌术前准备中的重要环节,有利于制订可行的手术方案,减少盲目性。主要是根据影像学检查来判断,但是在术前要达到准确判断的目的非常困难,有时需要剖腹探查后才能肯定,所以应强调多种检查方式的互相补充。如果影像学检查表明肿瘤累及 4 个或以上的肝段胆管,则切除的可能性为零;如果侵犯的胆管在 3 个肝段以下,约有 50% 可能切除;如仅累及一个肝段胆管,切除率可能达 83%。如果发现肝动脉、肠系膜上动脉或门静脉被包裹时,切除率仍有 35%,但如血管完全闭塞,则切除率为零。有下列情况者应视为手术切除的禁忌证:①腹膜种植转移;②肝门部广泛性淋巴结转移;③双侧肝内转移;④双侧二级以上肝管受侵犯;⑤肝固有动脉或左右肝动脉同时受侵犯;⑥双侧门静脉干或门静脉主干为肿瘤直接侵犯包裹。

2.手术方法

根据 Bismuth-Corlette 临床分型,对 Ⅰ 型肿瘤可采取肿瘤及肝外胆管切除(包括低位切断胆总管、切除胆囊、清除肝门部淋巴结);Ⅱ 型行肿瘤切除加尾叶切除,为了便于显露可切除肝方叶,其余范围同Ⅰ型；Ⅲa型应在上述基础上同时切除右半肝，Ⅲb型同时切除左半肝；Ⅳ型肿瘤侵犯范围广，切除难度大，可考虑全肝切除及肝移植术。尾状叶位于第一肝门后，其肝管短、距肝门胆管汇合部近，左右二支尾状叶肝管分别汇入左右肝管或左肝管和左后肝管。肝门部胆管癌的远处转移发生较晚，但沿胆管及胆管周围组织浸润扩散十分常见。侵犯汇合部肝管以上的胆管癌均有可能侵犯尾叶肝管和肝组织，有一组报道占97％。因而，尾状叶切除应当是肝门区胆管癌根治性切除的主要内容。胆管癌细胞既可直接浸润，也可通过血管、淋巴管，或通过神经周围间隙，转移至肝内外胆管及肝十二指肠韧带结缔组织内，因此，手术切除胆管癌时仔细解剖、切除肝门区神经纤维、神经丛，有时甚至包括右侧腹腔神经节，应当是胆管癌根治性切除的基本要求之一。同时，尽可能彻底地将肝十二指肠韧带内结缔组织连同脂肪淋巴组织一并清除，实现肝门区血管的"骨骼化"。

（1）切口：多采用右肋缘下斜切口或上腹部屋顶样切口，可获得较好的暴露。

（2）探查：切断肝圆韧带，系统探查腹腔，确定病变范围。如有腹膜种植转移或广泛转移，根治性手术已不可能，不应勉强。必要时对可疑病变取活检行组织冰冻切片病理检查。肝门部肿瘤的探查可向上拉开肝方叶，分开肝门板，进入肝门横沟并向两侧分离，一般可以发现在横沟深部的硬结，较固定，常向肝内方向延伸，此时应注意检查左右肝管的受累情况。继而，术者用左手示指或中指伸入小网膜孔，拇指在肝十二指肠韧带前，触摸肝外胆管的全程、肝动脉、门静脉主干，了解肿瘤侵犯血管的情况。可结合术中超声、术中造影等，并与术前影像学检查资料进行对比，进一步掌握肿瘤分型和分期。根据探查结果，调整或改变术前拟定的手术方式。

（3）Ⅰ型胆管癌的切除：决定行肿瘤切除后，首先解剖肝十二指肠韧带内组织。贴十二指肠上部剪开肝十二指肠韧带前面的腹膜，分离出位于右前方的肝外胆管，继而解剖分离肝固有动脉及其分支，再解剖分离位于后方的门静脉干。三种管道分离后均用细硅胶管牵开。然后解剖Calot三角，切断、结扎胆囊动脉，将胆囊从胆囊床上分离下来，胆囊管暂时可不予切断。

在十二指肠上缘或更低部位切断胆总管，远端结扎；以近端胆总管作为牵引，向上将胆总管及肝十二指肠韧带内的淋巴、脂肪、神经、纤维组织整块从门静脉和肝动脉上分离，直至肝门部肿瘤上方。此时肝十二指肠韧带内已达到"骨骼化"。有时需将左、右肝管的汇合部显露并与其后方的门静脉分叉部分开。然后在距肿瘤上缘约1 cm处切断近端胆管。去除标本，送病理检验。如胆管上端切缘有癌残留，应扩大切除范围。切缘无癌残留者，如果胆管吻合张力不大，可直接行胆管对端吻合；但是通常切断的胆总管很靠下方，直接吻合往往困难，以高位胆管和空肠Roux-en-Y吻合术为宜。

（4）Ⅱ型胆管癌的切除：判断肿瘤能够切除后，按Ⅰ型肝门部胆管癌的有关步骤进行，然后解剖分离肝门板，将胆囊和胆总管向下牵引，用S形拉钩拉开肝方叶下缘，切断肝左内外叶间的肝组织桥，便可显露肝门横沟的上缘。如果胆管癌局限，不需行肝叶切除，则可在肝门的前缘切开肝包膜，沿包膜向下分离使肝实质与肝门板分开，使肝门板降低。此时左右肝管汇合部及左右肝管已经暴露。如汇合部胆管或左右肝管显露不满意，可在切除胆管肿瘤之前先切除部分肝方叶。

尾状叶切除量的多少和切除部位视肿瘤的浸润范围而定，多数医者强调完整切除。常规在第一肝门和下腔静脉的肝上下段预置阻断带，以防门静脉和腔静脉凶猛出血。尾叶切除有左、中、右三种途径，左侧（小网膜）径路是充分离断肝胃韧带，把肝脏向右翻转，显露下腔静脉左缘；右侧径路是充分游离右半肝，向左翻转，全程显露肝后下腔静脉；中央径路是经肝正中裂切开肝实质，直达肝门，然后结合左右径路完整切除肝尾叶。应充分游离肝脏，把右半肝及尾叶向左翻起,在尾叶和下腔静脉之间分离疏松结缔组织,可见数目不定的肝短静脉,靠近下腔静脉端先予以钳夹或带线结扎,随后断离。少数患者的肝短静脉结扎也可从左侧径路施行。然后,在第一肝门横沟下缘切开肝被膜,暴露和分离通向尾叶的 Glisson 结构,近端结扎,远端烧灼。经中央径路时,在肝短静脉离断之后即可开始将肝正中裂切开,从上而下直达第一肝门,清楚显露左右肝蒂,此时即能逐一游离和结扎通向尾叶的 Glisson 系统结构。离断尾状叶与肝左右叶的连接处,切除尾叶。

左右肝管分离出后,距肿瘤 1.0 cm 以上切断。完成肿瘤切除后,左右肝管的断端成形,可将左侧和右侧相邻的肝胆管开口后壁分别缝合,使之成为较大的开口。左右肝管分别与空肠行 Roux-en-Y 吻合术,必要时放置内支撑管引流。

(5)Ⅲ型胆管癌的切除:Ⅲ型胆管癌如果侵犯左右肝管肝内部分的距离短,不需行半肝切除时,手术方式与Ⅱ型相似。但是大多数的Ⅲ型胆管癌侵犯左右肝管的二级分支,或侵犯肝实质,需要做右半肝(Ⅲa型)或左半肝(Ⅲb型)切除,以保证根治的彻底性。

Ⅲa型胆管癌的处理:①同上述Ⅰ、Ⅱ型的方法游离胆总管及肝门部胆管;②距肿瘤 1 cm 以上处切断左肝管;③保留肝动脉左支,在肝右动脉起始部切断、结扎;④分离肝蒂与门静脉前壁,在门静脉右干的起始处结扎、缝闭并切断,保留门静脉左支;⑤离断右侧肝周围韧带,充分游离右肝,分离肝右静脉,并在其根部结扎;⑥向内侧翻转右肝显露尾状叶至腔静脉间的肝短静脉,并分别结扎、切断;⑦阻断第一肝门,行规则的右三叶切除术。

Ⅲb型胆管癌的处理与Ⅲa型相对应,保留肝动脉和门静脉的右支,在起始部结扎、切断肝左动脉和门静脉左干,在靠近肝左静脉和肝中静脉共干处结扎、切断,游离左半肝,尾叶切除由左侧径路,将肝脏向右侧翻转,结扎、切断肝短静脉各支。然后阻断第一肝门行左半肝切除术。

半肝切除后余下半肝可能尚存左或右肝管,可将其与空肠吻合。有时余下半肝之一级肝管也已切除,肝断面上可能有数个小胆管开口,可以成形后与空肠吻合。无法成形者,可在两个小胆管之间将肝实质刮除一部分,使两管口沟通成为一个凹槽,然后与空肠吻合;如果开口较多,难以沟通,而开口又较小,不能一一吻合时,则可在其四周刮去部分肝组织,成为一个含有多个肝管开口的凹陷区,周边与空肠行肝肠吻合。

(6)Ⅳ型胆管癌的姑息性切除:根据肿瘤切除时切缘有无癌细胞残留可将手术方式分为 R_0 切除——切缘无癌细胞,R_1 切除——切缘镜下可见癌细胞,R_2 切除——切缘肉眼见有癌组织。对恶性肿瘤的手术切除应当追求 R_0,但是Ⅳ型肝门部胆管癌的广泛浸润使 R_0 切除变得不现实,以往对此类患者常常只用引流手术。目前观点认为,即使不能达到根治性切除,采用姑息性切除的生存率仍然显著高于单纯引流手术。因此,只要有切除的可能,就应该争取姑息性切除肿瘤。如果连胆管引流都不能完成,则不应该再做切除手术。采取姑息性切除时,往往附加肝方叶切除或第Ⅳ肝段切除术,左右肝断面上的胆管能与空肠吻合则行 Roux-en-Y 吻合。如不能吻合或仅为 R_2 切除,应该在肝内胆管插管进行外引流,或将插管的另一端置入空肠而转为胆管空肠间"搭桥"式内引流,但要特别注意胆管逆行感染的防治问题。

(7)相邻血管受累的处理:肝门部胆管癌有时浸润生长至胆管外,可侵犯其后方的肝动脉和门静脉主干。若肿瘤很大、转移又广,应放弃切除手术;若是病变不属于特别晚期,仅是侵犯部分肝动脉和/或门静脉,血管暴露又比较容易,可以行包括血管部分切除在内的肿瘤切除。

如胆管癌侵犯肝固有动脉,可以切除一段动脉,将肝总动脉、肝固有动脉充分游离,常能行断端吻合。如侵犯肝左动脉或肝右动脉,需行肝叶切除时自然要切除病变肝叶的供血动脉;不行肝叶切除时,一般说来,肝左动脉或肝右动脉切断,只要能维持门静脉通畅,不会引起肝的坏死,除非患者有重度黄疸、肝功能失代偿。

如胆管癌侵犯门静脉主干,范围较小时,可先将其无癌侵犯处充分游离,用无损伤血管钳控制与癌肿粘连处的门静脉上下端,将癌肿连同小部分门静脉壁切除,用 5-0 无损伤缝合线修补门静脉。如果门静脉受侵必须切除一段,应尽量采用对端吻合,成功率高;如切除门静脉长度超过 2 cm,应使用去掉静脉瓣的髂外静脉或 Gore Tex 人造血管搭桥吻合,这种方法因为吻合两侧门静脉的压力差较小,闭塞发生率较高,应尽量避免。

(8)肝门部胆管癌的肝移植:肝门部胆管癌的肝移植必须严格选择病例,因为肝移植后癌复发率相对较高,可达 20%～80%。

影响肝移植后胆管癌复发的因素。①周围淋巴结转移状况:肝周围淋巴结有癌浸润的受体仅生存 7.25 个月,而无浸润者为 35 个月;②肿瘤分期:UICC 分期Ⅲ、Ⅳ期者移植后无 1 例生存达 3 年,而Ⅰ、Ⅱ期患者移植后约半数人生存 5 年以上;③血管侵犯情况:有血管侵犯组和无血管侵犯组肝移植平均生存时间分别为 18 个月和 41 个月。

因此,只有在下列情况下胆管癌才考虑行肝移植治疗:①剖腹探查肯定是 UICCⅡ期;②术中由于肿瘤浸润,不能完成 R₀ 切除只能做 R₁ 或 R₂ 切除者;③肝内局灶性复发者。肝移植术后,患者还必须采用放射治疗才能取得一定的疗效。

(9)肝门部胆管癌的内引流手术:对无法切除的胆管癌,内引流手术是首选的方案,可在一定时期内改善患者的全身情况,提高生活质量。适用于肝内胆管扩张明显,无急性感染,而且欲引流的肝叶有功能。根据分型不同手术方式也不同。

左侧肝内胆管空肠吻合术:适用于 BismuthⅢ型和少数Ⅳ型病变。经典的手术是 Longmire 手术,但需要切除肝左外叶,手术创伤大而不适用于肝管分叉部的梗阻。目前常采用的方法是圆韧带径路第三段肝管空肠吻合术。此段胆管位于圆韧带和镰状韧带左旁,在门静脉左支的前上方,在肝前缘、脏面切开肝包膜后逐渐分开肝组织应先遇到该段肝管,操作容易。可沿胆管纵轴切开 0.5～1.0 cm,然后与空肠做 Roux-en-Y 吻合。此方法创伤小,简便、安全,当肝左叶有一定的代偿时引流效果较好,缺点是不能引流整个肝脏。为达到同时引流右肝叶的目的,可加 U 形管引流,用探子从第三段肝管切开处置入,通过汇合部狭窄段进入右肝管梗阻近端,然后引入一根硅胶 U 管,右肝管的胆汁通过 U 管侧孔进入左肝管再经吻合口进入肠道。

右侧肝内胆管空肠吻合术:右侧肝内胆管不像左侧的走向部位那样恒定,寻找相对困难。最常用的方法是经胆囊床的肝右前叶胆管下段支的切开,与胆囊-十二指肠吻合,或与空肠行 Roux-en-Y 吻合。根据肝门部的解剖,此段的胆管在胆囊床处只有 1～2 cm 的深度,当肝内胆管扩张时,很容易在此处切开找到,并扩大切口以供吻合。手术时先游离胆囊,注意保存血供,随后胆囊也可作为一间置物,将胆囊与右肝内胆管吻合后,再与十二指肠吻合或与空肠行 Roux-en-Y 吻合,这样使操作变得更容易。

双侧胆管空肠吻合:对Ⅲa 或Ⅲb 型,以及Ⅳ型胆管癌,半肝引流是不充分的。理论上引流半肝可维持必要的肝功能,但是实际上半肝引流从缓解黄疸、改善营养和提高生活质量都是不够的。因此,除Ⅰ、Ⅱ型胆管癌外,其他类型的如果可能均应做双侧胆管空肠吻合术,暴露和吻合的方法同上述。

(二)中下段胆管癌的外科治疗

位于中段的胆管癌,如果肿瘤比较局限,可采取肿瘤所在的胆总管部分切除、肝十二指肠韧

带淋巴结清扫和肝总管空肠 Roux-en-Y 吻合术;下段胆管癌一般需行胰头十二指肠切除术
(Whipple 手术)。影响手术效果的关键是能否使肝十二指肠韧带内达到"骨骼化"清扫。然而,
有些学者认为,中段和下段胆管癌的恶性程度较高,发展迅速,容易转移至胰腺后和腹腔动脉周
围淋巴结,根治性切除应包括胆囊、胆总管、胰头部和十二指肠的广泛切除,加上肝十二指肠韧带
内的彻底清扫。对此问题应该根据"个体化"的原则,针对不同的患者而做出相应的处理,不能一
概而论。手术前准备及切口、探查等与肝门部胆管癌相同。

1.中段胆管癌的切除

对于早期、局限和高分化的肿瘤,特别是向管腔内生长的乳头状腺癌,可以行胆总管切除加
肝十二指肠韧带内淋巴、神经等软组织清扫,但上端胆管切除范围至肝总管即可,最好能距肿瘤
上缘 2 cm 切除。胆管重建以肝总管空肠 Roux-en-Y 吻合为好,也可采用肝总管-间置空肠-十二
指肠吻合的方式,但后者较为烦琐,疗效也与前者类似,故一般不采用。

2.下段胆管癌的切除

(1)Whipple 手术及其改良术式:1935 年 Whipple 首先应用胰头十二指肠切除术治疗 Vater
壶腹周围肿瘤,取得了良好效果。对胆管癌患者,此手术要求一般情况好,年龄<70 岁,无腹腔
内扩散转移或远处转移。标准的 Whipple 手术切除范围对治疗胆总管下段癌、壶腹周围癌是合
适及有效的。

胰头十二指肠切除后消化道重建方法主要有以下 3 种。①Whipple 法:顺序为胆肠、胰肠、
胃肠吻合,胰肠吻合方法可采取端侧方法,胰管与空肠黏膜吻合,但在胰管不扩张时,难度较大,
并容易发生胰瘘。②Child 法:吻合排列顺序是胰肠、胆肠和胃肠吻合。Child 法胰瘘发生率明
显低于 Whipple 法,该法一旦发生胰瘘,则仅有胰液流出,只要引流通畅,尚有愈合的机会。
Whipple 与 Child 法均将胃肠吻合口放在胰肠、胆肠吻合口下方,胆汁与胰液经过胃肠吻合口酸
碱得以中和,有助于减少吻合口溃疡的发生。③Cattell 法:以胃肠、胰肠和胆肠吻合顺序。

(2)保留幽门的胰头十二指肠切除术(PPPD):保留全胃、幽门及十二指肠球部,在幽门以远
2~4 cm 切断十二指肠,断端与空肠起始部吻合,其余范围同 Whipple 术。1978 年 Traverso 和
Longmire 首先倡用,20 世纪 80 年代以来由于对生存质量的重视,应用逐渐增多。该术式的优
点在于:简化了手术操作,缩短了手术时间,保留了胃的消化贮存功能,可促进消化、预防倾倒综
合征,以及有利于改善营养,避免了与胃大部分切除相关的并发症。施行此手术的前提是肿瘤的
恶性程度不高,幽门上下组淋巴结无转移。该手术方式治疗胆管下段癌一般不存在是否影响根
治性的争论,但是要注意一些并发症的防治,主要是术后胃排空延缓。胃排空延迟是指术后
10 天仍不能经口进流质饮食者,发生率为 27%~30%。其原因可能是切断了胃右动脉影响幽门
与十二指肠的血供,迷走神经鸦爪的完整性破坏,切除了十二指肠蠕动起搏点,以及胃运动起搏
点受到抑制。胃排空延迟大多可经胃肠减压与营养代谢支持等非手术疗法获得治愈,但有时长
期不愈需要做胃造瘘术。

(3)十二指肠乳头局部切除。①适应证:远端胆管癌局限于 Vater 壶腹部或十二指肠乳头;
患者年龄较大或合并全身性疾病,不宜施行胰十二指肠切除术。手术前必须经影像学检查及十
二指肠镜检查证明胆管肿瘤局限于末端。②手术方法:应进一步探查证明本式式的可行性,切开
十二指肠外侧腹膜,充分游离十二指肠,用左手拇指和示指在肠壁外可触及乳头肿大。在乳头对
侧(十二指肠前外侧壁)纵行切开十二指肠壁,可见突入肠腔、肿大的十二指肠乳头。纵行切开胆
总管,并通过胆管切口插入胆管探子,尽量将胆管探子从乳头开口处引出,上下结合探查,明确肿

瘤的大小和活动度。确定行本手术后,在乳头上方胆管两侧缝2针牵引线,沿牵引线上方0.5 cm用高频电刀横行切开十二指肠后壁,直至切开扩张的胆管,可见有胆汁流出。轻轻向下牵引乳头,用可吸收线缝合拟留下的十二指肠后壁和远端胆总管;继续绕十二指肠乳头向左侧环行扩大切口,边切边缝合十二指肠与胆管,直至胰管开口处。看清胰管开口后,将其上壁与胆总管缝合成共同开口,前壁与十二指肠壁缝合。相同方法切开乳头下方和右侧的十二指肠后壁,边切边缝合,待肿瘤完整切除,整个十二指肠后内壁与远端胆总管和胰管的吻合也同时完成。用一直径与胰管相适应的硅胶管,插入胰管并缝合固定,硅胶管另一端置于肠腔内,长约15 cm。胆总管内常规置 T 管引流。

(4)中下段胆管癌胆汁内引流术:相对于肝门部胆管癌较为容易,一般选择梗阻部位以上的胆管与空肠做 Roux-en-Y 吻合。下段胆管梗阻时,行胆囊空肠吻合术更加简单,然而胆囊与肝管汇合部容易受胆管癌侵犯而堵塞,即使不堵塞,临床发现其引流效果也较差,故尽量避免使用。吻合的部位要尽可能选择肝总管高位,并切断胆管,远端结扎,近端与空肠吻合。不宜选择胆管十二指肠吻合,因十二指肠上翻太多可增加吻合口的张力,加上胆管肿瘤的存在,可很快侵及吻合口。中下段胆管癌随着肿瘤的生长,可能造成十二指肠梗阻,根据情况可做胃空肠吻合以旷置有可能被肿瘤梗阻的十二指肠。

(陈点点)

第三节 胰 腺 癌

胰腺癌是指发生在胰腺腺泡或导管腺上皮的恶性肿瘤,是消化系统恶性程度很高的一种肿瘤。胰腺癌被称为"癌中之王",在国际医学界被列为"21世纪顽固堡垒",近年来其发病率呈明显上升趋势,每10年增加15%。胰腺癌中最常见的是胰头癌,占60%~80%,多发生在40岁以上,男性多于女性,为(2~4):1。胰腺癌起病隐匿,无特异症状,早期诊断困难,病情发展快,手术切除率低,手术并发症多,预后很差。但是随着影像学的发展,血清肿瘤标志物的检测,早期病例的发现,以及手术操作的进步,手术切除率有所提高,手术并发症有所降低,以及术后综合治疗措施的应用等,5年生存率也有所提高。

尽管如此,现在胰腺癌的早期诊断率还很低,收治的患者中大多已进入中、晚期,治疗效果很差,胰腺癌仍然是对外科医师的一个挑战。如何发现早期小胰腺癌是研究的热点和努力方向。

一、发病率

早在170年前就有胰腺癌的报道。随着时间的推移,胰腺癌的发病率呈不断上升趋势,目前已占癌肿的第十位,是消化系统中常见的恶性肿瘤之一。胰腺癌已占癌肿死亡原因的第五位(仅次于肺癌、大肠癌、乳腺癌和前列腺癌),占全部癌肿死亡男性的5%,女性的6%。20世纪90年代世界统计结果,芬兰、新西兰、日本、加拿大、美国、英国等为高发国家,而波多黎各、哥伦比亚、巴西、印度、科威特、中国香港地区等为低发国家或地区。世界部分国家或地区胰腺癌平均每年发病率为5/10万人。中国肿瘤防治办公室统计表明,我国部分城市的胰腺癌发病率平均为5.1/10万,已接近西方发达国家。

胰腺癌的发病率随着年龄而增加,以 40～70 岁为最常见,大约占总数的 87.6%。男性病例(67%)多于女性(33%),男性与女性之比为(1.5～2)∶1,而 20 世纪 90 年代女性发病率也在不断上升,男女之比为 1∶1,可能与女性吸烟人数增加有关。

二、致病因素

虽然胰腺癌和壶腹部癌的具体发病原因至今尚不清楚;但是有些因素,尤其是与胰腺癌的发病有密切关系。

(一)吸烟

大样本调查研究结果表明,吸烟者胰腺癌的发病率比不吸烟者高 1.5 倍。随着吸烟量的增加,发病率也随之增高;若每天吸烟量多出 1 包,其发病率在女性高出 2 倍,而在男性则高出 4 倍。Robert M.Beazley 也认为虽然胰腺癌的高危人群尚不能清楚确定,但是抽烟比不抽烟者的发病率高2.6倍。吸烟者的发病年龄也比不吸烟者提早 10～15 年。

(二)饮食

经调查显示胰腺癌的发病与长期摄入高热量饮食有关。多摄入富含脂肪和蛋白质食物、油炸食物和低膳食纤维食物,均可增加胰腺细胞的更新和胰腺细胞对致癌物质的敏感性,促进胰腺癌的发生。多摄入新鲜水果和蔬菜可减低致癌危险。

(三)糖尿病

统计胰腺癌患者中 80% 的病例患有糖尿病,而糖尿病患者中胰腺癌的发病率又比健康成人高出2～4 倍,尤其是女性患者可更高,说明糖尿病可能是与胰腺癌发病因素有关。

(四)慢性胰腺炎

因为慢性炎症过程的反复刺激,可导致胰腺导管狭窄、梗阻,胰液潴留,小胰管上皮增生以致癌变。若有胰管结石、组织钙化,可能性就更大。

(五)胃切除手术或恶性贫血者

胃酸可抵抗致癌物质,缺乏胃酸者发病率可增加 2～3 倍。

(六)饮酒和咖啡

曾一度被少数研究认为与胰腺癌发病有关,但多数研究未能证实其有关系。

(七)遗传与基因突变

大多数胰腺癌的发病是散在性的,但是近代分子遗传学研究发现 20%～50%病例有继承性遗传缺陷。在人类所有肿瘤中最常见的是抑癌基因 *p53* 和 *p16* 的突变。90%胰腺癌患者有 *p16* 基因突变,50%～75%有 *p53* 基因突变,50%有 *DPC4* 基因突变。

三、病理变化

(一)部位

常见于胰头颈部,占 66%～70%;胰体尾部次之,占 20%～25%;局限在尾部者占 5%～10%;全胰仅占 6%～8%。

(二)组织分类

大体肉眼检查这种肿瘤质硬、切面呈淡褐色。根据其组织来源分以下 3 类。

(1)胰管上皮细胞发生的胰腺导管癌:约占 90%,主要是高、中、低分化腺癌,其次有鳞腺癌、巨细胞癌和黏液癌。

（2）由腺泡细胞发生的腺泡细胞癌：占 4％。

（3）由胰岛细胞发生的胰岛细胞癌：罕见。

（三）胰腺癌的转移和扩散

1.淋巴转移

胰腺内有丰富的毛细淋巴管网,由许多淋巴管网形成许多淋巴丛,由许多淋巴管丛发出许多集合淋巴管到达胰腺表面,然后伴着血管走行,沿不同方向进入各个局部淋巴结,最后汇入腹腔淋巴结主干。淋巴转移是胰腺癌早期最主要的转移途径。虽然直径仅为 2 cm 的小肿瘤,可能50％的病例已有淋巴结转移。因其在早期即可发生转移,故是影响手术治疗效果的重要因素。

按胰腺淋巴引流和淋巴结的分布,胰腺癌的转移途径如下。

（1）胰头癌的淋巴转移。①第一站淋巴结:幽门下淋巴结→胰头前上淋巴结→胰头前下淋巴结→胰头后上淋巴结→胰头后下淋巴结→沿肠系膜上动脉根部周围淋巴结→肝总动脉周围淋巴结。②第二站淋巴结:腹腔干周围淋巴结→脾动脉根部淋巴结→肝动脉淋巴结→胆管淋巴结。③第三站淋巴结:腹主动脉周围淋巴结→胰下淋巴结。

（2）胰体尾癌的淋巴转移。①第一站淋巴结:肝总动脉和肝固有动脉周围淋巴结→腹腔干周围淋巴结→脾动脉周围淋巴结→脾门淋巴结→胰下动脉周围淋巴结。②第二站淋巴结:肠系膜根部淋巴结→结肠中动脉周围淋巴结→腹主动脉周围淋巴结。

2.直接浸润

虽然是早期胰腺癌,但癌细胞可早期穿出胰管向周围浸润;如胰头癌就可向胆总管末段浸润引起梗阻性黄疸;而胰体尾癌常可浸润到十二指肠空肠曲,对肠系膜上血管、腹腔干和脾门等处的直接浸润或形成后腹膜结缔组织块,致使手术切除困难。

3.沿神经束扩散

沿神经束扩散是胰腺癌特有的转移方式。最早癌细胞可直接侵及神经束膜进入束膜间隙沿着神经鞘蔓延,并向周围浸润扩散,随着肠系膜上动脉并行的神经丛和腹主动脉周围神经丛,向腹膜后浸润可出现腰背疼痛。

4.血行转移

胰腺癌晚期常通过胰腺丰富的血流,经门静脉扩散到肝脏,还可转移到肺、脑。

5.腹膜种植

常可在前上腹膜和双侧腹膜呈多发性、弥漫性、粟粒状或结节状种植。

四、临床表现

由于胰腺癌早期无特异性症状,常被误诊为胃病、肝病、胆道病等,使正确诊断延迟 2～3 个月,影响了疾病的预后,应引起警惕。以下是常见的症状和体征。

（一）临床症状

1.上腹疼痛

早期胰腺癌无特异症状,上腹不适或疼痛占 70％～90％,胰腺疼痛常位于上腹部,表现为模糊不清而无特殊性,可能在餐后发生。1/4 的患者可能发生背部放射痛,若固定于背部疼痛则要考虑胰腺体尾部癌肿,疼痛的程度可反映肿瘤大小和后腹膜组织被浸润情况。严重疼痛提示癌肿浸润内脏神经,病变已属中晚期。

2.体重减轻

胰腺癌患者常有体重减轻占 70％～100％。可能由于多因素所致,如休息性能量消耗增加、食量减少热量降低和脂肪吸收障碍有关。后者乃因胰管阻塞致使胰腺外分泌功能不全所致。

3.黄疸

如癌肿发生在胰头部,肿瘤可直接压迫胆总管末段,则可早期出现梗阻性黄疸,占 80％～90％,无痛性进行性黄疸是胰头癌和壶腹部癌的特征,尤其是后者可更早出现黄疸。胰腺体尾部癌肿亦可发生黄疸,往往提示已有广泛肝转移。

4.胰腺炎

临床上可见到少数胰腺癌患者,可发生急性或亚急性胰腺炎症状,此乃胰腺管被堵塞所致。此对无暴饮暴食和非胆源性者更应提高警惕,应做进一步检查。

5.浅表性血栓性静脉炎

不到 5％的胰腺癌患者,有反复发作的迁徙性血栓性浅静脉炎(Trousseau 征)的病史。这可能是由于肿瘤组织细胞阻塞胰管,导致胰蛋白酶进入血液循环,使凝血酶原转变为凝血酶,促进了血栓形成。

6.精神抑郁症

50％的胰腺癌患者,在做出癌症诊断之前有精神抑郁症。其发生率比其他腹部恶性肿瘤为高。此发现的原因不清,可能与胰腺癌的神经内分泌物质有关。这些物质影响着中枢神经系统。

7.其他

胰腺癌起始的模糊而无特异性症状还包括乏力、食欲缺乏、食量降低。大约 10％病例伴有不同程度的不规则性发热,可能为癌组织坏死和其代谢产物被吸收所致。一般均为低热,但亦可出现 38～39 ℃中、高热。后者若伴有畏寒或疼痛时,在有黄疸患者应排除是否有胆道感染。患者反映尿色不断加深、大便色淡发白,亦应引起注意是否胆管有阻塞。

(二)体征

除了临床上出现黄疸外,典型的体征如下。

1.胆囊肿大

如临床上有无痛性进行性黄疸,再加上右上腹扪到肿大的胆囊(Courvoisier 征),乃是典型的肝胰壶腹周围癌的体征,占少于 1/3 的病例。

2.脾大

至少有 30％的患者可扪及肝大。中、晚期胰体尾部癌肿可压迫脾静脉或脾静脉血栓形成引起脾大。

3.腹部肿块

只有 5％～10％的胰头癌患者可能扪到右上腹部肿块,而胰腺体尾部癌肿有 20％患者可在上腹或左上腹扪到肿块。

五、诊断

胰腺癌隐蔽于腹膜后,早期又无特异性症状和体征,诊断较为困难。但对 40 岁以上的胰腺癌高危人群,若出现以下情况,应高度怀疑胰腺癌的可能,应尽早进行深入详细的检查,争取早期做出正确诊断:①梗阻性黄疸;②近期发生不能解释的体重减轻,超过原体重的 10％者;③不能解释的上腹部饱胀、不适和腰背疼痛;④模糊而不能解释的消化不良,X 线胃肠检查阴性者;⑤无家族史、无肥胖者而在近期发生糖尿病;⑥突然发生不能解释的腹泻;⑦特发性胰腺炎反复发作;⑧重度抽烟者。

(一)实验室检查

1.常规化验

除了梗阻性黄疸外,一般均在正常范围。高胆红素血症和碱性磷酸酶升高,或有氨基转移酶增高,或其他肝功能异常,均不能作为鉴别手段。血清淀粉酶和血清脂肪酶升高,亦只能鉴别胰腺炎。

2.肿瘤标志物

20 年来有许多肿瘤标志物用于胰腺癌的诊断和术后随访。目前发现与胰腺癌相关肿瘤标志物有十多种,但至今为止尚未找出一种敏感性和特异性均令人满意的胰腺癌标志物。现在常用的胰腺癌标志物有 CA19-9、CA50、CA242、CA72-4、CA125、CA153、CA494、POA、CEA、DUPAN-2、TPA、Span-1、CAM17-1、IAPP、PCAA 等。

(1)CA19-9:为临床上最常用、最有价值的一种肿瘤相关抗原,是由单克隆抗体 116NS19-9 识别的涎酸化 Lewis-a 血型抗原,是目前公认的在各类标志物的血清学检测中阳性率最高的标志物。它的发展起始于 1979 年 Koprowski 等的研究,来自人类的结直肠癌细胞。虽然其来自结直肠癌,然而不同于 CEA 抗体,对检测胰腺癌最为敏感。一般认为 CA19-9 超过200 kU/L即有诊断价值。其敏感性可达 90%(69%～90%),准确性达 80%,特异性也在 90%左右。它可作随访监测预后和治疗效果,反映肿瘤有否复发,是判断预后的一种良好指标。因为正常胆管和胰管上皮中也存在着微量的 CA19-9 抗原,在慢性胰腺炎和胆管炎时,由于炎症刺激管壁增生、化生,使产生 CA19-9 细胞数量增加,特别是有黄疸时CA19-9也可明显升高,但随着炎症消退、黄疸解除而下降。

(2)CA50:1983 年首先由 Lindholm 等报道,也是来自人类结直肠癌细胞,一种涎酸化糖类抗原,因此与 CA19-9 有交叉免疫性。有部分人群(大约为 10%)不产生 CA19-9,只产生 CA50。故若 CA19-9 阴性时可监测 CA50,其阳性率略低于 CA19-9,敏感性为 70～80%,特异性为70%。CAS0 阳性也可见于大肠癌。

(3)CA242:一种肿瘤相关性糖链抗原,主要为胰腺癌所产生。其敏感性、特异性和准确性均略低于 CA19-9,前者为 70%,中者为 90%,后者为 80%。

(4)CA72-4:一种肿瘤相关糖蛋白抗原,若为阳性多见于低分化胰腺癌。其敏感性仅为38%～45%。对胰腺囊腺性肿瘤中的液体作 CA72-4 测定,可鉴别其良、恶性。

(5)CA125:1980 年 Bast 报道主要是卵巢癌产生的一种肿瘤相关糖蛋白抗原,也可见于胰腺癌。在卵巢癌的诊断中,其特异性的阳性率为 97%。该抗原在胰腺癌Ⅰ、Ⅱ期较低(48%),Ⅲ、Ⅳ期较高(75%),与肿瘤分期有关,对早期诊断无意义。

(6)CA494:是诊断胰腺癌特异性最高的一种肿瘤相关抗原,可达 94%。其敏感性为 90%与CA19-9 相仿。糖尿病患者并不升高,对胰腺癌和胰腺炎的鉴别很有帮助。

(7)胰胚抗原(POA):1974 年 Banwo 等报道,主要存在于胎儿胰腺和胰腺癌组织中,其阳性率为56%～76%。在高分化胰腺癌中阳性率高,低分化胰腺癌的阳性率低。正常值低于9.0 kU/L。

(8)CEA:主要存在于大肠癌组织中,但也存在于胎儿消化道上皮组织中,故称为癌胚抗原。早在 1965 年由 Gold 等就作为结直肠癌细胞的标志物。其正常值(RIAs,放射免疫分析法)为低于 2.5 μg/L,胰腺癌也可升高至 20 μg 以上,其阳性率可达 70%,但欠缺特异性和低敏感性,限制了其在临床上的使用。测定血清 CEA 水平的结果与肿瘤大小、转移和扩散呈正相关。在肿瘤复发时也可升高,所以也可作为随访观察用。

(9)Dupan-2:1982 年 Metzar 在 Duke 大学(DU)用胰腺癌患者(pancreas 的简写 pan-2)腹水中的癌细胞作为免疫原制出的单克隆抗原。正常值在 150 kU/L 以下。临床上以 400 kU/L 以上为阳性,其敏感性为 47.7%,特异性为 85.3%,准确性为 74.1%。可用作随访检测。

(10)组织多肽抗原(TPA):为癌胎儿蛋白,于 1957 年由瑞典 Bjorklund 所发现,存在于癌组织细胞膜和细胞质内,其阳性率可达 81%。血清正常值为(81±23)U/L,胰腺癌可高达(277±219)U/L。

(11)CAM17-1:一种 IgM 抗体,在胰腺组织中呈过度表达,对胰液中的黏蛋白有很高的特异性,达到 90%,其敏感性为 86%。

(12)胰岛淀粉样肽(IAPP):胰腺癌细胞分泌出的一种可溶性 IAPP 释放因子,刺激胰岛细胞分泌 IAPP,可早期诊断胰腺癌。

(13)胰腺癌相关抗原(PACC):主要存在于胰腺导管上皮细胞内,但在正常人的其他多种组织内也有。其正常值为 0.10~22.5 μg/mL,胰腺癌的阳性率为 67%。

(二)影像检查

1.X 线检查

(1)钡餐检查:主要通过钡餐显示胃十二指肠形态改变的间接征象,如胃十二指肠壁有外来性压痕;十二指肠框(降部、水平部)呈 C 形扩大,其内侧壁僵硬,框内有反"3"字征象。用十二指肠低张造影,可突显其表现,更有诊断价值。但是对早期胰头癌和早期胰体尾部癌则无明显改变。

(2)经皮肝穿刺胆管造影(PTC):对梗阻性黄疸患者,其梗阻近端的胆管均有一定程度扩张。PTC 可显示梗阻的部位和梗阻端的形态,对判断病变的位置和性质很有价值。若为胰头癌则可见肝内、外胆管呈现明显扩张和胆囊肿大,梗阻末端形态呈偏心性的被压、不规则狭窄和充盈缺损,管壁僵硬等表现。由于梗阻性黄疸,胆管内压力很高,若单做 PTC 会发生胆漏和胆汁性腹膜炎,应置入导管做胆管内减压引流(PTCD),可作为术前减黄用。

(3)内镜逆行胰胆管造影(ERCP):通过内镜可观察十二指肠乳头情况,再经造影可显示胆管和主胰管情况。若为胰头癌除可见肝内外胆管扩张外,还可显示主胰管阻塞,若为胰体部癌则显示主胰管不规则狭窄和狭窄后扩张。对胰腺癌的早期诊断很有帮助,其敏感性和准确性均可达到 95%。通过 ERCP 还可收集胰液做细胞学检查和送做 CEA、POA、CA19-9 测定。对重度梗阻性黄疸患者,还可经内镜下放置鼻胆管引流或逆行置管内引流。ERCP 后有一定的并发症,如胆管炎和胰腺炎,虽然其发生率仅 3%~4%,但应严密注意,给予抗生素等预防措施。

2.超声检查

(1)腹部 B 超:超声检查具有简便、易行、无创、廉价等优点,腹部 B 超是目前临床上对拟诊腹部疾病首选的检查方法。其缺点是易受胃肠胀气而影响探查结果。为获得最佳效果,提高准确性,尤其是对疑诊深位的胰腺疾病时,应做好查前准备。通常是在早晨空腹时或禁食 8 小时后做检查。必要时在检查前日服用轻泻剂,晨起排便后做检查。统计表明对直径超过 2 cm 的胰腺肿瘤,其敏感性和准确性可达 80% 以上。也可发现直径小于 2 cm 肿瘤的报道。对胰头癌者还能见到肝内外胆管扩张、胆囊肿大、胆总管末端梗阻,以及主胰管扩张等间接征象。

（2）内镜下超声（EUS）：将超声探头经内镜送入胃、十二指肠，在胃后壁和十二指肠内侧壁上探查胰腺，不受肥胖的腹壁和胃肠胀气的影响，其高频超声探头分辨率高。对胰头、胰体、胰尾肿瘤均能探到，其准确性可达到90%。并可了解胰周是否有淋巴结转移，对胰腺癌分期也有帮助。

（3）胰管内超声（IDUS）：在内镜下，将高频超声微探头伸入胰管内进行探查，受外界影响最小。可准确地探查出胰腺实质内的小胰腺癌。对胰管良性或恶性狭窄的鉴别也有帮助。

（4）术中B超（IOUS）：这种检查可直接在胰腺表面做探查，不受胃肠胀气的影响。可发现胰腺内小肿瘤的存在，并可指导细针穿刺做细胞学检查（涂片或活检）。也可探查肝脏有否转移病灶，以及门静脉和肠系膜上静脉有否被浸润，对选择术式有重要参考价值。

3.电子计算机断层扫描（CT）

CT是目前对胰腺疾病最常用和最主要的检查方法，可精确显示胰腺的轮廓和形态，及其与周围脏器的关系，了解有否淋巴结和肝脏转移，对胰腺癌诊断的准确性可达95%。螺旋CT的分辨率更高，更可提高胰腺癌的诊断率。三维CT血管造影，可清晰显示腹腔于及其分支和肠系膜上动脉的形态，了解血管有否被浸润，为提供术式选择做参考。

4.磁共振成像（MRI）和磁共振胰胆管成像（MRCP）

MRI更具有良好的软组织对比度，能清晰地显示全胰腺的轮廓形态，以及腺体内的异常影像。胰腺癌时T_1和T_2时间延迟，其T_1加权影像呈低信号，T_2加权影像呈稍高信号。在被强化的胰腺组织可清晰显示出癌性病灶。MRI对胰周血管和淋巴结有否浸润和转移的判断能力更好。

MRCP是近年来发展起来的一种无创伤性胰胆管显像技术。可显示胆树和胰管全貌，反映出病变的位置、程度和原因，其准确性几乎达100%。

5.胰管镜（PS）

即母子镜技术，先将十二指肠镜（即母镜）送到十二指肠降部找到乳头开口，再将一根1～2 mm的子镜从其活检操作空间伸入直至胰管，由此即可观察胰管内情况，并通过套管作抽吸、活检等检查，发现早期胰腺癌和鉴别诊断。

6.血管造影

采用Seldinger法，经右侧股动脉穿刺插管至腹腔干和肠系膜上动脉进行选择性血管造影。若要超选择性地还可将造影导管伸入到肝动脉、胃十二指肠动脉、胰十二指肠下动脉或胰背动脉造影。分动脉期、毛细血管期、静脉期等3种时相，以观察胰腺和胰周的情况。胰腺癌是一种少血供的肿瘤，只能见到少血管区或缺血区表现，而其周围动脉和静脉呈现受压、移位、僵直、狭窄、中断，以及有侧支循环等表现。因为血管造影是有创而操作比较复杂的检查方法，目前已较少使用；在许多情况下，无创或微创影像技术，如B超、CT、MRA、ERCP等已能满足临床诊断的要求。血管造影的目的主要是观察癌灶与周围血管的关系，确定血管有否被侵犯，作为术前评估和制定手术方案。

7.电子发射断层显像（PET）

这种显像技术是将极其微量的正电子核素示踪剂注射到人体内，由体外测量装置探测这些正电子核素在体内分布情况，再通过计算机断层显像方法，显示出人体全身主要脏器的生理代谢功能和结构。这些正电子核素都是构成人体的基本元素的超短半衰期核素或性质极其相似的核素，如碳（C）、氮（N）、氧（O）、氟（F）等。运载这些正电子核素的示踪剂是生命的基本物质，如葡萄糖、水、氨基酸；或是治疗疾病的常用药物，如抗癌药氟尿嘧啶等。因此，PET具有多种不同功能的检查项目,临床应用非常广泛。因为 PET 显像是采用与生命代谢密切相关的示踪剂,所以每项 PET 显像结果实质上是反映了某种特定的代谢物(或药物)在人体内的动态变化。因此,PET 检查是一项代谢功能显像,是在分子水平上反映人体是否存在病理变化。对于胰腺癌来说就是利用其癌组织细胞内的糖代谢比正常组织和良性病变组织明显增加,采用葡萄糖的类似物——氟代脱氧葡萄糖(FDG)进入癌组织细胞内聚集释放正电子,而被扫描显示出高密度断层图像。其敏感性和特异性可达 100%,对转移性淋巴结和肝转移灶也能良好显示,并可鉴别慢性胰腺炎。对糖尿病患者可能出现假阳性。

8.PET/CT 显像

PET/CT 是目前医学影像学最新的设备,将 CT 显像和 PET 显像两种不同成像原理的装置整合在一个系统工程中,通过一次的检查可完成两次的影像扫描,再由重建融合技术使其形成一幅叠加的PET/CT图像。可作全身扫描或局部扫描,这种图像既具有多层螺旋 CT 显示清晰的解剖结构和高分辨率的图像,弥补了 PET 的空间分辨率不足的缺点,又有 PET 的功能成像、灌注成像及时间——代谢四维成像的优势,显著地提高了螺旋 CT 的诊断价值,尤其是对肿瘤(如胰腺癌、转移癌)的早期诊断起到重要作用。

(三)细胞学检查

细胞学标本的来源主要是由细针穿刺活检:对于胰腺癌来说,一般不主张在术前经皮操作,以免发生穿刺道种植或播散。术中或在 B 超引导下进行穿刺活检,对确定癌肿有一定帮助。细胞学标本的另一来源是通过 ERCP 收集胰液,其阳性率 70%~80%。

(四)基因诊断

在肿瘤学的研究工作中,随着细胞分子生物学技术的发展,我们现在可以检测细胞的基因缺陷。细胞癌基因的前身是未被激活状态的基因,称为原癌基因,若被激活即成为癌基因。在正常细胞中有一种为使机体不易变癌的基因,称为抑癌基因。近年来已证实癌的发生与癌基因和抑癌基因有密切关系,即原癌基因被激活和抑癌基因失活所致。目前已知胰腺癌有很高的 *K-ras* 癌基因表达,而在正常胰腺组织和胰腺炎组织中无表达,因此可将 *K-ras* 基因突变作为胰腺癌的肿瘤标志物,从胰液、胆汁、血液、粪便、细针穿刺的肿瘤组织中测定,用作早期诊断和鉴别诊断手段,也可作为肿瘤复发的检测和预后的随访。

六、分期

胰腺癌和其他实体瘤一样,采用 1987 年国际抗癌协会制定的 TNM 分期(表 9-1)。

表 9-1 胰腺癌 TNM 分期

情况	说明	情况	说明			
T_1	原发肿瘤局限于胰腺	N_x	多处淋巴结转移			
	$T_{1a} \leqslant 2$ cm	M_0	无远处转移			
	$T_{1b} > 2$ cm	M_1	有远处转移			
T_2	肿瘤累及十二指肠、胆总管或胰周组织	分期				
		I	$T_{1\sim2}$	N_0	M_0	
T_3	肿瘤累及胃、脾、结肠或附近血管	II	T_3	N_0	M_0	
N_0	无区域淋巴结转移	III	$T_{1\sim3}$	N_1	M_0	
N_1	区域淋巴结转移	IV	$T_{1\sim3}$	$N_{0\sim1}$	M_1	

术前 CT 检查对准确分期很有成效,MRI 和内镜下超声波探查可进一步观察到肿瘤的大小范围、淋巴结的受累和原发肿瘤的来源(如肝胰壶腹癌或胰头癌)。更加准确的术前分期,对选择采用手术或非手术的姑息性治疗很重要。不少患者在剖腹探查才发现有小的肝脏转移和腹膜的种植而未做切除,因此有些学者认为腹腔镜检查应作为术前分期的一部分。若见有远处转移,则应考虑非手术的姑息性治疗。但是否要常规使用腹腔镜检查仍有争论。

Hermreek 的胰腺癌肉眼分期法,简单、明了、实用,对手术的术式选择和预后的判定很有帮助,也被广泛使用。Ⅰ期,病变局限在胰腺;Ⅱ期,病变已累及周围组织或脏器,如十二指肠、门静脉、胰周组织;Ⅲ期,已有区域淋巴结转移;Ⅳ期,已有远处转移。

七、治疗

对患者全身情况差,不能耐受手术者或患者晚期无法施行手术切除者,应给予非手术治疗。

(一)化疗

常用的药物是氟尿嘧啶、吉西他滨、奥沙利铂等。

(二)放疗

分为单纯放疗、放疗及化疗联合治疗及立体定位的伽马刀治疗。

(三)免疫治疗

除了影响癌肿患者预后的共同因素:如肿瘤病期、大小、淋巴结转移程度、手术彻底性等以外,还有患者全身情况的差异,即免疫能力的差异因素。由于癌症患者均有不同程度免疫能力低下,所以近数年来常使用各种生物反应调节剂,以增加治疗效果。目前常用的有白介素-2(IL-2)、干扰素(IFN)、胸腺素等。

(四)激素治疗

常用药物有雄激素(如丙酸睾酮)、他莫昔芬、醋酸氯羟甲烯孕酮、LHRH 类似物生长激素释放抑制因子类似物等。

(五)胆道介入治疗

对不能切除的胰头癌患者,因肿瘤压迫或侵犯胆总管可发生严重的梗阻性黄疸。可考虑施行经皮经肝穿刺胆道引流术(PTCD)以减轻黄疸肝损害和改善症状延长患者生命。

(六)中医中药治疗

其基本法则:①整体观念;②治标和治本;③同病异治与异病同治;④扶正祛邪。

(李　浩)

第四节　小肠恶性肿瘤

一、病理

(一)恶性淋巴瘤

主要有淋巴肉瘤、网织细胞肉瘤和霍奇金病三类,国内统计三类分别占 52.7%、36.5% 和 10.8%。由于远端小肠有丰富的淋巴组织,故恶性淋巴瘤以回肠最为多见。约 40% 的病例为多发,多发灶可能为转移性,也可能为多源性病变。恶性淋巴瘤大体上可分为扩张、缩窄、溃疡与息肉四种类型,以前两者多见。恶性淋巴瘤早期即可发生区域性淋巴转移,晚期可转移至肝、脑等器官,也可直接侵犯邻近器官。

(二)腺癌

小肠癌大体上可分为息肉型、溃疡型和缩窄型。按发生部位可分为十二指肠癌和空、回肠癌。十二指肠虽其长度不到小肠的 10%,但却占全部小肠癌的 33%～48%。十二指肠癌以十二指肠乳头为标志可进一步分为乳头上部癌(多为息肉型)、乳头周围癌(多为息肉型与溃疡型)和乳头下癌(多为缩窄型),由于癌的生长常引起十二指肠狭窄和梗阻性黄疸。镜下小肠癌主要为腺癌,少数为未分化癌与黏液癌,腺棘皮癌与鳞状细胞癌也有报道。小肠癌转移方式以淋巴、血行转移及局部浸润为主。常见受累组织为局部淋巴结、肝、胰、腹膜、卵巢和肺脏等。小肠癌 5 年生存率较低,据国内外二位学者统计分别为 29% 和 60%。

(三)平滑肌肉瘤

和小肠平滑肌瘤一样,小肠平滑肌肉瘤也分为肠内、外型,肠壁间型和混合型四型,以肠内、外型多见。瘤体直径在 8～25 cm,平均 9.5～10.0 cm。由于瘤体大、生长快往往伴有中心部坏死,肠黏膜由于坏死形成溃疡,可并发出血或穿孔,也有穿透至肿瘤中心形成脓腔。镜下见瘤细胞呈多形性,胞核大小不一、形态不规则,瘤细胞核质比例增大、胞质相对减少,有时可见怪形瘤巨细胞。因诊断不易,故手术时 33%～39% 的患者已有转移。转移方式以血行为主,也可见淋巴转移。常见的受侵器官有肝脏、腹腔、肿瘤邻近器官,肿瘤自发破裂也较多见。小肠平滑肌肉瘤术后 5 年生存率较低,仅为 20%～30%。

二、临床表现

进展期小肠恶性肿瘤也具有腹痛、肠梗阻、消化道出血、腹部包块与肠穿孔这五项主要临床表现。除此外,由于恶性肿瘤生物学特性所致,小肠恶性肿瘤还具有以下临床特点。

(一)消瘦、乏力

这是小肠恶性肿瘤最常见的临床表现之一。一般说来腺癌发展速度较快,上述症状出现的早且重,而恶性淋巴瘤患者则出现的相对晚一些。当患者出现消瘦、乏力、呕吐与腹痛等症状,而不能用其他消化系统疾病解释时,应怀疑小肠恶性肿瘤的可能并择法检查之。

(二)梗阻性黄疸

发生于十二指肠乳头周围的腺癌、恶性淋巴瘤或平滑肌肉瘤可压迫阻塞胆总管下端引起梗阻性黄疸。化验检查血清总胆红素值升高,以直接胆红素为主。

(三)腹部包块

与小肠良性肿瘤相比较,小肠恶性肿瘤的包块一般质地相对较硬,表面呈结节状,肉瘤长径较大可达 20 cm 以上,多伴有压痛,移动度较小或发现时已固定不动。

(四)肠梗阻、肠穿孔

十二指肠内恶性肿瘤由于肿瘤浸润可致高位小肠梗阻,致患者出现上腹痛、恶心与呕吐等。空、回肠梗阻主要原因为肠腔狭窄与肠套叠。肠梗阻临床表现与一般机械性肠梗阻无异。由于肿瘤生长速度快肠穿孔的发生率远较小肠良性肿瘤高。

(五)其他

过大的肿瘤偶可致瘤体破裂而引发急性腹膜炎与内出血。

三、诊断

(一)十二指肠恶性肿瘤的诊断

1.十二指肠低张造影

通过双重对比检查可较详细观察病灶。恶性淋巴瘤主要所见为黏膜增粗、紊乱或消失,肠管变形,宽窄不一,肠壁变硬、边缘不规则。腺癌多表现为龛影或充盈缺损。平滑肌肉瘤则表现为充盈缺损或外压性缺损。

2.十二指肠镜

恶性淋巴瘤可见局部或多发性浸润性黏膜下肿块,黏膜表面常有糜烂、出血或坏死,此时选择恰当部位活检阳性率可达 70%～80%。腺癌和平滑肌肉瘤也可见到溃疡、肿块等,也可进行活检。超声内镜还有助于观察黏膜下病变与周围组织器官受累及淋巴转移情况。

3.其他影像学检查

其他影像学检查包括 B 超、CT,以及 MRI 等。可用于观察:①梗阻性黄疸征象,主要有胆囊增大、肝内外胆管扩张,以及主胰管扩张等梗阻性黄疸的间接影像。②消化道梗阻征象:梗阻以上肠管扩张、积气及积液等。③病变周围征象,可见有无周围脏器受累及淋巴结转移。④超声引导下肿块穿刺活检。

(二)空、回肠恶性肿瘤的诊断

诊断较难,常用方法包括小肠气钡造影、小肠镜检查及 B 超、CT 等,请参考小肠良性肿瘤诊断方法。

(三)小肠出血患者的诊断

诊断程序及方法与小肠良性肿瘤致出血患者相同。

四、治疗

(一)恶性淋巴瘤

手术仍为主要的治疗手段并可为术后进一步放、化疗创造条件。手术应切除病变肠段及所属淋巴结,断端距肿瘤边缘应在 10 cm 以上。位于十二指肠恶性淋巴瘤可行胰头十二指肠切除术。若手术时已属晚期无法切除,可行胃空肠吻合,也能改善患者生存质量延长寿命。术后可辅以病变区与区域淋巴结放疗。化疗对局部的有效性与放疗相似,医师可根据病变恶性程度、患者条件选择不同化疗方案。

(二)腺癌

十二指肠腺癌应行胰头十二指肠切除术,术式可采用传统的 Whipple 术式或保留幽门胰头十二指肠切除术,根治术后 5 年生存率可达 60%。对于癌肿较小的十二指肠乳头癌患者如患者为高龄体弱者也可行乳头局部切除术。空、回肠腺癌应切除病变及所属淋巴结,断端距肿块也应在 10 cm 以上。术后化疗与其他消化道癌大致相同。

(三)平滑肌肉瘤

平滑肌肉瘤对化疗和放疗均不敏感,治疗应以手术切除为主。切除范围多数学者认为距肿瘤2～3 cm即可,无须行淋巴结清扫术。位于十二指肠的平滑肌肉瘤若不宜行局部切除可行胰头十二指肠切除术。

除手术、放疗与化疗外,上述三种肿瘤均可辅以免疫治疗及中药治疗。　　　　**(陈点点)**

第五节 结 直 肠 癌

一、诊断

依据临床症状和详细的体检,结合内镜检查、X线和其他影像检查、病理和细胞学检查及肿瘤标志物检测,可以得到明确诊断。

(一)发病部位与分布

在结直肠癌低发地区,一般以直肠癌为最多,但随着发病率的上升,结直肠癌中结肠癌的比例明显上升。在结直肠癌高发的美国,约70%的结直肠癌位于结肠。

(二)临床表现

结直肠癌早期无明显症状,随着病程的发展,临床症状会表现出来,主要表现为:①肠道刺激症状与排便习惯改变。②血便与黏液血便。③腹部不适或腹痛。④腹部包块。⑤不排气、不排便的肠梗阻症状。⑥贫血、消瘦、发热、乏力等全身中毒表现。病变的部位不同,所表现的临床症状也有差异。

右半结肠癌主要表现:①腹部包块。②贫血、消瘦、发热等全身症状。③胃肠道不适和肠道刺激症状。④便血,以暗红色或果酱样大便为主。

左半结肠癌主要表现:①肠道刺激症状和排便习惯改变。②肠梗阻。③便血。

直肠癌的主要表现:①便血。②直肠刺激症状,如肛门坠胀或里急后重感。③排便习惯改变。④肠道梗阻。

(三)检查方法

1.直肠指检

直肠指检至少可扪清距肛门7 cm以内的直肠壁情况。早期的直肠癌可表现为高出黏膜面的小息肉样病灶。指检时必须仔细触摸,避免漏诊。可以触及大小不一的外生型肿块,也有的为浸润状、狭窄状。直肠指检时触摸必须轻柔,切忌挤压以免促使癌细胞进入血流而播散。指检时,应注意确定肿瘤大小、占肠壁周径、有蒂或呈广基、肿瘤基底下缘至肛缘的距离、肿瘤向肠外浸润状况(是否累及阴道、前列腺,是否与盆壁固定)、肿瘤的质地等。结肠癌患者也应通过直肠指检或直肠-阴道双合诊检查了解膀胱-直肠凹或子宫-直肠凹有无种植灶。

2.乙状结肠镜检查

硬管乙状结肠镜可检查至距肛门25 cm处肠管,并可对所见病灶取活检标本。

3.钡灌肠检查

一般的钡灌肠检查不易发现直径2 cm以下的病灶,但低张力气钡造影法可发现直径1 cm以下的结肠癌。临床疑低位结直肠癌者,首先采用直肠指检及乙状结肠镜检查较钡灌肠可靠。对已有肠梗阻表现者,因有加重梗阻及导致梗阻部位以上结肠穿孔的可能,不宜行钡灌肠检查。

4.纤维结肠镜检查

纤维结肠镜检查不仅可以确定病变部位、大小,更重要的是能通过活检确定病变的性质,还可以发现不少为钡灌肠所漏诊的小腺瘤与癌。Shinya以纤维结肠镜检查发现的425例癌中竟有43%在钡灌肠检查时漏诊。

5.大便隐血检查

结肠癌表面易出血,只要消化道内有 2 mL 左右的出血,一般大便隐血检查就可出现阳性。Hardcastle报道用大便隐血检查普查人群中结直肠癌,结果,2/3 结直肠癌患者因大便隐血阳性获得诊断。腺瘤中大便隐血 65%～75% 呈阴性,可见大便隐血阴性不能除外大肠腺瘤或癌的可能。

6.CT、磁共振、腔内 B 超

目前此 3 种检查主要用于了解直肠癌的浸润状况。CT 对诊断直肠癌伴局部广泛浸润与直肠癌术后盆腔复发有所帮助,不仅可以直接观察肿瘤是否侵犯盆腔肌肉(提肛肌、闭孔内肌、梨状肌等)、膀胱、前列腺,还可在 CT 引导下做细针吸取细胞学诊断。磁共振在了解直肠癌浸润范围及盆腔内复发方面的意义与 CT 相仿。直肠腔内 B 超可较细致地显示直肠癌肠壁内外的浸润深度,对临床研究是否需要做术前放疗等提供参考依据。它们对确定直肠癌有无淋巴结转移的作用仍有限。

7.癌胚抗原(CEA)检查

CEA 不具有特异性诊断价值,既有假阳性,又有假阴性。早期患者阳性率较低,淋巴结转移的患者中则有 50% 其 CEA 高于正常,因此不适于做普查或早期诊断用,但对估计预后和诊断术后复发有一定帮助。因此,无论首次手术前 CEA 是否升高,当术后发生复发时,有一部分患者CEA 可升高,有时 CEA 升高可在临床症状发生前 5～7 个月即出现。有人主张随访中如 CEA升高即开腹探查,以提高复发灶的切除率与治愈率。

(四)鉴别诊断

1.结直肠癌被误诊为其他疾病

不同部位的结直肠癌引起的症状不同,因此可被误诊为不同的疾病。盲肠癌与升结肠癌易被误诊为慢性阑尾炎、阑尾包块、上消化道出血、缺铁性贫血等。肝曲结肠癌或右侧份横结肠癌可引起右上腹不适、疼痛,而右半结肠癌患者中合并有胆石症者可占 30% 左右,有症状时往往误诊为胆结石症。甚至做了胆囊切除术后症状仍存在,却以"胆囊术后综合征"解释,以致耽误诊断。中段横结肠癌形成的腹块有时需与胃癌鉴别。左半结肠癌、直肠癌又易被误诊为慢性结肠炎、慢性菌痢、血吸虫病、痔、便秘等。

2.其他疾病被误诊为结直肠癌

偶有位于盲肠或回盲部的结核或淋巴瘤可被误诊为盲肠癌。老年人的阑尾包块亦可酷似盲肠或升结肠癌。血吸虫性肉芽肿、局限性肠炎、溃疡性结肠炎症状也可与结肠癌相类似。肠镜活检及钡灌肠检查可帮助鉴别。直肠子宫内膜异位可表现如直肠癌(浸润型、溃疡型、外生型癌或直肠壁结节状病灶),如患者有痛经病史,可提示此病可能。

二、病理及分期

(一)大体类型

根据我国结直肠癌诊治规范,大体分类如下。

1.早期结直肠癌

早期结直肠癌是指原发灶肿瘤限于黏膜层或黏膜下层者。其中限于黏膜层者为黏膜内癌。由于黏膜层中没有淋巴管,故不会发生淋巴结转移。癌限于黏膜下层但未浸及肠壁肌层者为黏膜下层癌,也属早期结直肠癌,但因黏膜下层内有丰富的脉管,因此部分黏膜下层癌可发生淋巴结转移甚至血行转移。早期结直肠癌大体可分为下列 3 型。

(1)息肉隆起型（Ⅰ型）：又可进一步分为有蒂型（Ⅰp）、广基型（Ⅰs）两个亚型。此型多数为黏膜内癌。

(2)扁平隆起型（Ⅱ型）：肿瘤如分币状隆起于黏膜表面。此型多数为黏膜下层癌。

(3)扁平隆起伴溃疡型（Ⅲ型）：肿瘤如小盘状，边缘隆起，中心凹陷。此型均为黏膜下层癌。

2.进展期结直肠癌

当癌浸润已超越黏膜下层而达肠壁肌层或更深层时，即为进展期结直肠癌。其大体可分为下列 4 型。

(1)隆起型：凡肿瘤主体向肠腔内突出者均属此型。肿瘤呈结节状、息肉状或菜花状隆起，有蒂或呈广基。切面可见肿瘤与周围组织境界较清楚，浸润较为浅表局限。若肿瘤表面坏死，则形成溃疡。但溃疡底部高于周围黏膜水平而形如盘状者，则归于另一亚型，称盘状型。

(2)溃疡型：凡肿瘤形成较深(深达或超出肌层)的溃疡者均属此型。

(3)浸润型：肿瘤向肠壁内各层弥散浸润，使局部肠壁增厚，但表面常无明显溃疡或隆起。肿瘤可累及肠管全周，常伴纤维组织异常增生，有时致肠管周径明显缩小，形成环状狭窄。此时肠镜往往受阻于此狭窄处，若在此处钳取活检，往往因取材较浅，组织学检查难以获得癌的证据。此型预后差。

(4)胶样型：肿瘤外形不一，或隆起，或伴有溃疡形成，但外观及切面均呈半透明胶冻状。此型大多为黏液腺癌或印戒细胞癌。预后差。

上海医科大学肿瘤医院曾对结直肠癌手术标本中病理资料完整的 523 例大体类型进行分析。其中隆起型 127 例（包括 15 例早期癌），占 24.3%；溃疡型 334 例，占 63.9%；浸润型 16 例，占 3.1%；胶样型46 例，占 8.8%。

（二）组织学类型

大肠上皮性恶性肿瘤分型如下。

1.乳头状腺癌

癌细胞呈粗细不等的乳头状结构，乳头中央为中心索。根据其生长方式又可分为两种类型：一型为腺癌组织向黏膜表面生长，呈绒毛状；另一型为肿瘤深部腺腔扩大呈囊状，囊内呈乳头状增生。乳头状腺癌预后较好。

2.管状腺癌

癌组织呈腺管状结构。根据其分化程度分为 3 级：①高分化腺癌，占 15%～20%。②中分化腺癌，占 60%～70%。③低分化腺癌，占 15%～20%。

3.黏液腺癌

以癌组织内出现大量黏液为特征，又可分为两种亚型：一种表现为大片"黏液湖"形成，其中漂浮小堆癌细胞；另一种表现为囊腺状结构，囊内充满黏液，囊壁衬覆分化较好的黏液柱状上皮。

4.印戒细胞癌

癌细胞多呈中小圆形细胞，胞质内充满黏液，核偏于一侧，呈圆形或卵圆形。整个细胞呈印戒形。肿瘤由弥散成片的印戒细胞构成，不形成腺管状结构。此型在青少年(尤其女性青少年)结直肠癌中多见，恶性程度高，预后差。

5.未分化癌

癌细胞弥散成片或呈团块状，不形成腺管状或其他结构。癌细胞大小形态可较一致。有时细胞较小,与恶性淋巴瘤难以区别。

6.腺鳞癌

腺癌与鳞癌见于同一肿瘤内,两种成分充分混合。腺癌部分一般分化较好,而鳞癌部分则一般分化较差。

7.鳞状细胞癌

癌组织呈典型的鳞癌结构,多为中度到低度分化,为一种罕见的结肠肿瘤,多数位于肛管。

在同一肿瘤中可出现两种或两种以上的组织学类型。此时按下述原则进行诊断:①两种组织学类型数量相似,则在诊断时将两种类型都写明,应将预后较差的类型写在病理诊断的首位。②两种组织学类型中一类占 2/3 以上,另一类占 1/3 以下。若占小部分的肿瘤分化较差,则将主要的组织学类型写在诊断首位,分化较差的写在后面;若占小部分的分化较高,则可不写入诊断。

国内各组报道中,结直肠癌各种组织学分型的比例如下:管状腺癌最多,占 66%～80%。其他类型较少,按次序为黏液腺癌 16% 左右,印戒细胞癌 3%～7.5%,乳头状腺癌 5% 左右,鳞癌 1% 左右,腺鳞癌0.6%,未分化癌 0～1.6%。

除上述类型外,大肠恶性肿瘤中还有一穴肛原癌(见于肛管,形态类似皮肤的基底细胞癌,亦可见鳞癌及移行细胞癌的结构,有时三者可同时存在)、类癌、黑素瘤、平滑肌肉瘤、恶性淋巴瘤等,但均少见,总共只在全部大肠恶性肿瘤中占 3% 左右。

(三)分期

1.Dukes 分期

Lockhart-Mummery 领导的一个临床小组建立了直肠肿瘤的分期系统,将结直肠癌分为 A、B、C 三期:A 期为癌限于肠壁内;B 期为癌已侵及肠壁外;无论癌限于肠壁内还是侵及肠壁外,只要淋巴结已有转移,即属 C 期。该方法简单实用,并且可以判断预后。此后,包括 Dukes 等人在内的许多学者对该系统进行了修改,使之可以更准确地反映浸润和淋巴结转移的状态,同时将应用范围扩大到结肠和直肠。Dukes 分期中的 C 期被进一步划分为两期,其中癌灶邻近淋巴结转移者属 C_1 期,肠系膜高位淋巴结转移者属 C_2 期。此后,又提出了各种"改良的 Dukes 分期",如临床引用较多的 Astler 与 Coller 提出的改良 Dukes 分期,将限于黏膜层及黏膜下层的癌归入 A 期;癌侵及固有肌层时归属 B_1 期;癌已侵出固有肌层时归属 B_2 期;癌限于肠壁内但有淋巴结转移时为 C_1;癌已侵出肠壁且有淋巴结转移时为 C_2 期。

2.我国结直肠癌分期

全国肿瘤防治办公室与中国抗癌协会合编的"中国常见恶性瘤诊治规范"建议采用的我国结直肠癌临床病理分期如下。

(1)Ⅰ期(Dukes A 期):癌浸润深度未穿出肌层,且无淋巴结转移。进一步分为 3 个亚期:I_0 期(A_0 期),病变限于黏膜层;I_1 期(A_1 期),癌侵至黏膜下层;I_2 期(A_2 期),癌侵至肠壁肌层。

(2)Ⅱ期(Dukes B 期):癌已侵达浆膜或肠外邻近组织,但无淋巴结转移。

(3)Ⅲ期(Dukes C 期):已有淋巴结转移。其中肠旁及系膜淋巴结转移者属 C_1 期,系膜动脉切断结扎处淋巴结转移者属 C_2 期。

(4)Ⅳ期(Dukes D 期):包括所有因病灶广泛浸润、远处转移或种植播散而无法切除,或不能完全切除者。

3.TNM临床分期

国际抗癌联盟提出的 TNM 分期如下。

T(原发灶)。

T_x:原发灶情况无法评估。

T_0:无原发肿瘤证据。

T_{is}:原位癌,上皮内癌或黏膜内癌未穿透黏膜肌层而达黏膜下。

T_1:癌侵达黏膜下层。

T_2:癌侵达肠壁固有肌层。

T_3:癌已侵入固有肌层而达浆膜下;或原发灶位于无浆膜层的结肠、直肠时,癌侵达结肠旁或直肠旁组织。

T_4:癌已穿透脏腹膜或直接侵入其他器官、结构(穿透浆膜后累及其他段大肠时也为 T_4,例如盲肠癌侵及乙状结肠时)。

N(区域淋巴结)。

N_x:区域淋巴结无法评估。

N_0:区域淋巴结无转移。

N_1:1~3 个区域淋巴结转移。

N_2:≥4 个区域淋巴结转移。

注:直肠旁或结肠旁脂肪组织中有直径>3 mm 的癌结节,但组织学检查未见其中有淋巴结残留时,按淋巴结转移分类。但如此癌结节≤3 mm,则作为原发灶非连续性的蔓延分类,归为 T_3。

M(远处转移)。

M_x:无法评估有无远处转移。

M_0:无远处转移。

M_1:有远处转移。

分期如下。

0 期:$T_{is} N_0 M_0$。

Ⅰ期:$T_{1\sim2} N_0 M_0$。

Ⅱ期:$T_{3\sim4} N_0 M_0$。

Ⅲ期:任何 T,$N_{1\sim2} M_0$。

Ⅳ期:任何 T,任何 N,M_1。

注:0 期与Ⅰ期相当于 Dukes A;Ⅱ期相当于 Dukes B,其中 $T_3 N_0 M_0$ 预后较好,而 $T_4 N_0 M_0$ 预后较差;Ⅲ期相当于 Dukes C,其中 N_1 预后较 N_2 为好。

三、转移与扩散

(一)直接浸润

一般说来,结直肠癌的生长速度较慢,其环绕肠管扩展一周需 18~24 个月,即每 5~6 个月扩展 1/4 周。当始于大肠黏膜的癌浸润至黏膜肌层以下时,由于其沿淋巴管、血管四周的间隙扩展阻力小,因此,癌在黏膜下层、肌层及浆膜下层中的蔓延要比黏膜层为广。所以手术切除时,必须距肿瘤黏膜表面有一定的距离,才能保证切缘阴性。结直肠癌浸润穿透肠壁时,即可直接浸润邻近的组织器官。贴近腹壁的盲肠、升结肠及降结肠癌可侵及腹壁,升结肠上段癌可累及十二指肠降段,肝曲结肠癌可浸润蔓延达肝脏、胆囊,横结肠癌可侵及大网膜或胃。结肠癌灶与小肠粘连、浸润,有时可形成小肠-结肠内瘘,可出现餐后不久即排便、排便次数多、排出未消化食物等症状。直肠癌可侵及膀胱、子宫、阴道、前列腺、精囊腺、输尿管或骶骨。

(二)种植播散

结直肠癌浸润肠壁浆膜层时,癌细胞可脱落于腹膜腔而发生种植播散。广泛的种植播散可产生癌性腹水。肿瘤表面的癌细胞也可脱落进入肠腔。Cole等在距肿瘤不同距离的远、近侧肠黏膜上做涂片检查,发现远、近侧肠段的涂片中分别有65%及42%可找到癌细胞,距肿瘤愈近,找到癌细胞的机会愈大。脱落入肠腔的癌细胞在正常黏膜上不至于形成种植,但如进入肠黏膜的破损处,则可存活而形成一种植转移灶。Boreham报道8例结肠癌患者伴肛门区种植癌,其中1例发生于痔注射治疗后,1例发生于痔切除瘢痕处,另6例则均发生于肛瘘处。结直肠癌手术时,肠腔内的癌细胞沾染肠管的切缘,或做吻合时缝针、缝线沾染了位于肠黏膜表面的癌细胞,使之植入肠壁组织内,均可成为术后吻合口肿瘤复发的原因。

(三)淋巴道转移

癌细胞如只限于黏膜层,由于黏膜层中无淋巴管存在,所以不至于发生淋巴道转移。但如癌已突破黏膜肌层浸润达黏膜下层时,就有可能发生淋巴道转移。随着癌向肠壁深层及向肠壁外浸润,淋巴结转移的机会明显增加。Dukes报道的2 238例结直肠癌中,高、中、低分化癌的淋巴结转移率分别为30%、47.1%及81.3%。

应予注意的是,一般文献中报道的淋巴结转移率均为普通的HE染色切片病理检查的结果,如用免疫组化法对HE染色淋巴结无转移者进一步研究,淋巴结转移率就更高。

(四)血行转移

结直肠癌发生血行转移的情况相当常见。上海医科大学肿瘤医院手术治疗的结直肠癌患者中8.5%术中发现有肝转移。在根治性切除术后已随访5年以上的直肠癌患者中,发现有14.4%于术后5年内发生血行转移。在这些发生血行转移的患者中,肝、肺、骨、脑转移分别占36.5%、34.6%和19.2%及3.9%,余5.8%的患者则为其他部位的血行转移。

四、放射治疗

(一)大肠癌的放疗方案

大肠癌的放疗按其目的分为根治性放疗、对症性放疗及放疗、手术综合治疗。对直肠癌术后除早期(Ⅰ期)的不预防性放疗外,其他期均需放疗,其他部位肠癌术后一般不主张预防性放疗,有残留的必须行放疗,并且达根治剂量。

1.根治性放疗

根治性放疗指旨在通过放疗彻底杀灭肿瘤细胞,仅适用于少数早期患者及特殊敏感细胞类型的患者不适宜手术者。

2.对症性放疗

以减轻症状为主要目的,适用于止痛、止血、减少分泌物、缩小肿瘤、控制肿瘤等姑息性治疗。适宜于晚期患者症状明显者,放疗部位不要过大,放疗剂量能控制症状为宜。

3.放疗、手术综合治疗

有计划地综合应用手术与放疗两种治疗手段。按进行的先后顺序,可分为术前放疗、术中放疗和术后放疗 3 种。

(1)术前放疗:术前照射能使肿瘤体积缩小,使已经转移的淋巴结缩小或消失,减轻癌性粘连,降低肿瘤细胞活力及闭合脉管,故适用于控制原发灶及改变 Dukes 分期,并有利于提高手术切除率,减少复发率和医源性播散。

(2)术中放疗:指对术中疑有残留处和不能彻底切除处,用 β 射线进行一次性大剂量照射。

(3)术后放疗:适用于切除不彻底或术后病理标本证实切缘有肿瘤细胞残留者及直肠癌 Ⅱ、Ⅲ 期患者。有计划的术后放射术中应做银夹标记,以便缩野加量。

(4)"三明治"式放疗:为了充分发挥术前放疗和术后放疗的优势,并克服二者的不足,采用术前放疗-手术-术后放疗的方法,称"三明治"式疗法。一般术前一次性照完 5 Gy,然后手术,手术后再放疗 5 周,总剂量 45 Gy(如术后病理检查属 Dukes A 期,可不再加术后放疗)。也可采用术前照射 5 次(共 15 Gy),术后照射 20 次(共 40 Gy)等。

(二)大肠癌的放疗实施

1.放射线

应选 6 MV 以上的高能 X 线或 ^{60}Co-γ,需腔内治疗要选择高剂量放疗。

2.照射野

(1)盆腔前后野:上界在腰骶关节水平,两侧界为髂骨弓状线外侧 1 cm 处,下界视病灶部位而定,上段直肠癌在闭孔下缘,中下段直肠癌至肛门下缘水平,面积一般为 12 cm×12 cm。病灶在离肛门缘 5 cm 以上者,以盆腔前后野为主野。

(2)侧野:可取俯卧位,膀胱充盈,野的上下界同盆腔野,前界在股骨头顶点水平,如果盆腔器官受侵犯及髂外淋巴结转移者则侧野前界应包髂外淋巴结,后界通常在骶骨后 1.5～2.0 cm。经会阴手术者,则后界应包括会阴。

(3)会阴野:取胸膝卧位,以髂骨弓状线外侧 1 cm 的间距为宽度,野中心为肛口后上方,长度取决于体厚,面积一般为(8～11)cm×(12～14)cm。病灶在离肛门缘 5 cm 以内者以会阴野为主野。

(4)三野照射:前野同盆腔前野,两侧野上下缘同前野范围,后缘包括骶骨外 0.5 cm 软组织,前缘一般位于股骨头中点当盆腔中部有淋巴结浸润时,其前缘需在第 5 腰椎椎体前3～4 cm。

(5)结肠癌术中残留或复发后不能手术者,应局部放疗。现在也有的采用适形和调强放疗。

3.放射剂量

(1)根治性放疗:共 60～65 Gy/6～7 周,先大野放疗 45～50 Gy/5.0～5.5 周,再小野追加10～15 Gy。肛管直肠癌除进行外照射外,还应进行腔内放疗及间质治疗。腔内放疗可运用后装治疗机进行,一般应配合外照射进行,当外照射量达 40～45 Gy/4～5 周后,局部如仍有残留的表浅小病灶,加腔内近距离放疗,每次 5～7 Gy,每周一次共 3～4 次,总量 20～25 Gy。间质治疗用 192Ir,长度数量根据患者情况,肿瘤大小进行优化,一般 4～7 根 5～7 cm。间质治疗要和外照射配合,或作为接触治疗的补充剂量,通常 1～2 天加量 20～30 Gy。

(2)对症性放疗:照射 2～3 周,共 20～30 Gy(以症状消失或减轻为目的);或照射 5～6 周,共 50～60 Gy(以抑制肿瘤生长为目的)。

(3)术前放疗:照射 2～5 周共 20～45 Gy,放疗后3～4 周手术。

(4)术后放疗:伤口愈合后,照射 4～5 周共 45～50 Gy,残留部位可缩野补充10～15 Gy。

(5)术中放疗:β 射线一次性照射 15～17 Gy。

4.剂量分配

按主野：副野＝2：1进行(盆腔前后野剂量分配按前：后＝1：2计算)。深度计算前野深度为盆腔前后径的 2/3,后野为前后径的 1/3。

(三)放疗的不良反应

1.白细胞数下降

佐以提高白细胞药物,如维生素 B_6、维生素 B_4、利血生、肌苷片、强力升白片、肝血宝等。必要时,加用集落刺激因子。

2.恶心、呕吐

酌情给予甲氧氯普胺;呕吐严重可给托烷司琼、阿扎司琼等药物,也可补液、维生素及电解质等治疗。

3.皮肤反应

Ⅰ度反应时会阴区用滑石粉涂扑,Ⅱ度反应时用烧伤膏或氟轻松软膏外涂。

五、化疗

尽管有 70％～80％大肠癌在诊断时可以局部切除,但总治愈率仅 50％左右。失败的原因主要是转移或局部复发。术后配合化疗与免疫治疗是有效的。不但减少复发,还可延长生存期和提高生存率。

目前所用化疗可归纳为以下几种类型:①单一用药。②联合用药,包括联合不同类型细胞毒药物、联合细胞毒性与非细胞毒性药、化疗药物与生物调节剂联合应用。

(一)适应证与禁忌证

化疗主要适用于 Dukes B 期、C 期患者术后化疗或晚期患者姑息化疗。化疗的禁忌证有:①恶病质状态患者。②严重心血管疾病或肝、肾功能障碍者。③血象不适合化疗者(骨髓功能低下)。④重症感染。

(二)常用化疗药物

大肠癌是对化疗敏感性差的肿瘤之一,常用的化疗药有氟尿嘧啶(5-FU)、顺铂(DDP)、伊立替康(CPT-11)、丝裂霉素(MMC)、长春新碱(VCR)、草酸铂、希罗达等,单一用药有效率很少超过 25％,且缓解期也不长。5-FU 为目前大肠癌最常用、疗效相对较高的药物。常配合 CF 应用提高疗效。

1.CF 联合 5-FU 疗法

20 世纪 70 年代中期已有研究表明,肿瘤细胞内大量的 CF 的存在可促使5-FU的活性代谢物5-Fdump(氟尿嘧啶脱氟核苷酸)与 TS(胸苷酸合成酶)共价结合成三元复合物,从而加强5-FU的抗肿瘤作用。CF 可在 5-FU 使用前 50 分钟连续滴注。CF 有低剂量(每天25 mg/m^2)、中剂量(每天 200 mg/m^2)或大剂量(每天 500 g/m^2)3 种用法。

5-FU 的常规用法为每天 300～400 mg/m^2,静脉注射;或 1 000 mg/m^2,静脉滴注,每周 1 次或序贯数天,或者 400 $mg/(m^2 \cdot d)$持续滴注 96 小时或 120 小时,应用微量泵。

目前认为,CF 大剂量并未肯定优于中剂量,甚至低剂量亦未必一定效果差,5-FU 大剂量静脉滴注的效果亦未必一定好。

2.MTX 联合 5-FU 疗法

体外研究表明,5-FU-MTX 的序贯方式治疗可导致拮抗或失败,但细胞培养和动物肿瘤模型又提示 MTX 用药后 1～24 小时用 5-FU 则可产生协同的细胞毒作用,其机制可能为 MTX 的使用可使嘌呤代谢受抑制,致使 PRPP(磷酸核糖焦磷酸)池扩大,增加 5-FU 对 5-氟尿苷三磷酸的活化,使 5-FU 掺入 RNA 增加而呈现协同效果。

3.5-FU 联合铂类应用

现在应用比较广泛。现有人使用小剂量 DDP 6～8 mg/(m^2 · d),5-FU 0.25～0.50 g/d,对晚期或复发肿瘤的治疗效果很好。第三代铂类药物(草酸铂)应用为大肠癌化疗推到新时代,目前多数医院采用 OFL 方案、FOLFOX4 方案及 IP 方案。

(三)生物反应修饰剂在大肠癌化疗中的应用

1.5-FU 与左旋咪唑的合并使用

左旋咪唑(levamisole,LV)原为驱虫剂,在动物肿瘤模型中能刺激免疫系统。LV 作为单一药物对大肠癌并无活性,但如与 5-FU 联用,可显著减少 Dukes C 期病例的复发危险和死亡率,明显延长生存期。50 mg,每天 3 次,用 3 天停 12 天,共用 1 年。

2.5-FU 与 IFN 并用

临床前研究表明 5-FU 与 IFN 并用对多种实验性肿瘤有协同作用。IFN-α 在体外实验中能从生化上调节 5-FU 活性,提高细胞内 5-FU 活性代谢物 5-Fdump 的水平,促进5-Fdump 与靶酶(胸苷合成酶)的结合。在临床试验中,IFN-α 可使 5-FU 廓清减少而使 5-FU 的血药浓度升高,并能增进 NK 细胞和巨噬细胞的活性。有学者报道,在包括 96 名未曾治疗患者的临床试验中,5-FU 并用 IFN-α 的客观有效率为 26%～63%,总的中位有效率为 41%。

(四)常用联合化疗方案

(1)FL 方案(5-FU/叶酸方案):LV(CF) 60～200 mg/m^2,静脉注射,2 小时,第 1～5 天;5-FU 300～500 mg/m^2,静脉注射,4～6 小时,第 1～5 天;2 周为 1 周期。

(2)卡培他滨(CAP)方案:CAP 1250 mg/m^2 每天 2 次,第 1～14 天。

(3)S-1 方案:S-1 80 mg/m^2 每天 2 次,第 1～28 天。

(4)奥沙利铂方案:奥沙利铂方案共有 7 个,即 FOLFOX$_1$-FOLFOX$_7$,常用的有FOLFOX$_4$、FOLFOX$_6$、FOLFOX$_7$ 3 个方案,3 个方案标准是 14 天为 1 个周期,也可 21 天 1 个周期,但药物剂量和时间应当一致。

FOLFOX$_4$ 方案:L-OHP 85 mg/m^2 静脉注射,2 小时,第 1 天;LV 200 mg/m^2 静脉注射,2 小时,第 1、2 天;5-FU 400 mg/m^2 静脉注射,2 小时,第 1、2 天;5-FU 600 mg/m^2 持续静脉注射(CIV)第 1、2 天;14 天为1 周期。

FOLFOX$_6$ 方案:L-OHP 100 mg/m^2 静脉注射,2 小时,第 1 天;LV 400 mg/m^2 静脉注射,2 小时,第 1 天;5-FU 400 mg/m^2 静脉注射,2 小时,第 1 天;5-FU 2 400～3 000 mg/m^2,CIV,46 小时;14 天为 1 周期。

FOLFOX$_7$ 方案:L-OHP 130 mg/m^2 静脉注射,2 小时,第 1 天;LV 400 mg/m^2 静脉注射,2 小时,第 1 天;5-FU 2 400 mg/m^2 静脉注射,CIV,46 小时;14 天为 1 周期。

(5)伊立替康化疗方案:CPT-11 180 mg/m^2 静脉注射,90 分钟,第 1 天;LV 200 mg/m^2 静脉注射,2 小时,第 1、2 天;5-FU 400 mg/m^2 静脉注射,,第 1、2 天;5-FU 600 mg/m^2 CIV 22 小时,第 1、2 天;14 天为 1 周期。

(6)雷替屈塞化疗方案。①Roltitrexed+L-OHP 方案:Roltitrexed 3.0 mg/m^2 静脉注射,15 分钟,第 1 天;L-OHP 130 mg/m^2 静脉注射,2 小时,第 1 天;21 天为 1 周期。②Roltitrexed+

CPT-11方案:Roltitrexed 2.6 mg/m^{2}静脉注射,15 分钟,第 2 天;CPT-11 300 mg/m^{2}静脉注射,90 分钟,第 1 天;21 天为1 周期。

六、生物治疗及分子靶向治疗

临床上应用 IFN、TNF、IL-2、LAK 细胞、单克隆抗体作载体的靶向治疗、疫苗等方法治疗大肠癌的疗效不肯定,基因疗法也还处于实验研究阶段。已有人成功用野生型 $p53$ 基因在体外转染大肠癌细胞株,使其生长明显受抑制,显示了 $p53$ 抗癌基因在大肠癌治疗中的潜在价值。目前分子靶向治疗的用法:西妥昔单抗 400 mg/m^2,静脉滴注,第一周,随后 2 500 mg/m^2,静脉滴注,每周一次。可与化疗联合使用;贝伐单抗 5～10 mg/kg 静脉滴注,每 2 周 1 次,可与化疗方案联合使用。

(邵　峰)

第十章 泌尿生殖系统肿瘤

第一节 肾 癌

肾癌是起源于肾实质泌尿小管上皮系统的恶性肿瘤,学术名词全称为肾细胞癌,又称肾腺癌,简称为肾癌,是最常见的肾脏实质恶性肿瘤。在我国是第 2 常见的泌尿生殖系统肿瘤,发病率仅次于膀胱癌,占成人恶性肿瘤的 2%~3%。肾癌的高发年龄 50~70 岁,平均 65 岁,男女比例约 2:1。肾癌的发病率呈逐年上升趋势,发达国家比发展中国家的发病率平均高 10~15 倍。

大部分肾癌为散发性,约 4% 患者为遗传性肾癌。遗传性肾癌的发生常常与特异性的基因改变有关。VHL 病遗传性肾癌往往有 VHL 基因(3p25)的失活,c-MET 基因(7q31)突变与遗传性乳头状肾细胞癌Ⅰ型(hereditary papillary renal cell cancer,HPRCC)相关,FH 基因(1q42-43)突变可导致遗传性平滑肌瘤病和遗传性乳头状肾细胞癌Ⅱ型(hereditary leiomyomatosis and renaLcelLcancer,HLRCC)。

2004 年 WHO 对肾癌的病理组织学分类进行了修改,将散发性肾癌分为肾透明细胞癌(clear celLrenaLcelLcarcinoma,CCRCC)占 80%~90%、乳头状肾细胞癌(papillary renaLcelL-carcinoma,PRCC)(Ⅰ型和Ⅱ型)10%~15%;肾嫌色细胞癌(chromophobe renaLcelLcarcinoma,CRCC)占 4%~5%;多房囊性肾细胞癌;Bellini 集合管癌;髓样癌;Xp11.2 易位/TFE3 基因融合相关性肾细胞癌;神经母细胞瘤相关性肾细胞癌、黏液样小管状和梭形肾细胞癌;未分类的肾细胞癌等。新分类将传统分类中的颗粒细胞癌归为高分级的透明细胞癌。遗传性(家族性)肾癌分别包括:遗传性肾透明细胞癌;遗传性肾乳头状细胞癌;遗传性平滑肌瘤病及肾细胞癌;Bir-hogg-dube 综合征;第 3 号染色体易位重构透明细胞癌等。

肾癌的确切病因尚不清楚,流行病学调查发现除遗传因素外,与发病相关的因素还包括吸烟、肥胖、高血压及抗高血压治疗。

一、临床表现

血尿、腰痛、腹部肿块是经典的"肾癌三联征",但临床出现率不到 15%。近年来,无症状和偶尔发现肾癌的比例逐年升高,平均占 33%,主要得益于腹部 B 超和 CT 扫描检查的日益广泛

233

应用。

10％～40％的肾癌患者可出现副肿瘤综合征,表现为高血压、贫血、体重减轻、恶病质、发热、红细胞增多症、肝功能异常、高钙血症、高血糖、血沉增快、神经肌肉病变、淀粉样变性、溢乳症、凝血机制异常等改变。有些病例以转移灶的症状和体征为起始表现,如骨痛、咳嗽、胸痛等。

二、诊断要点

(一)影像学检查

腹部 B 超和腹部 CT 扫描是诊断肾癌的主要方法,而腹部 MRI 扫描对于肾功能不全、超声波检查或 CT 检查提示下腔静脉瘤栓或肾脏肿瘤诊断不明时,具有重要的诊断和鉴别诊断价值。

肾透明细胞癌超声检查多表现为低回声或等回声,少数可呈高回声或强回声。CT 平扫呈稍低或等密度结节,增强扫描时动脉期肿瘤组织显著增强,达到甚至超过肾皮质的增强程度。实质期瘤灶强化迅速消退,密度低于肾实质,呈"快进快退"的特征性改变。而其他病理类型的肾癌(如乳头状癌或嫌色细胞癌等)CT 上多强化不明显或不强化。

25％～57％的肾癌患者在确诊时已有远处转移,最常见的部位是肺、骨、淋巴结和肝。因此胸片及骨扫描检查对于确定术前分期是十分必要的。

(二)实验室检查

实验室检查包括血常规、生化(包括血清钙、肝功能、血肌酐、LDH、碱性磷酸酶)、血沉、尿常规等。主要作为对患者术前一般状况,以及预后判定的评价指标。

(三)病理诊断入路

偶有因转移灶活检而确诊 RCC,大多数患者通过部分或全肾切除术明确组织病理诊断并且实施治疗。

对孤立的实性肾脏肿物,由于穿刺活检特异性差,假阴性率高,且存在肿瘤腹膜播散的可能,不推荐穿刺活检作为常规检查,而优先选择部分或全肾切除术进行诊治。

以转移灶起病患者,应在治疗前明确其病理,对考虑减瘤手术患者应在术前明确病理类型,因多项随机试验显示接受减瘤性肾切除术后予干扰素治疗患者获益,而免疫治疗仅对透明细胞癌病理类型有效。

(四)病理诊断类型

肾脏肿瘤约 90％为 RCC,其中 85％为透明细胞癌。其他少见类型包括乳头、嫌色细胞和集合管癌。集合管癌占 RCC 不到 1％。髓样 RCC 是集合管癌的亚型,最早被描述于镰状细胞阳性患者。

三、治疗原则

Ⅰ、Ⅱ、Ⅲ期肾癌首选根治性手术切除。对于根治性手术切除后的早期和局部进展期肾癌,目前尚没有证据显示术后辅助治疗具有生存优势。即使对于有淋巴结转移或非根治性切除的患者,术后局部放射治疗亦没有确切益处。

Ⅳ期患者应采用以内科治疗为主的综合治疗。对于单发的肺或骨转移,手术切除转移灶可使部分患者获得长期生存的机会。随机对照临床研究证实,对同时伴远处转移的一般状况良好的肾癌患者,切除肾脏原发灶可提高细胞因子治疗的疗效。对晚期肾肿瘤引起严重血尿、疼痛等症状的患者,也可通过姑息性肾切除手术达到缓解症状,提高生存质量的目的。

肾癌的 5 年生存率分别为 I 期 95％、Ⅱ期 88％、Ⅲ期 59％、Ⅳ期20％。

四、治疗

肾癌对传统的放、化疗抗拒,细胞因子(IFN-α 和 IL-2)是转移性肾癌传统的标准治疗方案。既往临床研究证实 LAK 细胞、TIL 细胞、IFN-γ 治疗转移性肾癌无明显疗效。自 2005 年底美国 FDA 批准索拉非尼用于晚期肾癌的治疗,靶向药物已成为目前转移性肾癌的标准治疗手段。目前已被批准用于转移性肾癌治疗的药物还包括舒尼替尼、替西罗莫司、贝伐珠单抗联合干扰素-α、帕唑帕尼和依维莫司等。

(一)免疫治疗

免疫治疗包括 IFN-α 和/或 IL-2,曾被广泛应用于转移性肾癌的治疗,虽有一定疗效但十分有限。

1.白细胞介素-2(interleukin-2,IL-2)

高剂量 IL-2 治疗转移性肾癌的总有效率15％～25％,CR 为 5％～7％。所有患者的中位生存时间 16.3 个月,CR 患者中位肿瘤缓解时间超过 8 年,其中部分可获得长期无病生存。国外高剂量 IL-2 的用药方法:$(6.0～7.2)×10^5$ IU/(kg・8 h),15 分钟内静脉注射,共 14 次,休息 9 天后重复 14 次为 1 个疗程。高剂量 IL-2 的不良反应严重,可引起多脏器功能损害,包括严重的低血压、心肌缺血/心肌梗死、呼吸困难、消化道反应、肝肾功能异常、血小板下降、贫血、精神异常等。早期临床研究中治疗相关的病死率 4％。高剂量 IL-2 需在严密的重症监护下和有经验的临床医师指导下进行。国内尚无高剂量 IL-2 治疗的经验。

低剂量 IL-2 治疗转移性肾癌的有效率 10％左右,CR 率低,但中位总生存时间与高剂量IL-2相近。低剂量 IL-2 的不良反应减轻,临床应用方便,可皮下或静脉滴注给药。国内外低剂量IL-2的用法不一:$(1.25～2.50)×10^5$ IU/kg,每天 1 次,每周 5 天,连续 6 周为一个周期;或$(3～5)×10^6$ IU/m²,每天 1 次,每周 5 天;也有用至更低剂量:$1×10^6$ IU/m²,每天 1 次,每周 5 天。

随机对照的临床试验结果显示,与低剂量 IL-2 比较,高剂量 IL-2 在客观缓解率,以及 CR 患者的生存时间上具有优势,但总生存无明显差别。

2.干扰素-α(interferon-α,IFN-α)

IFN-α 治疗转移性肾癌的有效率为 5％～15％,CR 3％,平均缓解期 4～6 个月,中位生存时间 8.5～13.0 个月。临床上 IFN-α 常采用剂量递增的方法,起始剂量 3 MIU,皮下注射,每周 3 次;1 周后递增为每次 6 MIU,如耐受良好可进一步递增至 9 MIU,每周 3 次,共8～10 周为 1 个疗程。

研究结果表明,IFNα 联合 IL-2 可提高缓解率和延缓疾病进展时间,但并不提高总生存时间。

(二)化学治疗

肾癌对化疗药物普遍抗拒,其原因与肾癌细胞高表达多药耐药基因有关。

长春新碱(VLB)和氟尿嘧啶类药物是最常用的化学药物。VLB 的常用剂量为 0.1～0.2 mg/kg,每周 1 次,有效率仅为 1％左右。近来的临床试验结果显示吉西他滨加或不加氟尿嘧啶或卡培他滨治疗转移性肾细胞癌具有一定的疗效。多数 Ⅱ期临床研究中,吉西他滨单药治疗肾癌的客观有效率 6％～8％。吉西他滨与氟尿嘧啶或卡培他滨联合应用也显示出一定的效果,Standler 等报道吉西他滨联合卡培他滨治疗转移性肾癌患者的结果:吉西他滨

1 000 mg/m²,静脉注射,第 1 天、第 8 天、第 15 天;卡培他滨 830 mg/m²,口服,2 次/天,连续 21 天,每 4 周重复,在可评价的 55 例患者中,8 例 PR,有效率 15%,中位有效时间 7.1 个月,中位 TTP 5.1 个月,显示出一定疗效,而且有效的患者持续时间较长,提示可以进一步的研究。

(三)靶向治疗

肾癌的靶向药物按作用靶点和机制主要分为两类:VEGF/VEGFR 抑制剂和 mTOR 抑制剂。80% 的肾透明细胞癌细胞存在 *VHL* 基因的突变或失活而致的 *VEGF*、*PDGF*、*TGF-α*、*CaIX* 等基因的过度表达,导致肾癌富血管生成的特点。以 VEGF/VEGFR 为靶点的抗血管生成是肾癌靶向治疗的主要策略。此外肾癌常常有 *PTEN* 抑癌基因的失活,导致 PI3K/Akt/mTOR 信号传导通路的过度激活。mTOR 是这一信号传导通路中十分重要的一个激酶,也是肾癌靶向治疗的一个重要靶点。靶向药物的疗效均优于传统的 IFN-α。对于小分子对 TKI 靶向药物治疗失败后的转移性肾癌,依维莫司和阿西替尼被证实可以进一步延长生存。

1.索拉非尼

索拉非尼是一种口服的多激酶抑制剂,作用靶点包括 RAF,VEGFR-2,3 和 PDGFR-β、Flt-3 及 c-Kit,具有抗血管生成和抑制肿瘤细胞增殖的双重抗肿瘤作用。一项随机对照的Ⅲ期临床试验(TARGET 试验)证实了索拉非尼可以延长细胞因子失败的转移性肾透明细胞癌患者的生存。TARGET 试验入组了 905 例 Motzer 评分为中低度、过去 8 个月内经一次细胞因子治疗失败的晚期肾透明细胞癌患者,随机分组接受索拉非尼 400 mg,每天 2 次,或安慰剂治疗。结果,两组的客观有效率分别为 10% 和 2%,疾病控制率分别为 84% 和 55%。索拉非尼组的无进展生存期较安慰剂组延长了一倍,分别为 5.8 和 2.8 个月,$P=0.000\ 01$。索拉非尼还较安慰剂显著改善了患者的生活质量。即使在中期分析后允许安慰剂组疾病进展的 216 例患者交叉接受了索拉非尼治疗,索拉非尼组的总生存期仍明显优于安慰剂组(19.3 个月 *vs*.15.9 个月,$P=0.015$)。

但在国外的一项Ⅱ期随机对照临床研究中,索拉非尼一线治疗转移性肾癌的 ORR 和 TTP 与 IFN-α 组无差别。国内的多项临床试验中,索拉非尼治疗转移性肾癌取得了一致的较好疗效。在一项由研究者发起的Ⅱ期临床研究中,索拉非尼治疗 52 例肾癌的客观有效率 21.2%,PFS 为 11.7 个月,OS 达到 24 个月。

2.舒尼替尼

能够抑制 VEGFR-1、VEGFR-2、VEGFR-3、PDGFR-α、PDGFR-β、c-Kit、Flt-3、RET 的酪氨酸激酶活性,同样具有抗肿瘤细胞增殖和抑制血管生成的双重作用。

Motzer 等开展的随机对照Ⅲ期临床试验中,舒尼替尼一线治疗转移性肾透明细胞癌的疗效显著优于传统的 IFN-α。该试验共入组 750 例既往未经治疗的转移性肾透明细胞癌患者,随机分组接受舒尼替尼 50 mg/d,连用 4 周休 2 周为一个周期,或 IFN-α 9 MIU,皮下注射,每周 3 次。舒尼替尼组与 IFN-α 组的有效率分别为 31% 和 6%($P<0.001$),中位 PFS 11 个月和 5 个月($P<0.001$)。在中期分析后,允许 IFN-α 组肾癌进展的患者交叉接受舒尼替尼治疗,舒尼替尼组的 OS 仍优于 IFN-α 组,分别为 26.4 和 20.0 个月($P=0.036\ 2$),而两组中未接受交叉治疗的患者 OS 分别为 28.1 和 14.1 个月($P=0.003\ 3$)。

对于细胞因子治疗失败后的转移性肾癌患者,舒尼替尼在两个Ⅱ期临床试验中取得了一致的疗效。两个试验分别入组了 63 例和 106 例经免疫治疗失败的转移性肾细胞癌患者,有效率分别为 40% 和 34%,中位无进展生存时间分别为 8.7 和 8.3 个月,其中一个试验($n=63$)的中位生存时间达到了 16.4 个月。

3.贝伐珠单抗

贝伐珠单抗是针对 VEGF 的高度人源化的单克隆抗体,能与循环中游离的 VEGF 结合而阻断 VEGFR 介导的信号传导通路,从而阻断肿瘤血管的生成。两项随机对照的Ⅲ期临床研究一致证实了贝伐珠单抗联合 IFN-α 一线治疗转移性肾癌较 IFN-α 显著提高了有效率和延长了 PFS。在 AVOREN 试验中,649 例初治的转移性肾细胞癌随机分组接受贝伐珠单抗(每 2 周 10 mg/kg)联合 IFN-α(9 MIU,皮下注射,每周 3 次)或 IFN-α 单药治疗,两组的有效率分别为 30.6% 和 12.4%,中位 PFS 分别为 10.2 和 5.4 个月($P=0.000\ 1$)。分层分析发现 PFS 的受益人群主要为 Motzer 评分为低、中危的肾癌患者。

另一Ⅲ期临床试验(CALGB 90206)同样比较了贝伐株单抗联合 IFN-α 与 IFN-α 一线治疗 732 例转移性肾癌的疗效,结果显示贝伐株单抗联合 IFN-α 与 IFN-α 单药治疗组的有效率分别为 25.5% 和 13.1%,PFS 分别为 8.5 和 5.2 个月。

4.替西罗莫司

替西罗莫司是 mTOR 的抑制剂。一项多中心的随机对照Ⅲ期临床研究中,替西罗莫司一线治疗高危的转移性肾癌的 PFS(5.5 个月 *vs*.3.1 个月,$P=0.008$)和 OS(10.9 个月 *vs*.7.3 个月,$P<0.001$)均优于 IFN-α 单药。该研究入组的患者中还包括了非透明细胞癌,亚组分析表明替西罗莫司治疗非透明细胞癌同样具有生存优势。

5.依维莫司

依维莫司是一种口服的 mTOR 抑制剂,目前被批准用于转移性肾癌一线 TKI 治疗失败后的二线治疗。一项多中心双盲、随机对照Ⅲ期临床试验中,依维莫司治疗索拉非尼或舒尼替尼治疗失败后的转移性肾细胞癌的 PFS 为 4.0 个月,显著优于安慰剂组的 1.9 个月。

6.关注靶向药物的不良反应

肾癌靶向药物可引起广泛的不良反应,尤其是多靶点药物舒尼替尼和索拉非尼,即使是单靶点的 mTOR 抑制剂替西罗莫司和依维莫司的不良反应也较其他单靶点药物如吉非替尼和厄罗替尼更为广泛。高血压、手足皮肤反应是抗血管药物索拉非尼、舒尼替尼共同的不良反应,治疗中必须监测血压,并妥善处理。出血也是这类药物特有的不良反应,多发生在黏膜、牙龈和甲床下。索拉非尼对肝肾功能和血液学的毒性较轻。但舒尼替尼可引起明显的骨髓抑制,一些针对亚洲人群的研究中Ⅲ/Ⅳ度血小板减少可达到 20% 以上。舒尼替尼可引起临床和亚临床型的甲状腺功能减低,发生率可高达 66%。国外资料中舒尼替尼引起左心室射血分数降低的发生率为 10%~15%;除了乏力、皮疹、贫血、黏膜炎、恶心和厌食,mTOR 抑制剂还可引起代谢异常,包括高血糖、甘油三酯和胆固醇升高,间质性肺病和感染也是这类药物较常见的不良反应。

(王运龙)

第二节　膀　胱　癌

一、临床概述

在美国,膀胱癌发病率居男性恶性肿瘤的第 4 位,估计 2010 年有 70 530 例新发患者,同期

14 680 例死亡,男性发病率为女性的3～4 倍,中位诊断年龄 65 岁。我国发病率远低于西方国家,但近年来,我国部分城市肿瘤发病率报道显示膀胱癌发病率有增高趋势。

膀胱癌的发生是多因素、多步骤的病理改变过程。膀胱癌可能与遗传有关。吸烟是目前最为肯定的致癌危险因素,另一重要因素为长期职业接触工业化学品,约 20% 的膀胱癌是由职业因素引起的。其他可能的致病因素还包括慢性感染(如细菌、血吸虫等)、应用化疗药物环磷酰胺、滥用含有非那西汀的止痛药等。

二、临床表现

血尿是膀胱癌最常见的症状,尤其是间歇全程无痛性血尿,可表现为镜下血尿或肉眼血尿,通常是无痛性血尿,但由于血块堵塞或者肿瘤进展侵犯较深,可引起腹痛。

膀胱癌患者亦有以尿频、尿急、尿痛即膀胱刺激征和盆腔疼痛为首发表现,为膀胱癌另一类常见症状,常与弥漫性原位癌或浸润性膀胱癌有关。进展期疼痛症状比较常见,也可因淋巴回流阻塞而出现下肢水肿。

其他症状还有输尿管梗阻所致腰胁部疼痛、下肢水肿、盆腔包块、尿潴留。有的患者就诊时即表现为体重减轻、肾功能不全、腹痛或骨痛,均为晚期症状。

膀胱癌患者触及盆腔包块多提示肿瘤局部进展。体检还包括双合诊,若发现膀胱壁增厚、肿物可推动或固定有助于判断临床分期已达 T_3 或 T_4。

三、诊断要点

(一)膀胱镜检查和活检

膀胱镜检查仍然是诊断膀胱癌最可靠的方法。可以发现膀胱肿瘤及明确肿瘤数目、大小、形态和部位,并对肿瘤和可疑病变部位进行活检以明确病理诊断。

(二)尿脱落细胞学检查

方法简便、无创,是膀胱癌诊断及术后随访的主要方法。尿脱落细胞学检测膀胱癌的敏感性为13%～75%,特异性为 85%～100%,尤其对于分级高的膀胱癌,特别是原位癌,敏感性和特异性均较高。

(三)超声检查

盆腔超声检查不仅可以发现膀胱癌,还有助于病变分期,了解有无局部淋巴结转移及周围脏器侵犯,尤其适用于造影剂过敏者。

(四)其他影像检查

螺旋 CT-U 可使输尿管和肾盂很好显影,已广泛用于上尿路检查,静脉肾盂造影已较少用;腹部盆腔 MRI 可区分非肌层浸润性肿瘤与肌层浸润性肿瘤,以及浸润深度,也可发现正常大小淋巴结有无转移征象;胸部 X 线片或胸部 CT 可除外肺部转移;对碱性磷酸酶升高或有骨相关症状患者应行骨扫描了解有无骨转移。

(五)经尿道膀胱肿瘤电切术(TURBT)

有助于对肿瘤进行组织学检查以明确病理诊断、组织病理分级,原发肿瘤的临床分期取决于肿瘤浸润深度,为进一步治疗及预后判断提供依据。

四、病理类型和级别

尿路上皮癌最为常见,占膀胱癌的 90% 以上。尿路上皮癌是个多起源性肿瘤,90% 以上发生于膀胱，8％发生于肾盂，2％发生于输尿管及尿道（近端 2/3）。膀胱鳞状细胞癌比较少见，占膀胱癌的 3％～7％。膀胱腺癌更为少见，占膀胱癌的比例<2％。尿路上皮癌常常有混合型，如合并鳞癌或腺癌。还有更少见的小细胞癌和癌肉瘤等。

根据癌细胞分化程度，膀胱癌的组织病理学分级分为高级别或低级别。

五、治疗原则

根据膀胱癌的临床分期决定肿瘤治疗措施。非肌层浸润性膀胱癌治疗目的是防止肿瘤复发和进展；肌层浸润性膀胱癌治疗提倡多学科综合治疗；全身姑息化疗是转移性膀胱癌的标准治疗。

（一）非肌层浸润膀胱癌

TURBT 术是非肌层浸润膀胱癌的主要治疗手段，后续进行膀胱灌注治疗预防复发及进展，并需要泌尿外科长期密切随访。

（二）肌层浸润膀胱癌

只有 20％新发膀胱癌病例属肌层浸润膀胱癌，根治性全膀胱切除术＋区域淋巴结切除是肌层浸润性膀胱癌标准治疗方法。但即使接受全膀胱切除术，40％～50％已有远处微小转移，长期生存率低。因此包括泌尿外科、肿瘤内科、放疗科在内的多学科综合治疗模式值得探索和推广。

1.新辅助化疗或放化疗

越来越多的数据支持对肌层浸润性膀胱癌进行新辅助化疗，特别是对于 T_3 期患者（2011 NCCN1 类推荐）。新辅助治疗的主要目的是控制局部病变，使肿瘤降期，降低手术难度和消除微小转移灶，提高术后远期生存率。2011 NCCN 指南推荐 cT_2、T_3 且 LN（－）患者，应行新辅助化疗 2～3 个疗程后行膀胱根治切除术；cT_4，LN（－）患者，全身化疗 2～3 个疗程，或加同步放疗，评估疗效后，若肿瘤消退，可继续巩固化疗或进行膀胱手术；盆腔淋巴结转移患者：全身化疗 2～3 个疗程，或加放疗，评估疗效后，若肿瘤消退，可继续巩固化疗或进行膀胱手术。联合放化疗有可能提高保留膀胱的可能性，需前瞻性临床研究进一步探索。

2.辅助治疗

现有研究结果已经提示，术后辅助化疗可延长无复发生存期或无病生存期。对于临床 T_2 或 T_3 期患者，术前未行新辅助化疗，术后病理提示 pT_3、T_4、淋巴结转移的高危患者、部分高危 T_2（P53 突变者），应行术后辅助化疗，不少于 3 个疗程。若进行膀胱保存手术或部分切除，术后可考虑放疗（顺铂单药或联合 5-FU 增敏）或进行术后辅助化疗。

膀胱癌对含顺铂的化疗方案比较敏感，总有效率为 40％～75％，其中 12％～20％的患者局部病灶获得 CR，10％～20％的患者可获得长期生存。建议选择基于顺铂的（新）辅助化疗，推荐化疗方案：GC、MVAC。

（三）转移性膀胱癌

建议全身姑息化疗以延长生存，改善生活质量。GC（吉西他滨和顺铂）方案与 MVAC（甲氨蝶呤、长春碱、阿霉素、顺铂）方案治疗膀胱癌随机对照Ⅲ期临床研究的长期随访结果显示，GC 方案与 MVAC 方案疗效相当，两组患者中位 PFS 分别为 7.7 个月和 8.3 个月，中位生存期分别为 14.0 个月和 15.2 个月，均无显著差异。GC 方案与 MVAC 方案都是 1 类推荐，但 GC 方案毒副反应较轻，耐受性更好，因此对于绝大多数患者是更好的选择。紫杉类药物也是对膀胱癌有效的一类药物,包括紫杉醇、多西紫杉醇,但目前尚缺乏大型的Ⅲ期临床研究进一步的证实,可试用于二线化疗方案,也推荐进行新药临床研究。

(王运龙)

第三节　前列腺癌

一、临床概述

前列腺癌是典型的老年病,50岁以前发病率极低,80岁为发病高峰。在美国,已经超过肺癌成为男性第一高发肿瘤,占2009年男性新发癌症的25%,2009年有超过19万的新发病例及超过25 000的死亡病例。发病率有明显种族差异,美国黑人最高,白人次之,亚裔最低。我国属传统的低发病率国家,但随着我国社会老龄化提早来临,我国人均寿命的延长(男性70岁),加上饮食高脂化和西方化,以及前列腺癌早期筛查和诊断水平提高,前列腺癌在中国发病率有逐年增长趋势。

致病因素未明确,已知与多种因素相关。重要的因素之一是遗传,与遗传因素有关的前列腺癌发病年龄提前。高动物脂肪饮食是另一个重要的危险因素。阳光暴露与前列腺癌发病率呈负相关,阳光可增加维生素D的水平,可能是前列腺癌的保护因子。在前列腺癌低发的亚洲地区,绿茶的饮用量相对较高,绿茶可能为前列腺癌的预防因子。

二、临床表现

血清PSA的广泛应用后,无临床症状仅活检阳性的局限期前列腺癌多见。一般发展较慢,而随着肿瘤的进展,直到中晚期才表现出临床症状,可概括为两大类,即局部压迫浸润症状和肿瘤转移引起的症状。

(一)局部压迫、浸润症状

肿瘤侵犯或阻塞尿道、膀胱颈时,则会发生类似下尿路梗阻或刺激症状,如尿频、尿急、夜尿、尿不尽感,严重者可能出现急性尿潴留;局部进展后因压迫前列腺周围组织中与射精功能相关的神经血管束可引起勃起功能障碍,癌肿侵犯外括约肌可引起尿失禁,血尿、血性精液少见。压迫神经,可引起会阴部疼痛,并可向股部放射。肿瘤压迫直肠可引起排便困难或肠梗阻。

(二)转移症状

盆腔淋巴结转移可引起双下肢水肿;腹膜后淋巴结转移可压迫输尿管引起肾积水,影响肾功能甚至导致尿毒症,表现为腰痛以及少尿症状;前列腺癌易发生骨转移,常发生于骨盆、脊椎骨,可引起骨骼疼痛、病理性骨折、贫血、脊髓压迫导致下肢瘫痪等。

三、诊断要点

直肠指检联合PSA检查是目前公认的早期发现前列腺癌最佳的初筛方法。

(一)直肠指检(digitaLrectaLexamination,DRE)

大多数前列腺癌起源于前列腺的外周带,DRE对前列腺癌的早期诊断和分期都有重要价值,前列腺坚硬、有结节、形态不规则应高度怀疑为前列腺癌。考虑到 DRE 可能影响前列腺特异性抗原(prostate specific antigen,PSA)值,应在 PSA 抽血后进行 DRE。

(二)PSA 检查

PSA 作为单一检测指标,与 DRE、经直肠超声(transrectaLultrasonography,TRUS)比较,具有更高的前列腺癌阳性诊断预测率,同时可以提高局限性前列腺癌的诊断率和增加前列腺癌根治性治疗的机会。

国内经专家讨论达成共识,对 50 岁以上有下尿路症状的男性进行常规 PSA 和 DRE 检查,对于有前列腺癌家族史的男性人群,应该从 45 岁开始定期检查、随访。

血清总 PSA(tPSA)>4.0 ng/mL 为异常。对初次 PSA 异常者建议复查。中国人前列腺癌发病率低,PSA 4～10 ng/mL 构成了进行前列腺癌判定的灰区,在这一灰区内应参考以下 PSA 相关变数:①游离 PSA(free prostate specific antigen,fPSA),当血清 tPSA 介于 4～10 ng/mL 时,fPSA 水平与前列腺癌的发生率呈负相关,国内推荐 fPSA/tPSA>0.16 为正常值;②PSA 密度(PSA density,PSAD):即血清总 PSA 值与前列腺体积的比值。前列腺体积是经直肠超声测定计算得出。PSAD 正常值<0.15;③PSA 速率(PSA velocity,PSAV):即连续观察血清 PSA 水平的变化,其正常值为每年<0.75 ng/mL。

(三)TRUS

在 TRUS 引导下在前列腺及其周围组织寻找可疑病灶,初步判断肿瘤的体积。但 TRUS 在前列腺癌诊断特异性方面较低,在 TRUS 引导下进行前列腺系统性穿刺活检,是前列腺癌诊断的主要方法。

(四)前列腺穿刺活检

前列腺系统性穿刺活检是诊断前列腺癌最可靠的检查。

(五)前列腺癌的其他影像学检查

CT、MRI 检查可以发现肿瘤邻近组织和器官的侵犯及盆腔内转移性淋巴结肿大,目的主要是协助临床医师进行肿瘤的临床分期。影像学检查 TRUS、CT、MRI 等在前列腺癌的诊断方面都存在局限性,磁共振波谱(magnetic resonance spectroscopy,MRS)在前列腺癌诊断中有一定价值。最终确诊还需要前列腺穿刺活检取得组织学诊断。前列腺癌最常见的远处转移部位是骨骼,全身骨核素扫描比常规 X 线片提前 3～6 个月发现骨转移灶,敏感性较高但特异性较差。

四、病理分级

在前列腺癌的病理分级方面,目前最常使用 Gleason 分级系统,更准确地判断预后。前列腺癌组织被分为主要分级区(指最占优势面积的生长方式)和次要分级区(指不占主要面积但至少占 5% 以上面积的生长方式),每区的 Gleason 分值为 1～5,Gleason 评分是将主要分级区和次要分级区的 Gleason 分值相加,形成癌组织分级常数。

五、治疗原则

根据患者的年龄、一般状况、疾病病期进行治疗,2011 年 NCCN 指南建议规范化的初始治疗。前列腺癌的初始治疗包括积极监测、前列腺癌根治术、放疗和雄激素剥夺治疗(androgen-deprivation therapy,ADT)。

(一)局限期前列腺癌的治疗

局限期前列腺癌指肿瘤局限于前列腺,无淋巴结转移或远处转移。根据 PSA 水平、Gleason 评分和 T 分期,可将局限期前列腺癌分成极低危和低危(预后好)、中危(预后中等)和高危(预后不良)3 组。

前列腺癌多发于高龄男性,年老体弱外,常伴有其他严重疾病,因此在计划和决策前列腺癌初始治疗前,应完善老年学的评估。

1.延迟治疗

延迟治疗包括观察等待、积极监测。前者适用于预期寿命很短,不愿意接受治疗的患者。积极监测适用于能进行根治性治疗的低危肿瘤患者,积极监测又称等待或期待疗法,是指积极监测疾病进程,包括每 6 个月查 PSA、每 12 个月直肠指检,直至每 12 个月进行复查穿刺活检的监测,以便及早发现疾病进展,早期干预。

NCCN 在 2011 年前列腺癌临床实践指南更新中,推荐以积极监测作为 2 个患者群体的唯一初始治疗,这 2 个群体为低危且预期寿命短于 10 年、极低危并且预期寿命短于 20 年。

2.根治性前列腺切除术

主要适用于临床分期为 $T_1 \sim T_{2c}$ 的局限性前列腺癌患者,同时要求健康状况良好,预期寿命在 10 年以上。少部分应用于分化好或分化中等的 T_3 期肿瘤。

3.放射治疗

照射放疗是前列腺癌的重要治疗手段之一,近年使用 3DCRT 和 IMRT 技术与常规放射治疗相比,不仅能提高肿瘤区域照射剂量,提高肿瘤局部控制率和患者无生化失败生存率,还能改善剂量分布,降低正常组织受照射体积和剂量,更好地保护了盆腔正常组织(膀胱和直肠),减少治疗相关毒副作用。

4.粒子植入放疗

适用于 $cT_{1c} \sim T_{2a}$ 期、Gleason 评分 2~6、PSA<10 ng/mL 的低危患者,治疗效果与手术相当。缺点是需要全麻并可出现急性尿潴留。适应证为低危患者;对于中危患者,需与外照射放疗和雄激素剥夺治疗配合;对于高危选择性病例,可配合外照射放疗和雄激素剥夺治疗。

2011 年 NCCN 指南中指出,对于低危患者,外照射、粒子植入放疗和根治性手术疗效相当;对于中危(预后中等)、高危(预后不良)放疗联合内分泌治疗的综合方案是此类患者的首选。对于中危患者,外照射和手术效果相当,而单纯粒子植入放疗效果较差,应用时需合并外照射。对于高危和 $T_{3\sim4}$ 期患者,应选择外照射加内分泌治疗,而不是手术治疗。临床上 $T_{1\sim2} N_0 M_0$ 期前列腺癌根治术后,如果患者手术切缘阳性、前列腺包膜外受侵或精囊腺受侵,应予以术后辅助放疗以改善预后。对所有高危患者应给予内分泌治疗。

(二)局部晚期前列腺癌的治疗

局部晚期前列腺癌患者,包括 $T_{3b} \sim T_4$ 患者,首选放射治疗联合内分泌治疗的综合方案,2011 版 NCCN 指南推荐 ADT 的治疗时间由相对较短的 4~6 个月延长至 2~3 年,且仍按照原方案与放疗联合应用。

(三)转移性前列腺癌的治疗

发现转移性病变提示疾病不可治愈。骨为常见的转移部位,综合治疗的应用十分重要。内分泌治疗可延缓病变的进展,但是终末期病变通常对内分泌治疗抗拒,患者多在 1~2 年内死亡。

1.内分泌治疗

（1）去势治疗：一般使用黄体生成素释放激素（luteinizing hormone releasing hormone，LHRH）类似物（药物去势）或双侧睾丸切除（手术去势）来实现，两者作用相当，前者具有患者选择优势、可逆、心理和生理的微创性、可长期或间歇使用、明显提高生活质量等优点。常规用于联合根治性放疗治疗中高危局限期或局部进展期前列腺癌，也是晚期前列腺癌的一线治疗方法，初始治疗有效率可达80%，但最终会复发，治疗并发症包括潮热、性欲减退、情绪变化、代谢变化、骨质疏松和骨折的危险性增加。

（2）抗雄激素治疗：雄激素拮抗剂直接同雄激素受体结合，是双氢睾酮的竞争性抑制剂。目前常用非类固醇雄激素拮抗剂，主要有3种化合物，即氟他胺、尼鲁米特和比卡鲁胺。其不良反应有消化道症状如恶心、呕吐、腹泻、乳房女性化，长期应用对肝功能有损害。由于在LHRH-α治疗的前2周睾酮水平升高，会使患者症状加重，酸性磷酸酶（prostatic acid phosphatase，PAP）水平也随之升高，严重者可因脊髓压迫而死亡，因此在治疗早期应仔细监测患者病情，最好在LHRH-α治疗前1周或治疗的同时加用抗雄激素药物，以预防生化指标和临床症状反弹，尤其是有严重转移的前列腺癌患者。

（3）肾上腺酶合成抑制剂：氨鲁米特（AC）可抑制肾上腺皮质生成雄激素、糖皮质激素和醛固酮，类似于肾上腺切除作用，适用于治疗睾丸切除及雌激素治疗无效或复发的患者。用法为250 mg，口服，3～4次/天。由于神经垂体分泌的ACTH能对抗AC抑制肾上腺皮质激素合成的作用，所以每天需同时服用氢化可的松20～40 mg，以阻滞ACTH的这种作用。与雌激素合用可提高疗效。本品的常见不良反应有嗜睡、困倦、头晕、皮疹、恶心及低血压。

（4）联合雄激素阻断（CAB）：去势治疗和抗雄激素药物的联合应用称为CAB。去势治疗降低睾丸分泌的睾酮，但患者血中仍有肾上腺来源的雄激素，通过抗雄激素药物可进一步降低前列腺癌细胞内的雄激素刺激。关于CAB是否优于去势治疗已有大量的研究，2000年荷兰前列腺癌协作组对CAB与去势治疗中、晚期PC效果进行了荟萃分析，包括27个随机对照临床研究，共8275例。结果显示：CAB组与单纯去势组5年生存率分别为25.4%和23.6%，无统计学差别。进一步亚组分析发现，使用非类固醇类（尼鲁米特或氟他胺）的CAB组与单纯去势组的5年生存率分别为27.6%和24.7%（$P=0.005$）。有学者认为如果采用非类固醇类作为CAB的治疗方案可以比单纯去势组使前列腺癌患者的5年生存率提高2%～3%，但治疗费用和因毒副作用停药率都明显高于单纯去势治疗组。目前多数学者认为目前尚不能完全证明联合治疗在提高生存率方面优于单纯去势治疗。

（5）二线内分泌治疗：几乎对一线内分泌治疗有反应的晚期前列腺癌都将逐渐发展为激素非依赖性前列腺癌。在激素非依赖发生的早期部分患者对二线内分泌治疗仍有反应，可降低PSA，但尚无生存期延长的报道。二线内分泌治疗的方法包括对于采用单一去势（手术或药物）治疗的患者，加用抗雄激素药物；对于采用联合雄激素阻断治疗的患者，推荐停用抗雄激素药物，停用4～6周后，约1/3的患者出现"抗雄激素撤除综合征"，PSA下降＞50%，平均有效时间4个月；抗雄激素药物互换：氟他胺与比卡鲁胺相互替换，对少数患者仍有效；肾上腺雄激素抑制剂：如酮康唑、氨基格鲁米特、皮质激素（氢化可的松、泼尼松、地塞米松）；低剂量的雌二醇、甲地孕酮等。

ASCO建议首选药物去势，当患者更关注自己的性生活时可考虑单一的非类固醇抗雄激素治疗；在患者充分了解全雄激素阻断治疗（maximaLandrogen blockade，MAB）存在潜在的生存率提高和可能更多的并发症后可考虑行此治疗。若进展到雄激素非依赖性,可考虑二线内分泌治疗,如雌激素、孕激素类,酮康唑、肾上腺皮质激素或者改 MAB 为单一用药,往往先停用抗雄激素药物。

2.全身化疗

内分泌治疗中位敏感期一般为 18～24 个月。发展为激素抵抗后,中位生存期仅 12 个月。在发生激素非依赖早期二线内分泌治疗仍有效,称为雄激素非依赖性前列腺癌(androgen-inde-pendent prostate cancer,AIPC),而对二线内分泌治疗无效或治疗期间病变继续发展称激素抵抗性前列腺癌(hormone-refractory prostate cancer,HRPC)。全身化疗主要用于激素抵抗性前列腺癌。

TAX327 临床试验证实了多西他赛联合泼尼松较米托蒽醌联合泼尼松治疗获得更长的生存时间,延长 25%,中位生存期分别为 19.2 个月和 16.3 个月。推荐方案为多西他赛 75 mg/m²,每3 周 1 次,联合泼尼松 5 mg PO 每天 2 次,每 21 天为 1 个疗程。

SWOG9916 临床试验比较了多西他赛联合雌二醇氮芥与米托蒽醌联合泼尼松的疗效差异。推荐方案为多西他赛 75 mg/m²,每 3 周 1 次静脉滴注,联合雌二醇氮芥 280 mg,每天 2 次口服,每21 天为 1 个疗程。两组中位生存期分别为 17.5 个月和15.6 个月,多西他赛联合雌二醇氮芥使患者生存时间延长了 20%。

多西他赛失败后难治性前列腺癌又有新的化疗选择,一项Ⅲ期临床研究表明,与标准米托蒽醌相比,Cabazitaxel 二线化疗可以提高 30% 的生存率。

3.综合、支持治疗

姑息对症治疗贯穿于晚期患者治疗的始终。对骨转移癌痛患者除给予内分泌或化学治疗外,可辅以包括双膦酸盐和局部放疗、放射性核素治疗。前列腺癌骨转移大多为成骨性,其机制为成骨和溶骨过程失调引起,唑来膦酸多项研究发现可预防、治疗和延缓前列腺癌骨相关事件的发生。

近年来,新药的开发利用,靶向药物治疗及抗血管治疗、基因治疗、免疫治疗等的进展,将为前列腺癌,特别是中晚期去势复发前列腺癌的治疗提供新的选择和希望。

(王运龙)

第四节 睾 丸 肿 瘤

一、睾丸生殖细胞肿瘤

绝大多数睾丸肿瘤是生殖细胞起源,其发病率为 210 万～1 010 万。虽然儿童期是一高峰发病期,但 15～50 岁最常见。性腺发育不全、隐睾、雄激素不敏感综合征患者、精子减少性不育症患者发病率增高。约 10% 睾丸生殖细胞肿瘤患者有隐睾史(已矫正)或正患隐睾,睾丸下降不全者是正常位置睾丸肿瘤其发病率的 5.2～7.5 倍。睾丸生殖细胞肿瘤切除后,2%～5% 患者对侧睾丸发生肿瘤。睾丸生殖细胞肿瘤有家族发生的倾向,并且有 8%～14% 的患者双侧睾丸发生肿瘤。肿瘤组织学类型与年龄有明确关系,儿童精原细胞瘤罕见,而畸胎瘤、卵黄囊瘤常见。

(一)癌前病变-生精小管内生殖细胞肿瘤,未分类型(IGCNU)

该种病变同义词有:生精小管内恶性生殖细胞,原位癌,生精小管内浸润前肿瘤,睾丸上皮内肿瘤,生精小管内不典型生殖细胞等。成人有隐睾病史者发现 2%～4% 有 IGCNU,睾丸精原细胞瘤平均 82.4% 的病例有 IGCNU,一侧睾丸生殖细胞肿瘤,对侧睾丸 IGCNU 发生率为 5%。儿童隐睾者 IGCNU 发生率仅为 0.5%。有报道 50% 的 IGCNU 患者 5 年后发展为侵袭性生殖细胞瘤。另外,在生殖细胞肿瘤高危人群中,隐睾患者、睾丸生殖细胞肿瘤患者的对侧睾丸、不孕症患者性腺发育不良和雄激素不敏感综合征患者等 IGCNU 检出率均不同程度增高。这些支持 IGCNU 是浸润性生殖细胞肿瘤的前身病变。除精母细胞性精原细胞瘤外,其他生殖细胞瘤中都能检测出 IGCNU。而婴儿卵黄囊肿瘤和畸胎瘤仅有个别报道。

大体:受累睾丸正常大小或略小,切面无明显肿瘤病灶。

光镜:生精小管直径较正常小,管壁常纤维性增厚。小管基底见大的恶性生殖细胞,比正常精细胞大。胞质宽广,富含糖原而透明或泡沫状。核深染,核仁明显,核分裂象易见,部分为病理性核分裂。支持细胞常移位于管腔中央部。病变进一步发展,肿瘤细胞完全取代各级生精细胞和支持细胞,呈单层衬于管壁上或充满管腔(图 10-1)。IGCNU 可蔓延至睾丸网,甚至附睾管。在间质或淋巴管内见散在的恶性生殖细胞,表明有微小浸润。PAS 染色多数肿瘤细胞胞质阳性。免疫组化染色:PLAP(胎盘碱性磷酸酶)阳性。CD117、43-9F、CK、M2A、AFP 和 hCG 等其他标记物在 IGCNU 的表达不均衡。

鉴别诊断:生精小管内恶性生殖细胞沿着生精小管进入睾丸网,易误诊为睾丸网癌。后者胞质双嗜性;免疫组化 CK 阳性,PLAP 阴性。

图 10-1　生精小管内生殖细胞肿瘤
显示一生精小管内充满肿瘤细胞,完全取代各级生精细胞和支持细胞

(二)精原细胞瘤

精原细胞瘤是睾丸最常见的肿瘤,占睾丸生殖细胞肿瘤的 40%～50%,其中 80%～90% 为经典型精原细胞瘤,其余为精母细胞性精原细胞瘤,有大量核分裂象的精原细胞瘤和伴有合体细胞滋养层细胞的精原细胞瘤。多数发生于 35～45 岁,平均年龄为 40 岁,比其他生殖细胞肿瘤晚5～10 年,超过 50 岁者和儿童少见。绝大多数患者临床表现为睾丸肿大,少数伴睾丸疼痛。1%～3% 的患者首发症状是转移,最初转移是转移至腹主动脉旁淋巴结,之后转移至纵隔和锁骨上淋巴结。约 10% 的 Ⅰ 期精原细胞瘤患者和 25% 的已发生肿瘤转移者血清 hCG 增高。这与肿瘤中含有滋养层细胞有关。约 50% 的患者血清 PLAP 水平增高。

大体:受累睾丸增大,鞘膜腔可有少量积液,切面肿瘤常为实性,境界清楚,均质状,灰白色或粉红色,局灶不规则黄色坏死区。囊性变和出血不常见。

光镜：瘤细胞较大，大小一致。核大圆形，中央位，核膜清楚，核内含有一两个核仁，核分裂象常见。胞质丰富，多数透明，部分可嗜酸性或双嗜性。肿瘤细胞呈片状、巢状及条索状排列，也可见腺管状结构。间质中有数量不等的淋巴细胞（主要是 T 细胞）浸润（图 10-2）。肿瘤间质不同区域多少不一，肿瘤退变、坏死区-燃尽区可形成大的瘢痕组织灶，常伴钙化。部分病例伴或不伴Langhans 巨细胞的肉芽肿性间质（图 10-3）。免疫组化染色：PLAP 瘤细胞弥漫膜着色或核周点状着色。vimentin 阳性，AFP 阴性，CD117 和 CD143 与 PLAP 表达相似，但没有广泛用于诊断，在与胚胎性癌鉴别中可考虑应用。广谱细胞角蛋白（Cam5.2 和 AE1AE3）和 CD30 多数肿瘤细胞阴性，仅灶性少数细胞阳性。

伴有大量核分裂象的精原细胞瘤也称间变型精原细胞瘤。该类型占精原细胞瘤的 5％～15％，临床上和大体上同经典型精原细胞瘤。镜下瘤细胞异型性明显，核分裂象增多，每个高倍视野 3 个或更多（图 10-4）。有研究指出：核分裂象 S 期比例高，肿瘤体积大于精原细胞瘤平均体积和异倍体者预后差，转移率高。上述特征的意义尚有争议，所以现在多数学者主张不应将其看作一独立类型。

图 10-2　精原细胞瘤(1)
间质中灶性淋巴细胞浸润

图 10-3　精原细胞瘤(2)
伴肉芽肿性间质

图 10-4　间变型精原细胞瘤
肿瘤细胞异型性明显，核分裂象多

精原细胞瘤伴有合体滋养层细胞约 7％的经典型精原细胞瘤有合体滋养层细胞。合体滋养层细胞多核，核聚集呈桑葚样，胞质丰富淡嗜碱性，胞质内可见陷窝。这些细胞常位于毛细血管周围或与出血灶密切相关，但它们不呈结节状增生，也不伴细胞滋养层细胞，不能将其误诊为生殖细胞肿瘤中绒毛膜上皮癌的成分。这些细胞免疫组化 hCG 阳性，这样的病例血清中 hCG 也升高。精原细胞瘤中见合体滋养层细胞或血清中 hCG 升高没有预后差的意义。

鉴别诊断：①与胚胎性癌鉴别，当精原细胞瘤出现腺样、巢样和条索状排列时易误诊为胚胎性癌成分,后者细胞异型性更明显,免疫组化前者 PLAP 和 CD117 阳性,后者 CD30 和广谱细胞角蛋白阳性。②有些肿瘤可能被误诊为经典型精原细胞瘤,如精母细胞型精原细胞瘤、间质细胞瘤、支持细胞瘤、转移性恶性黑色素瘤及恶性淋巴瘤等,这些肿瘤不见 IGCNU 现象和精原细胞瘤的免疫表型。

(三)精母细胞型精原细胞瘤

该肿瘤少见,约占睾丸生殖细胞肿瘤的 1.2%～4.5%。是经典型精原细胞瘤的 1/40～1/25。好发于 50 岁以上,平均年龄 52 岁,但也见于 21～30 岁的患者。9% 的患者双侧睾丸受累,一般是两侧先后受累。不伴隐睾。发生于睾丸以外部位的病例未见报道。不伴 IGCNU,也不与其他生殖细胞肿瘤混合存在。临床上睾丸无痛性肿大,进展较慢,预后较好。

大体:瘤体大小 3～15 cm,境界清楚,通常呈多结节状,质软,切面灰白色、棕黄色、胶冻样。可有出血、坏死和囊性变,可见睾丸外浸润,但少见。

光镜:肿瘤由 3 种大小不同的细胞构成:大细胞(50～100 μm)为单核或多核,核圆形,核仁明显,可见丝球状染色质,胞质丰富,嗜酸性;中等大小细胞(10～20 μm)量最多,核圆形,染色质细颗粒状,并见丝状或丝球状染色质,似精母细胞核染色质,部分细胞核仁明显,胞质较丰富,淡染至嗜酸性,含糖原量少;小淋巴样肿瘤细胞(6～8 μm)核圆形深染,胞质窄,嗜酸性(图 10-5)。核分裂象多见。肿瘤细胞弥漫性分布,常有微囊形成,可见生精小管内生长,但不同于 IGCNU,间质少,常呈水肿或黏液样,水肿性间质引起肿瘤细胞假腺样结构。缺乏明显纤维血管性间质和肉芽肿性间质,间质中淋巴细胞浸润也少见。一些病例由相对单一的中等大小的肿瘤细胞构成。核仁明显,核分裂象多,多处取材可发现特征性精母细胞型精原细胞瘤区域。可见肿瘤浸润血管、被膜及附睾。该肿瘤不与其他生殖细胞肿瘤成分混合存在,但部分肿瘤含高度恶性的肉瘤成分。

图 10-5 精母细胞型精原细胞瘤
显示三种大小不同的肿瘤细胞

特殊检查:PAS 染色阴性,免疫组化染色 VASA 弥漫阳性,PLAP 少数瘤细胞阳性,CK18 点状阳性,NY-ESO-1 半数病例阳性表达,而其他生殖细胞肿瘤不表达。vimentin、desmin、CK、AFP、hCG 和 CEA 均为阴性。

鉴别诊断:主要应与经典型精原细胞瘤鉴别,后者细胞大小较一致,纤维性间质,肉芽肿性间质,淋巴细胞浸润明显,PAS 阳性,PLAP 阳性,可见 IGCNU 成分。

(四)胚胎性癌

胚胎性癌是由未分化的上皮细胞组成的睾丸恶性肿瘤,可为睾丸单一组织类型的肿瘤(仅占生殖细胞肿瘤 2%～10%),也可作为混合性生殖细胞肿瘤的一种成分。常见于 20～30 岁,婴儿和儿童不发生该肿瘤,50 岁以上的病例极罕见。临床表现为睾丸无痛性肿大,多为单侧。约 1/3 胚胎性癌或胚胎性癌为主要成分的患者初次就诊时已有主动脉旁淋巴结、肺或肝转移。Mostofi 等在一组研究中表明胚胎性癌占睾丸生殖细胞肿瘤 20%,经仔细检查,免疫组化染色,部分病例,部分肿瘤细胞 AFP 阳性。其他学者通过免疫组化或血清学方法检测到 hCG、LDH、PLAP 水平升高,表明部分胚胎性癌病例有向卵黄囊瘤、滋养叶细胞和畸胎瘤等分化的成分,认为不含其他成分的"单纯性"胚胎性癌只占 2%。然而,一些学者主张除非肿瘤中确有卵黄囊瘤、绒癌等组织学特征,免疫组化或血清学检查上述一些表达物水平增高或部分细胞阳性仍诊断胚胎性癌。

大体:瘤体大小不一,平均直径 4.0 cm,是睾丸生殖细胞肿瘤平均体积最小者。切面肿瘤与睾丸组织境界不清,肿瘤质软,颗粒状,灰白、灰粉或灰褐色,常有出血、坏死灶,偶尔有纤维间隔,界限不清的囊腔或裂隙。肿瘤可侵及睾丸网及附睾,约 20%的病例肿瘤扩展到睾丸外。

光镜:肿瘤细胞大,呈多角形或柱状,细胞核大,不规则,染色质颗粒状,分布不均匀,多数细胞核淡染呈空泡状,部分核深染,有一个或多个不规则核仁,核膜清楚。胞质丰富,细颗粒状,胞质嗜碱、双嗜性或嗜酸性,部分细胞胞质透明,胞质境界不清楚,细胞拥挤,细胞核常互相重叠。核分裂包括异常核分裂象常见。肿瘤细胞排列结构多样,主要呈实性巢片状,含或不含纤维血管性间质的乳头结构和裂隙或腺样结构(图 10-6)。合体滋养层细胞单个或呈簇状分布于肿瘤细胞中。肿瘤中有多少不均匀的纤维间质,或多或少的淋巴细胞浸润。肉芽肿性间质不常见。近肿瘤睾丸组织中可见生精小管内胚胎性癌,常伴坏死和钙化。肿瘤常浸润血管和淋巴管,脉管腔内肿瘤细胞排列紧密,细胞团外形与管腔形状一致,或通过血栓样物质与管壁黏附。这是多数人认同的肿瘤浸润脉管的形态学。脉管腔内疏松"漂浮"的肿瘤细胞应视为制片过程所致人为假象。

图 10-6　胚胎性癌
癌细胞呈实性巢和腺泡状排列

上皮成分以外原始不分化的肿瘤性间充质少量出现时不影响胚胎性癌诊断。如不分化的间充质成分较多,并有向软骨或肌肉方向分化倾向,应将这类肿瘤归入混合性生殖细胞肿瘤,如胚胎性癌和未成熟性畸胎瘤。

特殊检查。免疫组化染色:多类型角蛋白呈阳性表达,而精原细胞瘤仅非常局限性表达 CK8 和 CK18。多数病例 CD30 和 PLAP 阳性,EMA、CEA 和 vimentin 不表达。AFP 和 HPL 散在细胞阳性。hCG 合体滋养层细胞阳性表达,而胚胎性癌细胞不表达。睾丸外转移性胚胎性癌与非生殖细胞性未分化癌的鉴别是困难的,PLAP 阳性,而 EMA 阴性支持胚胎性癌的诊断。

鉴别诊断:①精原细胞瘤,纤维性间质多处瘤细胞可呈索状、巢状排列,易与胚胎性癌相混淆,但精原细胞瘤形态单一,细胞体积较大,包膜清楚,免疫组化仅个别类型角蛋白,如 CK8 和

CK18局灶性阳性,而胚胎性癌广谱CK普遍阳性。②卵黄囊瘤:二者典型者鉴别不困难。卵黄囊瘤组织学结构更加多样性,特别是蜂窝状、网状和内胚窦样结构、细胞间质基底膜样物质和细胞内外嗜酸性小体很有特征性。免疫组化AFP弥漫性阳性,胚胎性癌仅局灶阳性。

(五)卵黄囊瘤

该肿瘤是一种向卵黄囊、尿囊和胚外中胚层分化的生殖细胞肿瘤,婴儿和儿童期及青春期后的男性是两个高发年龄组,是青春期前儿童最常见的生殖细胞肿瘤。儿童发病年龄从新生儿至11岁,平均为16~17个月,多为单纯性卵黄囊瘤,有好发于右侧睾丸的倾向。青春期后单纯性卵黄囊瘤罕见,常作为混合性生殖细胞肿瘤成分出现,约40%的非精原细胞性生殖细胞肿瘤中可见。临床上多以睾丸肿大就医,少数有出血或急性疼痛史,少数成年人以转移肿瘤有关症状或男性乳腺发育就医。10%~20%的儿童患者就医时已有转移,可通过淋巴道扩散到腹膜后,更倾向于血行转移。成人腹膜后淋巴结是否受累尚不清楚,但扩散方式与其他非精原细胞瘤性生殖细胞性肿瘤一样。90%以上患者血清AFP水平增高,这对诊断,检验疗效和监测肿瘤复发有意义。

大体:睾丸肿大,切面肿瘤呈结节状、实性、无包膜,境界不清,质软,灰白、灰黄或棕褐色。肿瘤直径2~6 cm,常见微囊区、黏液样区,出血、坏死常见。

光镜:不同年龄组肿瘤组织学结构基本一样,几种不同的结构混合存在,有时可能以某结构形式为主。主要组织学类型如下。①微囊或网状结构:"鞋钉样"细胞构成蜂窝状、网眼状结构,细胞小,核小,核分裂象多见。胞质嗜酸性,或空泡状分泌物推移胞核,透明小体常见(图10-7)。②实性结构:细胞中等大小,多角形,胞质透明,核圆形,核分裂象多见,有的细胞多形性明显,细胞呈实性片状分布,周围常伴微囊结构。③腺管-腺泡结构:不规则腺泡、腺管状结构,被覆扁平、立方或多角形细胞,有时与黏液瘤样组织相混杂(图10-8)。④内胚窦结构:含薄壁血管的结缔组织轴心,被覆单层立方、柱状上皮细胞,细胞质透明,核明显,核分裂象常见,此结构以腔隙围绕,称为Schiller-Duval小体或"肾小球结构"(图10-9)。⑤乳头状结构:大量纤细的乳头,含有纤维血管轴心,轴心常疏松,水肿状,乳头被覆上皮,核大。有的乳头中心有宽广实性红染基底膜样物质沉着。⑥黏液瘤样结构:黏液瘤样组织中含细条索状排列的细胞,核分裂象多。⑦多囊泡卵黄囊样结构:大小不等的囊泡,由水肿状或致密结缔组织包绕,囊泡被覆柱状、扁平细胞。⑧肝组织样结构:细胞呈多角形,胞质嗜酸性,核圆形,空泡状,核仁明显。肝样细胞呈片状、小梁状或巢状排列。约20%的卵黄囊瘤中可见灶性分布的肝样细胞分化,多见于青春期后的患者,肝样细胞区域免疫组化染色AFP呈强阳性,有时见大量透明小体。⑨肠型结构:不成熟腺体单个或簇状分布,被覆柱状上皮似原始小肠上皮、胚胎尿囊被覆上皮或子宫内膜腺上皮。可见多量透明小体。⑩壁层(基底膜)样结构:肿瘤细胞间常见明显的基底膜样结构,呈囊状或带状分布的嗜酸性均质物质,其形态似于卵黄囊的壁层Reicher膜(基底膜),此结构见于绝大多卵黄囊瘤网状、实性和内胚窦等多种结构中。透明小体呈均质红染,大小不一,直径1~50 μm,PAS阳性,多见于肿瘤细胞外,也可见于肿瘤细胞胞质内。

免疫组化:半数以上至100%的卵黄囊瘤肿瘤细胞胞质AFP阳性,阳性细胞弥漫分布,更常见为灶性分布。儿童的卵黄囊瘤AFP一般为阴性。低分子量角蛋白、α-1抗胰蛋白酶、清蛋白和铁蛋白常阳性。间质成分vimentin阳性。PLAP部分病例阳性。中肠分化的腺体CEA阳性。

遗传学:婴儿睾丸卵黄囊瘤中染色体异常,包括1号染色体短臂和6号染色体长臂的缺失,

1号、20号染色体长臂和22号整个染色体的获得。还没有确定参与新生儿和婴儿卵黄囊的基因。成人单纯的或混合性睾丸生殖细胞肿瘤一部分是异倍体,6q的缺失常发生。

图 10-7　卵黄囊瘤(1)

网状和微囊结构,衬覆"鞋钉样"细胞

图 10-8　卵黄囊瘤(2)

腺管-腺泡状结构,黏液瘤样组织

图 10-9　卵黄囊瘤(3)

显示 Schiller-Duval 小体和透明小体

　　鉴别诊断:①与精原细胞瘤鉴别,实性型卵黄囊瘤需与精原细胞瘤鉴别,多做切片仔细观察,如发现微囊结构、透明小体和细胞间基底膜样物质等有助于诊断卵黄囊瘤。免疫组化染色卵黄囊瘤 CK 和 AFP 通常弥漫阳性,而精原细胞瘤为阴性。②与胚胎性癌鉴别:胚胎性癌细胞异型性明显,核大,核膜厚,缺乏卵黄囊瘤特征性结构。如确定胚胎性癌和卵黄囊瘤并存,应诊断为混合性生殖细胞肿瘤。③与幼年性型颗粒细胞瘤鉴别:二者均可呈实性或囊性结构,细胞异型性较明显时二者需要鉴别。幼年型颗粒细胞瘤组织结构较单一,免疫组化 AFP 阴性,vimentin 瘤细胞阳性,而卵黄囊瘤 AFP 弥漫阳性,vimentin 间质阳性。

　　(六)绒毛膜上皮癌

　　睾丸单纯性绒毛膜上皮癌罕见,占睾丸生殖细胞肿瘤不到 1%(0.19%),混有其他生殖细胞肿瘤成分者占 8%。上述两种情况在睾丸癌高发国家的发病率仅为 0.8 个/10 万个男性。睾丸单纯性绒毛上皮癌好发于年轻人,平均年龄 25～30 岁。最常见症状是转移部位出血,如咳血、呕血、黑便,有的患者可有中枢神经系统异常,低血压,呼吸困难和贫血等症状。血中 hCG 可很高,约 10% 的患者有男性乳腺发育,个别患者已发生广泛转移,而睾丸没发现肿块,因为原发肿瘤很小,甚至完全退化。

　　大体:睾丸大小正常或略小,切面见结节状肿瘤灶伴中心部出血和坏死,结节周边部呈灰白色或褐色,一些病例肿瘤组织明显退变,被灰白色的瘢痕组织代替。

　　光镜:肿瘤由合体滋养层、细胞滋养层和中间型滋养层细胞构成,在广泛出血和坏死的背景中这些细胞形成不同的排列结构,细胞滋养层细胞排列成巢,合体滋养层细胞似"帽"带围绕巢的周围(图 10-10),大多数情况下各种肿瘤细胞混杂存在于中心出血和坏死灶的周围。有时细胞滋养层细胞和中间型滋养层细胞增生为主,合体滋养层细胞不明显。合体滋养层细胞有数个大而不规则、深染、境界不清的核。胞质嗜酸性或嗜碱性,胞质内常见陷窝,含粉色分泌物或红细胞。细胞滋养层细胞胞质淡染或透明,胞膜清楚,核圆形,常不规则,有 1～2 个核仁。中间型滋养层细胞与细胞滋养层细胞相似,但胞体比较大。如没有免疫组化染色二者难以辨别。

图 10-10　绒毛膜上皮癌

胚胎性癌中局灶性细胞滋养层和合体滋养层细胞相结合,呈绒毛膜上皮癌结构

免疫组化:几乎所有病例 hCG 阳性,主要是合体滋养层细胞和中间型滋养层细胞阳性,α-inhibin 阳性,中间型滋养层细胞表达人胎盘催乳素,约 50％病例 PLAP 阳性,所有种类细胞 CK7、CK8、CK18 和 CK19 阳性,约半数病例 EMA 阳性,主要是合体滋养层细胞。

鉴别诊断:①含有合体滋养层细胞的其他生殖细胞肿瘤,后者合体滋养层细胞分散分布,缺乏细胞滋养层细胞,出血坏死不显著或没有。②睾丸出血性坏死:常由睾丸扭转、创伤和凝血障碍引起,睾丸痛性肿大,镜下为睾丸组织凝固性坏死,可见睾丸组织影像;而睾丸绒癌病灶较小,睾丸常不肿大,无疼痛,镜下出血坏死病灶中不见睾丸组织影像,如能发现 IGCNU 现象和 hCG 免疫组化染色阳性细胞有助于绒癌的诊断。

非绒毛膜上皮癌的滋养细胞肿瘤。①单向分化的绒毛膜样上皮癌:肿瘤主要由单一的细胞滋养层细胞或中间型滋养层细胞组成。后者单核性,胞质嗜酸性,浸润血管,胎盘催乳素弥漫阳性,灶性 hCG 阳性。其组织学似胎盘滋养层细胞瘤。文献中仅见少数病例报道。②囊性滋养层细胞瘤:肿瘤灶由小囊组成,衬覆单核滋养层细胞,核染色质模糊,胞质丰富嗜酸性,核分裂象不多见,hCG 局部阳性。

(七)睾丸畸胎瘤

1998 年版 WHO 睾丸肿瘤组织学分类,畸胎瘤划分为:成熟型畸胎瘤(包括皮样囊肿)、未成熟型畸胎瘤和恶性变的畸胎瘤。其主要内容在畸胎瘤三个亚型中分述。WHO 新分类(2004 年版)中更强调畸胎瘤总体概念,包括总的发病情况、大体所见、组织病理和预后等。在分类中简述了皮样囊肿、单胚层畸胎瘤和伴有体细胞型恶性变的畸胎瘤。

1.睾丸畸胎瘤

由不同胚层的组织组成的肿瘤,肿瘤组织可以是分化成熟的组织,也可以是胚胎样未成熟组织,或二者均有。如果肿瘤仅有单一胚层组织称为单胚层畸胎瘤,如睾丸甲状腺肿;如果单一型分化的组织伴精原细胞瘤、胚胎性癌、卵黄囊瘤或绒毛膜上皮癌等被称为含有畸胎瘤样成分。畸胎瘤发生可分成人和儿童两个年龄组,单纯性畸胎瘤发生率为 2.7％～7.0％,混合性生殖细胞瘤 47％～50％的病例含畸胎瘤成分。睾丸畸胎瘤常伴有先天性发育异常,主要为泌尿生殖道异常。

青春期前患儿畸胎瘤几乎都是单纯性畸胎瘤,占睾丸生殖细胞瘤的 14%,患儿的平均年龄为 20 个月,大于 4 岁的儿童畸胎瘤罕见,儿童畸胎瘤是良性的。在成人成熟的畸胎瘤可侵及血管、淋巴管而发生转移。令人费解的是成人典型的单纯性畸胎瘤偶尔可发生非畸胎瘤性转移瘤,有人认为睾丸可能存在向成熟型畸胎瘤转化的畸胎瘤前体病变,如胚胎性癌,发生转移后而原发部位转化成畸胎瘤。同样转移性其他生殖细胞肿瘤可以向畸胎瘤转化。多数患者表现为睾丸不规则结节状肿块,无痛不透光。偶尔肿瘤转移是首要症状。

大体:肿瘤呈结节状,质硬。切面肿瘤界限清楚,呈囊性或实性,囊内充满胶样或黏液样物质。可见软骨、骨和黑色素沉着区域。

光镜:三个胚层组织混杂分布,角化或非角化鳞状上皮,消化道和呼吸上皮、神经组织、骨、软骨、肌肉组织、涎腺组织、色素膜组织常见,胰腺、肝脏、甲状腺组织和泌尿生殖系统组织罕见。器官样结构,如皮肤、呼吸道、胃肠道和泌尿生殖道等结构少见,尤其是在儿童睾丸畸胎瘤中少见。不成熟胚胎样组织可见,不成熟软骨组织呈岛状结构,蓝染的软骨样基质中见密集的细胞核,胞质界限不清,没有或有不明显的软骨细胞陷窝;未成熟间充质,细胞呈梭形或星状,密集分布(图 10-11);未成熟鳞状上皮,细胞核较大,胞质丰富,界限清楚,细胞呈巢状排列,缺乏鳞状上皮组织层次分化,不见角化细胞和细胞间桥;不成熟神经组织,细胞小、核大、胞质窄,细胞密集分布,可见菊形团结构,似神经胶质母细胞瘤、神经母细胞瘤、髓母细胞瘤。其中可见胚胎性神经管:多层柱状细胞放射状排列,管腔内缘清楚,外周无基底膜与不成熟神经组织相移行(图 10-12)。有人将与原始神经外胚瘤无法区别的区域无论病灶多大就认为是恶性,但有些人主张病灶≥1 个低倍视野(4 倍镜)才可以认为是 PNET。睾丸单胚层畸胎瘤有睾丸甲状腺肿、单纯性软骨性畸胎瘤和表皮样囊肿。畸胎瘤可以浸润睾丸旁组织和睾丸内、外的血管。

图 10-11　畸胎瘤(1)
显示未成熟软骨、间充质和成熟鳞状上皮、柱状上皮混杂分布

图 10-12　畸胎瘤(2)
显示神经管结构(左侧)、未成熟软骨组织(中部)和未成熟鳞状细胞巢(右上)

鉴别诊断：①表皮样囊肿和皮样囊肿。经多处取材切片，如囊肿壁仅被覆角化复层鳞状上皮，而无皮肤附属器，则诊断为表皮样囊肿。皮样囊肿为多囊性肿瘤，囊壁被覆角化复层鳞状上皮和皮肤附属器。②混合性生殖细胞肿瘤。经仔细检查，肿瘤中除畸胎瘤成分外，还有明确的精原细胞瘤、胚胎性癌、卵黄囊瘤和绒毛膜上皮癌成分等，这类肿瘤应归入混合性生殖细胞肿瘤。

2.睾丸皮样囊肿

主要是由单囊或多囊构成的成熟性畸胎瘤，囊壁被覆角化复层鳞状上皮，囊壁纤维组织中见皮脂腺、毛囊等皮肤附属器，囊内充满毛发和角化物。囊壁可见少数实性结节，镜下结节内可见平滑肌束、骨、软骨、甲状腺、脂肪、神经胶质、涎腺、胰腺及胃、肠型腺体等组织。囊壁中可见脂质性异物肉芽肿形成。这类睾丸畸胎瘤罕见，多发生于年轻男性，偶见于儿童。该肿瘤为良性，无转移的报道。睾丸皮样囊肿在 WHO 睾丸肿瘤组织学分类中作为一独立类型分出来，在病理诊断中不应将其笼统地称为成熟性畸胎瘤。

3.睾丸单胚层畸胎瘤

肿瘤有 3 个胚层中的一个胚层组织构成的畸胎瘤，如睾丸的皮样囊肿，甲状腺肿、软骨性畸胎瘤和原始神经外胚瘤（PNET）等。PNET 可以为单一胚层畸胎瘤，也可为混合性生殖细胞肿瘤的一部分。过去通常将睾丸表皮样囊肿作为瘤样病变，但近来发现个例表皮样囊肿伴弥漫性生精小管内恶性生殖细胞，表明一些表皮样囊肿可能是畸胎瘤。

4.伴有体细胞恶性成分的畸胎瘤

睾丸畸胎瘤含有一种典型的发生于其他组织和器官的恶性成分，如肉瘤和癌，此种情况少见。体细胞恶性成分表现浸润性生长，肿瘤细胞高度异型性，应有一明确肿瘤结节，结节大小应充满一个 4 倍视野。最常见的恶性成分是肉瘤，约 50% 是未分化肉瘤，分化的肉瘤包括横纹肌肉瘤、平滑肌肉瘤、软骨肉瘤、骨肉瘤、恶性纤维组织细胞瘤等。少见恶性成分为癌，腺癌、鳞癌和神经内分泌癌。恶性成分也可以是神经外胚叶肿瘤（PNETs），相似于神经母细胞瘤、髓上皮瘤、外周神经上皮瘤或室管膜母细胞瘤等。应注意不要把化疗引起的细胞异型性改变误认为体细胞恶性成分，也不应将畸胎瘤弥漫的、散在的多个小结节性未成熟成分误认为体细胞恶性成分。畸胎瘤伴体细胞恶性成分仅限于睾丸内不影响预后，而转移肿瘤伴体细胞恶性成分者预后差。

（八）非单一组织类型的肿瘤（混合型）

肿瘤由两种或更多类型的生殖细胞肿瘤组成。应指出单一型生殖细胞肿瘤，如精原细胞瘤、胚胎性癌等含有合体滋养层细胞成分及含肉瘤结构的精母细胞性精原细胞瘤不应看作混合性生殖细胞肿瘤。在以前的文献中曾用"畸胎癌"这一术语诊断胚胎性癌伴畸胎瘤，卵黄囊瘤伴畸胎瘤，胚胎性癌和卵黄囊瘤伴畸胎瘤，胚胎性癌和精原细胞瘤伴畸胎瘤等。WHO 睾丸肿瘤组织学分类 1998 年版、2004 年版均摒弃了"畸胎癌"这个术语，将上述多种肿瘤成分的肿瘤均归入一种以上组织类型（混合型）生殖细胞肿瘤。在病理诊断报道中应指明肿瘤中含有的所有不同的生殖细胞肿瘤成分及含量，有利于判断预后和指导治疗。该类肿瘤占睾丸生殖细胞肿瘤的 32%～54%。发病年龄为 20～40 岁男性，如肿瘤中有精原细胞瘤成分，其发病年龄范围介于精原细胞瘤和单纯非精原细胞瘤之间；如无精原细胞瘤成分，发病年龄与单纯非精原细胞瘤相同，该类肿瘤很少发生于儿童。

大体：瘤体常较大，切面质地不均匀，肿瘤界限不清，肿瘤常完全取代睾丸组织，灰白色实性或囊实性，总有出血和坏死灶。

光镜：低倍镜下即可辨认出不同类型生殖细胞肿瘤组织混杂分布。最常见的混合性成分是胚胎性癌、精原细胞瘤、卵黄囊瘤和含有合体滋养层细胞的畸胎瘤等。在单一型生殖细胞瘤中不常见的类型,如多胚瘤在混合型生殖细胞瘤中却常见(图 10-13)。较常见的混合形式:胚胎性癌和畸胎瘤、畸胎瘤和精原细胞瘤、绒毛膜上皮癌和畸胎瘤胚胎性癌等(图 10-14)。据统计 47% 的患者含有胚胎性癌和畸胎瘤,41% 有卵黄囊瘤,40% 有合体细胞滋养层细胞。转移瘤中成分约 88% 与原发瘤相同。

图 10-13　多胚瘤

显示一胚胎样小体,中心部横行细胞致密区似胚板,两侧各有一个囊腔,似羊膜腔和卵黄囊

图 10-14　混合型生殖细胞肿瘤

显示卵黄囊瘤和畸胎瘤(右上)成分相混合

　　免疫组化:混合型生殖细胞肿瘤中精原细胞瘤、胚胎性癌、畸胎瘤等相应抗原阳性表达。多数卵黄囊瘤成分,畸胎瘤中的腺上皮和肝样细胞表达 AFP,合体滋养层细胞或绒毛膜上皮癌 hCG、妊娠特异性 β_1-糖蛋白、人胎盘催乳素和胎盘碱性磷酸酶阳性。

　　鉴别诊断:多处取材,仔细镜下观察,MGCTS 诊断并不困难。当精原细胞瘤和畸胎瘤占绝大部分时胚胎性癌、卵黄囊瘤和绒癌成分少时不要漏诊,这些成分恶性度较高。必要时可做 AFP、hCG 和 CK 等免疫组化染色,对确定这些成分的存在有重要参考意义。

二、性索/性腺间质肿瘤

　　睾丸性索/性腺间质肿瘤是睾丸第二大类肿瘤,但仅占成人睾丸肿瘤的 4%～6%,约占婴儿和儿童睾丸肿瘤的 30%,包括七大类:间质细胞瘤,支持细胞瘤,颗粒细胞瘤,卵泡膜瘤纤维瘤,性索/性腺间质肿瘤、不全分化型,性索/性腺间质肿瘤,混合型和恶性性索/性腺间质肿瘤等。约 10% 成人的此类肿瘤发生转移。

　　(一)间质细胞瘤

　　间质细胞瘤是睾丸最常见的性索/性腺间质肿瘤,占睾丸肿瘤的 1%～3%,在婴儿和儿童约

占 3%,5%~10%的患者有隐睾病史。20~50 岁最常见,5~10 岁也有一较小的发病高峰。最常见的症状是睾丸无痛性增大,30%的患者有男性乳腺发育,性欲和性功能可能受损。在儿童青春期性早熟也常见。血清中雌激素受体和雌二醇有可能升高。约 3%患者肿瘤累及双侧睾丸。约 10%成年患者呈恶性临床经过,儿童患者未见恶性病例报道。

大体:肿瘤呈实性结节,直径 0.5~10.0 cm,多数为 2~5 cm,切面肿瘤界限清楚,质地软而均一,呈黄色、棕色、灰白色,可见纤维性条索,少数病例见出血坏死灶,10%~15%的病例肿瘤侵至睾丸外。

光镜:肿瘤细胞多数呈中等至大的多角形,胞质丰富嗜酸性,胞界清楚。胞质含多少不等的脂质,致使细胞透明、空泡状或泡沫状,30%~40%的病例见 Reinke 结晶,多位于胞质内,也见于核内和间质中,嗜酸性,纵切呈棒状,横切呈圆形。约 15%的病例瘤细胞胞质内见脂褐素。部分瘤细胞呈梭形,胞质窄,如梭形细胞占肿瘤的大部分区域,有人将其称为未分类间质肿瘤。有些病例中见灶性或弥漫性脂肪细胞,与肿瘤细胞相移行,这是脂肪化生。细胞核圆形,椭圆形,大小较一致,核仁明显,可见双核及多核细胞,一些核有轻度异型性。核分裂象罕见。肿瘤细胞以弥散片状分布为主,也有小巢状、缎带状和条索状结构。肿瘤间质少,多为毛细血管网、血窦和纤细的纤维组织(图 10-15)。偶尔间质水肿,可见砂粒体。

图 10-15　睾丸间质细胞瘤

瘤细胞胞质丰富,嗜酸性,呈弥散片状分布

免疫组化:肿瘤细胞类固醇激素、vimentin、α-in-hibin 阳性,灶性低分子量 CK 阳性。

鉴别诊断:①结节状 Leydig 细胞增生,在隐睾或其他情况,如 Klinefelter 综合征(睾丸小,体毛、阴毛少,47XXY 核型,生精小管纤维化等),睾丸内见 Leydig 细胞结节状增生,常是多灶性,病变较小,不破坏生精小管,而间质细胞瘤常为单一性瘤结节,直径超过 0.5 cm。②肾上腺生殖器综合征的睾丸病变:该综合征患者由于 21-羟化酶缺失,所以又称失盐性肾上腺生殖器综合征。患者睾丸内见肾上腺皮质细胞样细胞弥散性或结节状增生,常为双侧,位于睾丸局部,形成瘤样结节。增生细胞胞质丰富,嗜酸性,胞质中含有大量脂褐素,致使病灶大体上呈绿色或黑绿色。常伴有透明变性的纤维性间质,增生间质细胞中不见 Reinke 结晶。

(二)恶性间质细胞瘤

约 10%的睾丸间质细胞瘤为恶性,恶性的特点包括瘤体常较大(直径>5 cm),细胞异型性明显,核分裂象多,有坏死,肿瘤浸润性边缘和浸润血管。恶性者具有上述多数或所有特点。恶性间质细胞的 DNA 为异倍体,MIB-1 增生活性增强,而良性者 DNA 为整倍体,MIB-1 增生活性低。治疗方法通常行睾丸根治术和腹膜后淋巴结切除。此肿瘤对放疗、化疗不敏感,患者生存期短,多数死于肿瘤转移。

(三)支持细胞瘤

1.普通型支持细胞瘤

睾丸支持细胞瘤少见,约占所有睾丸肿瘤的 1%,发病年龄 15～80 岁,平均年龄 45 岁。多数患者以睾丸肿大就诊。多数为单侧,也可双侧受累。少数肿瘤产生雌性激素,患者有男性乳腺发育和阳痿,多数为散发,少数与遗传综合征有关,如雄性激素不敏感综合征、Carney 综合征和 Peutz-Jeghers 综合征。

大体:肿瘤呈实性结节状或分叶状,直径 1～20 cm,平均直径 3.5 cm。切面多数肿瘤界限清楚,质地均匀,较硬,灰褐、灰黄或灰白色,极少数呈囊性,出血坏死不常见。

光镜:瘤细胞圆形或柱形,核圆、椭圆或长形,可见核沟和核内胞质包涵体,核仁中等大小。胞质内含脂质大空泡或多个小空泡,有时胞质明显嗜酸性。核分裂象不常见,多数病例 <5/10HPF,约 15% 的病例 >5/10HPF,但仅凭这一点不表明为恶性。肿瘤细胞呈管状排列,中心实性或有腔,也可呈条索状、网状排列,管状周和条索旁见基底膜样物质。一些肿瘤主要呈实性片状和结节状,但仍可见分化好的小管结构。肿瘤间质中等量,为无细胞纤维或透明变性组织,可见扩张的血管和水肿状间质(图 10-16、图 10-17),约 10% 的病例见钙化。

图 10-16　睾丸普通型支持细胞瘤

瘤细胞呈小管状、条索状排列

图 10-17　睾丸普通型支持细胞瘤

瘤细胞呈条索状排列,其旁见红染基底膜样物质

特殊检查:免疫组化 90% 病例 vimentin 阳性,80%CK 阳性,40% inhibin 阳性,30% S-100 阳性。PLAP、AFP 和 hCG 均阴性。电镜下罕见由纤维丝组成的 Charcot-Böttcher 结晶,被认为是特征性表现。

鉴别诊断。①与间质细胞瘤鉴别:间质细胞瘤瘤细胞主要呈弥漫分布,瘤细胞内见 Reinke 结晶和脂褐素,不见钙化。②与支持细胞结节鉴别:后者常较小,由被覆不成熟支持细胞小管聚集而成,有明显基底膜结构。

2.富有脂质的支持细胞瘤

肿瘤细胞胞质中含有多量脂质,胞质宽广呈空泡状。细胞呈小管状,部分呈实性小管排列。2004 年版 WHO 睾丸肿瘤组织学分类目录中将此类型列出,但正文中指出"尚没有足够的证据来确定是否把'富于脂质'和伴有'异源性肉瘤成分'的支持细胞瘤从非特殊类型中划分出来"。尽管是否将"富有脂质的支持细胞瘤"作为一独立类型划分出来还无定论,在实际工作中应认识这一类肿瘤,不要将其误诊为其他肿瘤。

3.大细胞钙化型支持细胞瘤

该类型支持细胞瘤少见,文献中仅有 50 多例报道。常发生于年轻人,最小年龄 2 岁,平均年龄 16 岁。约 60％患者为散发,约 40％患者伴遗传性综合征,如 Carney 综合征和 Peutz-Jeghers 综合征,以及内分泌异常,如性早熟和男性乳腺发育。大多数为良性,20％的病例为恶性,其发病年龄较大,平均年龄 39 岁。40％的患者双侧发生,而且常多灶性。

大体:肿瘤直径小于 4 cm,常为分叶状,境界清楚,大部分或全部为实性,黄褐色。

光镜:瘤细胞大,多角形,立方,柱状,胞质丰富,嗜酸性或双嗜性,部分细胞内含小脂滴或大的脂质空泡。细胞核大,圆形,空泡状,核仁明显,核分裂象罕见。瘤细胞呈实性巢、条索或腺管状排列。间质为疏松黏液样或胶原纤维组织,间质中常伴大量中性粒细胞和大小不等的钙化灶,呈波纹状或层状。部分病例缺乏钙化。多数病例瘤细胞沿生精管内扩散。

鉴别诊断:与睾丸间质细胞瘤鉴别,间质细胞瘤常一侧睾丸发生,无间质钙化灶,无生精小管内扩散,瘤细胞胞质内见 Reinke 结晶和脂褐素。

4.硬化性支持细胞瘤

Zukerberg 等人首先描述了间质硬化性支持细胞瘤,现已将其作为支持细胞瘤的一亚型划分出,至今文献中不足 20 例报道。发生于成年人,平均年龄 35 岁。患者多因睾丸无痛性肿大就医。多数瘤体相对较小,直径 0.4～1.5 cm。切面肿瘤呈灰白、棕黄色至黄色,境界清楚,质硬。镜下瘤细胞呈立方形或柱状,细胞核小而深染,部分核大呈空泡状。胞质淡染,部分胞质含脂质空泡。多数病例细胞异型性不明显,少数病例细胞异型性明显,核分裂象易见。瘤细胞呈实性包巢、小管状和条索状排列。间质为致密硬化性纤维组织。肿瘤中见内陷的非肿瘤性生精小管,也是结构的特征。

(四)恶性支持细胞瘤

普通类型(非特殊类型)支持细胞瘤中恶性者罕见,至今报道的病例不到 50 例。发病年龄与良性者相同,从儿童到老人,临床上多为睾丸无痛性肿大,一些患者以腹股沟、腹膜后和/或锁骨上淋巴结转移为首发症状,约 13 例患者有男性乳腺发育,但这不是恶性者特殊的症状。

大体:瘤体常比良性型大,直径常大于 5 cm,切面肿瘤常境界不清、出血和坏死灶常见。

光镜:肿瘤细胞形态和生长方式与良性型相似,形态结构更多样化,瘤细胞实性片状排列最突出。细胞核多形性,见一个或多个核仁,核分裂象多,常大于 5/10HPF。见出血和坏死灶,可见浸润血管和淋巴管。纤维性间质、透明变性和黏液样间质不常见。

免疫组化:免疫组化染色有助于确定支持细胞瘤,但对鉴别良恶性无帮助。肿瘤细胞 CK、vimentin 和 EMA 阳性,α-inhibin 和 S-100 弱阳性,PLAP 和 CEA 阴性。

鉴别诊断。①与普通型支持细胞瘤鉴别:细胞核异型性明显,核分裂象多,出血和坏死灶及脉管浸润等是恶性型诊断的重要指标,同时具有上述指标中的三项诊断恶性更可靠。②与精母细胞型精原细胞瘤鉴别:后者常见生精小管内生长,肿瘤由三种不同大小细胞构成。

(五)颗粒细胞瘤

睾丸颗粒细胞瘤罕见,形态上与卵巢颗粒细胞瘤相似,分为成年型和幼年型两种组织学类型。

1.成年型颗粒细胞瘤

发病年龄 16～76 岁,平均年龄 44 岁。约半数病例有男性乳腺发育。血清中 inhibin 和 müllerian 抑制激素升高。

大体:肿瘤直径 1～13 cm,切面肿瘤境界清楚,有的有包膜,质硬,呈淡黄色或黄色,实性,可见小囊腔。

光镜:肿瘤细胞小,圆形,多边形,胞质少。细胞核相对较大,圆形或椭圆形,部分可见核沟(咖啡豆样核),1～2 个偏位的大核仁。异型细胞和核分裂象不常见,细胞呈小滤泡、大滤泡、岛状、小梁状、环状、实性片状和假肉瘤样结构。小滤泡结构最常见,细胞围绕着嗜酸性物质栅栏状排列(Call-Exner 小体)。局部细胞梭形,呈卵泡膜细胞分化,肿瘤细胞与生精小管混合分布,或浸润到白膜。免疫组化染色:CK 局灶性弱阳性或阴性,vimentin、SMA、inhibin 和 M IC2 阳性。睾丸颗粒细胞瘤多数为良性,恶性者少见,若瘤体较大(直径>7 cm),有出血、坏死或浸润脉管,应考虑恶性的可能。20%以上患者可发生转移。

2.幼年型颗粒细胞瘤

该肿瘤多数发生在 1 岁以内婴儿,1 岁以后者罕见,约 30%的患者发生于腹腔内隐睾,20%的患者有外生殖器两性畸形,这些患者核型异常,呈 45,X46,XY 嵌合体或 Y 染色体结构异常。临床上多为阴囊或腹腔内的无痛性包块,多发生在左侧。生物学行为良性。

大体:肿瘤常为囊性,伴实性区,肿瘤大小 0.8～5.0 cm,囊壁薄,囊内含有黏稠液体,实性区呈灰白或灰黄色。

光镜:囊壁衬以不同层次的卵巢颗粒样细胞,肿瘤细胞圆形,多角形,胞质少,空泡状或嗜酸性,部分细胞呈短梭形似卵泡膜细胞。细胞核圆形,淡染,核仁不清楚,核分裂象少见。肿瘤实性区内可见结节状或片状分布的肿瘤细胞,间质为增生的纤维组织伴明显的玻璃样变性。偶见 Call-Exner 小体。囊腔内含粉染的液体及黏液。免疫组化染色颗粒样细胞 vimentin、CK 和 S-100阳性,anti-Müllerian 激素灶性阳性;卵泡膜样细胞 vimentin 和 SMA 阳性,灶性 desmin 阳性。

鉴别诊断:主要应与卵黄囊瘤鉴别,后者一般发生于年龄稍大的幼儿,平均年龄 16～17 个月,组织学结构复杂,微囊,网状及内胚窦样结构常见,免疫组化染色 AFP 阳性,而幼年型颗粒细胞瘤阴性。

(六)卵泡膜瘤纤维瘤

该类肿瘤与卵巢卵泡膜纤维性肿瘤相似,文献中报道的睾丸"卵泡膜瘤"多数为性腺间质来源的纤维瘤,是良性肿瘤,由梭形细胞和不同含量的胶原成分构成。在睾丸罕见。患者年龄为 21～29 岁,表现为睾丸无痛性肿物,不伴内分泌症状。无复发和转移。

大体:肿瘤结节质硬,境界清楚,无包膜,直径 0.8～7.0 cm,黄白色或白色,无出血和坏死。

光镜:梭形细胞呈束状或旋涡状排列,细胞密度和胶原纤维数量可以有变化,细胞异型性不明显,核分裂象少见,个别病例核分裂象多至 4/10HPF。间质中含较多小血管,生精小管可陷于肿瘤中。肿瘤中不含支持细胞和颗粒细胞分化。

特殊检查:免疫组化染色肿瘤细胞 vimentin 和 SMA 阳性,少数细胞 desmin、S-100 和 CK

阳性,inhibin 和 CD99 阴性。电镜肿瘤细胞显示成纤维细胞和肌成纤维细胞的特点。

鉴别诊断:与平滑肌瘤鉴别:睾丸平滑肌瘤非常罕见,肿瘤细胞明显平滑肌分化,相应免疫组化染色有助于鉴别;与纤维肉瘤鉴别:后者罕见于睾丸,细胞异型性明显。

(七)性索/性腺间质肿瘤,分化不全型

睾丸这类肿瘤由两种以上性索/性腺间质分化倾向的组织构成。也被称为性索/性腺间质无特异分化的肿瘤。发病年龄范围广,但近半数发生在儿童。主要临床症状是睾丸肿物,约15%的病例有男性乳腺发育。大体上肿瘤大小从小结节到大肿物,切面常呈分叶状,灰白或淡黄色。光镜下:细胞呈圆形、短梭形及梭形,部分细胞核见核沟,上皮样细胞可形成发育不全的小管结构(支持细胞分化),间质细胞分化者呈岛状结构,卵泡膜样细胞分化细胞呈梭形,有的可见颗粒细胞样分化,可见 Call-Exner 小体,也可见肉瘤样区域,细胞异型性明显,核分裂象多。10岁以下的患者均呈良性经过,20%成年患者呈恶性经过。恶性者形态学指标是:肿瘤体积较大,核异型性明显,核分裂象较多,浸润脉管和肿瘤坏死等。

(八)性索/性腺间质肿瘤,混合型

该肿瘤由分化良好的性索/性腺间质细胞混合构成,常见支持细胞、间质细胞和颗粒细胞。该类肿瘤发病年龄范围广,常见症状是睾丸肿大数月或数年,约1/3的病例有男性乳腺发育。肿瘤大小变化较大,大者可取代整个睾丸。肿瘤境界清楚,灰白或淡黄色。光镜下可见分化好的性索/性腺间质不同形式、不同比例的组合,具有卵巢支持-间质细胞瘤组织学特征的肿瘤在卵巢常见,而在睾丸罕见,支持细胞呈空心或实性小管状排列,其间见片状增生的睾丸间质细胞(图 10-18)。有些肿瘤中可见颗粒细胞和卵泡膜细胞分化。另外,肿瘤中可见异源成分,最常见的是胃肠型的黏液上皮、杯状细胞等。肿瘤中各种成分有高、中、低分化之分。该肿瘤绝大多数为良性,恶性者仅见一例报道。分化好的不同成分表达相应抗原,未分化的成分 S-100、SMA、desmin 和 CK 阳性。

图 10-18　睾丸支持-间质细胞瘤
支持细胞呈柱状、腺管状排列,其间见增生的间质细胞

三、含有生殖细胞和性索/性腺间质成分的肿瘤

(一)性腺母细胞瘤

肿瘤主要由两种细胞构成:大的生殖细胞类似于精原细胞瘤细胞,小的细胞类似于不成熟的支持和颗粒细胞,也见类似于间质细胞或黄素化样的细胞。多见于混合性腺发育不全并具有双性、45X 染色体组型和 Y 染色体物质的患者,这些患者性腺母细胞瘤发生率为 15%~25%。80%的患者表型为女性,20%为男性,无论性别表型如何,几乎都有一个 Y 染色体。罕见基因型

和表型均为男性者。大部分患者小于20岁,约 1/3 患者累及双侧睾丸。多数性腺母细胞瘤是良性,10%～15%病例伴有浸润性生殖细胞肿瘤,以精原细胞瘤多见,也可以为胚胎性癌、卵黄囊瘤、绒癌和畸胎瘤等。

大体:肿瘤大小不一,微小至 8 cm。切面实性,灰黄色或灰白色结节,伴沙砾样钙化,甚至几乎完全钙化。

光镜:肿瘤由胞质丰富大圆形生殖细胞样细胞(似精原细胞瘤细胞)和小的似支持细胞(或颗粒细胞)的两种细胞构成。肿瘤常见三种生长方式:①肿瘤细胞组成圆形或不规则的细胞巢,巢中支持细胞包绕圆形透明变性的基底膜样结节,结节可钙化,可融合成大的钙化灶,支持细胞胞质透明;②支持细胞围绕着大的生殖细胞;③生殖细胞位于细胞巢的中心,支持细胞在外周呈规则的环状排列。增生的颗粒样细胞巢中可见 Call-Exner 小体。与间质细胞相似的肿瘤细胞呈多角形,胞质丰富,嗜酸性,但不见 Reinke 结晶。约 50%的性腺母细胞瘤中有生殖细胞瘤,主要是精原细胞瘤,8%的病例有其他型生殖细胞肿瘤。可见生精小管内生殖细胞肿瘤(IGCNU)。

特殊检查:①免疫组化染色,肿瘤细胞 VASA 蛋白、TSPY 和 P53 阳性;间质细胞样细胞 inhibin 和 Wilms 阳性;生精小管内恶性细胞 PLAP 和 C-Kit 阳性。②遗传学检查:性腺母细胞瘤中的生殖细胞是异倍体。FISH 检测该肿瘤含 Y 染色体物质。

鉴别诊断:应与支持细胞瘤、间质细胞瘤和颗粒细胞瘤鉴别,这些肿瘤不含生殖细胞样大细胞。也应与含生殖细胞的支持细胞增生结节相鉴别,性腺母细胞瘤很少发生于正常男性,这类肿瘤中可见生精小管内生殖细胞肿瘤(IGCNU)。

(二)生殖细胞-性索/性腺间质肿瘤,未分类型

该肿瘤由肿瘤性生殖细胞和肿瘤性性索-间质成分混合构成弥漫分布,不同于性腺母细胞瘤的巢状排列。最近有研究提出多数或所有的这类肿瘤中生殖细胞不是肿瘤细胞,而是性索-间质肿瘤中内陷的生殖细胞,对这种观点现在仍有争论。最常发生在年轻男性,偶见于儿童。临床上表现为一侧睾丸无痛性逐渐肿大,没有对侧睾丸和性腺外发生的报道,不发生转移,睾丸切除术后患者预后好。

大体:瘤体常较大,直径可达 12 cm,切面呈实性或囊实性,境界清楚,白色、灰白或褐色。肿瘤可完全取代睾丸,或外周见少量挤压萎缩的睾丸组织。

光镜:肿瘤主要为性索-间质成分,排列成小管、条索或小梁状,个别瘤细胞胞质中 Charcot-Bötther 结晶,提示向支持细胞分化。可见许多 Call-Exner 小体样滤泡结构。间质为纤维细胞;生殖细胞大,似精原细胞,胞质丰富透明,核圆形淡染,核仁明显。生殖细胞常位于周边部,也可位于中心或弥漫分布。

免疫组化:性索-间质成分 inhibin 阳性,PLAP 和 C-Kit 阴性。

鉴别诊断:①性腺母细胞瘤,虽然也由生殖细胞样细胞和性索/性腺间质细胞两种成分构成,但几乎总发生于混合性腺发育不全或睾丸下降不全的患者,而生殖细胞-性索/性腺间质肿瘤,不分类型者总发生于正常下降睾丸。②性索/性腺间质细胞瘤:这些肿瘤不含生殖细胞样大细胞。

四、睾丸其他肿瘤

(一)类癌

肿瘤由单一形态的内分泌细胞构成,癌细胞有轻度或无异型性。其发病率仅占睾丸肿瘤的

<1%。发病年龄 10～83 岁,平均年龄 46 岁。罕见有类癌综合征。通常是原发性的,确诊时应除外其他部位类癌转移至睾丸。畸胎瘤中的类癌应归于畸胎瘤伴恶性变中。睾丸类癌被认为是具有潜在恶性,多数呈良性经过,转移者罕见。

大体:肿瘤实性,大小 1.0～9.5 cm,平均直径 4.6 cm。灰黄色或灰褐色。通常无出血和坏死。

光镜:肿瘤细胞大小较一致,核圆形,染色质细颗粒状,胞质丰富,嗜酸性。肿瘤细胞呈岛状、腺泡状或小梁状排列,为纤细或宽广的纤维组织分割,可见菊形团结构。免疫组化:CK、NSE 和 Chromogranin 阳性。

(二)卵巢上皮型肿瘤

睾丸同卵巢一样表面被覆间皮细胞(表面上皮),但睾丸良性、交界性和恶性浆液性、黏液性肿瘤、Brenner 肿瘤、子宫内膜样癌和透明细胞癌罕见,而卵巢表面上皮型肿瘤是第一大组肿瘤,这可能与睾丸不像卵巢那样在生育年龄期经常排卵,卵巢表面破损,表面上皮下陷有关。睾丸该肿瘤的发生可能是在间皮细胞苗勒性上皮化生基础上发展而来,也可能起源于睾丸实质中胚胎性间皮包涵囊肿。多发生于年轻男性,发病年龄 14～68 岁。主要症状是阴囊增大。

大体:肿瘤大体表现因肿瘤类型的不同而不同,囊性病变多为交界性浆液性肿瘤,也可能是黏液性肿瘤,实性病变多为癌。

光镜:文献中这类肿瘤多数为交界性(低度恶性)浆液性囊腺瘤,组织学结构与卵巢相应肿瘤相同,分支乳头状结构,被覆多层浆液型上皮,上皮细胞芽状突起,乳头轴心为纤维血管组织。浆液性腺癌呈明显间质浸润性生长,并见纤维组织增生和砂粒体。少数病例为子宫内膜样癌,良性、交界和恶性黏液性肿瘤,组织学结构同相应的卵巢肿瘤。

睾丸和睾丸周围区 Brenner 肿瘤,平均年龄 57.7 岁。大体上呈实性或囊性。镜下囊腔被覆移行上皮,实性区见移行上皮细胞巢和丰富的梭形细胞间质。多数为良性,文献中仅报道 1 例浸润性生长并发生淋巴结转移。

鉴别诊断:交界性浆液性肿瘤应与间皮瘤鉴别,前者乳头粗大,上皮细胞芽状突起和复层化明显,并见较多砂粒体。免疫组化染色也有助于鉴别,乳头状浆液性肿瘤通常 B72、3、PLAP、Leu-M 和 CA125 阳性。

（于 惠）

第五节 外 阴 癌

外阴癌发病率不高,占所有女性恶性肿瘤的 1% 以下,占女性生殖道原发性恶性肿瘤的 3%～5%。外阴癌多见于老年人,近年来发患者群趋向年轻化,<40 岁的患者占 40%。约 80% 的原发性外阴癌为鳞状细胞癌,其他包括恶性黑色素瘤、基底细胞癌、疣状癌、Paget 病、腺癌、前庭大腺癌、肉瘤及其他罕见的外阴恶性肿瘤等。虽然外阴癌位于体表易于早期发现,但传统观念常常拖延了患者就诊的时机。而且由于多数患者伴有长期的外阴良性疾病史或合并其他妇科疾病,临床上容易误诊。对外阴癌的治疗强调个体化和综合治疗。近年来,随着对外阴癌认识的深入和放、化疗的发展,手术范围趋于缩小,重视保留外阴的生理功能,减轻术后患者生理及心理上

的创伤。综合应用放疗及化疗,在提高疗效的同时,可有效改善患者的生活质量。外阴癌患者的5年生存率为52%~85%,预后与腹股沟淋巴结是否转移密切相关。由于发病率低,病例数较少,临床随机研究很少,对外阴癌的治疗方式需要更进一步的研究。

一、病因

流行病学调查发现,外阴癌可分为 HPV 感染相关性和非相关性两大类。

(1)与 HPV 感染有关的外阴癌患者:多为年轻妇女,可能有外阴湿疣的病史,吸烟可能是这一类外阴癌发病的危险因素。外阴癌患者的 HPV 感染以 HPV16、18、31 型多见,这类患者的病理类型多为鳞癌。

(2)与 HPV 感染无相关性的外阴癌患者:多为老年妇女,无吸烟史,与外阴的慢性营养障碍,如外阴硬化性苔藓、外阴增生性营养障碍等有关,可合并有外阴上皮内瘤样病变(VIN)。肥胖、高血压、糖尿病、免疫功能低下可能与这类外阴癌的发生有一定关系,但并非独立的危险因素。

对有上述危险因素者,特别是有外阴硬化性苔藓或 VIN,以及生殖道其他部位恶性肿瘤的患者应定期检查外阴,必要时可进行阴道镜检查进一步评估。

二、临床变现

外阴癌多见于绝经后妇女。一些患者有外阴前驱病变的病史,如外阴硬化萎缩性苔藓、外阴增生性营养障碍等。最常见的症状是外阴瘙痒、局部肿块或溃疡,可伴有疼痛、出血、排尿困难及阴道排液,少部分患者可没有任何症状。

根据病灶部位分为中线型和侧位型,前者包括位于阴道口、尿道口、肛门、会阴后联合及会阴体的病灶,后者包括位于大小阴唇的病灶。可表现为单个或多发结节、菜花样肿物或浸润性溃疡。最多见的部位是大阴唇,其次是小阴唇、阴蒂、会阴体,可累及肛门、尿道和阴道。可出现一侧或双侧腹股沟淋巴结的肿大,甚至溃疡。

妇科检查时应注意外阴肿物的部位、大小、质地、活动度、与周围组织的关系,注意双侧腹股沟区是否有肿大的淋巴结。并应仔细检查阴道、子宫颈、子宫及双侧附件区,以排除其他生殖器官的转移瘤。

三、病理诊断

对体检发现的任何外阴病变在治疗前均应行活检,病理确诊。活检组织应包括病灶、病灶周围的皮肤和部分皮下组织。推荐在局麻下行病灶切取活检(楔形切除或使用 Keyes 活检器),多发病灶需从各病灶多处取材。活检明确浸润深度后进一步确定手术范围。对较小的病灶不宜先行切除,先行活检明确肿瘤浸润深度以便确定手术范围,如活检病变间质浸润深度≥1 mm,病灶直径≥2 cm,须行局部广泛切除术完整切除病灶,进行连续切片以正确评估浸润深度,若浸润深度不超过 1 mm,不需后续治疗。

外阴上皮内瘤变在某些情况下被认为是外阴癌的癌前期病变,其分类多年来一直有所变化。2004 年国际外阴阴道疾病研究协会(ISSVD)公布的分类中不再使用 VIN₁,而 VIN₂ 及 VIN₃ 则统一简称为 VIN,并将 VIN 分为以下几种:①寻常型 VIN(疣状,基底细胞样和混合型),其中多数病例与 HPV 感染相关。②分化型 VIN,主要见于年长妇女,常与硬化性苔藓和/或鳞状上皮过度增生相关。

在 2015 年公布的最新分类中,ISSVD 将 VIN 分为以下几种:①外阴低级别上皮内瘤变(LSIL),包括扁平湿疣或 HPV 感染的表型。②外阴高级别上皮内瘤变(HSIL),包括寻常型外阴上皮内瘤变(uVIN)或 HPV 感染相关的外阴上皮内瘤变。③分化型外阴上皮内瘤变(dVIN),通常是 HPV 感染非相关性的外阴上皮内瘤变,具有外阴癌发病的高风险因素,最终可进展为浸润性外阴癌。

病理报道应包括以下内容。①肿瘤浸润深度:必要时进行连续切片确定浸润的深度,以协助制订进一步治疗方案。②病理组织学类型:鳞状细胞癌是外阴癌最常见的类型,其次为恶性黑色素瘤、基底细胞癌、Paget 病、疣状癌、腺癌、前庭大腺癌、肉瘤等。③组织病理学分级(G)。G_x:分级无法评估;G_1:高分化;G_2:中分化;G_3:低分化。④脉管间隙受累:若肿瘤呈浸润性生长或有淋巴血管间隙受累,则局部复发率较高,预后较差。⑤手术后的病理报道应包括转移淋巴结的数量、转移灶大小,及是否有囊外扩散。

四、辅助检查

(1)子宫颈涂片细胞学检查。

(2)阴道镜检查:了解子宫颈和阴道是否同时发生病变,如子宫颈上皮内病变或阴道上皮内瘤变(VAIN)。

(3)盆腔和腹腔 CT/MRI 检查:有助于了解相应部位的淋巴结及周围组织器官受累的情况。

(4)对晚期患者,可通过膀胱镜、直肠镜了解膀胱黏膜或直肠黏膜是否受累。

(5)对临床可疑转移淋巴结或其他可疑转移病灶必要时可行细针穿刺活检。

(6)建议常规行子宫颈及外阴病灶 HPV-DNA 检测及梅毒抗体检测。

五、分期

1994 年国际妇产科联盟(FIGO)修订的外阴癌手术-病理分期存在着一些问题,如仅依据临床检查评估腹股沟淋巴结有无转移,准确性不高;以病灶大小是否超过 2 cm 区分Ⅰ期和Ⅱ期,预后无差别;而同为Ⅲ期的患者预后差别却甚大,且没有考虑转移淋巴结的数量、大小和淋巴结囊外受累的情况等。2009 年 5 月,FIGO 公布了再次修订后的外阴癌分期。

(1)Ⅰ期:肿瘤局限于外阴,淋巴结无转移。

(2)$Ⅰ_A$ 期:肿瘤局限于外阴或会阴,最大直径≤2 cm,间质浸润≤1.0 mm。

(3)$Ⅰ_B$ 期:肿瘤最大径线>2 cm 或局限于外阴或会阴,间质浸润>1.0 mm。

(4)Ⅱ期:肿瘤侵犯下列任何部位。下 1/3 尿道、下 1/3 阴道、肛门,淋巴结无转移。

(5)Ⅲ期:肿瘤有或(无)侵犯下列任何部位。下 1/3 尿道、下 1/3 阴道、肛门,有腹股沟-股淋巴结转移。

(6)$Ⅲ_A$ 期:1 个淋巴结转移(≥5 mm),或 1~2 个淋巴结转移(<5 mm)。

(7)$Ⅲ_B$ 期:≥2 个淋巴结转移(≥5 mm),或≥3 个淋巴结转移(<5 mm)。

(8)$Ⅲ_C$ 期:阳性淋巴结伴囊外扩散。

(9)Ⅳ期:肿瘤侵犯其他区域(上 2/3 尿道、上 2/3 阴道)或远处转移。

(10)$Ⅳ_A$ 期。肿瘤侵犯下列任何部位:上尿道和/或阴道黏膜、膀胱黏膜、直肠黏膜或固定在骨盆壁或腹股沟-股淋巴结出现固定或溃疡形成。

(11)Ⅳ_B期:任何部位(包括盆腔淋巴结)的远处转移。

新分期的变化有以下几点。①病灶局限于外阴,无淋巴结转移,不论病灶大小都归为Ⅰ期。而Ⅰ_A和Ⅰ_B期的区别不仅有浸润深度的不同(1.0 mm 为界),还有肿瘤大小的区别(2 cm 为界)。②Ⅱ期的标准也要求淋巴结阴性,不论肿瘤大小,如果侵犯了邻近会阴组织,包括尿道下 1/3、阴道下 1/3 或肛门就属于Ⅱ期,而这种情况在 1994 年的分期中属于Ⅲ期。③Ⅲ期最基本的诊断标准是腹股沟淋巴结阳性,而不论肿瘤大小和有无邻近会阴组织受累。并且,根据淋巴结转移的数量和转移灶的大小,以及有无囊外扩散,Ⅲ期又分 A、B、C 3 个亚分期。④Ⅳ_A期增加了"上 2/3 阴道受侵"的情况。此外,重要的改变是依据转移淋巴结的状态(如固定或溃疡形成),而不再是依据侧别(双侧淋巴结转移)诊断Ⅳ_A期。

六、治疗

(一)VIN 的处理

近年来,VIN 的发病率在性生活活跃的年轻妇女中渐趋增加。VIN 的自然病史尚不完全确定,有一定的恶变潜能,有 2%～4% 进展为浸润癌,但约有 38% 的 VIN 可以自行消退。在治疗前应通过多点活检确定病变是否完全为上皮内瘤样病变。

1.外阴 LSIL 的处理

(1)定期观察:大多数外阴 LSIL 可自行消退,可以定期行阴道镜检查。如果无明显症状且病变未发生变化,可暂不予治疗。

(2)对有症状者,可选择外用药物,如氟尿嘧啶软膏、咪喹莫特软膏等,或激光治疗。

2.外阴 HSIL 和 dVIN 的处理

多采用外阴表浅上皮局部切除术,切缘超过病灶外 0.5～1.0 cm 即可,注意保存外阴基本的解剖构型。由于阴蒂较少受累,故一般都能保留阴蒂及其正常功能,这对于年轻妇女尤为重要。如果病变累及小阴唇或阴蒂,则更多采用激光气化或部分切除。如病变较广泛或为多灶性,可考虑行外阴皮肤切除术。这种方法切除了病变处的表皮层及真皮层,保留了皮下组织,尽量保留阴蒂,从而保留了外阴的外观和功能。必要时植皮。可使用咪喹莫特药物治疗,有研究报道使用该药物治疗缓解率可达 35%～81%。

应该向患者说明,即使切除了病变,仍有复发的可能,而复发并不一定就是治疗的失败。妇科医师应向患者清楚解释这种疾病的性质特点,以及病变本身的自然病史,并告知随访检查的重要性。

(二)外阴浸润癌的处理

1.治疗原则

外阴癌的治疗必须遵循治愈疾病和最大程度保留正常组织的原则,按照原发病灶位置及是否侵犯;邻近器官(尿道、阴道、肛门直肠),以及腹股沟淋巴结的情况,进行个体化治疗方案的设计。对于局部晚期患者,更要分别考虑原发病灶和腹股沟淋巴结的情况,再制定适宜的整体治疗方案,以期最大可能治愈患者和最小的治疗相关性并发症。

(1)手术治疗:外阴癌的治疗以手术治疗为主,强调个体化、多学科综合治疗。手术为首先考虑的治疗手段,传统的手术方式是广泛的全外阴切除及腹股沟淋巴结清扫术,有时还附加盆腔淋巴结清扫术。长期以来,这种传统的手术方式普遍应用于各种不同期别及不同组织学类型的外阴癌,虽取得了较好的治疗效果,但这种不加选择的广泛切除方式给患者造成的创伤较大,大多数患者手术伤口不能一期愈合,需要长期换药或植皮,伤口愈合后其瘢痕形成使外阴严重变形,对性生活或心理影响较大。此外,老年患者对这种创伤性较大的手术耐受性差,易发生各种并发症。手术后出现的下肢淋巴水肿也给患者带来很大的困扰,严重影响患者的生活质量。近年来研究发现,手术范围趋于缩小的改良手术方式并不影响早期患者的预后,对晚期患者应重视与放疗、化疗相结合的综合治疗。

(2)放疗:是外阴癌综合治疗的重要组成部分,一般用于外阴病灶侵犯邻近器官、如果直接手术需行改道患者的术前治疗,但不作为早期外阴癌的首选治疗。研究表明,对淋巴结转移患者进行术后腹股沟区及盆腔放疗可改善生存,减少复发。外阴肿瘤大或侵及尿道、肛门者,放疗后部分患者仍需切除残留病灶或瘤床,可保留尿道和肛门括约肌功能。少数由于心、肝、肾功能不全而不宜接受手术治疗的患者,或因肿瘤情况无法手术治疗的患者,可选择全量放疗。

(3)抗癌药物治疗。化疗在外阴癌治疗中的地位尚存在一定争议,其应用主要有以下几个方面:①作为手术前的新辅助治疗,缩小肿瘤以利于后续的治疗;②与放疗联合应用治疗无法手术的患者;③作为术后的补充治疗,可单独使用或与放疗联用;④用于复发患者的治疗。由于外阴癌发病率低,病例数少,化疗对外阴癌的作用尚缺乏高级别循证医学的证据。

2.外阴微小浸润癌(Ⅰ$_A$期)的处理

外阴微小浸润癌定义为肿瘤直径≤2 cm 及浸润深度≤1 mm 的单个外阴病灶。应行外阴广泛性局部切除术。通常不需要切除腹股沟淋巴结。

3.早期外阴癌的处理

早期外阴癌被定义为肿瘤局限于外阴,未侵犯邻近器官,且临床无可疑淋巴结转移者。

(1)原发病灶的治疗:尽可能手术切除原发病灶。如果病变局限,推荐采用外阴广泛性局部切除术。手术切除范围应包括癌灶周围至少1 cm 宽的外观正常的组织,深度应至尿生殖膈下筋膜,达阔筋膜及耻骨联合筋膜水平。如果癌灶在阴蒂部位或其附近,则应切除阴蒂。研究表明,与传统外阴广泛切除术相比,此保守性术式在预防局部复发方面疗效相当,可减少术后对患者性心理的影响。如果同时存在 VIN 或硬化性苔藓,应该切除病变部位的表浅皮肤组织以控制症状;若怀疑有潜在的浸润性病灶,则切除深度同浸润癌。

对病灶较大(>4 cm)特别是病灶靠近尿道或肛门的病例,可根据具体情况选择以下治疗:①经评估无须改道手术的患者可直接进行相对广泛的手术。例如,在估计不会引起尿失禁的情况下可以切除尿道远端1 cm。若手术切缘邻近癌灶(≤5 mm),又无法再行扩大切除,术后应补充局部放疗。某些病例可加用近距离放疗阳性切缘,但应注意避免组织坏死的出现。②如果手术需行肠管造瘘或尿路改道,可先行放疗和同期化疗,以期使保留尿道和肛门成为可能。若计划手术治疗,术前放剂量不宜超过 55 Gy。部分患者同期放化疗后可能达到完全缓解。同期放化疗时常用的化疗药物为 DDP、5-FU、BLM、丝裂霉素(MMC)等。用药途径可选择静脉化疗或动脉灌注化疗。可单用顺铂,剂量为每周 30~40 mg/m^2。也可选用铂类为基础的联合化疗,在放疗过程的第 1 周及第 4 周给药。

(2)腹股沟淋巴结的切除:腹股沟区复发者病死率非常高,适当的腹股沟和股淋巴结切除术是减少早期外阴癌病死率的重要影响因素。其处理原则如下。

同侧腹股沟、股淋巴结切除:适用于侧位型肿瘤(距中线>2 cm),包括间质浸润深度>1 mm 的 T$_1$ 期和所有 T$_2$ 期。

双侧腹股沟、股淋巴结切除:适用于中线型肿瘤,累及小阴唇前部的肿瘤,或一侧病灶较大的侧位型肿瘤,尤其是同侧淋巴结阳性者。

术中发现可疑肿大淋巴结并经冷冻病理检查证实淋巴结阳性者,建议仅切除增大的淋巴结,而避免系统的淋巴结切除术,术后给予腹股沟和盆腔放疗。因为系统的腹股沟股淋巴结切除术加上术后放疗可能导致严重的下肢淋巴水肿。

推荐同时切除腹股沟淋巴结和股淋巴结。股淋巴结位于卵圆窝内股静脉的内侧,切除股淋巴结时不必去除阔筋膜。

对病灶位于阴蒂或阴蒂周围者,目前多行三切口切除术,将外阴切除与腹股沟淋巴结切除分开进行,在外阴和腹股沟之间留下皮肤间桥,可明显改善伤口愈合,早期患者皮肤间桥处的复发率也很低。也可选择传统的外阴和腹股沟整块切除方法,但应保留浅筋膜上方的皮下组织。这种方法术后伤口愈合时间长,常需皮瓣移植处理。

建议行腹股沟淋巴结切除术时保留大隐静脉,有助于减少术后伤口的炎症及下肢水肿。同时行缝匠肌移位有助于保护股管,减少术后可能发生的损伤。

对肿瘤直径<4 cm的早期外阴鳞状细胞癌,临床检查(体检及影像学检查)未发现明显转移的腹股沟淋巴结,未做过外阴手术的患者,可考虑探索应用前哨淋巴结(SLN)检测技术,预测腹股沟淋巴结是否转移,可减少对无淋巴结转移的患者的腹股沟淋巴结清扫及相关并发症。联合使用蓝染料和放射性核素法有更高的敏感性。单用蓝染料检测外阴癌SLN方法简单,不需要特殊设备,但SLN检出率比联合两种方法为低。建议用3~4 mL染料于肿瘤周围真皮层内4个位点注射,注射后15~30分钟探查切除前哨淋巴结,然后再进行外阴病灶切除。外阴癌SLN检测技术要求手术医师有足够的训练和经验,并且要对病例进行选择,排除一些可能影响SLN检出率的因素(如肿瘤体积过大、术前曾行放疗或病灶切除活检等)。此外,SLN检测有一定的假阴性率(即SLN无转移,而非SLN的淋巴结出现转移)。文献报道,外阴癌SLN的假阴性率为0~4%。SLN假阴性的发生可能与肿瘤的部位、分期、患者肥胖、病理检查方法、术者经验等有一定关系。如果未找到前哨淋巴结,建议行腹股沟淋巴结清扫术。前哨淋巴结阴性患者可选择观察,阳性患者可选择术后放疗±同期化疗。

(3)术后补充或辅助治疗:包括以下几种。

1)腹股沟淋巴结转移的补充治疗:手术后病理检查发现腹股沟淋巴结转移的患者,应考虑给予补充盆腔和腹股沟区放疗,区域放疗的效果优于盆腔淋巴结切除术。术后放疗指征:①单个部位明显转移;②淋巴结囊外扩散;③多个部位微转移。术后病理检查发现仅有1处微转移者可考虑不进行辅助放疗。放疗剂量根据病变范围和残余病灶来确定。腹股沟淋巴结仅为镜下转移者,放疗剂量为50 Gy;如果多个淋巴结阳性,或有囊外扩散,或有血管淋巴间隙受累者,应给予60 Gy;如果有大块残余病灶,剂量需增加至60~70 Gy。

2)术后原发病灶的补充治疗:手术切缘阳性或手术切缘距肿瘤边缘太近(<5 mm)患者可行术后外照射,剂量为每4~5周40~50 Gy。术后放疗开始时间与手术间隔不宜超过6周;如仍有足够切除范围(不必行改道手术)者也可考虑补充手术治疗。脉管有癌栓、大肿瘤患者术后可考虑辅助放疗,但缺乏高级别循证医学证据。

3)术后的辅助化疗:对早期外阴鳞癌患者,手术后一般不需要化疗。但对外阴病灶较大(如>4 cm)的非鳞癌(如腺癌或肉瘤)患者,术后应考虑给予3~4个疗程的联合化疗。根据病理类型酌情选择化疗方案。对腺癌可选择铂类为基础的化疗方案,对肉瘤可选择异环磷酰胺+多柔比星方案等。因这些病例罕见,没有更多的循证医学证据。

4.晚期外阴癌的处理

晚期外阴癌定义为肿瘤侵犯超出外阴,或者临床体检腹股沟淋巴结有明显阳性表现者。对晚期患者,多种方法的综合治疗非常重要。与早期外阴癌的处理有所不同,对晚期病例在进行任何治疗前应先了解腹股沟淋巴结的状态,原发外阴病灶的处理应在腹股沟淋巴结切除之后进行。

(1)腹股沟淋巴结的处理:如果在腹股沟区未发现可疑阳性的淋巴结(体检及 CT、MRI 等影像学检查),应行双侧腹股沟和股淋巴结切除术。如果最后病理检查淋巴结阳性,术后应给予腹股沟区和盆腔区辅助放疗(参考早期外阴癌淋巴结转移的处理),如果未发现淋巴结转移可不用放疗。

如果临床检查发现腹股沟淋巴结肿大、可疑有转移者,应考虑先行盆腔 CT 检查,以确定腹股沟和盆腔淋巴结切除的范围,并尽可能切除所有增大的腹股沟淋巴结,行快速冷冻切片病理检查。对冷冻病理检查淋巴结阴性者,行系统的腹股沟、股淋巴结切除术,如果最后的病理检查淋巴结阳性,术后给予辅助放疗(参考早期外阴癌淋巴结转移的处理)。对冷冻病理检查或术前已明确淋巴结转移者,建议仅切除增大的淋巴结,而避免系统的淋巴结切除术,术后给予腹股沟和盆腔放疗。

如果腹股沟淋巴结固定或出现溃疡,侵犯肌肉或股血管,评估不适宜手术切除者,应取活检进行确诊,然后行放疗。可考虑与外阴病灶同时进行同期放疗。部分病例放疗后可再行淋巴结切除术。

对腹股沟淋巴结阳性的患者,术后的辅助放疗宜尽早施行。

(2)原发肿瘤的处理:如果估计可完整切除原发肿瘤使切缘阴性,且不损伤括约肌造成大小便失禁的,可以先考虑手术切除(如全外阴广泛切除或改良外阴广泛切除),病灶较大者切除术后通常需要邻近皮瓣转移或带蒂游离皮瓣移植修复创面。若手术切缘邻近癌灶(<5 mm),又无法再行扩大切除,术后应补充局部放疗。某些病例可加用近距离放疗阳性切缘,但应注意避免组织坏死的出现。

如果估计手术需行肠管造瘘或尿路改道者,可先行放疗和/或同期化疗,部分患者同期放化疗后行残留肿瘤或瘤床切除术。

如果无法手术切除,可行根治性放疗加同期化疗。放射野包括原发病灶、腹股沟及盆腔淋巴结区域。总剂量一般需 50~60 Gy。对大块外阴病灶,放疗剂量需要 60~70 Gy 才能达到局部控制。少数患者在放疗后密切随访 6~12 周,如仍有肿瘤残留,可考虑手术切除残留病灶。

(3)辅助化疗。化疗多作为手术或放疗的辅助治疗,也是对ⅣB 期患者常需采用的治疗方法。常用的化疗方案如下。①顺铂:30~40 mg/m²,每周 1 次,5~6 次,与放疗同期进行。②联合化疗:疗程数视具体情况而定,可选择 FP 方案(5-FU＋DDP)、PMB 方案(DDP＋BLM＋MTX)、FM 方案(5-FU＋MMC)等,每 3~4 周重复。可与放疗同期进行,或在手术后、放疗后进行。

5.复发性外阴癌的治疗

外阴浸润性鳞癌复发率为 15%~33%。外阴局部为最常见的复发部位(约占 70%)。外阴癌局部复发一般需再次行手术治疗,治疗方案及疗效取决于复发的部位和范围。

(1)近半数的复发病灶是外阴的孤立病灶,可以再次手术切除。整形外科手术技术使得复发性外阴癌特别是较大的复发病灶得以切除,各种包括肌肉皮瓣移植在复发性外阴癌的手术中已广泛应用。不能手术者行局部放疗,每 5~6 周 50~60 Gy。如果局部皮肤反应明显,可照射

30～40 Gy 后休息 2～3 周,再继续治疗。必要时可加用组织间插植放疗。

(2)阴道有浸润时,可加用阴道后装放疗。如果既往已接受足量放疗,无法接受再程放疗者,可考虑手术切除。但这类情况手术难度大,需要充分考虑切除后的重建和改道手术。

(3)腹股沟区复发的病例预后差,少有长期生存的病例。放疗联合手术治疗可用于腹股沟区复发患者的治疗,应根据以往的治疗情况来权衡利弊,选择治疗手段。

(4)远处复发较难控制,有效的化疗药物为顺铂、甲氨蝶呤、环磷酰胺、博来霉素和丝裂霉素等。然而,化疗的反应率低且疗效只能维持较短时间。若化疗过程肿瘤进展或为铂类化疗后复发者,可考虑用紫杉醇、吉西他滨、拓扑替康、长春瑞滨等。

七、特殊类型的外阴肿瘤

(一)外阴黑色素瘤

(1)发病居外阴恶性肿瘤的第 2 位,恶性程度较高,较早出现远处转移,易复发。

(2)对外阴色素性病变应通过活组织检查进行病理确诊。

(3)外阴黑色素瘤的治疗原则与其他外阴恶性肿瘤相同,采用外阴广泛局部切除术,手术切缘应离开病变至少 1 cm。根治性外阴切除与之相比较对改善外阴黑色素瘤的预后似乎作用不大。

(4)淋巴结切除术的意义还有争议,有研究表明选择性淋巴结切除对生存有益。

(5)免疫治疗在黑色素瘤的辅助治疗中占有较为重要的地位。根治性手术后的辅助治疗应首选免疫治疗。可选用 α-干扰素(术后每天用 2 000 万单位/毫升,静脉注射;4 周后改为每天 1 000万单位/毫升,皮下注射,3 次/周,共 48 周)等。

(6)黑色素瘤对化疗不敏感,化疗一般用于晚期患者的姑息治疗。常用药物为达卡巴嗪,也可选用替莫唑胺、沙利度胺等。

(二)前庭大腺癌

(1)发生在前庭大腺的恶性肿瘤可以是移行细胞癌或鳞状细胞癌,也可以是发生于导管或腺体本身的腺癌,囊腺癌、腺鳞癌亦有报道。

(2)通常在已经有较长病史的前庭大腺囊肿切除后才作出诊断。

(3)根治性外阴切除术和双侧腹股沟淋巴切除一直是前庭大腺癌的标准治疗方法。早期病灶可采用一侧外阴的根治性切除术和同侧腹股沟淋巴切除。

(4)对于瘤体较大者,术后放疗可以减少局部复发。如果同侧腹股沟淋巴结阳性,双侧腹股沟和盆腔淋巴结区的放疗可以减少区域复发。

(5)对于腺样囊性病变,可仅行根治性局部切除术。切缘阳性或神经束膜浸润者术后辅助局部放疗。

(三)外阴派杰特病

外阴 Paget 病分为Ⅰ型、Ⅱ型两类。Ⅰ型外阴 Paget 病起源于皮肤,又可分为 3 个亚型:Ⅰa 型为原发的上皮内 Paget 病;Ⅰb 型为有潜在侵袭可能的上皮内瘤变;Ⅰc 型为皮肤附属器或外阴腺体来源的隐匿性腺癌。Ⅱ型外阴 Paget 病则为非皮肤起源。

(1)绝大多数外阴派杰特病是上皮内病变,属 VIN_3,偶尔会表现为浸润性腺癌。该病主要发生于围绝经期或绝经后妇女。大多数患者主诉外阴不适和瘙痒,体检常呈湿疹样外观。确诊需活检。

（2）上皮内派杰特病需要进行表浅局部切除术。由于潜在的组织学改变常超过临床可见的病变范围,确定一个清楚的手术切除范围非常困难。术后再出现症状或病灶明显时可再行手术切除。

（3）病变侵犯或扩散到尿道或肛门时,处理非常困难,可能需要激光治疗。

（4）如果是潜在腺癌,对浸润部分必须行根治性局部切除术,切缘至少离开病灶边缘 1 cm。单侧病变至少应行同侧腹股沟淋巴结切除术,术后是否辅助放疗有争议。

（5）对复发性派杰特病的治疗仍以手术切除为主。激光治疗对肛周复发是一种好的选择。

（四）外阴肉瘤

肉瘤占外阴恶性肿瘤的 1％～2％,包含了一系列异源性的肿瘤类型。平滑肌肉瘤是最常见的组织学类型,其他类型包括纤维肉瘤、神经纤维肉瘤、脂肪肉瘤、横纹肌肉瘤、血管肉瘤、上皮样肉瘤及恶性神经鞘瘤。总的 5 年生存率约为 70％。

（1）外阴肉瘤首选的治疗为根治性局部切除术,淋巴转移并不常见。辅助性放疗可用于高级别肉瘤和局部复发的低级别肉瘤。

（2）平滑肌肉瘤常表现为肿大、疼痛的肿块,大阴唇为平滑肌肉瘤的好发区。

（3）发生于外阴的上皮样肉瘤极少。然而,外阴上皮样肉瘤生物学行为比生殖器外的上皮样肉瘤具有更强的侵袭性。早期就呈局部扩张性生长、局部复发、淋巴结转移和远处转移的倾向。治疗方案为根治性肿瘤切除,并至少切除患侧腹股沟淋巴结。可辅助放疗,上皮样肉瘤对全身治疗不敏感。

（4）原发于外阴的横纹肌肉瘤少见,多发生于儿童和少年。组织学亚型包括胚胎型、葡萄状和肺泡/未分化型。治疗方案为化疗（长春新碱/放线菌素 D±环磷酰胺±多柔比星）,并在化疗前/后手术治疗,可辅助放疗。女性生殖道横纹肌肉瘤预后好,5 年生存率为 87％。

八、随访

外阴癌局部复发如能及时发现、及时治疗,预后较好。因此,长期的随访是必要的,建议随访间隔如下:①第 1 年,每 1～3 个月 1 次;②第 2～3 年,每 3～6 个月 1 次;③3 年后,每年 1 次。

（夏依拉·艾合买提）

第六节　阴道恶性肿瘤

阴道恶性肿瘤分为原发性及继发性两种,以继发性多见,可由邻近器官直接蔓延或经血道及淋巴道转移而来。而原发性阴道癌是最少见的妇科恶性肿瘤,占女性生殖器官恶性肿瘤的 1％左右。原发性阴道恶性肿瘤的组织病理学,85％～95％为鳞癌,其次为腺癌（10％）,阴道黑色素瘤及肉瘤等更为少见。鳞癌和黑色素瘤多见于老年妇女,腺癌好发于青春期,而内胚窦瘤和葡萄状肉瘤则好发于婴幼儿。

一、病因

原发性阴道癌发病的确切原因不详,可能与下列因素有关。

（1）HPV 感染：一项病例对照研究显示，在 80% 的阴道原位癌和 60% 的阴道鳞癌中可检测到 HPV-DNA。与外阴癌相似，年轻女性 HPV 感染与阴道癌发生的关系更为密切。但 HPV 感染与 VAIN 和阴道浸润癌的关系有待进一步研究。

（2）长期阴道异物对黏膜的刺激或损伤，如使用子宫托。

（3）年轻女性发生阴道腺癌，与其母亲在妊娠期间服用雌激素有关。

（4）既往生殖道肿瘤病史，以子宫颈癌病史最多见。FIGO 指南中指出，近 30% 的阴道癌患者至少 5 年前有子宫颈原位癌或浸润癌治疗的病史。

（5）免疫抑制剂治疗、吸烟、多个性伴侣、过早性生活及子宫颈的放疗史，可能与阴道癌的发生有一定关系。

对有上述危险因素者，尤其是有子宫颈病变的患者，应定期行阴道涂片细胞学检查，必要时行阴道镜检查及活检。

二、临床表现

阴道上皮内瘤变或早期浸润癌可无明显的症状，或仅有阴道分泌物增多或接触性阴道出血。随着病情的发展，可出现阴道排恶臭液或阴道不规则流血，及尿频、尿急、血尿、排便困难和腰骶部疼痛等。晚期患者可出现咳嗽、咯血、气促或恶病质等。

妇科检查一般可窥见和扪及阴道腔内肿瘤，应仔细检查子宫颈及外阴，以排除继发性阴道癌。阴道上皮内瘤变或早期浸润癌灶可仅表现为阴道黏膜糜烂充血、白斑或呈息肉状。晚期病灶多呈菜花或溃疡、浸润状，可累及全阴道、阴道旁、子宫主韧带和宫骶韧带，亦可出现膀胱阴道瘘、尿道阴道瘘或直肠阴道瘘，以及淋巴结肿大（如腹股沟、盆腔、锁骨上淋巴结的转移）和远处器官转移的表现。

三、病理诊断

对阴道壁的明显新生物可在直视下行病理活检确诊。对阴道壁无明显新生物，但有异常表现，如充血、糜烂、弹性不好乃至僵硬者，则应行阴道细胞学检查，并借助阴道镜定位活检，注意阴道穹隆，因为部分 VAIN 患者可在该处发现隐蔽的癌灶。若肿瘤位于黏膜下或软组织中，可行穿刺活检。

原发性阴道癌发病率低，在确诊本病时应严格排除继发性癌，需遵循的诊断原则为：①肿瘤原发部位在阴道，除外来自女性生殖器官或生殖器官以外肿瘤转移至阴道的可能；②如肿瘤累及子宫颈阴道部，子宫颈外口区域有肿瘤时，应归于子宫颈癌；③肿物局限于尿道者，应诊断为尿道癌。

四、临床分期

阴道癌 FIGO 分期。

（1）Ⅰ期：肿瘤局限于阴道壁。

（2）Ⅱ期：肿瘤已累及阴道旁组织，但未达骨盆壁。

（3）Ⅲ期：肿瘤扩展至骨盆壁。

（4）Ⅳ期：肿瘤范围超出真骨盆腔，或侵犯膀胱黏膜或直肠黏膜，但黏膜泡状水肿不列入此期。

(5)Ⅳ^A期:肿瘤侵犯膀胱和/或直肠黏膜,和/或直接蔓延超出真骨盆。

(6)ⅣB期:肿瘤转移到远处器官。

五、治疗

(一)治疗原则

由于解剖上的原因,阴道膀胱间隔及阴道直肠间隔仅 5 mm 左右,使手术及放疗均有一定困难,特别是对以前有盆腔放疗史的患者。本病发病率低,患者应集中在有经验的肿瘤中心治疗。阴道癌的治疗强调个体化,根据患者的年龄、病变的分期和阴道受累部位确定治疗方案。总的原则,阴道上段癌可参照子宫颈癌的治疗,阴道下段癌可参考外阴癌的治疗。

(二)阴道上皮内瘤变(VAIN)的治疗

(1)对阴道 HPV 感染或 $VAIN_1$ 级的患者一般不需给予特殊治疗,此类病变多能自行消退。

(2)局部药物治疗:用 5-FU 软膏或 5％咪喹莫特软膏涂于阴道病灶表面,每周1～2次,连续5～6次为1个疗程,不良反应小。对病变范围大者,为避免广泛手术切除,尤其应首先考虑应用局部药物治疗。

(3)CO_2 激光治疗对 VAIN 有较好的疗效,也适用于局部药物治疗失败的病例。

(4)放疗:对年老、体弱、无性生活要求的 $VAIN_3$ 患者,可采用腔内放疗。

(5)电环切除或手术切除治疗:对单个病灶可采用局部或部分阴道切除术,尤其是位于穹隆部的病灶。病灶广泛或多发者,可采用全阴道切除术,并行人工阴道重建。

(三)阴道浸润癌的治疗

1.放疗

放疗适用于Ⅰ～Ⅳ期所有的病例,是大多数阴道癌患者首选的治疗方法。早期患者可行单纯放疗,晚期患者可行放疗加化疗。同期放化疗在阴道癌中研究仍较少,近期部分研究表明同期放化疗疗效优于单纯放疗。

(1)病灶表浅的Ⅰ期患者可单用腔内放疗。

(2)对大病灶及Ⅲ期患者,可以先行盆腔外照射 50 Gy,然后加腔内放疗,总剂量不少于70 Gy。有条件者推荐用适形调强放疗。

(3)病灶累及阴道下 1/3 者,可用组织间插植放疗,并行腹股沟淋巴结区放疗或手术切除淋巴结。

(4)年轻患者在根治性放疗前可行腹腔镜下双侧卵巢移位,同时全面探查盆腹腔,切除肿大、可疑的淋巴结。

(5)手术治疗后,若病理提示手术切缘阳性、盆腔淋巴结或腹主动脉旁淋巴结阳性,或脉管内有癌栓者,应补充术后放疗,根据具体情况选择外照射和/或腔内放疗。

2.手术治疗

由于阴道浸润癌与周围器官的间隙小,如保留其周围的器官(膀胱、尿道和直肠),切除肿瘤周围组织的安全范围很小,很难达到根治性切除的目的。因此,阴道浸润癌手术治疗的应用受到限制。以下情况可考虑选择手术。

(1)对病灶位于阴道上段的Ⅰ期患者,可行广泛全子宫和阴道上段切除术,阴道切缘距病灶至少 1 cm,并行盆腔淋巴结切除术。如果以前已切除子宫,行阴道上段广泛切除术和盆腔淋巴结切除术。

（2）对病灶位于阴道下段的Ⅰ期患者,可行阴道大部分切除术,应考虑行腹股沟淋巴结切除,必要时切除部分尿道和部分外阴,并行阴道中、下段成形术。

（3）如癌灶位于阴道中段或多中心发生者,可考虑行全子宫、全阴道切除及腹股沟和盆腔淋巴结清扫术,但手术创伤大,对这种病例临床上多选择放疗。

（4）对ⅣA期及放疗后中央型复发患者,尤其是出现直肠阴道瘘或膀胱阴道瘘者,可行前盆、后盆或全盆脏器去除术,以及盆腔和/或腹股沟淋巴结清扫术。

3.辅助化疗

这方面的研究报道很少,辅助化疗的作用有待评价。对阴道非鳞癌患者,在根治性放疗或手术后可考虑给予3～4个疗程的联合化疗,可能有助于减少复发,特别是局部病灶较大时。

六、特殊类型的阴道恶性肿瘤

(一)阴道黑色素瘤

阴道黑色素瘤非常少见,大多数发生在阴道远端的前壁,多为深部浸润,易发生远处转移,预后极差,5年生存率仅为5％～21％。根治性手术切除（常需行盆腔廓清术）是主要的治疗方法,也可行较为保守的肿瘤局部广泛切除术,生存率似无差别。术后通常行辅助放疗。化疗的作用十分有限。术后应用大剂量干扰素可能有助于改善预后。

(二)阴道葡萄状肉瘤

阴道葡萄状肉瘤是来源于横纹肌母细胞的高度恶性肿瘤,常见于婴幼儿。临床表现为阴道排液、出血或阴道口肿物。

近来,主张对阴道葡萄状肉瘤进行较为保守的手术,而强调进行术前或术后的辅助放化疗,因为患者接受广泛手术切除后的生存并不理想。如果病灶较小能完整切除,并能保全器官,可先行手术治疗。若肿瘤较大,应在术前给予化疗或放疗。化疗多选用长春新碱＋放线菌素＋环磷酰胺（VAC方案）。放射野不宜扩大,因为放疗会严重影响骨盆的发育。

七、随访

建议随访间隔如下:①第1年,每1～3个月1次;②第2～3年,每3～6个月1次;③3年后,每年1次。

（夏依拉·艾合买提）

第七节　子宫内膜癌

子宫内膜癌为女性生殖道常见恶性肿瘤之一,发达国家中发病率居女性生殖道恶性肿瘤首位,病死率居第2位。多见于老年妇女,高发年龄50～60岁,近年来年轻患者有增多趋势。由于人类寿命延长和肥胖人群增多,近二十年间子宫内膜癌发病率仍居高不下,而病死率也明显上升。病死率的上升除与老年、肥胖、内科并发症多等相关外,与晚期病例、高危组织类型增多及一些患者未能接受适宜诊治相关。目前对两种类型内膜癌的病理及基础研究已取得较大进展;临床手术、化疗、激素治疗亦积累了更多资料,临床研究更加深入;对年轻早期患者的保守治疗亦做了一定探索。但在治疗中对术前影像学评估的价值,术中肉眼及病理冷冻切片检查对肌层受累程度的判断的准确性,淋巴结切除范围等均尚存争议。为进一步改善预后,妇科肿瘤医师应进一步识别、区分高危子宫内膜癌患者,进行适宜治疗,以期降低病死率,达到最佳疗效。

子宫内膜癌多见于绝经后妇女(70%),围绝经期妇女占 20%～25%,＜40 岁妇女约占 5%,发病与肥胖、雌激素持续增高、遗传等因素相关,询问病史时应重视以下高危因素。①肥胖、无排卵性不孕、不育、延迟绝经(52 岁以后绝经)。②代谢紊乱性疾病:糖尿病、高血压。③与雌激素增高有关的妇科疾病:多囊卵巢综合征、卵巢颗粒细胞瘤、子宫内膜增生或不典型增生史和子宫肌瘤有不规则出血者。④有使用外源性雌激素史者,特别是无孕激素对抗的雌激素替代治疗,或长期应用他莫昔芬患者。⑤有癌家族史、多发癌及重复癌倾向者(乳腺癌、卵巢癌等),Lynch Ⅱ综合征。遗传性非息肉样结肠直肠癌患者其内膜癌发病危险为 40%～60% 等。

有高危因素的患者应密切随访,若有月经过多、阴道不规则出血等症状出现应行分段诊刮,明确诊断。Ⅱ型 Lynch 综合征患者亦可在完成生育任务后行预防性子宫切除术。

一、临床表现

(一)阴道出血

(1)绝经后阴道出血:绝经后阴道流血,为子宫内膜癌患者的主要症状,子宫内膜癌患者多为绝经后妇女,90%以上有阴道流血症状,绝经时间愈长,发生内膜癌的概率愈高。

(2)围绝经期妇女月经紊乱:约 20%的内膜癌患者为围绝经期妇女,以围绝经期月经紊乱及血量增多为主要表现。

(3)40 岁以下妇女月经紊乱或经量增多者,近年来年轻患者已有增多趋势(5%～10%),多为肥胖、不孕或多囊卵巢综合征患者。

(二)阴道异常排液

阴道异常排液可为浆液性或血性分泌物。

(三)下腹疼痛及其他症状

下腹疼痛可由宫腔积脓或积液引起,晚期则因癌肿扩散导致消瘦、下肢疼痛及贫血等。应重视阴道流血、排液等症状。有以上症状妇女均应考虑有无内膜癌可能性,并应及时进行妇科及其他相关检查。

二、检查

(一)全面查体

注意有无糖尿病、高血压、心血管及肺部疾病。

(二)妇科检查

排除阴道、子宫颈病变出血及炎性感染引起的排液。早期盆腔检查多正常,晚期可有子宫增大、附件肿物、贫血及远处转移的相应体征。

三、辅助检查

(一)细胞学涂片检查

子宫颈和阴道脱落细胞学涂片检查阳性率低,宫腔刷片或宫腔冲洗液细胞学涂片检查阳性率增高,但均不能作为确诊依据。

(二)经阴道 B 超检查

经阴道 B 超检查为首选的无创辅助检查方法,可了解子宫大小、宫腔内有无异常回声、内膜厚度、肌层有无浸润、附件肿物大小及性质等。绝经后妇女内膜厚度<5 mm 时,其阴性预测值可达 96%。

(三)诊刮或内膜活检

诊刮或内膜活检是确诊或排除子宫内膜癌的重要方法。对绝经后内膜增厚>5 mm 或有宫腔赘生物者;年龄>40 岁阴道不规则流血疑为内膜癌患者或 40 岁以下有内膜癌高危因素,高度怀疑内膜癌者应行诊刮术或内膜活检。

(四)宫腔镜检查

近年来,宫腔镜检查已广泛应用于宫内膜病变的早期诊断。可直接对可疑部位进行活检,提高诊断准确性,避免常规诊刮或活检的漏诊。多用于经阴道 B 超检查子宫内膜无明显增厚和病变,或呈内膜息肉样变者;或经诊刮活检阴性,仍有反复出血的患者。

(五)MRI、CT、CA125 等检查

病情需要者可选用 MRI、CT 检查及 CA125 检测。MRI、CT 对淋巴结转移诊断价值相同,MRI 对累及子宫颈肌层浸润深度的预测准确度优于 CT。CA125 值明显升高者,提示可能有子宫外病灶存在,可作为晚期内膜癌术后监测指标。对疑有宫外病灶的高危患者亦可选用计算机体层显像检查,明确病变范围。

四、诊断

应根据诊刮或直接宫腔活检,或宫腔镜下活检及病理组织学检查结果等作出诊断。

五、分期

子宫内膜癌采用 FIGO 手术病理分期,目前使用的是 2009 年 FIGO 子宫内膜癌的手术病理分期。对于未行手术治疗的患者或者是先行放疗的患者,采用 1971 年制定的临床分期。

(一)手术-病理分期

(1)Ⅰ 期:肿瘤局限于子宫体。

(2)$Ⅰ_A$ 期:无或<1/2 肌层受累。

(3)$Ⅰ_B$ 期:≥1/2 肌层受累(≥/2 肌层浸润)。

(4)Ⅱ 期:癌瘤累及子宫颈间质,但未扩散至宫外。

(5)Ⅲ 期:局部和/或区域扩散。

(6)$Ⅲ_A$ 期:癌瘤累及子宫体浆膜层和/或附件。

(7)$Ⅲ_B$ 期:阴道和/或宫旁受累。

(8)$Ⅲ_C$ 期:癌瘤转移至盆腔和/或腹主动脉旁淋巴结。

(9)$Ⅲ_{C1}$期:癌瘤转移全盆腔淋巴结。

(10)$Ⅲ_{C2}$期:癌瘤转移至腹主动脉旁淋巴结有/无盆腔淋巴结转移。

(11)Ⅳ 期:癌瘤累及膀胱和/或肠黏膜;或远处转移。

(12)$Ⅳ_A$ 期:癌瘤累及膀胱和/或肠道黏膜。

(13)$Ⅳ_B$ 期:远处转移,包括腹腔转移及(或)腹股沟淋巴转移。

(二)临床分期

(1) Ⅰ期:癌瘤局限于宫体。

(2) Ⅰ~A~期:子宫腔长度≤8 cm。

(3) Ⅰ~B~期:子宫腔长度>8 cm。

(4) Ⅱ期:癌瘤累及子宫颈。

(5) Ⅲ期:癌瘤播散于子宫体以外,盆腔内(阴道、宫旁组织可能受累,但未累及膀胱、直肠)。

(6) Ⅳ期:癌瘤累及膀胱或直肠,或有盆腔以外的播散。

六、病理类型

子宫内膜癌通常可分为Ⅰ型和Ⅱ型子宫内膜癌。Ⅰ型子宫内膜癌与无孕激素拮抗的雌激素刺激有关,可由子宫内膜复杂性不典型增生发展而来;Ⅱ型子宫内膜癌可由萎缩的子宫内膜癌变而来。Ⅰ型和Ⅱ型又包括不同的病理类型,Ⅰ型主要包括子宫内膜样腺癌(G_1,G_2)和黏液性腺癌,其他病理类型多属于Ⅱ型子宫内膜癌,即特殊类型的子宫内膜癌。子宫内膜癌的主要病理类型为腺癌,其中以子宫内膜样腺癌最为常见(60%~65%)。2014年,WHO将子宫内膜癌的病理分类在2003年分类的基础上进行了修改。按照2003年和2014年WHO的病理分类标准,癌肉瘤未归入子宫内膜癌,属于子宫的上皮-间叶混合性肿瘤。但病理学家认为癌肉瘤属化生癌,其恶性程度高,早期易发生淋巴、血行转移及腹腔播散,应按高级别的内膜癌治疗。因此,在2015年的FIGO妇癌报道、2015年的ACOG内膜癌指南,以及2016年的NCCN指南中,均将癌肉瘤归入子宫内膜癌。

子宫内膜样腺癌分为高、中、低分化(Grad:1,2,3),为影响预后的重要因素。G_1、G_2病变多为来源于增生过长的子宫内膜,与雌激素作用相关,属于Ⅰ型子宫内膜癌;G_3则可能来源于萎缩的内膜,或为内膜样癌晚期事件,因基因突变而恶变与雌激素无关,属于Ⅱ型子宫内膜癌。伴鳞状分化成分的子宫内膜样癌,其腺癌的分化程度(G_1~G_3)为预后的重要因素。

子宫浆液性(乳头状)腺癌现多称子宫浆液性癌(USC或ESC),恶性程度极高,占1%左右。透明细胞癌常见于老年患者,预后差,Ⅰ期5年生存率仅44%。其他特殊类型均属Ⅱ型子宫内膜癌。

七、治疗

(一)子宫内膜非典型增生的治疗

根据2014年WHO分类标准,子宫内膜增生症分为两种类型,一类称为增生过长不伴有非典型增生,包括有不伴非典型增生的子宫内膜单纯性增生和复杂性增生,其癌变率<1%,作为功血处理;第二类称为非典型增生过长/内膜样上皮内瘤变,非典型增生过长的癌变率在25%~33%,内膜样上皮内瘤变的癌变率在59%左右,所以应积极处理。

子宫内膜非典型增生治疗中应重视患者年龄和内膜非典型增生的程度(轻、中、重度);年轻、未生育或要求保留子宫者,可采用激素治疗,密切随访;由于内膜复杂性增生伴非典型增生中约40%伴子宫内膜癌,对40岁以上无生育要求者,若为中或重度非典型增生,或者是内膜样上皮内瘤变,建议行筋膜外子宫切除术。

轻度非典型增生可选用醋酸甲羟孕酮(10~30 mg/d),于经前10天周期性用药。中度以上非典型增生则应用大剂量孕激素持续治疗(甲羟孕酮250~500 mg/d或甲地孕酮80~160 mg/d,

3 个月;或 18-炔诺孕酮 3～4 mg/d,3 个月),定期诊刮或宫腔镜送组织学检查,根据内膜对治疗的反应,决定是否继续激素治疗或改用手术治疗。要求生育者,待内膜正常后可加促排卵药物治疗,如氯米芬 50～100 mg 每天 1 次,周期 5～9 天用药。亦可用己酸孕酮 500 mg 肌内注射,每周 2～3 次,3 个月后减量再用 3 个月,或用丹那唑或局部用药(曼月乐节育环)等治疗。因其恶变率较高,治疗后 2～13 年内可有复发,故应密切随访。个别病例亦可试用芳香化酶抑制剂和选择性雌激素受体拮抗剂治疗。

(二)子宫内膜癌的其他治疗方法

1.放疗

放疗分为单纯放疗、术前放疗及术后放疗。单纯放疗主要用于晚期或有严重内科疾病、高龄和无法手术的其他期患者,可按临床分期进行放疗。术前放疗,主要是为控制、缩小癌灶,创造手术机会或缩小手术范围。术后放疗是对手术-病理分期后具有复发高危因素患者重要的辅助治疗,或作为手术范围不足的补充治疗。

(1)单纯放疗。①腔内照射(后装)高剂量率:A 点及 F 点总剂量为 45～50 Gy,每周 1 次,分 6～7 次完成。②体外照射:40～45 Gy,6 周内完成。

(2)术前放疗。①全剂量照射:腔内加体外照射同单纯放疗,于完成放疗后 8～10 周行单纯全子宫及附件切除术。②腔内照射:腔内照射 45～50 Gy,完成照射后 8～10 周手术;部分性腔内术前放疗:A 点及 F 点总剂量不低于 20 Gy,分 2～3 次完成治疗,每周 1 次,放疗后 10～14 天手术(切除子宫及双侧附件)。③术前体外照射:用于不利于腔内照射者(如子宫>10 周,或有宫腔以外播散者)。盆腔外照射剂量为 20 Gy,2～3 周完成;或 A 点及 F 点 20 Gy,每周 1 次,分 3 次完成。

(3)术后放疗。①术后全盆腔照射:总剂量 40～50 Gy,4～6 周完成。②腹主动脉旁扩大照射区:总剂量 30～40 Gy,3～4 周完成。照射前行肾扫描,放疗时应加以屏障(若术前已行体外放疗,应减少术后照射剂量)。若采用适形及调强技术,保护好正常组织,对主动脉淋巴结转移照射量可达 50～60 Gy。③术后腔内放疗:手术范围不够;有癌瘤残存,或疑有癌瘤残存者,或有局部复发高危因素者可于手术后 2 周行腔内放疗,总剂量 10～20 Gy,2～3 周完成。

大量临床研究已证实,对 I 期患者来说,术后辅助放疗仅 I_C 期 G_3 患者可获益,并多采用腔内照射。对 I_B 期 G_2、G_3,I_C 期 G_2、G_3 期若无淋巴转移及宫外病变,术后多不主张采用辅助放疗。

2.化疗

(1)多用于特殊病理类型:癌瘤分化差,孕激素受体(PR)、雌激素受体(ER)阴性患者;或为晚期复发癌的辅助治疗。常用药物有 DDP、ADM、紫杉醇(Taxol)、卡铂、5-FU 和 CTX 等。单一药物的有效率为 25%～37%。目前单一用药已被联合用药取代,紫杉醇加铂(TP)已成为一线联合化疗方案。

(2)常用的联合化疗方案:经临床观察,疗效可达 40%～60%。疗程根据患者病情、全身状况和术后是否放疗等确定,一般可应用 3～6 个疗程。

(3)对化疗的建议:①对于放疗后的高危患者给予辅助化疗能提高肿瘤无进展生存时间,但是对于总体生存率的好处还没有得到证实。②对于早期的高风险患者的化疗只应该在临床试验内进行。③对于腹腔残留病灶<2 cm 的患者和 III 期内膜癌患者,化疗优于全腹照射。④子宫内膜癌患者大多年老体弱,在给予辅助治疗时要考虑到这一点。

（4）建议方案。①AP：多柔比星（ADM）50 mg/m²、顺铂（DDP）50 mg/m²静脉用药，间隔3～4周。②TP：紫杉醇（Taxol）135 mg/m²、卡铂（CBP）AUC（曲线下面积）4～5静脉用药，间隔3～4周。③CBP＋Taxol有效率达40％，目前亦有用两者低剂量周疗（TAP因毒性高且临床疗效与AP相近故少用）。

3.激素治疗

激素治疗仅用于晚期或复发的子宫内膜样癌患者。以高效药物、大剂量、长疗程为宜，4～6周可显效。激素治疗目前仅对癌瘤分化好（G_1），孕激素受体（PR）阳性者疗效较肯定，对远处复发者疗效优于盆腔复发。治疗时间尚无统一看法，但应用药2年以上。总有效率25％～30％，可延长患者的疾病无进展生存期，对生存率无影响。目前Ⅰ期患者术后多不采用孕激素做辅助治疗。

（1）孕激素治疗。①甲羟孕酮（MPA）：口服，每天250～500 mg。②甲地孕酮（MA）：口服，每天80～160 mg。③氯地孕酮：口服，每天20～40 mg。孕激素治疗总有效率25％，病变无进展期间为4个月左右，但总生存率不变（10～12个月）。研究证明，MPA剂量＞200 mg/d，不增加有效率，有水钠潴留、体重增加及增加栓塞危险。

（2）抗雌激素药物治疗：他莫昔芬为雌激素受体拮抗剂，有抗雌激素作用，可使PR水平上升，有利于孕激素治疗。口服每天20 mg，数周后可增加剂量，或先用2～3周后再用孕激素，可提高孕激素治疗效果。在孕激素治疗无效的患者中，约20％他莫昔芬治疗有效。

（3）近年来亦有采用芳香化酶抑制剂或选择性雌激素受体调节剂行激素治疗报道，如雷洛昔芬有效率为28％。

4.靶向治疗

除了手术、放疗、化疗、激素治疗，靶向治疗目前也在子宫内膜癌的治疗中有了越来越重要的作用，特别是对于晚期和复发病例，靶向治疗也取得了一定的治疗效果。目前也开展了贝伐珠单抗，酪氨酸激酶抑制剂等对子宫内膜癌靶向治疗的临床试验。

（三）复发癌或转移癌治疗

多在治疗后3年内复发：①局部复发可选择手术、放疗，或手术与放射联合治疗。术后1～2年单个盆腔复发灶，若能切除多可治愈。若患者为已接受放疗后复发，治疗则与子宫颈癌复发相同；对中心性复发符合条件者选用盆腔脏器廓清术。②若非局部复发，可选用孕激素治疗，MPA 250 mg每天1次或MA 80 mg每天3次，可长期服用，一般治疗3个月后方显效。化疗药物DDP、Taxol及ADM等可用于手术及放疗无法治愈的复发患者。

1.手术治疗

手术后局部或区域复发可进行手术探查，切除病灶；或行放疗。若为盆腔放疗后复发（原照射部位复发），处理上仍存争议。

（1）复发性内膜癌行广泛手术如盆腔脏器切除术等的存活率仅为20％，故可采用局部阴道切除，加或不加术中放疗。对以前未接受过RT复发癌部位，或以前仅为近距离放疗的复发，以手术探查盆、腹腔，再切除复发灶，加或不加用术中放疗；RT加近距离照射对这些患者亦为可选用治疗之一。

对于局限于阴道的复发或有盆腔淋巴结复发，推荐瘤区放疗，加或不加腔内近距离照射或化疗。阴道复发用放疗其生存率为40％～50％，若有阴道外扩散或盆腔淋巴结受累，其预后更差。腹主动脉旁或髂总淋巴结复发可做瘤区放疗，加用或不加用阴道照射、化疗。

对上腹部及盆腔转移或复发的镜下残留癌灶,行化疗,加用或不加用瘤区直接放疗。对残留单个大癌灶可切除者应行手术切除,术后加或不加放疗;对不能切除的单个大癌灶按已扩散病灶处理。处理全身的病变可行保守性治疗。

(2)对以前已行过外照射的复发部位推荐治疗如下:手术探查盆腔,切除复发灶,加或不加术中放疗、激素治疗及化疗。

2.复发和晚期内膜癌的激素治疗和化疗

用于子宫内膜样癌激素治疗的药物主要是孕激素类药物、他莫昔芬、芳香化酶抑制剂也可应用。目前尚无特别有效的孕激素药物和方案。高分化转移癌瘤激素治疗反应好,可有一定的缓解期,特别是对盆腔外局部的转移和复发病灶,如对肺转移疗效较好。对无症状或低级别(高分化)弥散的转移灶,激素治疗(应用激素类药物)有效,特别是雌、孕激素受体阳性患者。对孕激素标准治疗无效的病例,约20%对他莫昔芬治疗有效。有研究报道选择性雌激素受体调节剂在转移性内膜癌治疗有效率为28%。在激素治疗中若病变进展,可应用细胞毒性类药物进行化疗。对激素和化疗无效者,全身转移患者可行保守性治疗。

3.复发和转移癌的化疗

内膜癌化疗方面研究很多,单药物多用如顺铂、卡铂、紫杉醇、多柔比星等,治疗有效率为21%～36%。

多药联合治疗有效率31%～81%,但存活期相对较短,中位生存期近1年。在对卵巢癌治疗研究的应用基础上卡铂和紫杉醇已逐渐应用于内膜癌的复发和晚期癌的治疗。有效率为40%,总生存期为13个月。低剂量紫杉醇和卡铂周疗仍有一定疗效。化疗和/或保守性放疗是对有症状 G_2、G_3 及有大转移癌灶复发和晚期癌可缓解症状的治疗方法(若2个疗程化疗均无效则可纳入临床研究)。

八、子宫内膜癌的特殊类型

(一)子宫浆液性腺癌

子宫浆液性乳头状腺癌现多称子宫浆液性腺癌,较少见,为子宫内膜癌的特殊亚型(Ⅱ型)。其病理形态上与卵巢浆液性乳头状癌相同,以含砂粒体的浆液性癌,有或无乳头状结构为其诊断特征。恶性程度高,分化低,早期可发生脉管浸润、深肌层受累、盆腹腔淋巴结转移。预后差,Ⅰ期复发转移率达31%～50%;早期5年存活率40%～50%,晚期则低于15%。其癌前病变为子宫内膜腺体异型增生。子宫内膜浆液性上皮内癌为子宫浆液性癌早期病变(或一种可转移的特殊形式),33%～67%伴宫外转移,14%～25%伴子宫颈转移,临床处理同浆液性癌。

诊治中应注意以下几点。

(1)严格进行手术-病理分期:诊刮病理检查一旦诊断为子宫浆液性癌,无论临床诊断期别早晚,均应进行全面手术分期(包括盆腹腔冲洗液细胞学检查、盆腹腔腹膜多处活检、腹膜后淋巴结切除等)。

(2)手术治疗:同卵巢癌细胞减灭缩瘤术,包括大网膜切除等。

(3)重视术后辅助放化疗:因该类肿瘤多数分化不良,盆腹腔早期播散。术后化疗中以铂类为主,常选用与卵巢浆液性乳头状癌相同的方案,如TP、CP或CAP等。放疗则多选用阴道腔内照射控制局部复发。

(4)与卵巢浆液性乳头状癌鉴别:①卵巢与子宫均受累,但主要病灶在子宫;②卵巢内病变仅为卵巢门淋巴管瘤栓;③若盆腹腔内有病变,卵巢皮质仅有镜下受累,则可诊断为本病。

(二)子宫癌肉瘤病

理学家认为子宫癌肉瘤属化生癌,应属上皮癌,故 WHO 2003 年提出将子宫癌肉瘤归于子宫内膜癌的范畴,NCCN 将其划入特殊类型的子宫内膜癌。子宫癌肉瘤的组织来源可为同源性或异源性,以前归属于恶性中胚叶混合性瘤,其恶性程度高,早期即有腹腔、淋巴、血液循环转移。手术治疗上应按高级别特殊类型内膜癌处理。对化疗敏感,异环磷酰胺为其单一最有效药物。联合治疗方案以异环磷酰胺联合顺铂方案最有效,已广泛应用。术后盆腔照射可有效控制复发,提高生存率。

九、特殊情况处理

(一)子宫切除术后诊断为子宫内膜癌

应根据术后与子宫外播散相关的高危因素,如组织分级、肌层浸润深度、病理类型等制订进一步治疗方案。G_1 或 G_2、浅肌层浸润、无脉管受累,不需要进一步治疗。G_3、深肌层浸润、脉管受累、特殊病理类型等,均应再次手术完成分期及切除附件,亦可根据情况采用盆腔外照射代替手术。

(二)年轻妇女内膜癌的诊治问题

子宫内膜癌在 35 岁以下妇女中少见,诊断应注意与内膜重度不典型增生相鉴别,有无与雌激素相关的疾病。孕激素可治愈内膜不典型增生且保留生育能力。若确诊为癌,已有生育者可选用全子宫及附件切除术。若癌的病理诊断不能肯定,应由患者自己决定是否进行保守治疗,在患者充分咨询,了解风险,签署必要的医疗文件后,采用大剂量孕激素治疗,严密随访治疗 3 个月后行全面诊刮评估疗效。

(三)保留生育功能问题

对年轻早期患者保留生育功能及生理功能的治疗是极富挑战性的。

1.风险

(1)子宫是孕卵种植、胚胎和胎儿发育的场所,是内膜癌发生、发展的器官。在治疗过程中,内膜癌变可能进展、恶化甚至能影响患者的生命安全。

(2)内膜癌患者可同时伴有卵巢癌的风险:转移至卵巢,属于病变本身累及卵巢(Ⅲ期);也可合并原发性卵巢癌。

(3)内膜癌病理类型诊断困难,重复性差[子宫内膜不典型增生(或瘤样病变)与高分化腺癌鉴别困难],影响病例的选择。

(4)即使保留生育功能治疗成功后,生育问题及促排卵药物与内膜癌的关系尚不明确。

2.可行性

(1)年轻(≤40 岁)的内膜癌患者:多为早期,多数预后良好。

(2)孕激素对高分化内膜癌疗效好(成功病例报道较多)。

(3)内膜癌的癌变进展相对缓慢,有长期监测观察的可能性,若无缓解或有复发,及时治疗预后影响小。若治疗成功,妊娠对子宫内膜有保护作用。

3.适应证

病例选择尚无统一标准,但多按以下标准进行:年龄<40 岁;高分化子宫内膜样癌(G_1),经 MRI 检查病灶局限于子宫内膜,没有子宫肌层浸润和子宫外转移的证据。检查:癌组织 PR(+)、血清 CA125<35 kU/L 及肝、肾功能正常;渴望保留生育功能,完全理解保留生育功能不

是子宫内膜癌治疗的标准方式,同意承担治疗风险。术前评估:全面评估,严格选择,充分准备。

4.方法

可给予醋酸甲地孕酮(160 mg/d)或醋酸甲羟孕酮(500 mg/d),3～6 个月行宫腔镜检查或者诊刮判断内膜变化。

总之,对年轻、早期子宫内膜癌患者,保留生育功能治疗是特殊的保守治疗,风险大,处于探索阶段,治疗方案尚不成熟,但也有成功案例的研究报道。尚待妇科肿瘤和生殖内分泌的同道共同努力,进行设计完善、大样本量的临床研究。

十、随访

临床Ⅰ、Ⅱ期复发率为 15%,多数为有症状复发(58%),复发时间多在治疗后 3 年内。完成治疗后应定期随访,及时确定有无复发。对于未放疗的患者,规律随访可以尽早发现阴道复发,可以再行放疗得到补救治疗。

随访时间:术后 2 年内,每 3～4 个月 1 次;术后 3～5 年,每 6 个月至 1 年 1 次。

随访检查内容:由于只有在有症状的复发患者中才会发现阴道细胞学检查阳性,因此阴道细胞学检查可以不作为常规检查内容,视诊检查就足够了。随访检查内容包括:①阴道视诊、盆腔检查(三合诊);②期别晚者,可进行血清 CA125 检查,根据不同情况,可选用 CT、MRI 等检查;③有家族史者宜行相关基因检测。应对患者进行口头或书面交代相关复发症状,如阴道流血、食欲下降、体重减轻、疼痛(盆腔、背、腰部)、咳嗽、气促,腹水或下肢水肿等,一旦出现异常应及时就诊。

(夏依拉·艾合买提)

第八节 子 宫 肉 瘤

子宫肉瘤发病率低,占女性生殖道恶性肿瘤的 1%,占子宫恶性肿瘤的 3%～7%。子宫肉瘤多发生在 40～60 岁。子宫肉瘤虽少见,但组织成分繁杂。2014 年 WHO 提出新的子宫肉瘤分类方法,分为子宫平滑肌肉瘤、子宫内膜间质及相关肉瘤、混合性上皮和间叶肉瘤。子宫肉瘤缺乏特异性症状和体征,术前诊断较为困难,常需术中冷冻切片及术后石蜡病理检查才能明确诊断。子宫肉瘤恶性度高,由于早期诊断困难,易远处转移,术后复发率高,放疗和化疗不甚敏感,预后较差,5 年存活率为 30%～50%。

一、分类

子宫肉瘤组织类型较多,2014 年 WHO 重新将子宫肉瘤分为以下 3 类:①子宫平滑肌肉瘤,最为常见,其来源于子宫肌层或子宫血管的平滑肌细胞,可单独存在或与平滑肌瘤并存。②子宫内膜间质肉瘤,较常见,是来源于子宫内膜间质细胞的肿瘤,包括低级别子宫内膜间质肉瘤和高级别子宫内膜间质肉瘤。③混合性子宫上皮和间叶肉瘤:又称恶性中胚叶混合瘤或恶性苗勒管混合瘤,最少见,其来源于米勒管衍生物中分化最差的子宫内膜间质组织,同时含有上皮成分和间叶成分,根据上皮良恶性,又分为腺肉瘤和癌肉瘤。

二、临床表现

(一)发病年龄

子宫平滑肌肉瘤,可发生于任何年龄,一般为 43～56 岁。低级别子宫内膜间质肉瘤发病年龄较年轻,平均发病年龄为 34.5 岁,而高级别者平均年龄为 50.8 岁。子宫混合性上皮和间叶肿瘤多发生于绝经后妇女,平均发病年龄 57 岁。

(二)症状

子宫肉瘤一般无特殊症状,可表现为类似子宫肌瘤或子宫内膜息肉的症状。

(1)阴道不规则流血:为最常见的症状(67%)。

(2)下腹疼痛、下坠等不适感(25%)。

(3)压迫症状:肿物较大时则压迫膀胱或直肠,出现尿急、尿频、尿潴留、便秘等症状。如压迫盆腔则影响下肢静脉和淋巴回流,出现下肢水肿等症状(22%)。

(4)子宫混合性上皮和间叶肿瘤可合并内科疾病如肥胖、高血压,以及不孕不育等。

(5)其他症状:晚期可出现消瘦、全身乏力、贫血、低热等症状。

(三)体征

(1)子宫平滑肌肉瘤可位于子宫黏膜下和肌壁间,可与子宫肌瘤同时存在。

(2)子宫内膜间质肉瘤可表现为子宫颈口或阴道内发现软脆、易出血的息肉样肿物,如肿物破溃合并感染,可有极臭的阴道分泌物,也常合并贫血,子宫增大及盆腔肿物。

(3)子宫混合性上皮和间叶肿瘤多发生在子宫内膜,形如息肉,常充满宫腔,使子宫增大、变软,肿瘤可突出阴道内,常伴坏死。

(4)下腹部包块,约见于 1/3 患者。

三、辅助检查

(一)阴道彩色多普勒超声检查

可初步鉴别诊断子宫肉瘤和子宫肌瘤,应注意肿瘤血流信号和血流阻力指数。

(二)诊断性刮宫

诊断性刮宫是早期诊断子宫肉瘤的方法之一,刮宫对子宫内膜间质肉瘤及子宫混合性上皮和间叶肿瘤有较大诊断价值,对子宫平滑肌肉瘤的诊断价值有限。

四、术中剖视标本

应在子宫切除后立即切开标本检查,注意切面是否呈鱼肉状,质地是否均匀一致,有无出血、坏死,有无包膜,有无编织状结构,必要时作快速病理诊断。

五、病理诊断

石蜡切片病理诊断较为重要,3 种常见子宫肉瘤的病理特征如下。

(一)子宫平滑肌肉瘤

肿瘤多数为单个,以肌壁间多见,可呈弥漫性生长,与肌层界限不清。切面呈鱼肉状,典型的漩涡结构消失,有灶性或片状出血或坏死。镜下可见:①细胞异常增生,排列紊乱,漩涡状排列消失;②细胞核异型性明显;③肿瘤组织病理性核分裂象≥10/10 HPFs;④凝固性、地图样肿瘤细胞坏死。

(二)子宫内膜间质肉瘤

子宫内膜间质肉瘤可形成息肉状或结节自子宫内膜突向宫腔或突至子宫颈口外,肿瘤蒂宽,质软脆;也可似平滑肌瘤位于子宫肌层内,浸润子宫肌层,呈结节状或弥漫性生长。肿瘤切面质地柔软,似生鱼肉状,伴出血、坏死时,则可见暗红、棕褐或灰黄色区域。

1.低级别子宫内膜间质肉瘤

低级别子宫内膜间质肉瘤还可表现特征性的宫旁组织或子宫外盆腔内似蚯蚓状淋巴管内肿瘤。低级别子宫内膜间质肉瘤镜下特征:瘤细胞像增殖期子宫内膜间质细胞,核分裂象≤5/10 HPFs。肿瘤内血管较多,肿瘤沿扩张的血管淋巴管生长,呈舌状浸润周围平滑肌组织。ER 和 PR 阳性,DNA 倍体多为二倍体。

2.高级别子宫内膜间质肉瘤

其与低级别子宫内膜间质肉瘤相比,肿瘤体积更大,出血坏死更明显,缺乏蚯蚓状淋巴管内肿瘤的特征。镜下可见瘤细胞呈梭形或多角形,异型性明显;核分裂象≥10/10 HPFs;瘤细胞可排列成上皮样细胞巢、索和片状;瘤细胞可沿淋巴窦或血窦生长或侵入肌层。

(三)混合性子宫上皮和间叶肿瘤

1.腺肉瘤

肿瘤呈息肉样生长,较少侵犯肌层,切面呈灰红色,伴出血和坏死。镜下特征:子宫内膜腺体被挤压呈裂隙状,周围间叶细胞排列密集,细胞轻度异型,核分裂象≥5/10 HPFs。

2.癌肉瘤

癌肉瘤多见于绝经后妇女,肿瘤常侵犯肌层,伴出血坏死。镜下特征:恶性上皮成分通常为 Mullerian 型上皮,间叶成分可为恶性软骨、骨骼肌及横纹肌成分,恶性程度高。

六、转移

子宫肉瘤的转移途径主要有以下 3 种。

(一)血行播散

血行播散是平滑肌肉瘤的主要转移途径。低级别子宫内膜间质肉瘤以宫旁血管内瘤栓较为多见。

(二)直接浸润

可直接蔓延到子宫肌层甚至浆膜层。高级别子宫内膜间质肉瘤和混合性子宫上皮和间叶肿瘤的局部侵袭性强,常有肌层浸润及破坏性生长。

(三)淋巴结转移

高级别子宫内膜间质肉瘤和混合性子宫上皮和间叶肿瘤较易发生淋巴结转移。

七、分期

2009 年 FIGO 首次对子宫肉瘤进行了分期。该分期将子宫肉瘤按照不同组织分类进行分期。在子宫肉瘤分期中,不仅将肿瘤侵及深度、淋巴结受侵等列入分期中,对子宫平滑肌肉瘤还将肿瘤大小纳入分期。

(1)FIGO 子宫平滑肌肉瘤分期(2009 年)。

Ⅰ期:肿瘤局限于宫体。

Ⅰ_A期:肿瘤≤5 cm。

$Ⅰ_A$ 期:肿瘤≤5 cm。

$Ⅰ_B$ 期:肿瘤＞5 cm。

Ⅱ期:肿瘤侵犯盆腔。

$Ⅱ_A$ 期:附件受累。

$Ⅱ_B$ 期:盆腔其他组织受累。

Ⅲ期:肿瘤侵犯腹腔内器官(不仅仅是肿瘤突出达腹腔)。

$Ⅲ_A$ 期:一个部位被侵犯。

$Ⅲ_B$ 期:一个以上部位被侵犯。

$Ⅲ_C$ 期:盆腔和/或腹主动脉旁淋巴结转移。

Ⅳ期:累及膀胱和/或直肠黏膜及远处转移。

$Ⅳ_A$ 期:累及膀胱和/或直肠黏膜。

$Ⅳ_B$ 期:远处转移。

(2)FIGO子宫内膜间质肉瘤和腺肉瘤分期(2009年)。

Ⅰ期:肿瘤局限于宫体。

$Ⅰ_A$ 期:肿瘤局限于子宫内膜/宫颈内膜,无肌层侵犯。

$Ⅰ_B$ 期:肌层浸润≤1/2。

$Ⅰ_C$ 期:肌层浸润＞1/2。

Ⅱ期:肿瘤侵犯盆腔。

$Ⅱ_A$ 期:附件受累。

$Ⅱ_B$ 期:盆腔其他组织受累。

Ⅲ期:肿瘤侵犯腹腔内器官(不仅仅是肿瘤突出达腹腔)。

$Ⅲ_A$ 期:一个部位被侵犯。

$Ⅲ_B$ 期:一个以上部位被侵犯。

$Ⅲ_C$ 期:盆腔和/或腹主动脉旁淋巴结转移。

Ⅳ期:累及膀胱和/或直肠黏膜及远处转移。

$Ⅳ_A$ 期:累及膀胱和/或直肠黏膜。

$Ⅳ_B$ 期:远处转移。

(3)子宫癌肉瘤的分期参照子宫内膜癌2009年FIGO分期标准。

八、治疗

治疗以手术治疗为主,辅以放疗或化疗。

(一)手术治疗

手术是子宫肉瘤主要的治疗方法。

子宫平滑肌肉瘤和低级别子宫内膜间质肉瘤行筋膜外子宫切除术和双附件切除术,高级别子宫内膜间质肉瘤和混合性子宫上皮和间叶肿瘤还应切除盆腔和腹主动脉旁淋巴结。对年轻的早期子宫平滑肌肉瘤患者,肿瘤恶性程度较低者,可考虑保留卵巢。

对于癌肉瘤患者建议切除大网膜,若手术无法切净盆腹腔所有病灶,争取做到理想的肿瘤细胞减灭术。

（二）放疗

对子宫内膜间质肉瘤的疗效比平滑肌肉瘤为好。一般认为术后辅助放疗有助于预防盆腔复发，提高 5 年生存率。一般采用盆腔外照射和阴道内照射。对于复发或转移的晚期患者，可行姑息性放疗。

（三）化疗

一般主张对晚期平滑肌肉瘤患者、高级别子宫内膜间质肉瘤、子宫混合性上皮和间叶肉瘤，以及肉瘤复发患者，可辅助化疗。化疗以多柔比星的疗效较好，文献报道单药有效率为 25.0%，而其他有效的药物有异环磷酰胺、顺铂、依托泊苷及替莫唑胺等。目前，尚无理想的化疗方案，下列方案可选用。

1.IAP 方案

异环磷酰胺＋盐酸表柔比星＋DDP。

2.HDE 方案

羟基脲＋氮烯米胺＋依托泊苷。

（四）孕激素治疗

孕激素类药物主要用于治疗低级别子宫内膜间质肉瘤及部分 PR 阳性的高级别子宫内膜间质肉瘤。

常用孕激素类药物：MPA，甲地孕酮和己酸孕酮，一般主张剂量不小于 200 mg/d，应用时间不少于 1 年。

（五）复发性子宫肉瘤的治疗

子宫肉瘤患者经治疗后，复发率仍很高，Ⅰ期复发率为 50%～67%，Ⅱ～Ⅲ期复发率可高达 90.0%。对于复发后的治疗，目的是缓解症状、延长生存期。

1.手术为主的综合治疗

子宫肉瘤经治疗后复发，如果复发部位在盆腔，且为中央型复发，主张尽可能再次手术，切除复发病灶，术后辅以放疗、化疗等。

2.化疗为主的综合治疗

化疗为主的综合治疗适用于远处复发转移者，无论何种组织类型、早期或晚期肿瘤的远处转移复发，应行全身性化疗。子宫内膜间质肉瘤复发者，应加用孕激素治疗。

3.放疗

盆腔部位复发者，如果手术无法切除复发病灶，可选择放疗。放疗需根据复发的部位和以前辅助治疗的情况来制订放疗计划。

九、随访

术后每 3～6 个月随访 1 次，重视肺部 X 线或 CT 检查。

（夏依拉·艾合买提）

第九节　卵巢恶性肿瘤

卵巢恶性肿瘤是女性生殖器常见的恶性肿瘤之一。由于卵巢位于盆腔深部，早期病变不易发现，一旦出现症状多属晚期。近年来，由于有效化疗方案的应用，使卵巢恶性生殖细胞肿瘤的治疗效果有了明显的提高,病死率从90%降至10%。随着紫杉醇的问世,以及与铂类联合应用,卵巢上皮性癌5年生存率已经接近50%,但是其病死率仍居妇科恶性肿瘤首位,其主要原因是70%的卵巢上皮癌患者在就诊时已为晚期,治疗后70%的患者将会复发,难以治愈。近年来在卵巢上皮性癌起源的研究有新的进展,国内外越来越多的研究证据表明,浆液性卵巢癌(包括高级别和低级别)起源于输卵管。卵巢上皮癌已成为严重威胁妇女生命和健康的主要肿瘤,对其早期诊治、手术、化疗和放疗等方面也存在颇多的问题和争论,这正是当今妇科肿瘤界面临的严峻挑战。

一、临床表现

(一)病史

1.危险因素

卵巢癌的病因未明。年龄的增长、未产或排卵增加、促排卵药物的应用等,以及乳腺癌、结肠癌或子宫内膜癌的个人史及卵巢癌家族史,被视为危险因素。

2.遗传性卵巢癌综合征

尤其是 BRCA1 或 BRCA2 基因表达阳性者,其患病的危险率高达50%,并随年龄增长,危险性增加。

3."卵巢癌三联征"

"卵巢癌三联征"即年龄40～60岁、卵巢功能障碍、胃肠道症状,可提高对卵巢癌的警戒。

(二)症状

卵巢恶性肿瘤早期常无症状,部分患者可在妇科检查中被发现。晚期主要临床表现为腹胀、腹部肿块及腹水,症状的轻重决定于:①肿瘤的大小、位置、侵犯邻近器官的程度;②肿瘤的组织学类型;③有无并发症。

1.压迫症状

压迫症状是由于肿瘤生长较大或浸润邻近组织所致。

2.播散及转移症状

播散及转移症状是由于腹膜种植引起的腹水,肠道转移引起的消化道症状等。

3.内分泌症状

由于某些卵巢肿瘤所分泌的雌激素、睾酮的刺激,可发生性早熟、男性化、闭经、月经紊乱及绝经后出血等。

4.急腹痛症状

急腹痛症状是由于肿瘤破裂、扭转等所致。

(三)体征

1.全身检查

特别注意乳腺、区域淋巴结、腹部膨隆、肿块、腹水及肝、脾、直肠检查。

2.盆腔检查

双合诊和三合诊检查子宫及附件,注意附件肿块的位置、侧别、大小、形状、边界、质地、表面状况、活动度、触痛及子宫直肠窝结节等。

应强调盆腔肿块的鉴别,以下情况应注意为恶性:①实性;②双侧;③肿瘤不规则、表面有结节;④粘连、固定、不活动;⑤腹水,特别是血性腹水;⑥子宫直肠窝结节;⑦生长迅速;恶病质,晚期可有大网膜肿块、肝脾大及消化道梗阻表现。

二、辅助检查

(一)腹水或腹腔冲洗液细胞学

腹水明显者,可直接从腹部穿刺,若腹水少或不明显,可从后穹隆穿刺。所得腹水经离心浓缩,固定涂片,进行细胞学检查。

(二)肿瘤标志物

1.CA125

80%的卵巢上皮性癌患者 CA125 水平高于 35 kIU/L,90%以上的晚期卵巢癌患者 CA125 水平的消长与病情缓解或恶化相一致,尤其对浆液性腺癌更有特异性。

2.HE4

HE4 即人附睾蛋白 4,是一种新的卵巢癌肿瘤标志物。正常生理情况下,HE4 在人体中有非常低水平的表达,但在卵巢癌组织和患者血清中均高度表达,可用于卵巢癌的早期检测、鉴别诊断、治疗监测及预后评估。88%的卵巢癌患者都会出现 HE4 升高的现象。与 CA125 相比,HE4 的敏感度更高、特异性更强,尤其是在疾病初期无症状表现的阶段。疾病早期 HE4 诊断的敏感度是 82.7%,而 CA125 却仅有 45.9%。与 CA125 仅 20%的特异性相比,HE4 的特异性高达 99%。HE4 与 CA125 两者联合应用,诊断卵巢癌的敏感性可增加到 92%,并将假阴性结果减少 30%,大大增加了卵巢癌诊断的准确性。

3.AFP

对卵巢内胚窦瘤有特异性价值,或者未成熟畸胎瘤、混合性无性细胞瘤中含卵黄囊成分者均有诊断意义。

4.HCG

对于原发性卵巢绒癌有特异性。

5.性激素

颗粒细胞瘤、泡膜细胞瘤可产生较高水平的雌激素。黄素化时,亦可有睾酮分泌。浆液性、黏液性或纤维上皮瘤有时也可分泌一定的雌激素。

6.其他

CA199 和 CEA 等肿瘤标记物对卵巢黏液性癌的诊断价值较高。

(三)影像学检查

1.超声扫描

超声扫描对于盆腔肿块的检测有重要意义,可描述肿物大小、部位、质地等。良恶性的判定依经验而定,可达 80%～90%,也可显示腹水。通过彩色多普勒超声扫描,能测定卵巢及其新生组织血流变化,有助诊断。

2.盆腔和/或腹部 CT 及 MRI

对判断卵巢周围脏器的浸润、有无淋巴结转移、有无肝脾转移和确定手术方式有参考价值。

3.胸部、腹部 X 线摄片

对判断有无胸腔积液、肺转移和肠梗阻有诊断意义。

(四)必要时选择以下检查

(1)纤维结肠镜、胃镜检查,提供是否有卵巢癌转移或胃肠道原发性癌瘤的证据。

（2）肾图、肾血流图、静脉肾盂造影或 CT 泌尿系统重建：观察肾脏的分泌及排泄功能、了解泌尿系统压迫或梗阻情况。

（3）PET/CT 检查：有助于对卵巢肿瘤进行定性和定位诊断。

（4）腹腔镜检查：对可疑卵巢恶性肿瘤的患者行腹腔镜检查可明确诊断。同时通过腹腔镜的观察，可以对于疾病的严重程度进行评估，决定手术的可行性，如果经过腹腔镜评估认为经过手术很难达到满意的肿瘤细胞减灭，应该选择先期化疗，然后再进行间歇性肿瘤细胞减灭术。若肿块过大或达脐耻中点以上、腹膜炎及肿块粘连于腹壁，则不宜进行此检查。腹腔镜检查的作用：①明确诊断，作初步临床分期；②取得腹水或腹腔冲洗液进行细胞学检查；③取得活体组织，进行组织学诊断；④术前放腹水或腹腔化疗，进行术前准备。

三、确诊卵巢癌的依据

明确卵巢癌诊断的依据是肿瘤的组织病理学，而腹水细胞学、影像学和肿瘤标志物检查结果均不能作为卵巢癌的确诊依据。

卵巢恶性肿瘤的诊断需与如下疾病鉴别：①子宫内膜异位症；②结核性腹膜炎；③生殖道以外的肿瘤；④转移性卵巢肿瘤；⑤慢性盆腔炎。

四、治疗

当建立卵巢肿瘤的诊断后，应行手术治疗。大多数患者采用开腹手术，微创手术也可用于经选择的患者。2015 年版 NCCN 指南推荐了针对与遗传性乳腺癌有关的基因或遗传性乳腺癌和卵巢癌综合征患者做降低卵巢癌风险的附件切除术。儿童或年轻患者的手术原则与成人有所不同，保留生育功能者需进行全面的分期手术，但儿童期和青春期的早期生殖细胞肿瘤可不切除淋巴结。要强调治疗医师的资格论证，最好是由经过正规训练的妇科肿瘤专科医师实施卵巢癌的治疗。

（一）化疗

1.卵巢上皮性癌的一线化疗

卵巢上皮性癌的一线化疗方案包括 6 种。紫杉醇＋顺铂（TP）腹腔静脉联合化疗；紫杉醇、卡铂（TC）静脉化疗；多西紫杉醇、卡铂（DC）静脉化疗；剂量密集型 TC 静脉化疗（dd-TC）；紫杉醇＋卡铂（TC）低剂量周疗静脉化疗；TC 静脉化疗联合贝伐珠单抗。国内应用的顺铂＋环磷酰胺（PC）对于某些经济困难的患者仍有价值。

2.卵巢癌的新辅助化疗

新辅助化疗后行间歇性细胞减灭术的做法目前仍有争议。对于肿瘤较大的、无法手术的Ⅲ～Ⅳ期患者可考虑进行新辅助化疗，但须由妇科肿瘤专科医师确定。化疗前必须有明确的病理诊断结果（可通过细针抽吸、活检或腹水穿刺获得）。新辅助化疗一般 3 个疗程。新辅助化疗的临床意义主要是可以明显改善手术质量，提高手术彻底性，但是并不能提高卵巢癌患者的生存率。NCCN 专家组认为，在将新辅助化疗作为有潜在切除可能的患者的推荐治疗方法之前，还需要更多的研究数据。在美国，先做肿瘤细胞减灭术然后再化疗仍是最先考虑的治疗方法。

3.紫杉醇过敏的替代方案

临床上少数患者可能出现对紫杉醇的变态反应，作为替代方案，拓扑替康＋顺铂方案的临床疗效已经得到肯定，可作为一线方案的补充。

4.卵巢癌的维持治疗

在缺乏循证医学证据的情况下,目前尚不作为临床的常规治疗。2015 年 NCCN 指南提出Ⅱ、Ⅲ、Ⅳ期患者完成了初始全部治疗、获得完全缓解后可考虑加入第二辅助治疗,帕唑帕尼作为Ⅱ_B 类推荐。紫杉醇维持治疗只是 3 类推荐。

(二)放疗

某些肿瘤对放疗非常敏感(如无性细胞瘤),对于残余瘤或淋巴结转移可行标记放疗。对于肿瘤体积较小的Ⅲ期卵巢癌患者,全腹腔放疗已经不再作为初始治疗或巩固治疗的治疗选择。

五、随访与监测

(一)病情监测

卵巢癌易于复发,应长期予以随访和监测。随访和监测内容如下。

(1)临床症状、体征、全身及盆腔检查,强调每次随诊盆腔检查的重要性。

(2)肿瘤标志物:CA125、AFP、HCG 等。

(3)影像学检查:B 超、CT 及 MRI。

(4)正电子发射显像。

(5)类固醇激素测定:雌激素、孕激素及雄激素(对某些肿瘤)。

(6)术后随访:术后 1~2 年内每 2~4 个月 1 次,术后 3~5 年每 3~6 个月 1 次,5 年后每年 1 次。

(二)疗效评定

1.复发标准

复发标准:①盆腔检查发现肿物;②腹部检查发现肿物;③腹水出现;④腹水出现,找到瘤细胞或肺部阴影;⑤淋巴结转移;⑥影像学检查(X 线、CT、MRI、B 超)及核素显像有阳性发现;⑦腹腔镜检查发现复发灶,并经病理学检查证实,腹腔冲洗液瘤细胞阳性;⑧CA125、HCG、AFP 等肿瘤标记物转阳性。

2.评价标准

(1)手术切净肿物,临床已无可测量的观察指标。①缓解:临床上未发现上述复发标准;②复发:符合上述标准中任何 1 项。

(2)手术未切净肿块:临床仍有可测量观察指标。①缓解:肿瘤完全消失,标志物恢复正常达 3 个月以上;②进展:残留肿瘤生长超过原来肿瘤体积的 50%。

六、卵巢交界性肿瘤或低度潜在恶性肿瘤的处理

卵巢交界性瘤占卵巢上皮性瘤的 9.2%~16.3%,Ⅰ期为主。患者发病年龄较轻,平均 34~44 岁,合并妊娠者占 9%。具有下列特点:①易发生于生育年龄的妇女;②常为早期,Ⅰ~Ⅱ期患者占 80%;③在临床上有上皮卵巢癌的组织学特征,但缺少可确认的间质浸润,恶性程度较低;④对化疗不敏感;⑤多为晚期复发;⑥复发多仍为卵巢交界瘤。

(一)处理原则

手术为交界性肿瘤的最重要、最基本的治疗,手术范围视患者年龄、生育状况及临床分期而定。①早期、年轻、有生育要求者:可在全面分期手术时仅行单侧附件切除术(保留子宫和健侧卵巢)。②晚期、年龄大或无生育要求者:行全子宫及双侧附件切除,大网膜、阑尾切除或施行肿瘤

细胞减灭术。目前尚无证据显示淋巴结切除术会提高患者的生存率。有浸润性种植提示预后相对较差,对这些患者可以考虑采用与上皮性卵巢癌相同的治疗方式。

（二）原则上不给予术后辅助化疗

但亦有资料表明,对期别较晚、有浸润性种植和DNA为非整倍体的卵巢交界性肿瘤,术后也可施行3～6个疗程正规化疗(方案同卵巢上皮癌)。低度恶性潜能肿瘤复发或者持续性手术后残留,以前推荐考虑化疗或观察,2015年NCCN指南推荐以铂类为主的化疗(2A类)。

（三）预后与复发

卵巢交界性瘤恶性程度低、预后好,复发晚,复发率随时间推移而增加。交界性瘤复发,绝大多数病理形态仍为交界性,再次手术仍可达到较好的结果。

七、早期卵巢上皮性癌的处理

早期卵巢上皮癌是指FIGO Ⅰ、Ⅱ期卵巢癌。全面的分期手术是早期卵巢上皮性癌最基本,也是最重要的治疗手段,通过手术早期卵巢上皮癌可以分为低危和高危两大类。低危组包括所有FIGO Ⅰ$_A$和Ⅰ$_B$期肿瘤分化好的患者,预后良好,90%以上患者可长期无瘤存活。高危组包括所有Ⅰ$_A$和Ⅰ$_B$中分化到低分化的癌患者,以及Ⅰ$_C$期和所有卵巢透明细胞癌患者,预后不良。有高危因素的患者,30%～40%有复发的危险,25%～30%在首次手术后5年内死亡。这些患者在全面手术分期结束后,还需要进行辅助治疗,建议TC化疗3～6个疗程。

早期卵巢上皮癌与复发有关的高危因素:①包膜破裂;②肿瘤表面生长;③低分化(G_3);④与周围组织粘连;⑤透明细胞癌;⑥腹腔冲洗液阳性;⑦卵巢外转移。

早期卵巢上皮性癌的术后化疗指征包括以下几点。

(1)无精确手术分期,即未行大网膜切除和/或腹膜后淋巴结清除术。

(2)透明细胞癌。

(3)中分化或低分化肿瘤(G_2、G_3)。

(4)卵巢表面有肿瘤生长(Ⅰ$_C$)。

(5)肿瘤破裂或包膜不完整。

(6)肿瘤与盆腔粘连。

(7)腹水或腹腔冲洗液阳性(Ⅰ$_C$)。

(8)化疗方案及疗程:应以紫杉醇和铂类药物为主,优先采用较为简便的化疗方案,如紫杉醇和卡铂(TC),以3～6个疗程为宜。

八、晚期卵巢上皮癌的处理

晚期卵巢上皮癌的标准治疗模式,治疗初始应进行满意的肿瘤细胞减灭术,尽最大可能使残余肿瘤直径<1 cm。对于满意的肿瘤细胞减灭术后的患者,应该和其讨论腹腔化疗的问题,应该积极使用TP腹腔静脉联合化疗,当然其他化疗方案也是好的选择(如TC、DC、dd-TC),如果经济条件好,TC与贝伐珠单抗联合也是好的治疗措施。对于未能行满意的肿瘤细胞减灭术者,建议使用静脉化疗(如TC、DC、dd-TC)。另外,如果患者在首次肿瘤细胞减灭术后残余肿瘤数量相当多,可以给予2～3个疗程的新辅助化疗,紧接着行间歇性肿瘤细胞减灭术,术后再予6个疗程的化疗(总疗程8～9个)。

晚期卵巢上皮癌影响预后的因素或危险因素如下。

(1)年龄:年轻者(≤50岁)预后较好。

(2)期别:是主要因素,期别越晚,预后越差。

(3)病理分级:高、中、低分化的5年生存率分别为59％、25％、7％。

(4)初次手术肿瘤切除的彻底性,或残留肿瘤体积大小。残留愈大,预后愈差。

(5)肿瘤组织类型:浆液性癌、透明细胞癌较黏液性癌及子宫内膜样癌,预后差。

(6)腹膜后淋巴结转移阳性,预后差。

(7)肿瘤细胞减灭术后4周的血清CA125水平下降不满意(不及术前的50％)或术后2个月未降至正常,预后差。

九、复发性卵巢上皮癌的诊断与治疗

(一)复发性卵巢癌的定义

1.复发

经过满意的肿瘤细胞减灭术和正规足量的化疗达到临床完全缓解,停药半年后临床上再次出现肿瘤复发的证据,视为复发。

2.未控

虽然经过肿瘤细胞减灭术和正规足量的化疗,但肿瘤仍进展或稳定,二探手术发现残余灶,或停化疗半年之内发现复发证据,均视为未控。

(二)卵巢癌复发的迹象和证据

卵巢癌复发的迹象和证据:①CA125升高;②出现胸腹水;③体检发现肿块;④影像学检查发现肿块;⑤不明原因肠梗阻。

只要存在上述中的两项就要考虑肿瘤复发。复发的诊断最好有病理的支持。

(三)复发性卵巢癌的分型

1.化疗敏感型

定义为对初期以铂类药物为基础的治疗有明确反应,且已经达到临床缓解,停用化疗6个月以上病灶复发。

2.化疗耐药型

定义为患者对初期的化疗有反应,但在完成化疗相对短的时间内证实复发,一般认为完成化疗后6个月内的复发应考虑为铂类药物耐药。

3.生化复发

仅有CA125水平升高而无临床表现及影像学证据。

4.难治型

经过连续两种化疗方案,没有持续性临床获益,包括在初始化疗期间肿瘤稳定或肿瘤进展者。

(四)卵巢癌复发的治疗

(1)治疗前的准备。详细复习病史包括:①手术分期;②组织学类型和分级;③手术的彻底性;④残余瘤的大小及部位;⑤术后化疗的方案、途径、疗程、疗效;⑥停用化疗的时间;⑦出现复发的时间等。

(2)对复发性卵巢癌进行分型,对复发灶进行定位分析。

(3)对患者的生活状态(PS)进行评分,对患者重要器官的功能进行评估。

（五）治疗基本原则

目前观点认为对于复发性卵巢癌的治疗目的一般是趋于保守性的，因此在选择复发性卵巢癌治疗方案时，对所选择方案的预期毒性作用及其对整个生活质量的影响都应该加以重点考虑。在制订二线化疗方案时，常把耐药型和难治型卵巢癌考虑为一组，而对铂类药物敏感的复发癌常被分开考虑。

对复发性卵巢癌的治疗应该个体化，分层进行治疗。耐药和难治型卵巢癌对再次治疗的反应率很低，仅为 10%～15%。多发部位的复发灶和复发瘤＞5 cm 也提示对再次治疗反应差。敏感型卵巢癌，尤其是有较长无瘤缓解的患者，对再次治疗有很好的疗效。对这一部分复发患者应该积极进行治疗。根据患者的不同情况选择适当的治疗时机。对复发性卵巢癌的治疗是姑息性的，在制订治疗方案时要充分考虑到患者的生存质量和各种治疗方案的毒副作用。

（六）复发性卵巢癌的化疗

NCCN 专家组认为目前没有任何一种单药方案可以被推荐用于复发性卵巢癌的化疗。铂类敏感的复发病例仍推荐使用以铂类为基础的联合化疗（1 类）。化疗方案：卡铂/紫杉醇（1 类）、卡铂/紫杉醇周疗、卡铂/多西他赛、卡铂/吉西他滨（已证明可延长无进展生存期）、卡铂和多柔比星脂质体（1 类）、或顺铂/吉西他滨。对于铂类耐药的病例，首选非铂类单药（多西他赛、口服依托泊苷、吉西他滨、多柔比星脂质体、紫杉醇周疗、拓扑替康）。其他可能有效的药物包括六甲蜜胺、卡培他滨、环磷酰胺、异环磷酰胺、伊立替康、美法仑、奥沙利铂、紫杉醇、纳米紫杉醇（即白蛋白结合型紫杉醇）、培美曲塞和长春瑞滨。纳米紫杉醇的总缓解率为 64%。六甲蜜胺和异环磷酰胺的缓解率分别为 14% 和 12%。尽管贝伐单抗可能引起动脉栓塞和肠穿孔，但其对于铂类敏感和铂类耐药患者均有效（有效率 21%）。卡培他滨对于紫杉类和铂类耐药患者有一定疗效。此外，对于无法耐受细胞毒性药物或使用这些药物后效果不佳的患者，使用他莫昔芬或其他药物（包括阿那曲唑、来曲唑、醋酸亮丙瑞林或醋酸甲地孕酮）进行内分泌治疗也是一种选择。

每 2～4 个疗程化疗后（取决于所用的药物）均应行临床评估，以判断患者是否从化疗中获益。曾接受连续 2 种以上不同化疗方案而无临床获益的患者，再次治疗时获益的可能性很小。应该根据患者的个体情况选择支持治疗、继续治疗还是参与临床试验。

（七）复发性卵巢癌的手术治疗

手术对复发性卵巢癌的治疗价值尚未确定，手术的指征和时机还存在一些争论。

（1）复发性卵巢癌的手术治疗主要用于 3 个方面：①解除肠梗阻；②＞12 个月复发灶的减灭；③切除孤立的复发灶。

（2）二次减灭术的适应证：初次化疗结束后复发间隔时间＞12 个月；病灶孤立可以完整切除；无腹水。鼓励患者参加临床试验评估二次减瘤术是否能真正获益。术前进行计算机体层显像检查，评估复发病灶切净程度，选择性进行再次肿瘤细胞减灭术，可使患者获益。

（八）化疗敏感型复发的治疗

停用化疗时间越长，再次治疗缓解的可能性越大，对这类患者的治疗应该采取积极的态度。对于＞12 个月复发的孤立可切除病灶，可考虑先行手术切除，然后再化疗。对于敏感型复发的化疗主要选用 TC 方案，吉西他滨与卡铂的联合，以及脂质体多柔比星与卡铂的联合也是不错的选择，还有拓扑替康与铂的联合效果也是很好的。

（九）生化复发的治疗

生化复发是否立即处理仍有争议。原来从未接受过化疗的患者，应作为新诊断病例处理，进行必要的影像学检查和细胞减灭术,然后根据前文中推荐的方案进行处理。对于原来已接受过化疗的生化复发患者,立即开始治疗并不能使患者获益,建议患者参与临床试验或暂时推迟治疗时间(观察)直到出现临床症状。

(十)耐药和难治型复发的治疗

大约发生于20%的患者,这类患者对二线化疗的有效反应率最低,治疗效果很不理想,除了为解除肠梗阻外,一般不考虑手术治疗。对于耐药型复发的患者治疗原则应该是改善生活质量、控制肿瘤的进展,最大限度地延长无铂间期,最好采用无铂单药治疗。改善患者的生活质量应为主要的治疗目标。

(十一)卵巢癌复发合并肠梗阻的治疗

肠梗阻是复发性卵巢癌患者最常见和最难处理的问题。化疗对大部分肠梗阻患者的疗效不佳,姑息性的保守治疗是较为合适的选择(激素、止痛药、止吐药、胃肠减压和TPN等)。选择手术治疗应该谨慎,多处梗阻和多个复发灶手术很难奏效,而且并发症很多(10%~15%的患者将会在手术后8周内死亡,40%的患者手术没有任何效果)。对孤立的复发灶,仅一个部位的梗阻和对化疗敏感的患者手术可能会有一定的疗效,对肠梗阻患者进行评分有助于临床医师决定是否进行手术。

(十二)开始治疗的时机和指征

临床上有下列情况可考虑开始进行复发性卵巢癌的治疗:①临床上有症状,临床或影像学检查有复发的证据,伴有/或不伴有CA125的升高;②临床上没有症状,但CA125升高,临床或影像学检查发现>3 cm的复发灶;③虽然没有临床和影像学检查的复发证据,但有症状和CA125的明显升高。

十、卵巢恶性生殖细胞肿瘤的治疗

卵巢恶性生殖细胞肿瘤是指来源于胚胎性腺的原始生殖细胞而具有不同组织学特征的一组肿瘤,占所有卵巢恶性肿瘤的5%。

(一)临床特点

(1)多发生于年轻的妇女及幼女。

(2)多数生殖细胞肿瘤是单侧的。

(3)即使复发也很少累及对侧卵巢和子宫。

(4)有很好的肿瘤标志物(AFP、HCG)。

(5)对化疗敏感。近年来,由于找到有效的化疗方案,使其预后大为改观。卵巢恶性生殖细胞肿瘤的5年存活率分别由过去的10%提高到目前的90%。大部分患者可行保留生育功能的治疗。

(二)病理分类

主要的组织病理分类如下:①未成熟畸胎瘤;②无性细胞瘤;③卵黄囊瘤;④胚胎癌;⑤绒癌;⑥混合型恶性生殖细胞肿瘤。

(三)诊断

卵巢恶性生殖细胞肿瘤在临床表现方面具有一些特点。如发病年龄轻、肿瘤较大、肿瘤标志物异常、很易产生腹水、病程发展快等。应注意到肿瘤的这些特点,给予及时诊断。特别是血清甲胎蛋白(AFP)和人绒毛膜促性腺激素(HCG)的检测可以起到明确诊断的作用。卵黄囊瘤可以合成 AFP,卵巢绒癌可分泌 HCG,这些都是很特异的肿瘤标志物。血清 AFP 和 HCG 的动态变化与癌瘤病情的好转和恶化是一致的,临床完全缓解的患者其血清 AFP 或 HCG 值轻度升高也预示癌瘤的残存或复发。虽然血清 AFP 和 HCG 的检测对卵巢内胚窦瘤和卵巢绒癌有明确诊断的意义,但卵巢恶性生殖细胞肿瘤的最后确诊还是依靠组织病理学的诊断。

(四)治疗

1.治疗的目标

治疗的目标是治愈。

2.主要的治疗方式

手术(剖腹探查进行手术分期、保守性单侧卵巢切除、切除容易切除的转移灶)和化疗(ⅠA 期的无性细胞瘤和ⅠA 期 1 级的未成熟畸胎瘤除外)。保留生育功能是治疗的原则。

(1)手术治疗:由于绝大部分恶性生殖细胞肿瘤患者是希望生育的年轻女性,常为单侧卵巢发病,即使复发也很少累及对侧卵巢和子宫,更为重要的是卵巢恶性生殖细胞肿瘤对化疗十分敏感。因此,手术的基本原则是无论期别早晚,只要对侧卵巢和子宫未受肿瘤累及,均应行保留生育功能的手术,即仅切除患侧附件,同时行全面分期探查术。对于复发的卵巢生殖细胞肿瘤仍主张积极手术。

(2)化疗:恶性生殖细胞肿瘤对化疗十分敏感。根据肿瘤分期、类型和肿瘤标志物的水平,术后可采用 3～6 个疗程的联合化疗。

生殖细胞肿瘤最有效的化疗方案是博来霉素＋依托泊苷＋顺铂(BEP)。所有的生殖细胞肿瘤,除了ⅠA 期 1 级的未成熟畸胎瘤,都应该进行单侧卵巢切除术和手术分期,紧接着 4～6 个疗程的 BEP 化疗。有肿瘤标志物升高的患者,化疗应持续至肿瘤标志物降至正常后 2 个疗程。ⅠA 期 1 级未成熟畸胎瘤术后不需要进一步化疗。

(3)放疗:为手术和化疗的辅助治疗。无性细胞瘤对放疗最敏感,但由于无性细胞瘤的患者多年轻,要求保留生育功能,目前放疗已较少应用。对复发的无性细胞瘤,放疗仍能取得较好疗效。

(4)随访和监测:与卵巢上皮性肿瘤类似,内容包括盆腔检查、肿瘤标志物和影像学检查(CT、USG、PET)。

(5)预后情况。5 年存活率:Ⅰ期 95％,Ⅱ期 70％,Ⅲ期 60％,Ⅳ期 30％。

十一、卵巢性索间质肿瘤的处理

(一)诊断

卵巢性索间质肿瘤占卵巢恶性肿瘤的 5％～8％,成人型颗粒细胞肿瘤(95％)发生在绝经期,发病平均年龄为 50～53 岁。青少年型颗粒细胞肿瘤(5％)发生在 20 岁之前。颗粒细胞瘤常产生雌激素,75％的病例与假性性早熟有关,25％～50％的中老年女性病例与子宫内膜增生过长有关,5％与子宫内膜腺癌有关。支持细胞-间质细胞瘤属低度恶性,通常发生在 30～40 岁妇女,多数是单侧发生。典型的支持细胞-间质细胞肿瘤会产生雄激素,70％～85％的病例会有临床男性化的表现。虽然该类肿瘤多有性激素刺激的症状,但每一种性索间质肿瘤的诊断完全是根据肿瘤的病理形态,而不以临床内分泌功能及肿瘤所分泌的特殊激素来决定。

(二)处理原则

治疗的目标是治愈。主要的治疗方式为手术和化疗。性索间质肿瘤较少见,并具有不可预测的生物学行为的特征。多数性索间质肿瘤(如纤维瘤、泡膜细胞瘤、支持细胞瘤、硬化性间质瘤等)是良性的,应按良性卵巢肿瘤处理。有些是低度或潜在恶性的(如颗粒细胞瘤、间质细胞瘤、环管状性索间质瘤等),处理方案如下。

(1)由于多数肿瘤是单侧发生,对于早期、年轻的患者可行单侧附件切除术及分期手术,保留生育功能。

(2)对于期别较晚或已经完成生育的年龄较大患者,适合行全子宫双附件切除,进行手术分期,或行肿瘤细胞减灭手术。

(3)还没确定最佳的辅助治疗方案,仅在存在低度恶性转移灶和残余肿瘤的时候才有化疗的指征。可以使用 4~6 个周期的 BEP、VAC(长春新碱、放线菌素 D 和环磷酰胺)或 PAC(顺铂、多柔比星和环磷酰胺)。分化不良的、或 Ⅱ 期及以上期别的支持细胞-间质细胞肿瘤更有可能复发,术后需要行辅助化疗。

(4)因为这类肿瘤多数具有低度恶性、晚期复发的特点,故应坚持长期随诊。

(三)患者预后

颗粒细胞肿瘤的 10 年存活为 90%,20 年存活率为 75%。支持细胞-间质细胞肿瘤的 5 年存活率为 70%~90%。

(夏依拉·艾合买提)

第十一章 血液淋巴系统肿瘤

第一节 急性白血病

一、病因

急性白血病的病因与病毒感染、化学因素、电离辐射等因素有关。

(一)病毒感染

近十年来的研究提示,白血病很可能是病毒引起的。病毒可引起禽类、小鼠、大鼠、豚鼠、猫、狗、牛、猪、猴的白血病。此外,目前认为 C 型 RNA 肿瘤病毒与人类白血病的病因有关。成人 T 细胞白血病(ATL)是由人类 T 淋巴细胞病毒-1(HTLV-1)引起。已经从 ATL 的恶性 T 细胞中分离出厂HTLV-1病毒,是一种 C 型逆转录 RNA 病毒。ATL 患者的血清中均可检出 HTLV-1 病毒。

(二)电离辐射

日本广岛、长崎原子弹爆炸后,白血病发病率明显增高,离爆炸中心越近,发病率越高。此外,大剂量放射线局部治疗类风湿性强直性脊椎炎,治疗组白血病发生率较对照组高 10 倍,而其发病机会与照射剂量密切相关。某些国家报道,放射科医师患白血病较多,研究表明,全身或大面积照射,可导致骨髓抑制和机体免疫力缺陷,染色体发生断裂和重组,染色体双股 DNA 有可逆性断裂。

(三)化学因素

某些化学物质,如苯和氯霉素等通过对骨髓损害,可诱发白血病。急性白血病,与口服氯(合)霉素可能有关,其他尚有氨基比林、磺胺药、保泰松、乐果等。乙双吗啉致白血病作用报道甚多,该药是亚乙胺的衍生物,具有极强的致染色体畸变的作用。

(四)遗传因素

文献报道先天性痴呆样愚型者发生白血病较正常儿童高 15～20 倍,其他伴有染色体异常的先天性疾病,如 Bloom 综合征、Fanconi 综合征、Klinefelter 综合征等患者中白血病的发病率也均较高;少数为先天性白血病,家族性白血病约占白血病的 7%。

二、临床表现

急性白血病患者往往以感染发热为主要症状,绝大多数患者血中的白细胞数显著增高,虽然白细胞数量很多,但它们都是些不成熟的细胞,犹如一些"娃娃兵",根本没有抵抗敌人的能力。故白血病患者很容易被感染,如口腔、咽喉、耳鼻、肛门、皮肤等处受到侵犯可出现一些炎症变化;细菌毒力强的,进入血液还可成为"败血症"危及生命。由于白血病患者骨髓中制造大量不成熟的白细胞,而产生血小板的巨核细胞明显减少了,故白血病患者可出现皮肤黏膜、多组织器官的出血,严重的可发生颅内出血。白血病细胞侵犯到其他组织,可表现为骨痛、骨膜瘤、皮肤结节、齿龈肿胀,以及肝、脾、淋巴结肿大等,还可表现为脑膜白血病、睾丸白血病等,白血病患者多伴有贫血,又因出血而导致贫血加重。

(一)白血病细胞浸润影响正常造血生成

1.发热

发热是本病常见症状。低热多为本病发热,高热常为感染所致。感染发生的部位通常为口腔、呼吸道、泌尿道、肛周及皮肤。

2.出血

可发生在周身任何部位的皮肤与黏膜,严重者可出现内脏大出血,甚至发生致命性颅内出血。

3.贫血

绝大多数患者有不同程度的贫血,表现为面色苍白、头晕乏力、心悸气短等。

(二)白血病细胞浸润骨髓以外器官

1.肝、脾、淋巴结肿大

肝、脾大是本病较常见的体征,约占50%;淋巴结肿大可高达90%,以急性淋巴细胞性白血病为多见,其次为急性单核细胞性白血病,再次为急性粒细胞性白血病。

2.骨及关节疼痛

胸骨压痛是本病有诊断意义的体征。疼痛的部位多发生在四肢骨及关节,呈游走性,局部无红、肿、热现象。此外,少数年轻急性粒细胞性白血病患者的扁骨可出现绿色瘤,其特点为质硬并与骨膜相连,肿块呈青色,皮薄处可呈绿色。

3.皮肤及五官表现

皮肤可见斑丘疹、结节、肿块、皮炎等,齿龈肿胀出血,口腔溃疡和咽痛,以急性单核细胞性白血病为显著。眼眶为绿色瘤多发部位,以突眼症为主要表现,重者可出现眼肌瘫痪、失明。

4.其他

中枢神经系统由于浸润及出血等可出现颅内压增高及颅神经损害,外周神经也可受累。心包膜、心肌及心内膜皆可被浸润,但有临床表现者较少见,可表现为心包积液、心律失常及心力衰竭等。支气管及肺亦可受到白血病细胞的浸润。

三、诊断和鉴别诊断

急性白血病的诊断一般并不困难。如白细胞显著升高,周围血液有大量白血病细胞,一般血涂片检查即可明确诊断。但对白细胞不增多性白血病,则必须借助骨髓检查才能明确诊断。在未进行骨髓检查前,某些临床表现易造成误诊,如儿童急性白血病因发热、关节肿痛、心动过速而误诊为风湿热,有全血细胞减少的临床表现易误诊为再生障碍性贫血,某些急性白血病初起时可呈单系血细胞减少而误诊为粒细胞缺乏症和血小板减少性紫癜。但只要及时做骨体检查,即可明确诊断。急性淋巴细胞白血病需注意与传染性单核细胞增多症、传染性淋巴细胞增多症及儿童神经母细胞瘤伴骨髓浸润相鉴别;药物性粒细胞缺乏症的恢复期,骨髓可有早幼粒细胞显著增多及粒细胞集落刺激因子引起的粒细胞类白血病反应,应注意和急性非淋巴细胞性白血病鉴别;低增生性急性白血病要注意和再生障碍性贫血相鉴别。只要仔细检查骨髓,一般不难鉴别。分型诊断甚为重要,与选择治疗方案和预后估计有密切关系。

四、治疗

随着医学的发展与进步,急性白血病的治疗水平也有了很大提高,人们不仅仅满足于患者的完全缓解,而致力于最终使患者长期无病存活乃至痊愈的研究。目前白血病的治疗方法有化疗、中西医结合治疗、骨髓移植、生物调节剂治疗、基因治疗等。

(一)化疗

国外首例化疗药物治疗白血病获得缓解,开辟了白血病治疗的新纪元;20世纪70年代后,联合化疗、维持、巩固治疗等策略逐渐完善;近年来,随着新的抗白血病药物的应用,白血病的治疗疗效有了长足的进步。最新研究结果表明,儿童ALL完全缓解(CR)率已达85%~95%,5年无病存活不低于50%;成人ALL的CR率接近75%~85%,5年无病存活期不低于40%;成人急性髓性白血病的CR率为65%~85%,60岁以下长期无病存活可达40%~50%。随着白血病治疗研究的进展,疗效还在不断提高,为根治白血病带来了希望。为达此目的,必须根据每个患者的不同特点,综合现代化治疗手段,充分认识到白血病的治疗是一个整体,特别要分析、认识每例患者自身的特点,如年龄、性别、白血病类型、血液学特征、细胞遗传学和分子生物学特征、白血病细胞的细胞动力学等。在此基础上,为患者设计最佳的治疗方案,合理利用现代化治疗手段,如化疗、造血干细胞移植、生物及基因治疗、中西医结合治疗等多种手段,互相配合,相互协调,最大可能地避免各种毒副作用,杀灭白血病细胞,使患者达到长期存活乃至治愈。

化疗一般分为诱导缓解治疗(白血病初治为达CR所进行的化疗)、巩固治疗(CR后采用类似诱导治疗方案所进行的化疗)、维持治疗(是指用比诱导化疗强度更弱,而且骨髓抑制较轻的化疗)和强化治疗(是指比诱导治疗方案更强的方案进行的化疗),后者又分早期强化和晚期强化。

化疗的重要原则是早期、足量、联合、个体化治疗。化疗剂量和强度的增加是白血病患者缓解(CR)率和长期存活率提高的主要原因之一。当白血病患者缓解时,骨体形态学分类白血病细胞虽然<5%,但机体内的白血病细胞总数仍可高达1×10^6~1×10^9,如不尽早进行早期强化,白血病细胞会很快增殖、生长,导致复发并产生耐药性,故白血病患者应尽早进行足量有效的缓解后治疗。

20世纪80年代以来,白血病的化疗多采取联合化疗、联合化疗注重细胞周期和序贯用药,一般选择作用于不同细胞周期,并可相互促进、加强杀灭白血病细胞能力,但毒副作用不同或能互相减轻毒副作用的多种药物联合化疗。

白血病化疗的个体化原则是白血病治疗研究的重要发展,其原则强调四个方面:①对不同的白血病类型应选择不同的化疗方案,对ALL应选择和AML不同的药物、剂量、疗程;②对具有不同预后因素的白血病个体其治疗方案应有所侧重和不同,如对T-ALL和B-ALL除常规方案治疗外,加用CTX、MTX及Ara-C可明显改善其CR率和生存期;③患者化疗前的健康状况亦是化疗个体化要考虑的问题,对肝肾、心脏功能不全者化疗药物应减量;④严密观察化疗中患者的血象、骨髓象变化,区别不同情况及时增加或减少化疗剂量。

目前多采用联合化疗,药物组合应符合以下各条件:①作用于细胞周期不同阶段的药物;②各药物间有相互协同作用,以最大限度地杀灭白血病细胞;③各药物不良反应不重叠,对重要脏器损伤小。

急性淋巴细胞性白血病患者的诱导缓解治疗常用长春新碱加泼尼松(VP 方案),儿童完全缓解率高达 80%～90%,成人的完全缓解率仅 30%～67%,而且容易复发。因此,成人急性淋巴细胞性白血病常需在 VP 方案上加门冬酰胺酶(VLP 方案)、柔红霉素(VDP 方案)或四种药物同时应用(VLDP 方案),可使完全缓解率提高到 72.0%～77.8%。急性非淋巴细胞性白血病的标准诱导缓解化疗方案是 DA 方案,平均缓解率约 60%。HOAP 方案中不用 VCR 及泼尼松,即成 HA 方案,缓解率可接近 DA 方案,但总缓解率不如急性淋巴细胞性白血病,且诱导过程中一定要通过粒细胞极度缺乏时期后,才有可能进入缓解期。

(二)疗效标准

美国国家癌症研究所工作组(NCI-WG)推荐标准如下。

1.完全缓解(CR)

(1)症状消失。

(2)无淋巴结、肝、脾等脏器肿大。

(3)血象正常,中性粒细胞计数高于 $1.5×10^9/L$、淋巴细胞计数低于 $4×10^9/L$、血红蛋白含量高于 110 g/L、血小板计数高于 $100×10^9/L$。

(4)骨髓涂片淋巴细胞低于 10%,骨髓活检无淋巴细胞聚集的结节。如符合上述全部 4 项,且能维持 2 个月,则诊断为 CR。

2.部分缓解(PR)

(1)肿大的淋巴结、肝、脾缩小不少于 50%。

(2)下列几项中至少满足 1 项:中性粒细胞计数高于 $1.5×10^9/L$;血红蛋白含量高于 110 g/L、血小板计数高于 $100×10^9/L$;无输血情况下,中性粒细胞、血红蛋白、血小板较治疗前上升 50%。上述改善也必须持续 2 个月。如患者骨髓活检中仍有淋巴细胞呈结节聚集,而其他各项条件均符合 CR 标准,称为结节性部分缓解(nPR)。CLL 患者化疗后 CR 者少,故治疗的评价主要看有无达到 PR。

化疗失败主要是化疗期内因感染和出血引起早期死亡或白血病细胞耐药而无效。一般有以下几种情况:①白血病细胞完全耐药,表现为化疗后骨髓增生抑制但白血病细胞不减少;②白血病细胞部分耐药,表现为化疗后白血病细胞部分减少但不理想,而随之白血病细胞又再增生;③骨髓增生不良,化疗后外周骨髓造血未恢复;④骨髓增生不良并在 4 周内死亡;⑤化疗中因出血、感染等不能控制早期死亡;⑥化疗后缓解,但髓外白血病存在。尚有少数患者,化疗后白血病细胞迅速减少,骨髓象、血象亦迅速抑制,但不久白血病细胞及白细胞再度快速倍增,病情迅速恶化,此类患者处理困难,预后差,缺乏有效治疗方法。

(三)中西医结合治疗

中西医结合治疗能取长补短。中医中药能弥补西医化疗"不分敌我,一律杀灭"的不足,又能解决对化疗药耐药的问题;同时,一些低增生性白血病,本来白细胞、血小板很低,经不住强力的化疗药,可用中医中药来治疗,既避免了西药的毒副作用,又能缓解病情。

1.单纯中医中药治疗

适用于低增生性白血病,不能耐受化疗;再是患病之初始终未用化疗药,尚未产生耐药性者。中医药治疗适于幼稚细胞不是很高的患者。坚持每天服药,经过一段时间后可达到缓解。

2.中西药结合

即化疗期后配合扶正中药,以提升白细胞、血小板,增强人体的免疫机能及抗感染、止血的能力。在化疗缓解期仍可使用中医药,一是促进人体的恢复,二是巩固化疗的效果,延缓下一次化疗时间。

(四)生物调节剂治疗

随着免疫学和基因技术的发展,生物调节剂治疗已被用于临床,其中包括白介素-2、多种造血刺激因子,如 GM-CSF、G-CSF、M-GCSF、红细胞生成素、肿瘤坏死因子、干扰素等。经临床验证,白介素-2、LAK 细胞等对白血病有一定疗效;G-CSF、GM-CSF 等用于化疗后骨髓抑制患者,可明显减轻骨髓的受抑程度,加速缓解并减少并发症的发生。

(五)基因治疗

基因治疗就是向靶细胞(组织)导入外源基因,以纠正、补偿或抑制某些异常或缺陷基因,从而达到治疗目的。其治疗方式可分成四类:①基因补偿,把有正常功能基因转入靶细胞以补偿缺失或失活;②基因纠正,消除异常基因,以外源基因取代;③基因代偿,外源正常基因表达水平超过异常基因表达水平;④反义技术,即用人工合成或生物体合成的特定互补的 DNA/RNA 片段或其化学修饰产物,抑制或封闭异常或缺失的基因表达。基因治疗白血病作为一种新的方法正逐步从理论研究向临床试验过渡,目前基因治疗主要是应用反义寡核基酸封闭原癌基因的研究。反义技术因不需改变基因结构,能对目的基因及其产物进行治疗,故是基因治疗方法中最简单明了的手段。

(六)骨髓移植(BMT)

1.异基因骨体移植

异基因骨体移植是对患者进行超大剂量放疗、化疗预处理后,将健康骨髓中的造血干细胞植入患者体内,使其造血及免疫功能获得重建的治疗方法。采用骨髓治疗疾病始于 1891 年,Brown Sequard 给患者口服骨髓治疗贫血。Osgcrrl 首次静脉输注骨髓;Lorenz 等首次成功进行了骨髓移植试验。20 世纪 70 年代,随着 HLA 组织配型技术的发展、移植免疫学等基础医学研究的深入,使 BMT 的临床应用得到了迅速发展、世界各地相继建立了一批 BMT 中心,我国的 BMT 也有了长足的进步。

Allo-BMT 治疗白血病的长期无病生存率为 50％ 左右。据国际 BMT 登记处统计结果,BMT 治疗白血病 5 年生存率:急性淋巴细胞性白血病(ALL)第一次完全缓解率(CR1)为 50％ 左右,第二次完全缓解率(CR2)或第二次以上完全缓解率为 32％ 左右,复发率为 18％ 左右;急性髓细胞性白血病(AML)CR1 为 52％ 左右,CR2 或 CR2 以上为 35％ 左右。可见白血病患者化疗 CR 后应尽早进行 BMT 治疗。

BMT 治疗风险主要有两点:一是 BMT 中存在许多移植相关并发症,二是 BMT、后仍有白血病复发问题。主要的移植相关并发症有肝静脉闭塞,其发病率为 25％,死亡率为 80％;移植物抗宿主病,发病率为 10％～80％。BMT 后白血病复发率为 15％～30％。

Allo BMT 的步骤:①选择 HLA(人类白细胞抗原)完全相合的供者,选择顺序是同胞间 HLA 基因型相合,其次是 HLA 表型相合的家庭成员,再次则是单 HLA 位点不合的家庭成员或

HLA 表型相合的无关供者,最后是选择单 HLA 位点不合的无关供者或家庭成员中 2～3 个 HLA 位点不相合者。②受者的准备。应核实和确定白血病的诊断和分型,一般年龄应限制在 45 岁以下,重要脏器的功能基本正常,要清除体内多种感染灶,进行全面体检和必要的实验室检查、辅助检查。受者提前 1 周住进无菌层流病房。③进行组织相溶性抗原与基因配型。④BMT 预处理应达到三个目的:一是摧毁受者体内原有的造血细胞,给植入的造血干细胞准备植入后的生长空间;二是抑制受者体内的免疫细胞和功能,利于骨髓的植活;三是大量清除和杀灭受者体内的白血病细胞。⑤骨髓的采集、处理和输注。输注骨髓的当天,在手术室内无菌条件下采集供者骨髓,经过过滤后尽快经静脉输注给受者,避免造血干细胞损失。对 ABO 血型不合者的骨髓,要进行处理后才能输注。⑥BMT 过程中经常需要营养和支持治疗。⑦早期防治 BMT 并发症,排除消化道毒性反应,控制多种感染、出血及其他并发症。⑧防治 BMT 晚期并发症,如慢性移植物抗宿主病等。⑨BMT 造血重建和植入成功证据:BMT 后患者要经历原有的造血系统衰竭和新植入骨髓的造血重建的过程,BMT 后网织红细胞的逐渐增高被视为骨髓植入的一个较早出现的指标。外周血象恢复正常一般需 3～6 个月。另外,红细胞抗原、白细胞抗原的细胞遗传学检测分析等,可直接证明 BMT 植入是否成功。⑩BMT 后白血病的复发,一般来说,年龄大者复发率高,非第一次完全缓解和 CML 非慢性期者复发率高,BMT 预处理中 TBI(全身照射)剂量偏小者复发率高,其复发多为(95%)受者型复发。复发原因主要是 BMT 时白血病细胞清除不彻底,即体内残留的白血病细胞较多,与 BMT 后移植物抗白血病作用不强有关。

2.自体干细胞移植和脐血造血干细胞移植

所谓"自体干细胞移植"是指在大剂量放、化疗前采集自体造血干细胞,使之免受大剂量放、化疗之损伤,并在大剂量放、化疗后回输。自体造血干细胞可来源于骨髓,亦可采集于患者外周血。自体干细胞移植由于无移植物抗宿主病等合并症,可用于年龄较大的患者。其步骤是将造血干细胞采集后,在零下温度保存,然后解冻回输。移植前首先需要进行自体干细胞的纯化和残留白细胞的净化,对患者进行必要的检查和放、化疗预处理,移植后要控制感染、出血和支持治疗。自体干细胞移植效果优于常规化疗,有报道认为是急性白血病缓解后有效的巩固治疗措施之一。其缺点是复发率高,对于其存活时间及原因尚无统一说法。

1988 年进行了世界第 1 例脐血造血干细胞移植,以后投入此项研究的学者很多与 BMT 相比,脐血移植 HLA 配型在 1～2 个位点不合时,移植后严重 GVHD 发病率较低,造血因子对植入影响不大。目前,脐血造血细胞库已在世界各地建立起来,我国开展例数尚少。

(王　蔚)

第二节　多发性骨髓瘤

多发性骨髓瘤也称为浆细胞骨髓瘤,是起源于 B 细胞的血液学恶性肿瘤。其特征是分泌单克隆免疫球蛋白(monoclonal protein,M-protein,M 蛋白)的单克隆浆细胞恶性增生,恶性浆细胞在骨髓内大量增殖和大量异常免疫球蛋白的分泌通过多种机制产生相应的临床表现,包括弥漫性或局灶性溶骨性改变、贫血、肾功能不全、淀粉样变性、高钙血症、高黏滞血症和免疫功能低下等。常见的临床表现为骨痛、疲乏和反复感染。多发性骨髓瘤临床起病隐匿,进行性加重,通常预后不佳。

一、流行病学

多发性骨髓瘤占血液学恶性肿瘤的 10%～20%。多发生在老年人,诊断时的中位年龄男性为 62 岁,女性为 61 岁,发病年龄高峰为 60～80 岁,小于 40 岁的患者仅占 2%～3%。本病在欧美国家的年发病率为(2～4)/10 万,发病率随年龄增加而增高,40～49 岁人群年发病率为 1/10 万,80 岁以上人群年发病率为 49/10 万;在我国多发性骨髓瘤也不少见,年发病率约为 1/10 万人口。男女性发病率比为 1.4∶1。

二、病因和发病机制

本病的病因尚不明确,与环境与遗传因素有关。环境因素中,电离辐射比较明确增加多发性骨髓瘤的发病风险;暴露于苯、镍、芳香烃类,以及吸烟可能与发病有关。一些家族中发现多发性骨髓瘤的遗传易感性,但直接与本病相关的遗传学改变仍未确定。

本病的发病机制复杂,通过动物模型分析,Ig 重链基因易位及继发的染色体异常激活多个癌基因表达促进细胞增殖,以及骨髓基质与骨髓瘤细胞通过分泌细胞因子 IL-6、VEGF、IGF-1 等相互作用促进瘤细胞生存、血管生成和激活破骨细胞造成溶骨性改变等多种途径参与本病的发生发展。

三、临床表现

多发性骨髓瘤起病大多隐匿,临床表现变化多样,表现为从常规体检发现的无症状多发性骨髓瘤至出现不同脏器和组织损害相应表现的活动性、有症状的多发性骨髓瘤。相应的临床表现由以下几个方面导致:恶性浆细胞直接浸润和破坏骨髓和髓外组织器官;血液中大量瘤细胞分泌的 M 蛋白并沉积于各组织脏器,影响免疫功能;以及瘤细胞分泌的细胞因子作用于骨髓微环境导致骨损害。

(一)骨损害

骨损害主要为溶骨性改变,机制为骨髓瘤细胞和骨髓微环境产生的细胞因子如 IL-6、IL-1β、TNF-β 等,刺激破骨细胞活性、抑制成骨细胞活性造成骨代谢过程失衡,出现骨质疏松和溶骨性改变。多累及胸腰椎、肋骨、锁骨和颅骨。X 射线表现为骨质疏松、溶骨性病灶、骨折和椎骨压缩性骨折。骨髓瘤细胞浸润骨骼也可形成局部肿块。临床症状为相应部位骨痛,以及脊髓和神经根压迫导致的疼痛、瘫痪等。

(二)贫血

贫血可为常见和首发临床表现。恶性浆细胞取代正常骨髓导致造血功能降低,以及肾功能不全和多种细胞因子抑制作用导致促红细胞生成素生成较少造成贫血。多为正常细胞、正常色素性贫血。临床症状为疲乏、虚弱、气促等。

(三)肾功能损害

肾功能损害属于较严重的临床表现。发病机制有以下几方面:①轻链蛋白管型导致间质性肾炎;②轻链蛋白沉积于肾脏,损伤肾小球滤过;③高钙血症造成渗透性利尿、血容量不足和肾前性氮质血症;④肾脏钙沉积等。临床表现为蛋白尿、肾病综合征、急性肾功能不全或慢性肾功能不全。

301

(四)高钙血症

骨质广泛破坏钙离子释放入血导致,可见于 25％患者。临床表现为嗜睡、混乱、厌食、恶心、便秘、多尿、烦渴等,血清钙高于 3.7 mmol/L 可发生高钙危象,表现为肾衰竭、循环衰竭、昏迷。

(五)感　染

正常免疫球蛋白减少,以及 T 细胞功能受损导致患者容易反复发生细菌感染如细菌性肺炎、泌尿道感染,以及病毒感染如带状疱疹感染。

(六)高黏滞综合征

血清中 M 蛋白水平过高,并聚合成多聚体造成血液黏滞度增高、血流缓慢和组织缺氧。最常见于 IgM 型巨球蛋白血症,其次为 IgA 型骨髓瘤。症状表现为头晕、眩晕、眼花、肢端麻木、意识障碍、抽搐、呼吸窘迫、冠状动脉供血不足等。

(七)淀粉样变性

M 蛋白轻链沉积于不同组织脏器,如心脏、肾脏、外周神经、胃肠道、皮肤、骨骼肌等,发生淀粉样变性,严重时出现相应组织器官功能障碍。可见于约 15％的患者。

(八)出血倾向

M 蛋白影响凝血因子功能、沉积于血小板和血管壁表面影响其功能造成凝血止血功能障碍。症状表现为鼻出血、齿龈出血和皮肤紫癜等。

(九)髓外浸润

70％的患者,最终发生骨髓瘤细胞髓外浸润,见于肝、脾、淋巴结、肾脏、皮下组织、神经和脑实质等部位,受累器官肿大或形成局部肿块。部分患者发展为浆细胞白血病,外周血中大量骨髓瘤细胞浸润,症状类似急性白血病。

四、实验室检查

(一)血常规

可有贫血。多数为:①正常细胞正常色素性贫血;②红细胞串钱样排列,血沉明显增快;③白细胞及血小板多正常;④晚期全血细胞减少。

(二)骨髓

多数为:①浆细胞异常增生、形态异常;②瘤细胞大小形态不一,胞质灰蓝色,可见多核,多为双核和三核,可见核仁,核周淡染区消失;③骨髓流式细胞检查和骨髓活检免疫组化染色可以检测骨髓瘤细胞免疫表型。

(三)血液生化检查

多数为:①血清蛋白常降低;②骨质广泛破坏出现血钙增高;③肾功能不全是血清肌酐水平增高;④血清β_2-微球蛋白由浆细胞分泌,增高水平与全身瘤负荷显著相关;⑤血清乳酸脱氢酶和C-反应蛋白反应肿瘤负荷,常可增高。

(四)免疫球蛋白检查

1.免疫球蛋白定量检查

该检查见正常免疫球蛋白水平降低,异常球蛋白增多。

2.血清蛋白和 24 小时尿蛋白电泳和免疫固定电泳

该检查可见染色浓而密集,单峰突起的 M 蛋白带。IgG 型占 55％～60％,IgA 型占 20％～25％,IgD 型约 1％,轻链型约 15％,极少数患者为双克隆型。约 1％患者血清和尿中未检测到

M 蛋白,称为不分泌型骨髓瘤。

3.尿本周蛋白

尿本周蛋白由轻链组成。当尿液加热至 45～60 ℃时,本周蛋白出现凝固,加热至 90 ℃ 以上时重新溶解,再冷却至 60 ℃ 以下时再次出现沉淀。

4.血清游离轻链(serum free light chain,FLC)检测

经蛋白电泳和免疫固定电泳诊断为不分泌型骨髓瘤的患者中,70% 可在血清中检测到单克隆 FLC。FLCκ/λ 值低于 0.26 时为单克隆 λFLC;高于 1.65 时为 κFLC。

五、影像学检查

(一)X 射线检查

进行脊椎、骨盆、颅骨、肱骨、股骨的 X 射线检查,主要有 3 种 X 射线表现。

(1)早期为骨质疏松。

(2)典型改变为多个凿孔样、大小不等的溶骨性损害。

(3)病理性骨折,常发生于椎骨和肋骨。

(二)MRI 检查

发现可疑骨病变,可采用 MRI 检查。

六、诊断

(一)终末器官损害定义

1.高钙血症

血清钙较正常值上限增高 0.25 mmol/L 以上或大于 2.75 mmol/L。

2.肾功能不全

血清肌酐高于 176.8 μmol/L。

3.贫血

Hb 低于正常值下限 20 g/L 以上或低于 100 g/L。

4.骨损害

溶骨性病灶或伴有压缩性骨折的骨质疏松。

5.其他

有症状的高黏滞综合征、淀粉样变性、反复发生的细菌感染(12 个月内超过 2 次)。

(二)(有症状)多发性骨髓瘤诊断

新的诊断标准对 M 蛋白含量不做特别规定,符合以下 3 个条件可以做出诊断:①骨髓中浆细胞不低于 10%;②血清和/或尿中检测到 M 蛋白;③具有骨髓瘤造成的终末器官损害表现。仅有①③两项者为不分泌型骨髓瘤。

(三)冒烟性(无症状)骨髓瘤诊断

(1)骨髓中单克隆浆细胞不低于 10% 和/或血清 M 蛋白不低于 30 g/L。

(2)无症状和无骨髓瘤相关的终末器官损害表现。

(四)其他特殊类型骨髓瘤

1.孤立性浆细胞瘤

仅有单个骨骼损害,常位于扁骨如胸骨、肋骨、颅骨、髂骨、锁骨等处,少数可位于长骨近端。

病程较长,预后较好,但以后多发展为多发性骨髓瘤。

2.髓外浆细胞瘤

肿瘤不起源于骨髓而起源于软组织如乳房、扁桃体、咽后壁、胸壁、胃肠道、眼眶等处。开始时常为局限性,预后较好,亦可向其他类型转化。

3.浆细胞型白血病

外周血骨髓瘤细胞每升超过 2.0×10^9 个。脏器内有浆细胞浸润者预后差。浆细胞型白血病有原发性和继发性两种,前者占 60%,后者由多发性骨髓瘤转化为白血病,约占 40%。

七、鉴别诊断

(一)意义未明的单克隆免疫球蛋白病

MUGS 的定义为骨髓中浆细胞<10%,血清 M 蛋白<30 g/L,无症状和无终末器官损害表现。MUGS 被认为是恶变前状态,由 MUGS 进展为骨髓瘤的年发生率约 1%,3/4 患者经历 20 年 M 蛋白无大变化。

(二)其他单克隆免疫球蛋白病

血清蛋白电泳发现 M 蛋白,也可见于其他 B 细胞来源肿瘤,如慢性淋巴细胞白血病,B 细胞性非霍奇金淋巴瘤,原发性巨球蛋白血症,自身免疫性疾病,慢性肝炎肝硬化,偶见于恶性实体瘤如结肠癌、前列腺癌、乳腺癌等。

(三)反应性浆细胞增多

可见于感染性疾病的恢复期、类风湿性关节炎、急性风湿热、系统性红斑狼疮、变态反应及肝硬化等。骨髓中浆细胞形态多正常,浆细胞数量一般不超过 10%,而且原发病治愈后则恢复正常。

(四)其他

本病的骨病变需与骨转移癌、老年性骨质疏松等鉴别。

八、分期

多年来多发性骨髓瘤分期沿用 1975 的 Durie 和 Salmon 分期系统(表 11-1),目前这一分期系统已被新的多发性骨髓瘤国际分期系统(international staging system,ISS)取代。ISS(表 11-2)由 1981—2002 年欧洲、北美和亚洲的 10 750 例多发性骨髓瘤病例资料分析得出,仅含 β_2-微球蛋白和人血清蛋白 2 个指标是最简单、有效和可重复的分期系统,不仅与患者生存期相关,与 Durie 和 Salmon 分期系统也密切相关。

表 11-1 多发性骨髓瘤 Durie 和 Sahnon 分期系统

Ⅰ期(瘤细胞<6×10^{11} 个/m²):符合下述所有条件

Hb>100 g/L 或 Hct>32%

血清钙正常

M 蛋白合成率低;IgG<50 g/L,IgA<30 g/L,尿本周氏蛋白<4 g/24 h

X 射线检查骨无破坏

Ⅱ期(瘤细胞 $6 \times 10^{11} \sim 1.2 \times 10^{12}$ 个/m²):介于Ⅰ期和Ⅲ期之间

Ⅲ期(瘤细胞数>1.2×10^{12} 个/m²):符合下述一项或一项以上者

续表

Hb＜85 g/L

血清钙＞12 mg/dL

M 蛋白合成率高：IgG＞50 g/L，IgA＞30 g/L，尿本周氏蛋白＞4 g/24 h

溶骨性骨病灶＞3 个

表 11-2　多发性骨髓瘤国际分期系统

分期	指标	中位生存期/月
Ⅰ	血清 β_2-微球蛋白＜3.5 mg/L 和人血清蛋白＞35 g/L	62
Ⅱ	介于Ⅰ期和Ⅲ期之间	44
Ⅲ	血清 β_2-微球蛋白＞5.5 mg/L	29

九、治疗

(一)无症状骨髓瘤的治疗

与出现症状后治疗比较，提前对无症状骨髓瘤治疗不延长患者的生存期。因此，对这些患者可暂不治疗，每 3～6 个月随访 1 次，患者出现疾病进展征象时即开始治疗。患者出现疾病进展的时间由数月至数年不等。

(二)孤立性浆细胞瘤的治疗

对发生于骨或骨外的孤立性浆细胞瘤应进行详尽的检查，如多部位骨髓穿刺检查、CT、MRI 或 PET-CT 检查以排除弥漫性病变，获得准确分期：骨的孤立性浆细胞瘤首选根治性放疗，剂量不低于 45 Gy；骨外的孤立性浆细胞瘤首选根治性放疗或手术切除。30％的骨和 70％的骨外孤立性浆细胞瘤治疗后获得长期无病生存。

(三)有症状骨髓瘤的治疗

出现症状的多发性骨髓瘤应尽快开始治疗。初治患者首选方案为诱导化疗后加自体造血干细胞支持下的大剂量化疗。不能耐受移植的患者给予常规化疗(表 11-3)，表 11-4 为疗效评价标准。辅助治疗、支持治疗和并发症的处理也相当重要。

表 11-3　多发性骨髓瘤常用的化疗方案

方案	药物	剂量		用法	
MP	美法仑	10 mg/(m^2·d)	口服	第 1～4 天	每 4～6 周重复
	泼尼松	2 mg/(kg·d)	口服	第 1～4 天	
MPT	美法仑	0.25 mg/(kg·d)	口服	第 1～4 天	第 6 周重复
	泼尼松	2 mg/(kg·d)	口服	第 1～4 天	
	沙利度胺	400 mg/d	口服	持续	
VMP	美法仑	9 mg/(m^2·d)	口服	第 1～4 天	第 6 周重复
	泼尼松	60 mg/(m^2·d)	口服	第 1～4 天	
	硼替佐米	1.3 mg/(m^2·d)	静脉注射	第 1、4、8、11、22、25、29、32 天	

续表

方案	药物	剂量		用法
VAD	长春新碱	0.4 mg/(m² · d)	静脉注射 第1~4天	
	阿霉素	9 mg/(m² · d)	静脉注射 第1~4天	每4周重复
	地塞米松	40 mg/d	口服 第1~4、9~10、17~20天	

表 11-4　多发性骨髓瘤疗效标准

疗效	标准
完全缓解(CR)	血清/尿蛋白免疫固定电泳阴性
	骨髓浆细胞不超过5%
	软组织浆细胞瘤消失
部分缓解(PR)	血清 M 蛋白减少≥50%
	24 小时尿 M 蛋白减少≥90%或尿 M 蛋白<100 mg/24 h
	软组织浆细胞瘤缩小≥50%

1.自体移植候选患者的治疗

(1)诱导化疗:拟行自体移植的患者诱导化疗时应避免使用干细胞毒性药物,如亚硝脲类和烷化剂。避免采用含美法仑的方案,可采用的方案有 VAD、DVD,以及沙利度胺、来那度胺、硼替佐米(蛋白酶体抑制剂)、地塞米松等药物组合的方案。一般给予 4 个疗程后进行干细胞采集。

(2)造血干细胞移植:自体移植尽管无法治愈多发性骨髓瘤,但显著提高完全缓解率,延长无病生存期,移植相关死亡仅 1%~2%。尽管随着新药硼替佐米、来那度胺应用于多发性骨髓瘤的完全缓解率显著提高,但前期研究显示硼替佐米治疗后进行自体移植能进一步提高患者的完全缓解率。单次移植后获得完全缓解或接近完全缓解的患者不需要再次移植,移植后获得部分缓解的患者可从第 2 次自体移植中获益。自体移植大剂量化疗的常用方案为美法仑 200 mg/m²。长期随访结果显示自体移植 10 年生存期约 20%,10% 的患者仍保持完全缓解。

2.不进行自体移植患者的治疗

MP 方案为 40 年来初治老年患者的一线化疗方案,完全缓解率 1%~5%,中位生存期 3 年左右。在 MP 方案基础上加入沙利度胺、来那度胺或硼替佐米,完全缓解率增至 20%~30%,生存期明显延长,但血液学、神经毒性也明显增加。不含美法仑的方案如 VAD、DVD、沙利度胺/地塞米松、硼替佐米/地塞米松等也可用于一线或复发耐药后的二线治疗。IFN-α 和糖皮质激素可用于常规化疗或移植后患者的维持治疗,但荟萃分析显示患者获益不大。

3.异基因移植

由于受到患者年龄、体力状态、并发症,以及骨髓配型相合供者的限制,适合进行异基因移植的患者人群很少。尽管异基因移植具有根治多发性骨髓瘤的可能,但移植相关死亡率高达 26%~50%,因此不作为首选治疗。对于原发耐药和自体移植后复发的患者,异基因移植可以作为一个选择。非清髓性异基因移植由于降低预处理方案的强度,移植相关死亡明显降低,欧洲骨髓移植协作组报道了 229 例患者的治疗结果,3 年的总生存和无进展生存分别为 41% 和 21%。

4.并发症处理

骨损害患者可以给予双膦酸盐治疗,止痛药难以控制的骨痛或承重骨的严重骨损害加以局部骨放射治疗。高钙血症为肿瘤急症,相应给予扩容、利尿、双膦酸盐、糖皮质激素和降钙素处理。肾损害患者避免使用肾毒性药物、非甾体抗炎药和静脉造影剂,保证入量和尿量,骨髓瘤相关的肾功能不全经过化疗后肾功能可以改善。出现症状的高黏滞综合征及时进行血浆置换术清除 M 蛋白。贫血患者可以加用促红细胞生成素。反复发作严重感染的患者应静脉给予 γ-球蛋白。

十、预后

本病目前仍为不可治愈的疾病。根据患者的年龄、预后指标、并发症和治疗方案的不同,中位生存期为3～6年。自体造血干细胞移植的 7 年生存率约 40%,10 年生存率约 20%,但未观察到平台期。ISS 分期为重要的临床预后指标,细胞遗传学的不良预后指标主要有 13 号染色体缺失、亚二倍体、t(4;14)和t(14;16)。

(王运龙)

第三节　骨髓增生异常综合征

骨髓增生异常综合征(MDS)是一种造血干细胞克隆性疾病。其特点为骨髓病态造血、无效造血并可能转化为急性白血病,过去曾称白血病前期、冒烟性白血病、难治性贫血、铁失利用性贫血等,现已少有。临床表现为全血细胞减少或任一、二系血细胞减少,以进行性贫血为主要症状,常伴有感染和/或出血。好发于中老年人。

一、病因和发病机制

原发性 MDS 的病因尚不明确,继发性 MDS 见于烷化剂、放射线、有机毒物等密切接触者。研究发现,MDS 是起源于造血干细胞的克隆性疾病。异常克隆细胞在骨髓中分化、成熟障碍,出现病态造血和无效造血。部分 MDS 患者可发现有原癌基因突变或染色体异常,这些基因的异常可能也参与了 MDS 的发生和发展。MDS 终末细胞的功能,如中性粒细胞超氧阴离子水平、碱性磷酸酶也较正常低下。

二、临床表现与分型

原发性 MDS,起病隐袭,进展缓慢,其初发症状缺乏特异性,主要表现为进行性贫血,反复感染和出血倾向,约半数患者有肝脾大。部分患者可转化为急性白血病,部分患者因感染、出血或全身衰竭而死亡。继发性 MDS 的临床表现复杂,常继发于恶性肿瘤患者放疗、化疗后,症状多为原发病所掩盖。

MDS 分为 5 个类型,即难治性贫血(RA)、环形铁粒幼细胞性难治性贫血(RAS)、难治性贫血伴原始细胞增多(RAEB)、难治性贫血伴原始细胞增多转变型(RAEB-T)及慢性粒-单核细胞白血病(CMML)。

三、辅助检查

(一)血常规

全血细胞减少,或任一、二系血细胞减少,血片可见巨大红细胞、有核红细胞、幼稚粒细胞和巨大血小板等。

(二)骨髓象

骨髓多呈增生活跃或明显活跃,少数病例可增生低下,病态造血为其特点,是诊断 MDS 的重要依据。常见的病态造血表现在以下几个方面。①红系:幼红细胞过多或过少,可有巨幼样变、多核或核畸形。②粒-单系:核浆发育不平衡,胞质颗粒减少或增多,核分叶过多,出现 Auer 小体或单核细胞增多。③巨核细胞系:以大单圆核或多圆核巨核细胞、淋巴样小巨核细胞为重要特征,血小板体积增大,胞质颗粒减少。此外,骨髓铁染色可见环形铁粒幼细胞增多,细胞外铁丰富。

(三)骨髓活检

正常原粒和早幼粒沿骨小梁内膜分布,MDS 骨髓中的原粒、早幼粒细胞则定位于骨小梁旁区或间区并集簇存在。

(四)细胞遗传学检查

约半数患者有染色体异常,常见者有 5 号或 7 号染色体全部或部分长臂缺失和8 号染色体三体(+8)。

四、诊断要点

诊断主要依据:①临床表现进行性贫血,常伴有感染或出血。②血常规呈全血细胞减少或任一、二系血细胞减少。③骨髓象示有核细胞增生活跃或明显活跃,亦可增生减低,至少有两个细胞系列病态造血。④骨髓活检、细胞遗传学检查和骨髓细胞培养,可见粒-单系祖细胞集落减少、集簇增多。⑤排除其他伴有全血细胞减少、病态造血或血常规出现幼稚细胞的疾病,如再障、巨幼细胞贫血、溶血性贫血、急性白血病、红白血病、CML 和骨髓纤维化等。病态造血是诊断 MDS 的重要依据,但病态造血不等于就是 MDS。MDS 的诊断尚无"金标准",MDS 是一个除外性诊断。

五、治疗

MDS 尚无满意的治疗方法。

(一)支持治疗

有感染者积极应用抗生素控制感染,严重贫血或血小板减少有出血倾向者可进行成分输血。RAS 者可用大剂量维生素 B_6(200 mg/d),少数患者有效。雄激素、糖皮质激素、环孢素、叶酸和维生素 B_{12} 对少数患者有效。加强营养,注意卫生。

(二)诱导分化治疗

主要是诱导有缺陷的造血祖细胞发育成较成熟并带有正常功能特性的血细胞。常用全反式维 A 酸(ATRA)20～60 mg/d 和 1,25-(OH)$_2$-D$_3$ 0.25～0.50 μg/d,可使少数患者粒细胞及血小板稍有回升,输血量减少。

（三）化疗

由于 RAEB 和 RAEB-T 容易转化成急性白血病，被认为是高危 MDS，多采用急性白血病标准联合化疗方案或较大剂量阿糖胞苷。

（四）造血干细胞移植

如患者年轻，经治疗病情已缓解，有合适的供髓者，可考虑骨髓移植。

（五）细胞因子

可试用干扰素-α（IFN-α）、EPO、G-CSF 及 GM-CSF。然而部分患者用 G-CSF 或 GM-CSF后，原始细胞增加，以后者尤甚，应慎用。

（王运龙）

第四节　恶性淋巴瘤

恶性淋巴瘤（malignant lymphoma，ML）是发生于淋巴结和/或结外淋巴组织或器官的免疫细胞肿瘤，来源于淋巴细胞或组织细胞的恶变。按组织病理学改变，目前国际上统一分为霍奇金淋巴瘤（Hodgkin lymphoma，HL）和非霍奇金淋巴瘤（non-Hodgkin lymphoma，NHL）两大类。

淋巴结和淋巴组织遍布于全身并与单核-巨噬细胞系统、血液系统相互沟通，血液和淋巴液可在全身循环，因此淋巴瘤可发生在身体的任何部位。其中淋巴结、扁桃体、脾和骨髓最易受累。临床以无痛性进行性淋巴结肿大和局部肿块为特征性表现，同时可有相应器官压迫症状，肝、脾常肿大，晚期有恶病质、发热及贫血等表现。由于不同患者的病变部位和范围都不相同，因此淋巴瘤的临床表现具有多样性。

恶性淋巴瘤在世界各地均可见，并有逐年增多的趋势，全世界有 450 万以上患者。同时，恶性淋巴瘤在世界范围内的分布也不一致，现已发现几个著名的高发区，如 Burkitt 淋巴瘤发病率较高的中非；成人 T 细胞淋巴瘤发病率高的日本九州和加勒比海等。发达国家的发病率高于发展中国家，城市高于农村。恶性淋巴瘤是淋巴造血系统发病居首位的恶性肿瘤，在我国经标化后淋巴瘤的总发病率男性为 1.39/10 万，女性为 0.84/10 万，男性发病率明显高于女性，但均低于欧美各国及日本。发病年龄最小为 3 个月，最大为 82 岁，以 20 岁～40 岁多见，约占 50%。我国恶性淋巴瘤的死亡率为 1.5/10 万，排在恶性肿瘤的第 11～13 位。虽然本病在我国的发病率和死亡率较低，但由于人口众多，患者总数并不少。与欧美国家相比恶性淋巴瘤在我国具有以下特点：①中部和沿海地区的发病率和死亡率高于内地；②发病年龄曲线为单峰，高峰在 40 岁左右，不同于欧美国家的双峰曲线；③HL 所占比例低于欧美国家；④在 NHL 中滤泡型所占比例很低，弥漫型占大多数；⑤近十年的资料表明，我国的 T 细胞淋巴瘤占 34%，与日本相近，远高于欧美国家，但蕈样真菌病和 Sezary 综合征较少，淋巴母细胞（成淋巴细胞）性淋巴瘤/白血病及发生于咽淋巴环伴消化道受侵的病例较多。

一、病因和发病机制

恶性淋巴瘤的病因和发病机制迄今尚不清楚，其中病毒学说颇受重视。

（一）病毒学说

有关病因的研究大多数从高发区或高发人群开始。1964 年 Epstein 等首先从非洲儿童

Burkitt 淋巴瘤组织传代培养中分离出 Epstein-Barr(EB)病毒后,发现这种 DNA 疱疹型病毒可引起人类 B 淋巴细胞恶变而致 Burkitt 淋巴瘤。Burkitt 淋巴瘤有明显的地方流行性,这类患者 80% 以上血清中 EB 病毒抗体滴定度明显增高,而非 Burkitt 淋巴瘤患者血清 EB 病毒抗体滴定度增高者仅占 14%。普通人群滴定度高者发生 Burkitt 淋巴瘤的机会也明显增多。上述研究均提示 EB 病毒可能是 Burkitt 淋巴瘤的病因。用免疫荧光法检测 HL 患者的血清,部分患者有高效价的 EB 病毒抗体,通过电子显微镜观察 HL 患者淋巴结可以发现 EB 病毒颗粒。在 20% HL 的 R-S 细胞中可找到 EB 病毒,EB 病毒与 HL 的关系极为密切。同时 EB 病毒也可能是移植后淋巴瘤和 AIDS 相关淋巴瘤的病因。但我国为 EB 病毒的高感染区,正常人群 EB 病毒的感染率很高,与淋巴瘤患者无明显区别。

近年来另一项重要发现是 T 细胞淋巴瘤的病毒病因。1976 年日本学者发现成人 T 细胞淋巴瘤/白血病有明显的家族集中趋势,且呈季节性和地区性流行。美国的 Gallo 和日本的 Yoshida 发现逆转录病毒,称之为 T 细胞淋巴瘤/白血病病毒(HTLV-Ⅰ)。HTLV-Ⅰ 被证明是这类 T 细胞淋巴瘤的病因。另一逆转录病毒 HTLV-Ⅱ 近来被认为与 T 细胞皮肤淋巴瘤(蕈样真菌病)的发病有关。Kaposi 肉瘤病毒也被认为是原发于体腔的淋巴瘤的病因。

(二)免疫缺损

淋巴瘤的发生与免疫抑制密切相关,宿主的免疫功能决定宿主对淋巴瘤的易感性。近年来的研究发现遗传性或获得性免疫缺陷伴发淋巴瘤者较正常人多;器官移植后长期应用免疫抑制剂而发生的恶性肿瘤中 1/3 为淋巴瘤;干燥综合征患者中淋巴瘤发病率高于普通人群。在免疫缺陷下,反复感染、异体器官移植,以及淋巴细胞对宿主的抗原刺激等均可引起淋巴组织的增殖反应,由于 T 抑制细胞缺失或功能障碍,机体缺少自动调节的反馈控制,淋巴组织无限增殖,最终导致淋巴瘤的发生。

(三)化学和物理因素

美国早年曾报道美国中西部农民由于使用杀虫剂和农药,其淋巴瘤的发病率高于正常人数倍,但其机制尚不明了。曾接受 1 Gy 以上辐射的广岛原子弹受害者及曾因脊柱炎进行照射治疗的患者,ML 的发生率均高于正常人群 2 倍。化学药物、苯、石棉和砷等均可导致 ML 发病率增加。

(四)其他

长期服用某些药物可引发淋巴瘤,如苯妥英钠可诱发 ML 等。幽门螺杆菌的慢性感染与胃黏膜相关淋巴组织淋巴瘤的关系密切,不仅能从血清和胃镜检查中找到细菌的证据,还可通过抗生素治疗使大部分幽门螺杆菌阳性的胃黏膜相关淋巴组织淋巴瘤获得良好的治疗效果。

二、病理和分型

恶性淋巴瘤的病理分型包括霍奇金淋巴瘤和非霍奇金淋巴瘤。

(一)霍奇金淋巴瘤

1.大体改变

受累淋巴结肿大,相邻的肿大淋巴结彼此粘连、融合,最长径可达 10 cm 及以上,不活动。颈淋巴结累及者,有时可形成包绕颈部的巨大肿块。肿块常呈结节状,切面为灰白色,呈鱼肉样,可伴坏死。

2.组织学表现

霍奇金淋巴瘤的组织学特征是在以淋巴细胞为主的多种炎性细胞混合浸润的背景上,具有特殊形态的肿瘤细胞,即 Reed-Sternberg(R-S)细胞的散在分布。典型的 R-S 细胞是一种直径为 20 μm～50 μm 的双核瘤巨细胞,瘤细胞呈圆形或椭圆形,细胞质丰富,细胞核为圆形或椭圆形,两个细胞核呈面对面排列,彼此对称,又称"镜影细胞"(mirror image cell)。细胞核内有一大而醒目的嗜酸性核仁。除典型 R-S 细胞外,尚可见其他几种 R-S 细胞的衍生细胞,如霍奇金细胞、陷窝细胞、L&H 型细胞(亦称"爆米花"细胞)及多核瘤巨细胞等。

WHO(2008 年)分类中,将 HL 分为五种亚型,其中结节硬化型(nodular sclerosis,NS)、混合细胞型(mixed cellularity,MC)、淋巴细胞丰富型(lymphocyterich,LR)和淋巴细胞消减型(lymphocyte depletion,LD)四个亚型属经典型霍奇金淋巴瘤(classicalHodgkinlymphoma,CHL)。结节性淋巴细胞为主型(nodular lymphocyte predominance Hodgkin lymphoma,NLPHL)的瘤细胞特征性地表达 B 细胞的免疫表型而单独列出,以区别于 CHL。HL 各组织学型别及其主要特点见表 11-5。

表 11-5　HL 病理学分类及特征

组织学型别	R-S 细胞	淋巴细胞	特征性表现	预后
NLPHL	+	+++	模糊结节构象,"爆米花"细胞,瘤细胞表达 CD20	好
CHL-NS	++	++	纤维结节分隔,陷窝细胞	好
CHL-MC	++	++	瘤细胞表达 CD15 和 CD30	中等
CHL-LR	+	+++	瘤细胞表达 CD15 和 CD30	较好
CHL-LD	+++	+	瘤细胞表达 CD15 和 CD30	不良

3.病理诊断

典型的 R-S 细胞对 HL 具有诊断价值;陷窝细胞的存在对 HLNS 亦具有诊断意义。当病变组织中缺乏诊断性 R-S 细胞或主要是各种变异型肿瘤细胞时,需借助免疫组织化学染色来协助诊断。CD15 是髓-单核细胞分化抗原,约 70% 的 HL 病例的瘤细胞表达该抗原;CD30 是一种活化淋巴细胞抗原,80%～90% 的病例的瘤细胞该抗原呈阳性。CD15 和 CD30 是最常用于 HL 诊断和鉴别诊断的抗原标记。CD20 是 B 淋巴细胞分化抗原,NLPHL 瘤细胞该抗原呈阳性,且可表达 CD30。

(二)非霍奇金淋巴瘤

非霍奇金淋巴瘤(NHL)占所有淋巴瘤的 80%～90%,其中 2/3 原发于淋巴结,1/3 原发于淋巴结外部位,如消化道、呼吸道、肺、皮肤、涎腺、甲状腺和中枢神经系统等。NHL 与 HL 的不同之处在于其发病部位的随机性或不定性、肿瘤扩散的不连续性、组织学分类的复杂性和临床表现的多样性。在某些 NHL,淋巴瘤与淋巴细胞白血病有重叠,二者为同一疾病的不同发展阶段,并形成一连续谱系,即淋巴瘤为一极,表现为局限占位性病变;而淋巴细胞白血病为另一极,表现为骨髓和外周血的累及。从细胞属性来看,在所有 NHL 中,B 细胞肿瘤占 70% 以上,其次是 T 细胞肿瘤,而 NK 细胞肿瘤则较少见。在我国,成人 NHL 以弥漫大 B 细胞淋巴瘤为多,儿童和青少年则以急性前体淋巴母细胞白血病/淋巴瘤和 Burkitt 淋巴瘤为多。最常见的淋巴结外淋巴瘤主要有黏膜相关淋巴组织淋巴瘤和鼻型 NK/T 细胞淋巴瘤,前者主要发生在胃肠道、涎腺和肺等,后者主要发生于上呼吸道、消化道和皮肤等器官。下面将对几个比较常见的 NHL 的组织学特点及其病理诊断等问题进行简要介绍。

1.前体 B 细胞和 T 细胞肿瘤

前体 B 细胞和 T 细胞肿瘤即急性淋巴母细胞性白血病/淋巴瘤(acute lymphoblastic leuke-mia/lymphoma,ALL)是不成熟的前体 B 或 T 淋巴细胞,即淋巴母细胞来源的一类高侵袭性肿瘤。约 85% 的 ALL 是前体 B 细胞来源,患者多为儿童,常表现为白血病象,即广泛的骨髓累及和外周血白细胞数量增加。约 15% 的 ALL 是前体 T 细胞来源,多见于成年男性,表现为局部包块,常累及胸腺。该肿瘤的基本病理改变是单一形态、中等偏小的肿瘤性淋巴细胞弥漫性增生和浸润,核分裂象多见。一些良性的细胞质淡染的巨噬细胞散在分布于肿瘤细胞之间形成"满天星"图像。B 和 T 淋巴母细胞在形态学上不能区分,必需借助于免疫表型检测。免疫表型检测:该肿瘤除了细胞表达 T 或 B 细胞分化抗原和高 Ki-67 指数外,还特征性表达末端脱氧核苷酸转移酶(TdT)。尚未发现特征性遗传学改变。

2.弥漫大 B 细胞淋巴瘤

弥漫大 B 细胞淋巴瘤(diffuse large B-cell lymphoma,DLBCL)是一组异质性侵袭性或高侵袭性 B 细胞淋巴瘤,约占所有 NHL 的 40%,是最常见的 NHL 类型。60%~70% 的侵袭性淋巴组织肿瘤为 DLBCL,约 5% 的儿童淋巴瘤为 DLBCL。大多数 DLBCL 原发于淋巴结,部分病例原发于淋巴结外的器官和组织,如胃肠、脾、中枢神经系统、乳腺、骨和软组织,以及睾丸和卵巢等。该肿瘤有六个组织学变型,即中心母细胞性、免疫母细胞性、富于 T 细胞和组织细胞性、间变性、浆母细胞性,以及表达全长 ALK 性;四个临床亚型,即血管内大 B 细胞淋巴瘤、原发渗出性淋巴瘤、纵隔(胸腺)大 B 细胞淋巴瘤和脓胸相关淋巴瘤等。免疫表型检测:DLBCL 肿瘤细胞表达 B 细胞分化抗原 CD19、CD20 和 CD79a,多数表达表面免疫球蛋白(Ig)。根据肿瘤基因表达谱的研究结果可将 DLBCL 分为两类,一是生发中心 B 细胞来源 DLBCL,其肿瘤细胞表达生发中心标记 BCL6 和 CD10,不表达 MUM_1;二是活化 B 细胞来源 DLBCL,其肿瘤细胞不表达 BCL6 和 CD10,表达 MUM_1。统计学分析表明,前者的预后明显优于后者,故在该肿瘤的病理诊断时需予以区别。

3.Burkitt 淋巴瘤

Burkitt 淋巴瘤(Burkitt lymphoma,BL)是淋巴滤泡生发中心细胞来源的高侵袭性 B 细胞肿瘤。BL 有三种临床类型:一是地方性 BL,二是散发性 BL,三是免疫缺陷相关性 BL。这三种 BL 的组织学改变相似,但在某些临床表现、基因型和病毒学方面有所不同。EB 病毒潜伏感染与地方性 BL 的发病密切相关,在免疫缺陷相关性 BL 中 EB 病毒也有较高的阳性检出率,而在散发性 BL 中则较低。BL 主要发生于淋巴结外的器官和组织,特别是颌面部、回盲部肠管和肠系膜,以及乳腺等。BL 的组织学特征为中等大小、相对单一形态的淋巴细胞弥漫性浸润。高分裂指数和高凋亡是该肿瘤特征性的表现。瘤细胞间散在分布着吞噬有核碎片的巨噬细胞,形成满天星(starry sky)图像。免疫表型检测显示,瘤细胞表达 B 抗原,如 CD19、CD20 和 CD79a;表达滤泡生发中心细胞标记 BCL6 和 CD10。Ki-67 抗体指数高,几乎为 100%。该肿瘤特征性的遗传学改变是涉及第 8 号染色体 MYC 基因的异位,最常见的是 t(8;14),少数为 t(2;8)或 t(8;22)。

4.慢性 B 淋巴细胞白血病/小 B 淋巴细胞淋巴瘤

慢性 B 淋巴细胞白血病/小 B 淋巴细胞淋巴瘤(B-chronic lymphocytic leukemia/small lym-phocytic lymphoma,B-CLL/SLL)是成熟 B 细胞来源的惰性肿瘤。15%~30% 的患者可转化为

前淋巴细胞白血病,约 10% 的患者可转化为弥漫性大 B 细胞淋巴瘤,即 Richter 综合征。该肿瘤的基本病理改变为单一形态的小淋巴细胞的弥漫性增生和浸润,核分裂象少见。有时可见前淋巴细胞灶性聚集性分布,形成增殖中心,又称"假滤泡",这种病理改变对 B-CLL/SLL 具有一定的诊断意义。免疫表型检测显示,B-CLL/SLL 有明确的免疫表型,肿瘤细胞表达 B 细胞抗原 CD19 和 CD20 的同时,还表达 CD23 和 CD5,CD43 和 BCL2 表达也常见,但不表达 CD10 和 cyclin D1。Ki-67 抗体指数低。遗传学常见的是染色体 13q12-14 缺失、11q 缺失和 17p 缺失,染色体易位罕见。

5.滤泡淋巴瘤

滤泡淋巴瘤(follicular lymphoma,FL)是淋巴滤泡生发中心细胞来源的惰性 B 细胞肿瘤。在西方国家 FL 约占所有 NHL 的 50%,在中国 FL 约占 NHL 的 13%。FL 的组织学特征是在低倍镜下肿瘤细胞成明显的结节状生长。肿瘤性滤泡主要由不同比例的中心细胞和中心母细胞组成。约 10% 的患者因外周血的累及可致白细胞总数升高(但常低于 $20×10^9/L$)。约 85% 的患者有骨髓累及。脾的白髓和肝脏的汇管区也常有肿瘤细胞浸润。免疫表型检测显示,FL 的肿瘤细胞具有正常生发中心细胞的免疫表型,表达 CD19、CD20、CD10 和单克隆性表面免疫球蛋白。约 90% 病例的肿瘤细胞表达 BCL2,而正常滤泡生发中心 B 细胞为 BCL2 阴性;几乎所有肿瘤细胞都表达 BCL6。FL 的特征性细胞遗传学改变是 t(14;18),其结果是 14 号染色体上的 IgH 基因和 18 号染色体上的 BCL2 基因拼接,BCL2 基因的活化,以及 BCL2 蛋白的高表达。因此,BCL2 蛋白也是区别反应性增生滤泡和 FL 肿瘤性滤泡的有用标记。

6.套细胞淋巴瘤

套细胞淋巴瘤(mantle cell lymphoma,MCL)是滤泡套区 B 淋巴细胞来源的侵袭性小 B 细胞肿瘤,约占所有 NHL 的 4%。发病时,大多数患者都有骨髓累及,约 20% 的患者有外周血累及。发生于胃肠道的该肿瘤常表现为多发性黏膜息肉,又称淋巴瘤样息肉病(lymphomatoid polyposis)。病理形态学上,该肿瘤可表现为结节性,套区增生或弥漫浸润性生长。瘤细胞中等偏小,细胞质少,细胞核形状不规则,核仁不明显,核分裂象少。有的患者瘤细胞形似淋巴母细胞。免疫表型检测显示,肿瘤细胞表达 B 细胞抗原 CD19 和 CD20,还表达 CD5、BCL2 和 CD43,特征性表达 cyclin D1,不表达 CD23 和 CD10。普通型 MCL 的 Ki-67 抗体指数低,而母细胞型 MCL 的 Ki-67 抗体指数可与淋巴母细胞淋巴瘤(LBL)相当。MCL 有特征性的遗传学改变,即 t(11;14),其可导致 cyclin D1 蛋白过表达,尽管其生物学意义尚不明了,但却有助于该肿瘤的诊断。

7.边缘区淋巴瘤

边缘区淋巴瘤(marginal zone lymphoma,MZL)是一组异质性的惰性小 B 细胞肿瘤,为生发中心记忆 B 细胞来源。该肿瘤可原发于淋巴结、脾和淋巴结外组织。由于该肿瘤最初在黏膜部位被认识,故又称黏膜相关淋巴组织(mucosa associated lymphoid tissue,MALT)淋巴瘤,即 MALToma。该肿瘤的发生常与机体免疫功能异常和某些感染有关,如在涎腺 Sjogren 综合征(干燥综合征)、甲状腺的 Hashimoto 甲状腺炎,以及幽门螺杆菌性胃炎疾病等的基础上发生该肿瘤。病理形态学上,该肿瘤主要的细胞成分形似正常的边缘区 B 细胞,即所谓中心细胞样细胞(centrocyte like cells,CLC),还有不等数量的小淋巴细胞、浆细胞,以及淋巴浆细胞等;发生于黏膜部位者,还可见淋巴上皮病损(lymphoepithelial lesion,LEL)。LEL 对该肿瘤有一定的诊断价值。MZL 的病理诊断是在排除其他组织学类型的小 B 细胞肿瘤(B-CLL/SLL、FL、MCL、毛细胞白血病和淋巴浆细胞淋巴瘤等)的基础上进行的。免疫表型检测显示,肿瘤细胞表达B细胞分化抗原,如CD19、CD20和CD79a,不表达CD10、BCL2、cyclin D1、CD5、CD23和HCL等,一般不表达CD43。Ki-67抗体指数低。约60%的MZL患者存在3号染色体三体,25%~50%的MZL患者存在t(11;18)。

8.非特指外周T细胞淋巴瘤

非特指外周T细胞淋巴瘤(peripheral T-cell lymphoma,unspecified,PTCL-U)是胸腺后成熟T淋巴细胞来源的肿瘤。在WHO分类(2008)中,除已单列的、有独特的临床病理表现的T细胞淋巴瘤(如血管免疫母细胞性T细胞淋巴瘤、间变大细胞淋巴瘤、皮下脂膜炎样T细胞淋巴瘤及蕈样真菌病等)以外的所有外周(成熟)T细胞淋巴瘤均归于此类。因此,PTCL-U是一组异质性的侵袭性肿瘤。PTCL-U约占所有淋巴瘤的7.6%,占所有外周T细胞淋巴瘤的50%。病理形态学上,PTCL-U的组织学表现多样,瘤细胞在副皮质区或呈弥漫性浸润,有较多的高内皮血管,其中可见淋巴细胞穿行;瘤细胞的大小和形态各异,核分裂象多。背景中见混合性炎性细胞浸润,部分患者还可见肉芽肿病变。免疫表型检测显示,瘤细胞表达T细胞分化抗原,如CD2、CD3、CD45RO和CD43等,但约80%的患者有部分T细胞抗原丢失,如CD5和CD7。CD4表型的PTCL-U多于CD8表型的PTCL-U。该类肿瘤缺乏特征性的细胞遗传学改变。

9.结外NK/T细胞淋巴瘤,鼻型

结外NK/T细胞淋巴瘤,鼻型(extranodal natural killer/T-cell lymphoma,nasaltype,ENK-TCL-N)被认为是自然杀伤细胞(natural killer,NK)来源的侵袭性肿瘤。约2/3的该肿瘤发生于上呼吸道、消化道,1/3发生于其他部位(如皮肤和睾丸等)。该肿瘤在亚洲太平洋地区相对多见,而在欧洲及北美地区则罕见。在中国,该肿瘤约占所有NHL的17%,是淋巴结外最常见的非B细胞淋巴瘤。该肿瘤的基本病理改变是在凝固性坏死和混合炎性细胞浸润的背景上,肿瘤性淋巴细胞散布或呈弥漫性浸润。瘤细胞大小不等、形态多样,可见瘤细胞的血管中心性和血管破坏性浸润现象。免疫表型检测显示,肿瘤细胞表达部分T细胞分化抗原如,CD2,CD45RO,胞质型CD3(CD3ε),一般不表达膜型CD3抗原;表达NK细胞相关抗原CD56,以及细胞毒性颗粒相关抗原,如T细胞内抗原1(T-cell intracellular antigen 1,TIA-1)、穿孔素和粒酶B等。T细胞受体基因重排检测呈胚系构型。几乎所有患者均可检出EB病毒编码的小分子mRNA(EBER)。该肿瘤可出现多种染色体畸变,其中最常见的是6q缺失。

WHO关于淋巴组织肿瘤的分类详见表11-6。

表11-6 WHO关于淋巴组织肿瘤的分类(2008年)

前体B和T细胞淋巴瘤

B淋巴母细胞白血病/淋巴瘤,非特指

B淋巴母细胞白血病/淋巴瘤,有特殊遗传异常

B淋巴母细胞白血病/淋巴瘤,t(9:22)(q34;q11.2);BCR-ABL1

B淋巴母细胞白血病/淋巴瘤,t(v:11q23);MLL重排

B淋巴母细胞白血病/淋巴瘤,t(12:21)(p13;q11.2);TEL-AML1(ETV6-RUNX1)

B淋巴母细胞白血病/淋巴瘤,超倍体

B淋巴母细胞白血病/淋巴瘤,超倍体(超倍体急性淋巴细胞白血病)

B淋巴母细胞白血病/淋巴瘤,t(5:14)(q31;q32);IL3-IGH

B 淋巴母细胞白血病/淋巴瘤,t(1:19)(q23;p13.3);E2A-PBX1(TCF3-PBX1)

T 淋巴母细胞白血病/淋巴瘤

成熟 B 细胞肿瘤

慢性淋巴细胞白血病/小淋巴细胞淋巴瘤

B 细胞幼淋巴细胞白血病

脾边缘区淋巴瘤

毛细胞白血病

脾 B 细胞淋巴瘤/白血病,不能分类

脾弥漫红髓小 B 细胞淋巴瘤

毛细胞白血病-变异型

淋巴浆细胞淋巴瘤

重链病

γ 重链病

μ 重链病

α 重链病

浆细胞肿瘤

浆细胞骨髓瘤

骨孤立性浆细胞瘤

髓外浆细胞瘤

单克隆性免疫球蛋白沉积病

黏膜相关淋巴组织结外边缘区 B 细胞淋巴瘤(MALT 淋巴瘤)

结内边缘区淋巴瘤

滤泡淋巴瘤

皮肤原发滤泡中心淋巴瘤

套细胞淋巴瘤

弥漫大 B 细胞淋巴瘤,非特指

富于 T 细胞和组织细胞的弥漫大 B 细胞淋巴瘤

原发中枢神经系统的弥漫大 B 细胞淋巴瘤

原发皮肤的弥漫大 B 细胞淋巴瘤

老年性 EBV 阳性弥漫大 B 细胞淋巴瘤

慢性炎症相关的弥漫大 B 细胞淋巴瘤

意义未定的单克隆 γ 病(MGUS)

淋巴瘤样肉芽肿

原发纵隔(胸腺)大 B 细胞淋巴瘤

血管内大 B 细胞淋巴瘤

ALK 阳性大 B 细胞淋巴瘤

浆母细胞淋巴瘤

HHV8 相关的多中心性巨大淋巴结增殖症发生的大 B 细胞淋巴瘤

原发渗出性淋巴瘤

伯基特淋巴瘤

B 细胞淋巴瘤,不能分类,介于 DLBCL 和 Burkitt 淋巴瘤之间

B 细胞淋巴瘤,不能分类,介于 DLBCL 和经典型霍奇金淋巴瘤之间

　成熟 T 和 NK 细胞淋巴瘤

T 细胞幼淋巴细胞性白血病

T 细胞大颗粒淋巴细胞白血病

NK 细胞慢性淋巴增殖性疾病

侵袭性 NK 细胞白血病

儿童 EBV 阳性 T 细胞淋巴增殖性疾病

　系统性 EBV 阳性 T 细胞淋巴增殖性疾病

　种痘水疱病样淋巴瘤

成人 T 细胞白血病/淋巴瘤

结外 NK/T 细胞淋巴瘤,鼻型

肠病型 T 细胞淋巴瘤

肝脾 T 细胞淋巴瘤

皮下脂膜炎样 T 细胞淋巴瘤

蕈样真菌病

Sezary 综合征

皮肤原发 CD30 阳性 T 细胞淋巴增生性疾病

皮肤原发外周 T 细胞淋巴瘤,罕见型

　皮肤原发 γδT 细胞淋巴瘤

　皮肤原发 CD8 阳性侵袭性嗜表皮性细胞毒性 T 细胞淋巴瘤

　皮肤原发中、小细胞性 T 细胞淋巴瘤

外周 T 细胞淋巴瘤,非特指

血管免疫母细胞性 T 细胞淋巴瘤

间变大细胞淋巴瘤,ALK 阳性

间变大细胞淋巴瘤,ALK 阴性

霍奇金淋巴瘤

结节性淋巴细胞为主型霍奇金淋巴瘤

经典型霍奇金淋巴瘤

　结节硬化型经典型霍奇金淋巴瘤

　混合细胞型经典型霍奇金淋巴瘤

　淋巴细胞丰富型经典型霍奇金淋巴瘤

　淋巴细胞削减型经典型霍奇金淋巴瘤

三、临床表现及诊断

(一)临床表现

淋巴瘤细胞增生引起淋巴结肿大和压迫症状,侵犯组织器官引起各系统症状,是非霍奇金淋巴瘤(NHL)和霍奇金淋巴瘤(HL)共同之处,但由于二者病理组织学变化的不同形成了各自不同的临床特点。

恶性淋巴瘤可以仅有单组淋巴结肿大而不伴有全身症状,也可无浅表淋巴结肿大而有全身浸润,并伴有相应症状和体征。HL常以浅表淋巴结肿大为首发症状,原发在淋巴结以外组织器官者仅9%;而NHL可以多中心发源,所以疾病早期常已全身播散,原发在淋巴结以外者较多见,也可转化为白血病。

1.局部表现

临床上大多数首先侵犯表浅和/或纵隔、腹膜后、肠系膜淋巴结,少数首先侵犯结外器官。表浅淋巴结受侵占60%～80%。

(1)浅表淋巴结肿大:浅表淋巴结的无痛性、进行性肿大常是恶性淋巴瘤的首发表现,尤以颈部淋巴结多见,其次为腋窝淋巴结,首发于腹股沟或滑车上的情况较少。HL首发于颈部淋巴结者占60%～70%。肿大的淋巴结可活动,也可互相粘连、融合成块,触诊有软骨样感觉。少数患者仅有深部淋巴结肿大。NHL以浅表淋巴结肿大起病者占56%,半数好发于颈部,但更易累及咽淋巴环、肠系膜和腹股沟。淋巴结肿大可压迫邻近器官,如压迫神经可引起疼痛;纵隔淋巴结肿大可引起咳嗽、胸闷、气促、肺不张、颈交感神经麻痹综合征、上腔静脉压迫综合征等症状;肝门淋巴结肿大压迫胆总管可引起黄疸和肝大;腹膜后淋巴结肿大可引起背痛及下肢、会阴部或阴囊水肿,压迫输尿管引起肾盂积水。

(2)咽淋巴环病变:口咽、舌根、扁桃体和鼻咽部组成咽淋巴环,又称韦氏环。其黏膜和黏膜下具有丰富的淋巴组织,是恶性淋巴瘤的好发部位。咽淋巴环淋巴瘤约占淋巴结外NHL的1/3。扁桃体淋巴瘤常伴有颈部淋巴结增大,有时扁桃体肿块可以阻塞整个口咽,影响进食和呼吸;扁桃体淋巴瘤还可同时或先后合并胃肠侵犯。

(3)鼻腔病变:鼻腔原发淋巴瘤绝大多数为NHL,患者常有相当长时间的流鼻涕、鼻塞,或过敏性鼻炎病史,进而可有鼻出血,直至鼻腔出现肿块,影响呼吸。鼻咽部淋巴瘤则以耳鸣、听力减退等症状较显著。

(4)胸部病变:纵隔是恶性淋巴瘤的好发部位,常见前中纵隔、气管旁及气管支气管淋巴结,双侧多于单侧。初期常无明显症状,当肿瘤增大到一定程度时压迫周围组织或器官引起相应症状。肺原发恶性淋巴瘤仅占NHL的0.5%～2.0%。

(5)腹部病变。①胃肠道病变:以胃原发淋巴瘤较多,绝大多数为NHL。肠道以小肠,尤以十二指肠、回肠和回盲部多见。早期无症状,随病变进展可出现消化不良、上腹不适等非特异性症状,病变进展可出现呕血、黑便、上腹包块、贫血、消瘦、肠穿孔及肠梗阻等症状。②肝脾病变:肝脾原发恶性淋巴瘤少见,多见于病情进展中的肝脾受侵。恶性淋巴瘤的肝受侵多继发于脾受侵或晚期患者,病变多为弥漫性,肝穿刺活检有助于诊断。肝实质受侵引起肝大,活体组织检查25%～50%的NHL有肝累及。脾浸润大多由腹部淋巴结病灶经淋巴管扩散而来。HL早期脾大不常见,但随着病程进展而增多,一般在10%左右。③腹膜后、肠系膜及盆腔淋巴结病变:ML

常累及腹膜后、肠系膜及髂窝淋巴结。肿大的淋巴结可相互融合成块,腹部可扪及肿块或伴疼痛。腹膜后淋巴结肿大的 NHL,易有发热症状。有时受累淋巴结很少,仅腹部探查时可见。腹腔淋巴结受累常提示恶性程度高,预后不良。

(6)骨骼病变:ML 侵犯骨骼可有局部压痛、病理性骨折。HL 骨骼累及者占 10%～35%;而 NHL 骨骼累及更多,以胸椎、腰椎最常受累,股骨、肋骨、骨盆及头颅骨次之。骨髓受侵犯多属疾病晚期,表现为骨髓受侵或合并白血病。

(7)皮肤病变:恶性淋巴瘤可原发或继发皮肤侵犯,多见于 NHL。特异性皮肤损害多见于 T 细胞成人白血病/淋巴瘤综合征或蕈样真菌病,其表现多样化,包括肿块、皮下结节、浸润性斑块、溃疡、丘疹等,常见于头颈部。5%～16%的 HL 患者可见带状疱疹。

(8)神经系统病变:原发于中枢神经系统的恶性淋巴瘤很少见,一般在 1%左右。但 ML 引起的神经系统并发症却较常见,约见于 10%的 NHL。在临床上多由于出现压迫症状而引起重视。

(9)其他:ML 尚可浸润胰腺,发生吸收不良综合征。浸润乳腺、甲状腺、泪腺、膀胱、睾丸和卵巢等组织或器官而引起相应症状者很罕见。

2.全身表现

恶性淋巴瘤患者的全身表现因病理类型及所处的时期不同而存在很大差异,部分患者可无全身症状。

(1)全身症状:发热、消瘦(体重减轻 10%以上)、盗汗,其次有食欲减退、易疲劳、瘙痒等。全身症状和发病年龄、肿瘤范围、机体免疫力等因素有关。老年患者、免疫功能差或多灶性起病患者全身症状显著,预后不良。

(2)全身非特异性病变:恶性淋巴瘤可伴有一系列的皮肤、神经系统非特异性表现。皮肤病变可表现为糙皮病样丘疹、色素沉着、鱼鳞癣、剥脱性皮炎、带状疱疹、荨麻疹、结节性红斑、皮肌炎等,发生率为 13%～53%。神经系统病变可表现为运动性周围神经病变、多发性肌病、进行性多灶性脑白质病、亚急性坏死性脊髓病等。

(3)免疫、血液系统表现:10%～20%的患者可有贫血,部分患者可有白细胞、血小板增多,红细胞沉降率增快;个别患者可有类白血病反应,中性粒细胞明显增多。乳酸脱氢酶的升高与肿瘤负荷有关。部分患者,尤其晚期患者表现为免疫功能异常,如自身免疫性溶血性贫血、Coombs 试验阳性、血清单克隆免疫球蛋白峰、细胞免疫功能受损(淋巴细胞转化率、巨噬细胞吞噬率降低)等。

(二)诊断及鉴别诊断

1.诊断

恶性淋巴瘤主要依靠临床表现、影像学及病理学检查结果做出诊断。病理组织学诊断和分型是制订治疗原则和判断预后的重要依据,是必不可少的步骤。

(1)临床特点:凡无明显原因的进行性无痛性淋巴结肿大,都应及早切除肿大淋巴结行病理检查,即使肿大淋巴结经抗炎、抗结核等治疗后暂时缩小。如果淋巴结再次增大,也应及时进行病理活检;如果肿大的淋巴结经多次活检均为反应性增生,则应密切随访。对只有纵隔、腹腔或腹膜后淋巴结肿大的患者,在进行全面检查后,应及时进行腔镜检查,必要时可采取开胸、开腹探查术获取病变组织,进行病理诊断。对有较长时间发热、盗汗及消瘦等症状者,即使不伴有体表淋巴结肿大,也应注意有无淋巴瘤可能。

（2）病理诊断:结合组织形态学、免疫组织化学和分子生物学等技术,绝大多数患者可明确诊断和分型。体表淋巴结活检时应尽量完整切除,不选用穿刺活检;尽量选择受炎症干扰小的部位,如锁骨上、腋下、颈部、滑车上等;术中避免挤压组织,切取后尽快固定。

（3）影像学诊断:根据患者病情选择 X 线摄影、超声、CT、MRI、胃肠造影等手段,了解肿瘤侵犯部位、程度,进行临床分期诊断、判断预后。放射性核素镓扫描对治疗后纤维化和肿瘤残存或复发病变起鉴别作用;近几年,正电子发射体层摄影（positron emission tomography,PET）在临床诊断中的应用受到越来越多的肯定。

（4）实验室检查:血常规、血生化和红细胞沉降率等实验室检查,对了解患者病情、判断机体状况和预后也有价值。

2.鉴别诊断

淋巴瘤须与其他淋巴结肿大性疾病相区别。局部淋巴结肿大要排除淋巴结炎和恶性肿瘤转移。以发热为主要表现的淋巴瘤须与结核病、败血症、结缔组织病等疾病鉴别。淋巴结外淋巴瘤须与相应器官的恶性肿瘤相鉴别。HL 和 NHL 的治疗原则和预后不同,故需加以鉴别。HL 和 NHL 临床特点的比较详见表 11-7。

表 11-7　HL 和 NHL 临床特点的比较

临床特点	HL	NHL
首发表现	常用淋巴结肿大	常有淋巴结外病变
发展速度	较慢	较快（惰性淋巴瘤除外）
扩散方式	通过淋巴道向临近淋巴结扩散	通过淋巴道和/或血行跳跃式扩散
全身症状	30%～35%	10%～15%
全身衰竭	少见	多见
受侵部位	常局限于淋巴结	侵犯范围广泛
咽淋巴环	很少	多见
滑车上淋巴结	少见	多见
纵隔	约50%	<20%（淋巴母细胞淋巴瘤除外）
肝	少见	多见
脾	多见	少见
淋巴结外病变	少见,发生较晚	多见,发生较早
胃肠	很少	多见
肠系膜淋巴结	少见	多见
中枢神经系统	很少	可见
皮肤	很少	可见

四、临床分期

目前,对于恶性淋巴瘤采用 Ann Arbor-Cotswolds 分期系统（表 11-8）。

表 11-8　Ann Arbor-Cotswolds 分期

分期	侵犯范围
Ⅰ	病变仅限于单个淋巴结区或淋巴样组织(如脾、咽淋巴环、胸腺)(Ⅰ)或单个淋巴结外器官局部受累(Ⅰe)
Ⅱ	病变累及膈同侧 2 个或更多的淋巴结区(Ⅱ)或病变局限侵犯淋巴结外器官及膈同侧 1 个以上淋巴结区(Ⅱe)
Ⅲ	病变累及膈两侧淋巴结区(Ⅲ)。可伴有脾累及(Ⅲs)、结外器官局限受累(Ⅲe),或脾与淋巴结外器官局限受累(Ⅲse)
Ⅳ	1 个或多个淋巴结外器官受到广泛性或播散性侵犯,伴或不伴淋巴结肿大。肝或骨髓只要受累均属Ⅳ期。

五、治疗

目前,恶性淋巴瘤的治疗强调治疗前病理诊断、分型和分期的重要性,强调基于病理分型的个体化综合治疗方案,包括手术、化疗、放疗、生物治疗、造血干细胞移植等治疗手段。近年来疗效取得了明显的进步。

(一)手术治疗

除为了明确恶性淋巴瘤的病理类型和分期,需要做浅表或深部淋巴造血组织的活检外,一般情况下不需做手术。但是,临床上某些情形下建议手术治疗。

原发于脾的淋巴瘤,或合并脾功能亢进者均有切脾指证;部分淋巴瘤,如脾边缘区 B 细胞淋巴瘤,切脾术后疗效较好。切脾后可改善血常规,为以后化疗创造有利条件。

原发于胃肠的恶性淋巴瘤应强调手术治疗。可明确病变部位、切除病变组织和制订后期治疗计划。淋巴瘤的切除率较癌肿高。胃淋巴瘤可行胃次全切除,全胃切除应慎用。肠淋巴瘤则可切除局部病灶肠管及相应系膜。对于切除不尽的瘤体,可于术中置银夹固定,以便术后放疗。若胃肠淋巴瘤存在巨大溃疡、累及范围较广泛,常常导致消化道大出血、急性穿孔或肠梗阻等急腹症,应行急诊手术进行治疗。

发生于肺、涎腺、甲状腺等处的黏膜相关淋巴组织淋巴瘤(MALT 淋巴瘤)属于惰性淋巴瘤,局部手术切除后,不做任何治疗,随访多年可以没有病情变化。

原发于肾脏、膀胱、睾丸、卵巢和子宫等泌尿生殖系统器官的恶性淋巴瘤均宜早期手术切除,术后再予放疗或化疗。

恶性淋巴瘤可累及骨骼和关节,若累及胸腰椎椎体,可导致身体畸形,影响运动系统的稳定性和活动,或压迫椎管引起神经症状(疼痛、截瘫),可以先选择手术治疗。

(二)化学药物治疗和放射治疗

以化疗为主,结合放疗的联合治疗方式是恶性淋巴瘤治疗的基本策略。霍奇金淋巴瘤和非霍奇金淋巴瘤的治疗原则和方案不同。

1.霍奇金淋巴瘤

1902 年 Pusey 首先对 HL 使用放疗。后经研究得出 HL 的播散模式为从原发部位向临近淋巴结依次转移,少数患者淋巴结肿大的区间有跳跃。因而放疗区域不仅仅是受累野的放疗,还应包括可能侵及的淋巴结和组织,实施扩野照射。病变在膈上采用"斗篷式",照射部位包括两侧从乳突端至锁骨上下、腋下、肺门、纵隔至膈的淋巴结。要保护肱骨头、喉部及肺部免受照射。膈下采用"倒 Y 字式"照射,包括从膈下淋巴结到腹主动脉旁、盆腔及腹股沟淋巴结,同时照射脾区(脾切除者除外)。剂量为 30～40 Gy,3～4 周为 1 个疗程。随机对照临床试验表明,扩野照射可治愈早期局限性 HL,如Ⅰa 和Ⅱa 期(表 11-9)。

表 11-9　霍奇金淋巴瘤治疗方案的选择

临床分期	治疗选择
Ⅰa，Ⅱa	受累野照射加减量联合化疗(如 4 个疗程 ABVD)或扩野照射(膈上用"斗篷式"，膈下用"倒 Y 字式")
Ⅰb，Ⅱb，Ⅲa，Ⅲb，Ⅳ	联合化疗＋受累野或扩野照射

　　20 世纪 70 年代以前，临床常用的 HL 化疗方案为 MOPP 方案，至少 6 个疗程，或完全缓解(CR)后再额外给 2 个疗程。CR 率 80％，5 年生存率达 75％，长期无疾病进展生存率(disease-free survival，DFS)达 50％。首批 CR 后长期生存的 HL 患者其 DFS 已延续 35 年以上。HL 是第一种用化疗能治愈的恶性肿瘤。用 MOPP 3 个月内获 CR 的患者缓解期比较长。CR 后复发的患者再用 MOPP 方案，59％可获得第二次缓解。第一次缓解期超过 1 年，复发后经 MOPP 方案治疗，93％有两次 CR 希望。MOPP 主要不良反应是对生育功能的影响及引起继发性肿瘤。治疗延续 3 个月以上第二种肿瘤发生率为 3％～5％，不孕率为 50％。

　　20 世纪 70 年代提出的 ABVD 方案(表 11-10)，是目前临床常用的一线联合化疗方案。有对比研究表明其缓解率和 5 年无疾病进展生存率优于 MOPP 方案，包括对于晚期患者和对 MOPP 耐药者仍保持较高的 CR 率。ABVD 方案对生育功能影响小，较少引起继发性肿瘤。由于维持治疗不延长生存期，而且增加化疗毒性并抑制免疫功能，故主张 ABVD 方案完全缓解后巩固 2 个疗程(总的不少于 6 个疗程，不超过 8 个疗程)。如果 ABVD 方案失败，可考虑大剂量化疗或自体造血干细胞移植。

表 11-10　霍奇金淋巴瘤常用联合化疗方案

方案	药物	用量和用法	备注
MOPP	(M)氮芥	6 mg/m² 静脉注射，第 1 天及第 8 天	如氮芥改为环磷酰胺 600 mg/m² 静脉注射，即为 COPP 方案。疗程间休息 2 周
	(O)长春新碱	1.4 mg/m² 静脉注射，第 1 天及第 8 天	
	(P)丙卡巴肼	100 mg/(m²·d)口服，第 1 天至第 14 天	
	(P)泼尼松	40 mg/(m²·d)口服，第 1 天至第 14 天	
ABVD	(A)多柔比星	25 mg/m²	均在第 1 天与第 15 天静脉注射 1 次 疗程间休息 2 周
	(B)博来霉素	10 mg/m²	
	(V)长春碱	6 mg/m²	
	(D)达卡巴嗪	375 mg/m²	

　　对照研究认为，联合化疗对 HL 的疗效不逊于放疗。放疗会造成儿童发育延迟的永久性损害，而化疗不会影响儿童发育，化疗也避免了剖腹探查病理分期对患者的损害。故 HL 的Ⅰb，Ⅱb 和Ⅲ期～Ⅳ期患者，即使纵隔有大肿块，或属淋巴细胞消减型者均应采用化疗。巨大肿块或化疗后残留的肿块可联合应用受累野照射或扩野照射。

　　2.非霍奇金淋巴瘤

　　NHL 没有沿淋巴结区域依次转移，而是跳跃性播散，且有较多结外侵犯，这种多中心发生的倾向使 NHL 临床分期的价值和扩野照射的治疗作用不如 HL，决定其治疗策略应以联合化疗为主。

(1)惰性淋巴瘤:B细胞惰性淋巴瘤包括小淋巴细胞淋巴瘤、边缘区淋巴瘤和滤泡细胞淋巴瘤等,T细胞惰性淋巴瘤主要指蕈样真菌病/Sezary综合征。惰性淋巴瘤发展较慢,对化放疗有效,但不易缓解。该组Ⅰ期和Ⅱ期放疗或化疗后存活可达10年,部分患者有自发性肿瘤消退。Ⅲ期和Ⅳ期患者化疗后,虽会多次复发,但中位生存期也可达10年。故对该病主张姑息性治疗原则,尽可能推迟化疗。如果患者病情有所发展,可单独给以苯丁酸氮芥4～12 mg每天1次口服或环磷酰胺100 mg每天1次口服。联合化疗可用COP方案。临床试验表明无论单药或联合化疗,强烈化疗效果差,不能改善生存。惰性淋巴瘤治疗的新药还有氟达拉滨、克拉屈滨、喷司他丁等。

(2)侵袭性淋巴瘤:B细胞侵袭性淋巴瘤包括套细胞淋巴瘤、大B细胞淋巴瘤等,T细胞侵袭性淋巴瘤包括血管免疫母细胞性T细胞淋巴瘤、间变性大细胞淋巴瘤和周围T细胞淋巴瘤等。侵袭性淋巴瘤不论分期均应以化疗为主,对化疗残留肿块、局部巨大肿块或中枢神经系统累及者可行局部放疗扩野照射(25 Gy)作为化疗的补充。

CHOP方案的疗效与其他治疗NHL的化疗方案类似而毒性较低。因此,该方案为侵袭性NHL的标准治疗方案。方案第3天开始G-CSF 5 μg/kg,5～8天,可减少白细胞计数下降。CHOP方案每3周1个疗程,4个疗程不能缓解者,应改变化疗方案。完全缓解后巩固2个疗程,就可结束治疗,但化疗不应少于6个疗程。长期维持治疗并无好处。本方案5年无疾病进展生存率达41%～80%。

新一代化疗方案,如m-BACOB(表11-11),骨髓抑制药与非抑制药交替使用,所以缓解率较高。使长期无疾病进展生存率增加到55%～60%。其中,中等剂量甲氨蝶呤还可防治中枢神经系统淋巴瘤。更强烈的方案COP-BLAM可使长期无疾病进展生存率增至60%～70%,但因毒性过大,不适合于老年及体弱者。

淋巴母细胞淋巴瘤、Burkitt淋巴瘤属于高度侵袭性淋巴瘤,进展迅猛,若不积极治疗,几周或几个月内即会死亡。对于该类淋巴瘤应采用强烈的化疗方案,如Hyper-CVAD/HD-MTX-Ara-C方案,该方案可以明显改善预后,部分患者可望治愈。

全身广泛播散的淋巴瘤或有白血病发展倾向者,或已转化成白血病的患者,可按照治疗淋巴细胞白血病的化疗方案,如VDLP方案(长春新碱、柔红霉素、门冬酰胺酶、泼尼松)治疗。ESHAP、ICE方案对复发淋巴瘤的完全缓解率可达30%。

表11-11 非霍奇金淋巴瘤常用联合化疗方案

方案	药物	用量和用法
COP	环磷酰胺	750 mg/m²,静脉注射,第1天
	长春新碱	1.4 mg/m²(最大2 mg),静脉注射,第1天
	泼尼松	100 mg/m²,每天口服,第1天～第5天(每21天为1个周期)
CHOP	环磷酰胺	750 mg/m²,静脉注射,第1天
	多柔比星	50 mg/m²,静脉注射,第1天
	(或米托蒽醌)	(12～14 mg/m²,静脉注射,第1天)
	长春新碱	1.4 mg/m²(最大2 mg),静脉注射,第1天
	泼尼松	100 mg/m²,每天口服,第1天～第5天(每21天为1个周期)

续表

方案	药物	用量和用法
m-BACOB	博来霉素	4 mg/m²,静脉注射,第 1 天
	多柔比星	45 mg/m²,静脉注射,第 1 天
	环磷酰胺	600 mg/m²,静脉注射,第 1 天
	长春新碱	1 mg/m²,静脉注射,第 1 天
	地塞米松	6 mg/m²,每天口服,第 1 天~第 5 天
	甲氨蝶呤	200 mg/m²,静脉注射,第 8 天及第 15 天
	四氢叶酸	10 mg/m²,口服,间隔 6 小时 1 次,连用 6 次,第 9 天及第 16 天开始(每 21 天为 1 个周期)
COP-BLAM	环磷酰胺	400 mg/m²,静脉注射,第 1 天
	长春新碱	1 mg/(m²·d)
	泼尼松	40 mg/m²,口服,第 1 天~第 10 天
	博来霉素	15 mg,静脉注射,第 14 天
	多柔比星	40 mg/m²,静脉注射,第 1 天
	丙卡巴肼	100 mg/m²,口服,第 1 天~第 10 天(每 21 天为 1 个周期)
Hyper-CVAD/HD-TX-Ara-C		A 方案,第 1、3、5、7 个疗程
	环磷酰胺	300 mg/m²,静脉滴注 3 小时,间隔 12 小时 1 次,第 1 天~第 3 天
	美司钠	与环磷酰胺等量,持续静脉滴注 24 小时,第 1 天~第 3 天;持续静脉滴注 6 小时,第 4 天
	长春新碱	2 mg,静脉注射,第 4 天、第 11 天
	多柔比星	50 mg/m²,静脉注射,第 4 天
	地塞米松	40 mg,静脉滴注,第 1 天~第 4 天,第 11 天~第 14 天
		B 方案,第 2、第 4、第 6、第 8 个疗程
	甲氨蝶呤	1 g/m²,持续静脉滴注,第 1 天
	阿糖胞苷	3 g/m²,静脉滴注 2 小时,间隔 12 小时 1 次,第 2 天~第 3 天
	四氢叶酸	25 mg,肌内注射,间隔 6 小时 1 次,连用 8 次,甲氨蝶呤结束后 24 小时开始
	甲泼尼龙	50 mg,静脉滴注,间隔 12 小时 1 次,第 1 天~第 3 天
ESHAP (用于复发淋巴瘤)	依托泊苷	40 mg/m²,静脉滴注 2 小时,第 1 天~第 4 天
	甲泼尼龙	500 mg/m²,静脉滴注,第 1 天~第 4 天
	阿糖胞苷	2 g/m²,静脉滴注 3 小时,第 5 天
	顺铂	25 mg/m²,静脉滴注,第 1 天~第 4 天(每 21 天为 1 个周期)
ICE (用于复发淋巴瘤)	异环磷酰胺	5 g/m²,持续静脉滴注 24 小时,第 2 天
	卡铂	600 mg/m²,静脉滴注,第 2 天
	依托泊苷	100 mg/m²,静脉滴注,第 1 天~第 3 天

注:上述方案中药物剂量摘自原文献,仅供参考,实际应用按具体情况酌情增减。

(三)生物治疗

1.单克隆抗体

NHL 大部分为 B 细胞性,后者 90% 的肿瘤细胞表达 CD20 抗原。HL 的淋巴细胞为主型也高密度表达 CD20。凡 CD20 阳性的 B 细胞淋巴瘤均可用 CD20 单抗(rituximab,利妥昔单抗)治疗。CD20 单抗通过抗体依赖细胞的细胞毒作用(antibody-dependent cellular cytotoxicity,AD-CC)、补体依赖的细胞毒作用(complement-dependent cytotoxicity,CDC)、诱导凋亡等机制杀灭肿瘤细胞。利妥昔单抗是第一个被美国食品药品管理局(FDA)批准的抗肿瘤的人鼠嵌合 CD20 单抗。已有临床研究报道 CD20 单抗与 CHOP、Hyper-CVAD 方案等联合,即生物-化学药物治疗,治疗惰性或侵袭性淋巴瘤可明显提高 CR 率和延长无疾病生存期,对复发、难治病例也有效。现在 CD20 单抗既被用于初始治疗阶段,也被单独用于维持治疗阶段以减少复发、提高治愈率。此外,B 细胞淋巴瘤在造血干细胞移植前加用 CD20 单抗做体内净化可以提高移植治疗的疗效。CD20 单抗有发热、寒战、肌肉疼痛等不良反应。目前还开发出放射性核素如碘-131、钇-90 等与 CD20 单抗耦联的放射免疫治疗,对部分复发、难治病例有效。

2.干扰素

干扰素对蕈样真菌病和滤泡型、小 B 细胞性淋巴瘤有部分缓解作用。

3.抗生素

胃黏膜相关淋巴组织淋巴瘤(MALT 淋巴瘤)可使用规范的抗幽门螺杆菌(helicobacter pylori,Hp)的药物杀灭 Hp 治疗,不做放化疗,仅经抗菌治疗后,部分患者淋巴瘤消退或改善,甚至长期处于 CR。有研究显示,BCL10 核表达可能与肿瘤对抗 Hp 治疗不反应密切相关。

4.蛋白酶体抑制剂

针对泛素-蛋白酶体通路开发出的蛋白酶体抑制剂,如硼替佐米,商品名万珂,体内外研究均有抗骨髓瘤、淋巴瘤等多种血液肿瘤的作用。目前与 CHOP 等方案联合,对部分复发、难治病例有效。

(四)造血干细胞移植

如果患者年龄在 55 岁以下,重要器官功能正常,且属缓解期短、难治易复发的侵袭性淋巴瘤,4 个疗程的 CHOP 能使淋巴结缩小大于 3/4 者,可考虑全身淋巴结放疗(即"斗篷式"合并"倒 Y 字式"扩野照射)及大剂量联合化疗后进行自体骨髓/外周血造血干细胞或异基因干细胞移植(stem cell transplantation,SCT),以期最大限度地杀灭肿瘤细胞,取得较长缓解和无病存活期。

自体造血干细胞移植(autologous SCT)治疗侵袭性淋巴瘤取得了令人鼓舞的结果,其中 50% 以上获得肿瘤负荷缩小,18%～25% 复发病例被治愈,较常规化疗增加长期生存率 30% 以上。自体移植前可以采用单克隆抗体、细胞毒药物和物理方法做肿瘤细胞的体内和体外净化处理。而较之于骨髓,自体外周血造血干细胞移植用于淋巴瘤治疗时,移植物受淋巴瘤细胞污染机会小,造血功能恢复快,并适用于骨髓受累或经过盆腔照射的患者。

血管免疫母细胞性淋巴瘤、套细胞淋巴瘤、淋巴母细胞性淋巴瘤和 Burkitt 淋巴瘤如果经化疗和放疗无缓解,则考虑行异基因造血干细胞移植(allogeneic SCT)。异基因移植可以避免自身肿瘤细胞"沾染",减少复发,诱导移植物抗淋巴瘤效应(graft-versus lymphoma effect,GVT),有利于清除微小残留病灶(minimal residual disease,MRD),减少移植后骨髓增生异常综合征(MDS)、继发性急性白血病的发生率。近年来发展的非清髓性异基因造血干细胞移植(nonmyeloablative allogeneic SCT)则减少了移植相关的死亡率,而自体移植前后采用免疫治疗清除 MRD 也在临床试验中。

(五)心理治疗

恶性淋巴瘤患者承受着来自病情本身的症状、选择治疗方案的艰难和高昂的治疗费用等多重心理压力。这类患者合并情绪障碍的比率非常高,与患者的病症严重程度、患者的社会经济状况、家庭成员对患者的支持等关系密切。所以,这类患者的心理干预涉及对患者本人和对家属两方面。

针对患者的干预:对于那些心理承受能力较好的患者,可以让患者充分地了解疾病的特点、严重程度、可选择的治疗方案和相应的费用,引导患者平稳渡过心理应激反应的各个时期,最终以平静的心态接受和做出适宜的选择。"尊重"是医护人员最为恰当的态度。那些心理承受能力较差的患者,可以适当地减缓患者了解病情的进程,以支持鼓励为主,可以通过患者家属以较为含蓄的方式向患者本人交代病情。

针对家属的干预:尊重和理解仍然是最重要的支持。对于家属来说,做出治疗方案的选择,一定意义上是将患者的性命交由他们来决定,这是一件压力很大的事情。医护人员需要引导各家属内部进行协调、相互理解,指导他们对患者的护理和对疾病的自我监测,同时调整好自己的生活和情绪。

六、预后

在 20 世纪中后叶,HL 和 NHL 的治疗已取得很大的进步,现在 HL 和 NHL 的某些亚型已有用化放疗治愈的可能。HL 是化疗可治愈的肿瘤之一,其预后与组织类型及临床分期紧密相关。淋巴细胞为主型(包括 WHO 分类的 NLPHL 和 LRCHL)预后最好,5 年生存率可达94.3%,但 NLPHL 和 LRCHL 的预后差异有待进一步研究;而淋巴细胞消减型预后最差,5 年生存率仅为 27.4%。HL 临床分期中Ⅰ期与Ⅱ期 5 年生存率在 90% 以上,Ⅳ期为 31.96%;有全身症状较无全身症状者预后为差;儿童及老年患者预后一般比中青年患者为差;女性患者预后较男性患者为好。

1993 年 Shipp 等提出了 NHL 的国际预后指标(international prognostic index,IPI),将预后分成低危、低中危、高中危及高危四组(表 11-12)。年龄大于 60 岁、分期为Ⅲ期或Ⅳ期、淋巴结外病变 2 处以上、需要卧床或生活需要别人照顾(行为指数≥2)、血清乳酸脱氢酶(lactate dehydrogenase,LDH)浓度升高是 5 个预后不良的 IPI,可根据患者具有的 IPI 值来判断 NHL 的预后。

表 11-12　NHL 的国际预后指标

分组	不良预后因子数	CR 率(%)	2 年生存率(%)	5 年生存率(%)
低危	0 或 1	87	84	73
低中危	2	67	66	50
高中危	3	55	54	43
高危	4 或 5	44	34	26

(王运龙)

第十二章 内分泌系统肿瘤

第一节 肾上腺肿瘤

一、肾上腺皮质肿瘤

(一)无功能性肾上腺皮质结节和腺瘤

大小自数毫米至数厘米。小者位于包膜内,大者突至包膜外。黄色或橘黄色。

光镜:主要由透明细胞构成。增生的结节与腺瘤的区别以直径 1 cm 为界,≥1 cm 者为腺瘤,<1 cm 者为结节。结节常为多发性和双侧性,多见于高血压患者,高血压患者皮质结节的检出率可 2～4 倍于正常人群。腺瘤直径 1～5 cm。包膜完整或不完整。有纤维间隔将腺瘤分隔成小叶。大腺瘤常有出血、玻璃样变和黏液性变。

(二)无功能肾上腺皮质癌

较少见。多数发生于成人。男女比例约 2∶1。患者常因腹痛、腹块而就诊。癌体积可很大,大者直径>20 cm,重≥1 000 g。有包膜。切面黄色,常有广泛坏死、出血和囊性变。

光镜:纤维血管间隔将瘤组织分隔成大小不等的小叶,不同肿瘤甚至同一肿瘤的不同部位瘤细胞分化程度不一,有的分化好形如腺瘤,有的分化差,细胞呈梭形或有多量瘤巨细胞和核分裂。肾上腺皮质癌易侵入肾上腺静脉、下腔静脉和淋巴管。转移至肝、肺、淋巴结和其他脏器。手术后 5 年存活率约 30%。

鉴别诊断:腺瘤与癌的鉴别主要根据浸润和转移。其他形态指标如癌常显大片坏死、重量>100 g、有宽的纤维带、弥漫性生长、正常和不正常核分裂、血管浸润等,但这些指标无一特异,就以重量来说良性腺瘤重量可>1 000 g,而癌也可很小,重量仅 38 g。至于瘤巨细胞和核异型性更无鉴别意义,因这些在腺瘤中均能见到。

功能性和无功能性肾上腺皮质肿瘤单从形态上不能鉴别。鉴别诊断主要依据临床症状、生化和激素测定。皮质肿瘤免疫组化显示 Syn 和 Melan-A 阳性,有时 α-inhibin 亦可阳性(图 12-1)。

图 12-1 醛固酮增多症的皮质癌

二、肾上腺髓质肿瘤

(一)嗜铬细胞瘤

WHO 2000 年版分类中将肾上腺和肾上腺外嗜铬组织来源的肿瘤统称为交感肾上腺副节瘤,其中包括嗜铬细胞瘤(又称肾上腺髓质副节瘤)、肾上腺外副节瘤和组合性嗜铬细胞瘤;WHO 2004 年版中又改为肾上腺髓质肿瘤,其中包括恶性嗜铬细胞瘤、良性嗜铬细胞瘤和组合性嗜铬细胞瘤、副节瘤;而肾上腺外嗜铬组织来源的肿瘤如肾上腺外交感神经节和膀胱等归入肾上腺外副节瘤。为简化起见,本节肾上腺髓质肿瘤仍按传统分类。

嗜铬细胞瘤是由嗜铬组织发生的较少见的肿瘤。90% 来自肾上腺髓质,10% 来自肾上腺外嗜铬组织。虽然大多数嗜铬细胞瘤为良性,但因它能合成和分泌去甲肾上腺素和/或肾上腺素,导致阵发性或持续性高血压及有关并发症而威胁生命。除高血压外其他症状还有高血糖、便秘、消瘦、震颤和易激动等。这些症状是由于儿茶酚胺抑制胰岛素分泌,刺激肝糖原生成、降低胃肠道动力和刺激甲状腺功能亢进引起。嗜铬细胞瘤引起的高血压典型的是阵发性高血压,发作持续数秒至数天,多数在 15 分钟以内。发作时除高血压外还伴有出汗、心悸、剧烈头痛、眩晕和视力障碍等。由嗜铬细胞瘤引起的高血压只占高血压患者的 1% 以下,切除肿瘤即可治愈。少数嗜铬细胞瘤只分泌多巴胺,这种病例临床上无高血压。

嗜铬细胞瘤多见于 20~50 岁。20% 发生于儿童,儿童患者年龄高峰为 9~14 岁。性别无明显差异。肾上腺嗜铬细胞瘤右侧较多见,家族性嗜铬细胞瘤左侧较多见。约 10% 为双侧性或多发性。肾上腺外嗜铬细胞瘤最常见的部位为沿后颈部到盆底的交感神经链,主要是腹膜后和后纵隔,30%~50% 发生于 Zuckerkandl 器(位于从主动脉分叉到下肠系膜动脉根部之间的腹主动脉腹侧面的嗜铬组织),10% 来自膀胱,其他少见部位有肝门、肾门、下腔静脉背侧、肛门、阴道、睾丸和尾骶部等。

大体:肿瘤重量平均 100 g,直径 1~10 cm,平均 3~5 cm。多数肿瘤界限清楚有完整包膜。位于肾上腺内的小肿瘤有一薄的纤维包膜或由周围被压迫的肾上腺组织构成的假包膜。膀胱的嗜铬细胞瘤位于膀胱肌层内(图 12-2),可突入膀胱腔,界限清楚,但无包膜。切面灰白或粉红色。经甲醛溶液固定后呈棕黄色或棕黑色。大肿瘤切面常有出血、坏死和囊性变,有时有钙化。

图 12-2　膀胱嗜铬细胞瘤
A.固定后的大标本切面灰棕色,周围为膀胱肌壁;B.光镜下瘤细胞浸润于膀胱平滑肌层内

　　光镜:由包膜发出的纤维条索伸入瘤组织内将瘤组织分隔成分叶状。瘤细胞多数为多角形,少数为梭形或柱状。小的多角形细胞与正常髓质中嗜铬细胞大小相似,而大的多角形细胞可比正常嗜铬细胞大2～4倍。瘤细胞胞质丰富,颗粒状,丝状或空泡状。经甲醛溶液固定的组织,瘤细胞胞质嗜碱。瘤细胞核呈圆形或卵圆形,核仁明显,核异型性多见,但核分裂少或无。瘤细胞排列成巢、短索、小梁或腺泡状。有富含血管的纤维组织或薄壁血窦分隔(图 12-3)。有些肿瘤中可见到像神经母细胞样的小细胞,有些则可见成熟的神经节细胞。

图 12-3　嗜铬细胞瘤(1)
光镜下形态:A.瘤细胞为圆形或多角形,胞质丰富;B.瘤细胞为大多角形核异型性明显

　　电镜:瘤细胞核呈圆形或卵圆形,有的则核形极不规则,有核内假包涵体。核仁明显,呈岩石或线团样。胞质内有丰富的细胞器如大量线粒体、丰富的粗面和光面内质网、核糖体和溶酶体等,高尔基体较发达。胞质内有不等量的神经分泌颗粒,其形态与正常髓质嗜铬细胞的分泌颗粒相似。分泌肾上腺素的颗粒直径 50～500 nm,形态不规则,除圆形和卵圆形外还有棍棒形、哑铃形或逗点形等。分泌颗粒核心电子密度高,界膜与核心之间的空晕窄。分泌去甲肾上腺素的颗

粒大小较一致,直径 $100\sim300$ nm,呈圆形或卵圆形。核心电子密度高,均质或花心状。核心偏位,空晕很宽以致有的颗粒像鸟眼。同时分泌去甲肾上腺素和肾上腺素的嗜铬细胞瘤,上述两种不同的颗粒一般储存在不同的瘤细胞内,但亦有同一瘤细胞内含两种颗粒者。

免疫组化:主要是 CgA 强阳性,epinephrine、Syn 也可阳性,其他标记有 NSE、Leu7、Leu-en-kephalin、metenkepha-lin、somatostatin、calcitonin、VIP、ACTH 等,S-100 染色支柱细胞阳性(图12-4),分子生物学技术检测出 CgA 和 CgB mRNA。

图 12-4 嗜铬细胞瘤(2)

A.光镜下瘤细胞排列成巢状,有薄壁血窦分隔;B.CgA 阳性;C.S-100 阳性的支持细胞

家族性嗜铬细胞瘤发病年龄早,双侧性多见(可高达 70%)。每一家族中发生嗜铬细胞瘤的患者的年龄和部位常常相同。这是一种常染色体显性遗传伴很高的外显率。由于有此遗传背景,所以家族性嗜铬细胞瘤常合并一些遗传基因缺陷病如 von Hippel-Lindau 病、神经纤维瘤病和脊髓发育异常等,亦合并其他内分泌肿瘤如甲状腺髓样癌、甲状旁腺增生或腺瘤,三者构成 MEN 2 型。

嗜铬细胞瘤的良恶性单从形态上不能鉴别,良性瘤中常可见显著的核异型性、瘤巨细胞,甚至奇形怪状核的细胞。另一些肿瘤的细胞形态规则,核分裂少甚至没有,这种形态上"良性"的肿瘤却可发生转移,至于包膜浸润或侵入血管亦不能成为诊断恶性嗜铬细胞瘤的可靠指标,只有广泛浸润邻近脏器与组织,以及在正常没有嗜铬组织的器官或组织内发生转移瘤才能诊断为恶性嗜铬细胞瘤。近年有不少学者从形态、tenascin、Ki-67 指数、DNA 倍体等多方面探讨,试图找出可鉴别良恶性的指标。如 Salmenkivi 等研究结果显示恶性嗜铬细胞瘤 tenascin 免疫组化中-强阳性,良性则为弱阳性;Elder 等认为 Ki-67 指数和人端粒酶反转录酶(hTERT)表达对鉴别良恶性有意义。我们的研究结果认为 Ki-67 指数>3%,非整倍体,核分裂>1/10HPF 伴或不伴融合性凝固性坏死,这类肿瘤有很高的恶性潜能。由于嗜铬细胞瘤可多发,这些多发瘤可从在体内分布很广的嗜铬组织和副神经节发生,所以要确诊为转移瘤一定要先除外多发瘤。恶性嗜铬细胞瘤的发生率为 10%,但肾上腺外嗜铬细胞瘤的恶性率可高达 30%或更高。常见的转移部位为淋巴结、肝、肺和骨等。

嗜铬细胞瘤周围的脂肪常呈棕色脂肪性变,即脂肪组织像胚胎或冬眠动物的脂肪组织。据认为这是由于儿茶酚胺的溶脂作用所致。

遗传学:1p,3q,17p 和 22 丢失在散发性和家族性嗜铬细胞瘤中均较多见,1p 上至少有 3 个对嗜铬细胞瘤发生有关的暂定的抑癌基因位点。Dannenberg 等用 CGH 分析 29 例肾上腺和肾上腺外嗜铬细胞瘤,最常见的位点丢失依次为 1p11-p32、3q、6q、3p、17p、11q,最常见的位点增多

为 9q 和 17q。6q 和 17p 的丢失与嗜铬细胞瘤的恶性进展密切相关。

鉴别诊断:有功能的嗜铬细胞瘤的诊断不困难。有少数功能不明显(只分泌多巴胺的肿瘤)与肾上腺皮质肿瘤、软组织腺泡状肉瘤、肾细胞癌等鉴别会有一定困难。电镜及免疫组化有一定帮助。嗜铬细胞瘤电镜下有典型的神经分泌颗粒,免疫组化显示 CgA 强阳性,Syn、NSE、CD15 阳性。皮质肿瘤 Syn、D11、α-inhibin 和 melan A 阳性,NSE 部分阳性;肾细胞癌 CK、EMA 和 vimentin 阳性;软组织腺泡状肉瘤 PAS 染色胞质内有晶状体样物,肌源性标记为阳性。

(二)副节瘤

副神经节包括颈动脉体、主动脉肺动脉体、颈静脉鼓室、迷走神经体、喉和散在于身体其他部位的副神经节。副神经节与副交感神经系统有密切关系,对血氧和二氧化碳张力的变异起反应,因此参与调节呼吸功能。颈动脉体位于颈总动脉分叉处的颈内动脉远端,通常是一个界限清楚的卵圆形结节,有时可含 2~4 个分散的部分。主动脉肺动脉体的界限不清,可位于动脉导管与主动脉弓之间、沿肺动脉主干、位于无名动脉根部或位于主动脉弓降部的前侧面。颈静脉鼓室副神经节分散在颈静脉球圆顶的外膜内,由数个小球组成。迷走神经体位于迷走神经的外膜内。喉副神经节散在分布于喉附近。各处的副神经节的组织形态相似,以颈动脉体为例,包膜不完整,从包膜发现纤维条索(小梁)将颈动脉体分隔成小叶和细胞巢。细胞为圆形或卵圆形或上皮样。胞质丰富,核圆,染色深,位于细胞中央,纤维小梁中除血管外有丰富的神经纤维。

副神经节发生的肿瘤(副节瘤)一般均以解剖部位命名如颈动脉体副节瘤。副节瘤一般无症状,约 1% 副节瘤可分泌儿茶酚胺或儿茶酚胺合成酶从而产生嗜铬细胞瘤样的临床症状。

1.颈动脉体副节瘤

副节瘤中以颈动脉体副节瘤最多见。各年龄段均能发生,最小 3 个月,但多数为 40~50 岁。女性稍多见。散发病例中 3%~8% 为双侧性,而有家庭史的病例中 38% 为双侧性。多数颈动脉体副节瘤最大径 3~6 cm,亦有>20 cm 者。肿瘤界限清楚,可有假包膜。瘤细胞卵圆或多角形,较正常大。核可有异型性,但核分裂罕见。瘤细胞排列成巢(细胞球)、索或腺泡状。巢索之间有丰富的血窦(图 12-5),间质可硬化或血窦显著扩张而出血。恶性肿瘤发生率 1%~10% 不等,可转移至淋巴结、骨、肺、肝等。免疫组化示瘤细胞 CgA 强阳性,支持细胞 S-100 阳性。

图 12-5　颈动脉体副节瘤

A.瘤细胞排列成巢(细胞球),有丰富的血窦分隔;B.CgA 阳性

2.颈静脉鼓室副节瘤

位于颅底和中耳,肿瘤体积小。解剖部位较清楚者有时可分为颈静脉副节瘤(位于颅底,与

颈静脉外膜紧密相连）和鼓室副节瘤（位于中耳）。当肿瘤很大，不能分清解剖部位，则统称为"颈静脉鼓室副节瘤"。肿瘤可沿骨裂缝、裂隙和孔扩散，并侵犯骨质。

3.迷走副节瘤

由位于迷走神经头部（嘴部）的副神经节发生。肿瘤常靠近结状神经节，形态与颈动脉体副节瘤同。

4.喉副节瘤

由与喉相关的播散的副神经节发生，形态与颈动脉体副节瘤同。

5.主动脉肺副节瘤

由位于心底部与大血管相关的播散的副神经节发生。可分为心脏和心外副节瘤。这些肿瘤的相当一部分可功能活跃，分泌过量的儿茶酚胺而产生嗜铬细胞瘤样临床症状，北京协和医院2003年及2004年成功切除2例心脏嗜铬细胞瘤，这些肿瘤可能发生于功能活跃的主动脉肺副神经节。

其他少见部位副节瘤有眼眶、翼状窝、鼻咽、食管、气管、甲状腺、涎腺、口腔等。

遗传学：家族型和散发性副节瘤均可检出11q22-23和11q13 LOH。相当部分副节瘤表达RET，但无RET突变。

（三）神经母细胞瘤和神经节瘤

神经母细胞瘤和神经节瘤是一组来自神经母细胞的肿瘤，包括神经母细胞瘤、节细胞神经母细胞瘤和神经节瘤，它们与嗜铬细胞瘤均来自交感神经原细胞。神经母细胞瘤是这组中最不成熟和最恶性的肿瘤，神经节瘤是分化成熟的良性肿瘤，节细胞神经母细胞瘤则是从神经母细胞瘤向神经节瘤分化过程中的中间阶段。这三种肿瘤都能分泌儿茶酚胺和它的产物如去甲肾上腺素、香草扁桃酸（vanilmandelic acid，VMA）、多巴胺、高香草酸（homovanillic acid，HVA）和多巴。尿内多巴胺和HVA排出量的增加是神经母细胞瘤的特征。神经母细胞瘤本身含很小量的儿茶酚胺，而且所分泌的儿茶酚胺在肿瘤内很快代谢，故多数神经母细胞瘤患者无高血压的症状和体征。

1.神经母细胞瘤

好发于婴幼儿，80％为5岁以下，35％为2岁以下。少数亦可发生于青少年或成人。成人年龄高峰20～40岁，最大者70岁以上。年龄与预后有密切关系，1岁以下的患儿较1岁以上者预后好。神经母细胞瘤、Wilms瘤、胶质瘤和白血病是儿童期主要的肿瘤。部分神经母细胞瘤有家族史。

神经母细胞瘤的好发部位为肾上腺髓质和腹膜后，占50％～80％；其次为后纵隔脊椎旁、盆腔、颈部和下腹部交感神经链；偶尔亦可见于后颅凹或其他部位。

大体：肿瘤软，分叶状，有完整或不完整的包膜。重量多数为80～150 g，亦有＜10 g者。切面灰红色。大肿瘤常有出血、坏死和/或钙化。

光镜：瘤组织由弥漫成片或片块状排列的淋巴细胞样细胞构成。瘤细胞呈圆形、卵圆形或短梭形。核深染。胞质极少。多数肿瘤中可找到假菊形团，假菊形团中央为纤细的神经纤维微丝。

电镜：瘤细胞细胞器极少。神经分泌颗粒小的直径90～160 nm，大的250～550 nm，细胞突起内含微丝和神经小管，有像突触样的结构和连接复合器。假菊形团中央的微丝直径约10 nm。

神经母细胞瘤的转移发生得早而广泛。除局部浸润和局部淋巴结转移外，主要是由血行转移至肝、肺、骨和骨髓内播散。骨转移可呈溶骨性改变或伴新骨形成,以致 X 线下病变骨呈毛刺状或洋葱皮样。

肾上腺神经母细胞瘤的预后比肾上腺外的差。分子生物学技术检测有 *N-myc* 癌基因表达者预后差。

一部分神经母细胞瘤及其转移灶可分化成神经节神经母细胞瘤或神经节瘤。1%～2% 的神经母细胞瘤可自行消退。

鉴别诊断:主要与其他小细胞恶性肿瘤如淋巴瘤、Ewing/PNET 瘤、小细胞未分化癌和胚胎性横纹肌肉瘤鉴别。

电镜:有神经分泌颗粒和神经小管。

免疫组化:NF、Syn、NSE 及 CgA 阳性。

2.神经节神经母细胞瘤

罕见的恶性肿瘤。约 1/3 发生于肾上腺,其余可位于腹膜后、纵隔和其他部位。多见于年龄较大的儿童和成人。镜下特点为由未分化神经母细胞、假菊形团、神经纤维和神经节细胞混合而成。神经节细胞越多预后越好。免疫组织化学 CgA、Syn、NSE、NF 及 S-100 阳性。

3.神经节瘤

良性肿瘤。儿童和成人都能发生。最常见的部位为后纵隔和腹膜后,其他部位有肾上腺和有交感神经链处,亦可发生于消化道、子宫、卵巢和皮肤。神经节瘤可分泌过量儿茶酚胺而导致高血压。肿瘤为圆形,有包膜,质实。切面灰白色波纹状,可有散在的钙化和黏液性变区。

光镜:为无髓鞘的神经纤维中有成片或散在分化成熟的神经节细胞。

电镜:神经节细胞核大,核仁明显。胞质内含丰富的细胞器。有大量形态不一的线粒体、粗面内质网和扩张的光面内质网,高尔基体发达。神经分泌颗粒直径 100～700 nm。

免疫组化:S-100 和 NSE 阳性。

(四)组合性嗜铬细胞瘤/副节瘤

指由嗜铬细胞瘤或副节瘤与神经母细胞瘤系列肿瘤或外周神经鞘瘤组合而成的肿瘤。

三、肾上腺其他肿瘤

(一)髓脂肪瘤

髓脂肪瘤为肾上腺少见的良性肿瘤,由成熟的脂肪组织和造血组织构成。大部分为无功能性,近年来有少数功能性髓脂肪瘤的报道。症状有气短、腹痛、血尿、性激素分泌过多综合征或 Cushing 综合征等。肿瘤大小差别很大,从显微镜下可见到直径 20 cm 或更大。肿瘤呈圆形。质软。常无包膜,但与残留的肾上腺组织界限清楚。切面红黄相间,红色区为造血组织,黄色区为脂肪组织。大肿瘤常有出血、钙化或骨化。

(二)肾上腺间叶组织肿瘤

间叶组织来源的肿瘤有血管瘤和血管肉瘤、淋巴管瘤、神经纤维瘤、神经鞘瘤、脂肪瘤、平滑肌瘤和平滑肌肉瘤等。

(三)淋巴瘤

除非洲 Burkitt 淋巴瘤常侵犯肾上腺外,肾上腺的原发和继发的淋巴瘤均罕见,继发淋巴瘤主要为非霍奇金淋巴瘤和浆细胞瘤。

(四)转移瘤

晚期肿瘤全身播散时可累及肾上腺,常见的转移癌来自肺、乳腺、胃和结肠,其他有皮肤黑色素瘤。肾上腺转移瘤因无症状,多数为尸检时偶然发现;仅少数因发生剧痛而手术。

(于 惠)

第二节 多发性内分泌腺肿瘤

多发性内分泌腺肿瘤(multiple endocrine neoplasia,MEN)是指患者的数个内分泌器官均有病变如增生、腺瘤或癌。MEN 是一独特的临床综合征。研究 MEN 患者及其家族,发现大多数患者家族的其他成员有类似的内分泌腺病变。1954 年 Wermer 提出家族内这类患者聚集是单个染色体基因突变后按显性方式传递的结果。对患者的有关家族进行早期和定期检查,以期在某些癌转移之前,或某些功能性腺瘤产生不良影响之前,发现新的 MEN 家族成员是治疗 MEN 的有效措施。

一、MEN 1 型

MEN 1 型(简称 MEN 1)是由 *MEN 1* 基因(11q13)种系突变所致,其主要病变为甲状旁腺增生或腺瘤、胰腺内分泌肿瘤和垂体腺瘤。胰腺和垂体肿瘤可以是功能性或无功能性。除上述外,近来越来越多的患者还发生支气管或十二指肠类癌,以及皮下或内脏脂肪瘤。有的患者还合并肾上腺皮质增生或腺瘤,以及甲状腺肿或腺瘤。这些肾上腺皮质和甲状腺病变在常规尸检中亦很常见,因此可能与基因突变无关。MEN 1 各内分泌腺病变的临床表现不一,但总是以甲状旁腺功能亢进为主要症状。一组 122 例 MEN 1 中 97% 主要症状为甲旁亢。

(一)甲状旁腺功能亢进

10%~15% 原发性甲旁亢有家族史。这些患者大多数属于 MEN 1 或 MEN 2。许多 MEN 1 家族成员在接受检查时,他们唯一内分泌异常为甲旁亢。MEN 1 中 80% 以上的甲旁亢是由甲状旁腺增生或多发腺瘤引起的。多数学者认为增生(弥漫性或结节状)是 MEN 1 甲旁亢的主要病变,真正腺瘤可能是从增生基础上发生的。

(二)胰腺内分泌肿瘤

这些肿瘤多数为功能性,主要分泌胃泌素或胰岛素。有些肿瘤分泌高血糖素或胰多肽,另一些可分泌异位激素如 ACTH 或降钙素等。免疫组化显示多数肿瘤含有多种激素分泌的细胞,但临床症状常以一种激素为主。胰腺内分泌肿瘤为多中心性。

1.胃泌素瘤

MEN 1 的胰腺内分泌肿瘤中约 2/3 为胃泌素瘤,其临床特点和过程与散发性的胃泌素瘤同。有些经家族普查检出的 MEN 1 患者可有无症状性高胃泌素血症。胃泌素瘤不管是散发性还是 MEN 1 的一个组成,其原发瘤多数为多发性,只是 MEN 1 中胃泌素瘤的多发性频率更高,可达 70%;MEN 1 胃泌素瘤的侵袭性生长及转移率略低于散发性,前者为 40%,后者为 50%~70%。MEN 1 胃泌素瘤的部位为胰腺或十二指肠壁。胃泌素瘤所引起的反复发作的消化性溃疡的并发症如溃疡穿孔或出血是 MEN 1 患者死亡的主要原因之一。

2.胰岛素瘤

约占 MEN 1 胰腺内分泌肿瘤的 1/3。大约 10％MEN 1 胰腺内分泌肿瘤同时有胃泌素瘤和胰岛素瘤。临床上可出现高胃泌素血症和高胰岛素血症。这些肿瘤亦可相继发生。75％～90％ MEN 1 患者有多发的胰岛素瘤,而一般散发性胰岛素瘤仅 10％为多发性。有些患者有弥漫性胰腺 B 细胞增生。MEN 1 胰岛素瘤的恶性率为 5％～15％,略高于散发性胰岛素瘤。

3.其他胰腺内分泌肿瘤

虽然不少,MEN 1 患者血中高血糖素水平升高,但仅少数患者有高血糖素瘤。患高血糖素瘤的 MEN 1 患者没有像散发性患者那种典型的皮疹、舌炎或口炎等。一些患者唯一的临床表现为糖尿病。有些患者的高血糖是由于其他原因如生长激素或皮质醇分泌过多引起的,或由于原发性糖尿病。许多 MEN 1 患者血内胰多肽水平升高。胰多肽升高可能是由于 PP 细胞增生而非肿瘤;此外,患胰腺其他功能性肿瘤如胃泌素瘤或胰岛素瘤时血内胰多肽亦可升高。

(三)垂体腺瘤

MEN 1 中垂体腺瘤的发病率为 50％～60％,但真正的发病率可能要高得多。MEN 1 垂体腺瘤的症状与散发性同,主要取决于肿瘤大小和分泌状态。MEN 1 垂体腺瘤中以催乳素细胞腺瘤最多见,其次为生长激素细胞腺瘤。促肾上腺皮质激素细胞腺瘤最少见。

(四)其他内分泌异常

25％～40％MEN 1 患者有肾上腺皮质增生或腺瘤,但很少出现血内糖皮质激素或盐皮质激素增高。少数 MEN 1 患者出现 Cushing 综合征,综合征是由于垂体分泌过多 ACTH 或由于异位肿瘤分泌 ACTH 的结果,因此 MEN 1 患者的肾上腺病变不是基因突变的结果。

(五)类癌

5％～9％ MEN 1 患者可发生类癌,主要部位在支气管、胃、十二指肠和胸腺。良恶性均能发生。虽然患者尿内 5-羟吲哚乙酸可增高,但很少出现典型的类癌综合征。除 5-羟色胺外,MEN 1 类癌还可分泌降钙素和 ACTH 等异位激素。

(六)非内分泌肿瘤

许多 MEN 1 患者发生皮下多发性脂肪瘤,偶尔内脏脂肪瘤,多数人认为这亦是基因突变的结果。其他如胃肠道腺瘤等则可能是偶合。

MEN 1 患者死亡的原因除消化性溃疡穿孔出血外尚有甲旁亢危象、低血糖昏迷、垂体瘤、感染和恶病质等。

二、MEN 2 型

MEN 2 型分为 2A 和 2B,MEN2 是由 *RET* 基因(10q11.2)种系突变所致。

(一)MEN 2A 型

主要病变为甲状腺髓样癌、嗜铬细胞瘤和甲状旁腺腺瘤或增生。1961 年 Sipple 发现甲状腺髓样癌患者中嗜铬细胞瘤的发病率较一般人群高 14 倍。1962 年 Cushman 首先注意到此综合征的家族性,他报道一家族患有甲状腺髓样癌和嗜铬细胞瘤。1968 年 Steiner 等提出了 MEN 2 型(MEN 2A)这一名称以区别于 MEN 1 型(MEN 1)。甲状腺髓样癌是 MEN 2A 的标志,所有受累家族均有甲状腺髓样癌。50％的家族以嗜铬细胞瘤为主要症状。40％～80％患者进行甲状旁腺探查可查见腺瘤或增生,但仅一小部分出现高钙血症。MEN 2A 的嗜铬细胞瘤、甲状腺髓样癌和甲状旁腺腺瘤多数为多发中心,而且肿瘤发生前有肾上腺髓质增生。MEN 2A 亦为常染色体显性突变。

1.甲状腺髓样癌

甲状腺髓样癌除分泌降钙素外还能分泌其他生物活性物质和酶如 L-多巴脱羧酶、Katacalein(一种从降钙素前身裂解下来的非降钙素肽)、CEA、5-羟色胺、前列腺素、ACTH、组织胺酶和 P 物质等。甲状腺髓样癌引起的死亡主要是肿瘤广泛扩散所致。

2.嗜铬细胞瘤

MEN 2A 患者的嗜铬细胞瘤 60％～70％为双侧性,肾上腺外嗜铬细胞瘤罕见。MEN 2A 嗜铬细胞瘤发生前常有双侧肾上腺髓质增生,弥漫增生的髓质伸展至肾上腺的体、尾部和两翼,使该处皮髓质比例下降。MEN 2A 嗜铬细胞瘤所产生的临床症状亦随患者而异,有的症状典型而且严重,有的则很轻甚至无症状。

3.甲状旁腺功能亢进

MEN 2A 患者伴甲状旁腺增生者 50％～70％血钙正常而且血内 PTH 水平亦正常,所以不少MEN 2A患者的甲状旁腺病变是在做甲状腺髓样癌手术时才发现。MEN 2A 甲状旁腺增生有人认为是降钙素刺激的结果,但 MEN 2A 患者亦有只有髓样癌而无甲状旁腺增生或腺瘤者。

(二)MEN 2B 型

MEN 2B 型 主要病变为甲状腺髓样癌、嗜铬细胞瘤、黏膜神经瘤和胃肠道神经节瘤,Marfanoid 体型和/或有髓角膜神经纤维。患者有典型的脸部和骨骼改变。MEN 2B 虽然亦是常染色体显性遗传,但约半数患者无家族史,这可能代表一种新的突变。

1.甲状腺髓样癌和嗜铬细胞瘤

MEN 2B 甲状腺髓样癌常在儿童或青少年时发生,而 MEN 2A 甲状腺髓样癌则好发于中老年。有报道 MEN 2B 甲状腺髓样癌年龄最小的患者为 15 个月。一个 3 岁儿童的髓样癌诊断时已发生转移。患者平均年龄 20 岁。MEN 2B 甲状腺 C 细胞增生较 MEN 2A 少见。MEN 2B 的嗜铬细胞瘤的发病率与 MEN 2A 同。由于 MEN 2B 甲状腺髓样癌恶性度高,所以因嗜铬细胞瘤死亡者少。

2.黏膜神经瘤和胃肠道神经节瘤

主要累及唇和舌,其他部位有颊、龈、鼻、结合膜和喉黏膜,亦可发生于消化道、胰、阑尾和胆囊等处。肿瘤呈黄白色或粉色结节。患者唇增大、外翻、嘴唇张开,形成典型的 MEN 2B 型脸,睑板的神经瘤使眼睑增厚、结节状和外翻。胃肠道神经节瘤由黏膜下层和肌内神经丛中增生的神经节细胞和施万细胞构成。主要症状为便秘,有时可合并毒性巨结肠和结肠憩室等。如累及食管和胃则可出现吞咽困难、呕吐和胃内容滞留等。

3.肌肉骨骼异常

患者可呈 Marfan 样虚弱体型,细长指(趾)、关节松弛、高的弓形腭、臂距增大、鸡胸或凹陷胸、脊柱侧凸、弓形足或畸形足等。

MEN 1 和 MEN 2 可重叠,如患者有嗜铬细胞瘤或甲状腺髓样癌同时又有类癌,有的患者患垂体腺瘤(肢端巨大症)和嗜铬细胞瘤,有的患垂体腺瘤、嗜铬细胞瘤和甲状旁腺增生。这些重叠病例无常染色体显性遗传的迹象。

近年发现一些患者患嗜铬细胞瘤和无功能胰腺内分泌肿瘤。这类患者有常染色体显性突变迹象,患者都较年轻。嗜铬细胞瘤和胰腺肿瘤都为多发中心,这类患者称 MEN 混合型。

遗传学:*MEN 1* 基因位于染色体 11q13。*MEN 1* 基因含 10 个外显子,编码蛋白 menin(610

氨基酸)。Menin 是一个核蛋白,它调节细胞周期。Menin 在细胞内的位置取决于细胞周期,间期时位于核内,细胞分裂后立即转移至胞质内,MEN 1 型患者的大多数肿瘤均有 11q13 的 LOH。*MEN 2* 是由于 *RET* 原癌基因 10q11.2 种系突变所致,*RET* 基因含 21 个外显子,编码一跨膜受体酪氨酸激酶有 3 个蛋白 isoforms 分别含 1 072、1 106 和 1 114 氨基酸。大多数 MEN 2A 患者 RET 的细胞外区(域)半胱氨酸基因突变(密码子 609、611、618、620 和 634),并与出现嗜铬细胞瘤和副甲亢密切相关。绝大多数 MEN 2B 伴 RET 细胞内区密码子 918 或 883 密变。

(于　惠)

第三节　弥散神经内分泌系统肿瘤

一、概念

传统的概念内分泌系统只是由少数内分泌腺体组成,它们的产物直接分泌入血液,这些腺体有时称为无导管腺,现在对内分泌系统的看法认为它是一个很复杂的,由细胞、组织和器官构成的系统,它们分泌许多激素和胺类产物。内分泌系统可分为两大类:弥散神经内分泌系统(dispersed or diffuse neuroendocrine system,DNES)和非弥散神经内分泌系统。大多数的内分泌细胞、组织和器官属于 DNES,一些分泌甾类激素和甲状腺激素的细胞如肾上腺皮质细胞和甲状腺滤泡上皮等属于非弥散神经内分泌系统。

100 多年前在胃肠道黏膜上皮内发现有一种浅色细胞,以后陆续在胰腺、呼吸道、胆道、泌尿道和涎腺导管上皮亦发现散在有这种细胞。这种细胞 HE 和甲苯胺蓝染色时胞质着色极浅,呈透明状,故称为透明细胞。银染色时显示嗜银性或亲银性。1938 年 Feyrter 认为这些细胞具有内分泌或旁分泌的性质,将它们归入弥散内分泌上皮器官。20 世纪 60 年代 Pearse 及其同事认为这些弥散的"透明细胞"具有相同的生化特性即它们能吸取胺的前身,使之脱羧基并转变为胺类物质,因此 Pearse 等称这类细胞为 APUD 细胞。APUD 细胞不仅有共同的生化特性而且还有超微结构的共性,这些细胞均含有不同大小和形态的膜包裹的神经分泌颗粒。当时 Pearse 等还认为这些细胞均来自神经嵴。事实上已知的数 10 种 APUD 细胞中仅 7 种来源于神经嵴,胃肠道和胰的 APUD 细胞均来自内胚层。许多已知的 APUD 细胞中没有可测出的胺,而且有些并不能摄取胺前身,而一些非 APUD 族的细胞如胰腺腺泡细胞却能摄取胺的前身。实质上 APUD 细胞是一群能合成、储存和释放特殊的生物胺或肽类激素的内分泌细胞。APUD 细胞可存在于内分泌器官如肾上腺髓质和甲状旁腺等内,但更多的是散在于全身许多器官和组织内如胃肠道的透明细胞。这些散在的 APUD 细胞即都含有神经分泌颗粒和合成并分泌肽和胺类物质的细胞构成了弥散神经内分泌系统(DNES)。DNES 填补了传统的内分泌器官和神经系统之间的空隙。

二、DNES 细胞的分布和形态

DNES 细胞散在分布于人体不同组织和器官的上皮内。胰腺内分泌细胞除构成成千上万个胰岛外,还有不少散在于导管和腺泡上皮内。因此胰腺内分泌细胞(内分泌胰腺)从结构上说是处于成形的内分泌器官和散在的内分泌细胞之间的中间型。已知 DNES 细胞有数十种。

DNSE 细胞光镜下为胞质着色浅的透明细胞,以单个细胞形式夹杂在上皮细胞内亦可三五成群,普通 HE 染色很难鉴别。目前用于鉴别 DNES 细胞的方法有:①银染色;②电镜;③免疫组化;④原位杂交。

DNES 细胞经银染色可显嗜银性或亲银性。显示嗜银性的染色方法有 Grimelius、Bodi-an、Sevier-Munger、Hellstrom-Hellman 和 Churukian-Schenk 等。显示亲银性可用 Masson Fontana 方法。亲银反应特异性高但敏感性差。亲银细胞主要见于小肠。嗜银反应特异性差但很敏感,嗜银细胞分布广许多部位如胃、支气管、肺等处都有。

电镜:DNES 细胞具功能活跃细胞的特征如有丰富的粗面内质网、核糖体、发达的高尔基体和明显的微丝-微管系统,最特殊的形态特点是有成簇的神经分泌颗粒。这些神经分泌颗粒有一个位于中央或偏位的不同电子密度和形态的核心,核心周围有一界膜包绕,核心与界膜之间有不同宽度的空晕。分泌颗粒的形态和大小变异很大,直径 50～500 nm,多数直径 100～300 nm。功能相同的细胞其分泌颗粒的形态和大小基本相同。胃肠道和其他管道器官上皮内的透明细胞电镜下有两种形态:一种为开放型,另一种为封闭型。开放型细胞呈三角形、烧瓶样或梨形,其宽底位于基底膜面,有一窄的颈部,迂回曲折地经过相邻细胞到达管道的腔面。腔面的细胞缘布有微绒毛和受体,所以细胞的腔面又称受体极。细胞核下方有神经分泌颗粒,高尔基体位于核上方。肽或胺类激素在粗面内质网和高尔基体内合成后储存在核下方的分泌颗粒内。分泌颗粒从细胞的底面和两侧面的下部释放至血液或细胞间隙。细胞颈部有紧密连接与相邻细胞相连。封闭型细胞极向不像开放型那样明显,与管腔不相连,其他超微结构与开放型同(图 12-6)。

图 12-6 胃肠道及其他管道器官 DNES 细胞

A.开放型:电镜下腔面的细胞缘有微绒毛,颈部有紧密连接,神经分泌颗粒位于核下方;B.封闭型:除与管腔不相连外,其他超微结构与开放型同

鉴别 DNES 细胞的首选方法是用特异的抗不同肽或胺类激素的抗体作免疫组化染色,可在同一器官或组织内鉴别出多种不同功能的 DNES 细胞。广谱的 DNES 细胞标记。①神经元特异性烯醇酶(neuron specific enolase,NSE):是一种细胞质蛋白,由两个 γ 亚单位构成,NSE 很敏感但不特异,一些非神经内分泌细胞和肿瘤亦与 NSE 抗体反应,所以 NSE 要与其他较特异的抗体如铬粒素或 TB2 等结合染色。②铬粒素:为酸性蛋白,与神经内分泌细胞的分泌颗粒有关。有 3 种铬粒素:chromogranin A、B(secretogranin Ⅰ)和 C(secretogranin Ⅱ),A 用得最广。因铬粒素抗体与分泌小泡中的蛋白起反应,所以分泌小泡少的神经内分泌细胞或肿瘤可能出现假阴

性。③突触素:抗原是前突触小泡膜的一个成分,突触素广泛分布于神经内分泌细胞、肿瘤和神经元中。④其他:有铃蟾肽、胃泌素释放肽(GRP)、Leu-7、TB2 蛋白、PGP9.5 蛋白和 H ISL-90等单抗。

原位杂交对一些不含可测出量的蛋白-激素的神经内分泌细胞和肿瘤很有用。这种细胞和组织如能用原位杂交检测出有关蛋白-激素的 mRNA 则有助于鉴别诊断。原位杂交亦可用于获得关于细胞内激素合成的信息,以区别该细胞是合成还是摄取激素,因细胞内如检测出 mRNA,则表明该细胞合成激素。原位杂交可与免疫组化结合以分析 mRNA 和蛋白被同一细胞同时的表达。原位杂交亦可用于证明某些肿瘤合成异位激素。原位杂交还可与电镜结合以研究特殊的激素合成的超微结构部位。

三、DNES 肿瘤

虽然 DNES 细胞的胚胎发生不同(有来自神经嵴,有来自内胚层),但由这些细胞形成的肿瘤在组织形态上极相似,这足以支持这些肿瘤形成一特殊的肿瘤类型。瘤细胞排列成巢、索、小梁、花带、腺泡、菊形团或弥漫成片。细胞巢索或其他排列结构之间有薄壁血窦或血管丰富的纤维组织分隔。间质常显玻璃样变或淀粉样物质沉着。瘤细胞核有不同程度的异型性但核分裂很少或无。单从组织和细胞形态不能鉴别良恶性。这一大家族的肿瘤当不知其发生部位时很难从形态上加以鉴别,电镜下不同类型的瘤细胞所含的不同形态的神经分泌颗粒可作为鉴别诊断依据之一,但 DNES 细胞发生肿瘤时胞质内的分泌颗粒可与正常相同或完全不同;加之一些功能极活跃的肿瘤,电镜下可以找不到或很少分泌颗粒。比较有价值的鉴别诊断方法是用放射免疫等法测定患者血清或肿瘤内所合成的肽或胺类产物的种类,或用免疫组化和/或原位杂交技术来鉴别。

四、胃肠道 DNES 细胞和肿瘤

胃肠道拥有最大量的 DNES 细胞,以往认为与内分泌无关的胃肠道实质上是人体最大的内分泌器官。十二指肠黏膜是胃肠道不同类型 DNES 细胞密集之处,这里有 D、EC、G、I、K、M、S 等细胞。胃肠道一些神经节细胞和神经纤维内亦含不同肽类激素如 VIP、P 物质、K 物质、铃蟾肽、亮氨酸脑啡肽和甲硫氨酸脑啡肽等。

胃肠道 DNES 细胞可发生增生或肿瘤。DNES 细胞增生中最常见的是原发性 G 细胞增生,造成高胃泌素血症、高胃酸和消化性溃疡;但因没有胃泌素瘤所以不能称为 Zollinger-Ellison 综合征。增生的 G 细胞数可 2 倍于正常或更多(图 12-7)。萎缩性胃炎、低酸、无酸或恶性贫血时因胃泌素和胃酸之间的反馈作用消失而产生继发性 G 细胞增生。高胃泌素血症可引起继发的 L 细胞增生。乳糜泻时 EC 细胞增生。溃疡性结肠炎时 N 细胞可增生。胃肠道最常见的 DNES 肿瘤有胃泌素瘤、生长抑素瘤和类癌,2010 年版 WHO 消化系统神经内分泌肿瘤分类中建议不再使用"类癌",但在阑尾神经内分泌肿瘤中仍包括管状类癌和杯状细胞类癌。

2010 年版 WHO 对消化系统神经内分泌肿瘤进行了重新命名和分类,主要分为神经内分泌瘤和神经内分泌癌,以及混合性腺-神经内分泌癌。

神经内分泌瘤形态特点与消化系统正常神经内分泌细胞相似,表达广谱神经内分泌标志物(CgA 和 Syn 常弥漫表达)及不同部位表达不同的激素,轻到中度核异型性,核分裂数低(<20/10HPF),包括以往称为"类癌"的肿瘤在内。

图 12-7　胃窦 G 细胞增生
黏膜内 G 细胞(棕色)数较正常显著增多(胃泌素染色)

神经内分泌癌是低分化肿瘤,包括小细胞和大细胞两种类型,表达广谱神经内分泌标志物(Syn 常弥漫表达,CgA 常局灶或弱表达)。核异型性明显,有多灶坏死,核分裂数高(>20/10HPF),包括以往称为"小细胞癌""大细胞神经内分泌癌""低分化神经内分泌癌"的肿瘤在内。

混合性腺-神经内分泌癌指形态上包括外分泌(腺上皮)和内分泌两种成分,每种成分占30%以上。

WHO 2010 年版消化系统神经内分泌肿瘤根据核分裂数和/或 Ki-67 指数分为三级。

(1)1 级:核分裂数<2/10HPF,和/或 Ki-67 指数≤2%。

(2)2 级:核分裂数(2~20)/10HPF,和/或 Ki-67 指数 3%~20%。

(3)3 级:核分裂数>20/10HPF,和/或 Ki-67 指数>20%。

核分裂计数至少要 50 个高倍视野,Ki-67 指数计算至少计数染色最密集处 500~2 000 个细胞。

所有胃肠胰神经内分泌肿瘤都具有恶性潜能。

(一)胃泌素瘤

胃泌素瘤多见于胰,胰外的胃泌素瘤少见,可发生在十二指肠、空肠、胃、肝门、脾门、卵巢、甲状旁腺和淋巴结等处。人类胃黏膜拥有大量 G 细胞,但却很少发生胃泌素瘤。截至 1988 年文献报道胃的胃泌素瘤仅 9 例。北京协和医院于 1986 年手术切除 2 例胃的胃泌素瘤,临床均有Zollinger-Ellison 综合征。1 例为多发性,胃壁内共找到 85 个大小不等的瘤结节,大者直径1 cm,小的仅 0.1 cm。另 1 例胃窦小弯溃疡,大体上像浸润型胃癌,镜下溃疡处的胃壁内有大量胃泌素瘤组织,肿瘤已侵至胃浆膜并转移至肝。2 例肿瘤抗胃泌素抗体染色显示有大量免疫反应阳性的肿瘤性 G 细胞(图 12-8~图 12-9)。

(二)生长抑素瘤

胃肠道生长抑素瘤好发于十二指肠、瓦特壶腹部和空肠。多数为恶性,手术时已有肝和/或淋巴结转移。多见于中老年男性。临床特点除有与胰生长抑素瘤相同的症状如糖尿病、腹泻、脂肪泻、胆石、低胃酸或无胃酸外尚有消化道出血、上腹痛、黄疸和神经纤维瘤病等。形态与胰生长抑素瘤同,但约 1/2 肿瘤中有砂粒体。免疫组化显示生长抑素抗体强阳性。少数为多激素分泌肿瘤可分泌胰岛素、胃泌素、胰多肽、高血糖素和神经降压素等。

(三)类癌

类癌这一名词广义地讲包括所有 DNES 肿瘤,但一般认为只应限于胃肠道和呼吸道的DNES 肿瘤,如该 DNES 肿瘤已确知分泌某种肽类激素如胃泌素则应称之为胃泌素瘤,而不应称为类癌。回肠和阑尾是类癌的好发部位,占胃肠道类癌的 $35\%\sim50\%$,而且主要是亲银性。胃肠道其他部位也能发生,其发生率依次为空肠、结直肠、十二指肠、胃及食管。

图 12-8　光镜下形态示胃壁浸润的胃泌素瘤

图 12-9　胃泌素染色

显示瘤细胞为胃泌素阳性

大体:类癌为黏膜下黄色或灰黄色结节,表面黏膜光滑。

光镜:瘤细胞圆形或多角形,大小一致,胞质嗜酸。瘤细胞排列成:①岛状或实性巢或索;②小梁或互相吻合的花带;③腺样;④混合型;⑤弥漫型。好发于阑尾的一种具外分泌和内分泌功能的类癌,光镜下为分泌黏液的杯状细胞和散在的神经内分泌细胞,这种类癌称为杯状细胞类癌。

一组 45 例胃肠道类癌中可测出的胺和肽类物质:5-羟色胺、生长抑素、P 物质、胰多肽、高血糖素、降钙素、ACTH、胃泌素、胰岛素和生长激素释放因子(GHRF)。免疫组化显示 80% 前肠类癌为生长抑素阳性,90% 的中肠类癌为 5-羟色胺阳性,90% 的后肠类癌为胰多肽阳性。

类癌侵入胃肠道肌层以外和/或伴转移者称为恶性类癌或神经内分泌癌。分泌 5-羟色胺的恶性类癌转移至肝后,可产生类癌综合征。

2010 年版 WHO 消化系统神经内分泌肿瘤分类中建议不再使用"类癌",但在阑尾神经内分泌肿瘤中仍包括管状类癌和杯状细胞类癌。其他部位神经内分泌肿瘤仍包括"类癌",如肺神经内分泌肿瘤包括典型类癌,不典型类癌等,这些分类还在不断更新过程中,请读者注意区分和鉴别。

(四)节细胞性副节瘤

节细胞性副节瘤位于十二指肠。肿瘤虽呈假性浸润性生长,但一般均为良性。光镜下由上皮样内分泌细胞巢和神经瘤样间质(含神经鞘细胞样细胞和神经节细胞)构成(图12-10~图12-12)。

图12-10 节细胞性副节瘤(1)
光镜下由多角形的上皮样内分泌细胞巢和梭形神经鞘细胞样细胞
及神经节细胞样细胞(此图未显示神经节细胞 样细胞)构成

图12-11 节细胞性副节瘤(2)
图12-11的CgA染色显示巢状内分泌细胞均为CgA阳性

图12-12 节细胞性副节瘤(3)
图12-11的S-100染色显示细胞巢周神经鞘细胞样细胞为S-100阳性

五、肺 DNES 细胞和肿瘤

肺内主要的 DNES 细胞为 P 细胞。像皮肤的 Merkel 细胞一样, P 细胞与上皮内神经有突触样连接, 可能代表原始内胚层神经内分泌细胞的一种进化残留物。P 细胞散在分布在呼吸道上皮内或形成特殊的上皮内细胞群与神经末梢相混合, 这种含有神经末梢的细胞群称为神经上皮小体(neuroepithelial bodies NEB)。人肺内和气道上皮内散在和在 NEB 中的 P 细胞显示铃蟾肽、胃泌素释放肽、5-羟色胺、生长抑素, 以及铬粒素、突触素、NSE 等的免疫反应阳性。

肺 DNES 肿瘤分类较多, 1981 年 WHO 分类为类癌、小细胞肺癌(燕麦细胞型)、小细胞肺癌(中间细胞型)和小细胞肺癌(组合型)。1999 年 WHO 分类为类癌、不典型类癌、小细胞肺癌、大细胞神经内分泌癌、小细胞肺癌(组合型)和非小细胞肺癌伴神经内分泌分化。2004 年 WHO 分类采用 Travis 等的材料即将肺神经内分泌肿瘤分为典型类癌、不典型类癌、大细胞神经内分泌癌和小细胞癌。诊断类癌的标准是形态与其他部位类癌相同, 核分裂<2/10HPF, 无坏死, 大小0.5 cm, 或较大。不典型类癌形态与类癌同, 核分裂(2~10)/10HPF, 可有点状坏死。大细胞神经内分泌癌特点为具神经内分泌肿瘤形态(器官样巢状、栅状、菊形团或小梁排列), 核分裂≥11/10HPF, 中位数 70/10HPF, 较大坏死灶, 细胞大, 胞质丰富, 核空泡状染色质粗。神经内分泌标志阳性, 电镜下可找到神经分泌颗粒。小细胞癌细胞小, 胞质少, 核分裂≥11/10HPF, 常有大片坏死。

肺 DNES 肿瘤免疫组化 CgA、Syn、CD56 和 TTF-1 阳性。

小瘤是一种很小(0.2~0.4 cm)并常常多发的肺神经内分泌细胞结节, 位于增厚的支气管和细支气管壁内, 或扩张的气管周结缔组织内或肺膜下。好发于支气管扩张症和严重的肺慢性炎症导致的瘢痕形成的患者。由小的圆形或梭形细胞构成。小瘤为良性, 大多数小瘤无症状, 常是手术或尸检时偶然发现, 多见于老年人。

六、皮肤 Merkel 细胞和肿瘤

Merkel 细胞分布于全身皮肤的表皮内特别是皮肤附件周围的表皮, 以及感觉接收器如指尖和鼻尖较丰富。部分黏膜如口腔黏膜上皮内亦可见 Merkel 细胞。光镜下 Merkel 细胞常位于上皮的基底部, 有树突状细胞突起与周围上皮细胞相互咬合。胞质透明。无色素颗粒。Merkel 细胞有丰富的神经支配, 与长的有鞘感觉神经形成 Merkel 细胞-神经突复合物。电镜下胞质电子密度低, 无张力纤维但有中间微丝, 胞质内神经分泌颗粒为圆形, 直径 60~120 nm, 核心电子密度高, 空晕狭。颗粒主要集中在胞质突起内, 与周围上皮细胞有连接器连接。核圆或卵圆形, 偶见凹陷的核, 核内有小杆, 小杆基本上是由平行的纤细的微丝束构成。放射免疫测定和免疫组化显示 Merkel 细胞可分泌甲硫氨酸脑啡肽样物质、VIP、铃蟾肽和胃泌素释放肽等, NSE 呈强阳性, 有时可分泌异位激素如 ACTH。

皮肤的 DNES 肿瘤即 Merkel 细胞肿瘤为不常见的皮肤原发性恶性肿瘤, 称为 Merkel 细胞癌(MCC)。MCC 女性较多见, 尤其是中老年女性多见。好发于面部, 其他部位有前臂、腿和外阴皮肤等处。肿瘤位于真皮, 一般不累及表皮, 有报道称部分 MCC 可呈 Paget 病样, 或形成Pautrier 脓肿样侵犯表皮, 可侵至皮下脂肪组织甚至更深部, 易侵犯血管淋巴管。手术切除 1~3 年后大部可复发或发生淋巴结和/或远处转移。根据瘤细胞大小和排列结构, Merkel 细胞肿

瘤可分成三种类型:①小梁型:是分化最好的一种。瘤细胞圆形或多角形。电镜下分泌颗粒100~350 nm。切除后可局部复发和局部淋巴结转移,亦可远处转移,但发展一般较缓慢,侵犯血管少。②中间细胞型:为最常见的一种。细胞和组织学形态像淋巴瘤或 Ewing 瘤。核分裂多见。神经分泌颗粒直径100~300 nm。此型较小梁型恶性度高,病程短,手术后复发和转移多见。③小细胞型:像肺的燕麦细胞癌。细胞排列成片、花带、菊形团或假腺样。核分裂多见。神经分泌颗粒直径100~200 nm。恶性度高,复发转移多见。以上三种类型可混合存在,甚至与其他的皮肤常见癌如鳞癌、基底细胞癌等混合存在。

免疫组织化学:除 CgA、Syn 外 MCC 显低分子量角蛋白(CK8,CK18,CK19)强阳性,亦有报道 CK20、NF 和 EMA 阳性。

七、其他部位的 DNES 肿瘤

喉 DNES 肿瘤罕见,长成息肉状或结节状突入腔内。形态为大细胞类癌或像小细胞癌。免疫组化显示 CT、CgA、NSE、ACTH、5-HT 和 somatostatin 等免疫反应性。

胸腺和纵隔 DNES 肿瘤像肺类癌,由 P 细胞构成,常伴 ACTH 分泌和 Cushing 综合征。有时可分泌降钙素和/或伴大量淀粉样物质沉着。

食管 DNES 肿瘤罕见,大部分为小细胞癌,可分泌 ACTH 或降钙素。

单纯的乳腺 DNES 肿瘤极罕见,更多的是一般乳腺癌中有 DNES 细胞,可分泌多种肽类激素。

宫颈 DNES 肿瘤罕见,形态为小细胞或是中间细胞癌。神经分泌颗粒直径150~300 nm。免疫组化显示有多种胺和肽类激素免疫反应性,此瘤恶性度高,可转移至局部淋巴结、肝、肺、脑和骨等处。

卵巢类癌较多见。80%~90%为畸胎瘤的一种成分,其余为纯的卵巢类癌。

光镜:可分为岛状、小梁和卵巢甲状腺肿三型,岛状类癌癌细胞形成巢或小腺泡样结构,由不等量的纤维间隔分隔。小梁状类癌癌细胞形成长的波浪状分支、相互吻合的索,周围围以致密或疏松的纤维间质。卵巢甲状腺肿类癌含甲状腺肿和类癌 2 个成分,类癌常为小梁型,或小梁-岛状混合型。神经分泌颗粒180~250 nm。约1/3伴类癌综合征。肿瘤除分泌 5-羟色胺外也可分泌儿茶酚胺或 ACTH 而引起 Cushing 综合征。卵巢另一种神经内分泌肿瘤是肺型小细胞癌,此癌罕见,好发于老年妇女。光镜下形态与肺小细胞癌同。

免疫组化:CgA、NSE、CK、EMA 等阳性。

电镜:可见神经分泌颗粒。卵巢肺型小细胞癌须与伴高钙血症的小细胞癌相鉴别,后者多见于年轻妇女,常为单侧性,电镜下无神经分泌颗粒,而且 DNA 倍体常为二倍体;而肺型小细胞癌45%为双侧性,有神经分泌颗粒,而且异倍体 aneuploid 多见。

睾丸类癌罕见,可以是畸胎瘤的一部分或纯的睾丸类癌。睾丸静脉回流虽然亦经过门静脉,但很少发生类癌综合征。神经分泌颗粒70~300 nm。免疫组化显示有 VIP、P 物质和 5-羟色胺等免疫活性。

前列腺 DNES 肿瘤少见,更多的是前列腺癌中有 DNES 细胞。纯的 DNES 肿瘤像燕麦细胞癌。神经分泌颗粒250 nm。常分泌过量 ACTH 及其他多种肽类激素,部分患者有 Cushing 综合征。

胆道和肝的神经内分泌肿瘤很少见。Andreola 等报道 6 例原发性肝神经内分泌肿瘤,其中女性5 例,男性 1 例。年龄平均 46 岁。肿瘤为单个或多个结节,多数位于肝右叶。光镜下为典型神经内分泌肿瘤。电镜下找到不等量的神经分泌颗粒。免疫组化仅个别显 5-羟色胺或胃泌素或胰岛素免疫活性。预后较肝癌好。

　　其他罕见部位还有肾、鼻及鼻旁窦、中耳、眼眶及肠系膜等。

(于　惠)

第十三章　骨与软组织肿瘤

第一节　骨　肉　瘤

骨肉瘤较常见,从间胚叶细胞发展而来。典型的骨肉瘤来源于骨内,另一种类型来源于骨外膜和附近的结缔组织,与骨皮质并列。后者较少见,但预后稍好。本病的 3/4 发生于 10~25 岁,最小年龄为 5 岁,男性发病率较女性高 2 倍。肿瘤好发于长管状骨的干骺端,偶见于骨干,最多见于股骨下端和胫骨上端,约占全部病例的一半;其次为股骨和肱骨上端,很少见于腓骨、骨盆和椎体,肢体远端发病者(如手、足)极为罕见。骨肉瘤是最常见原发性骨恶性肿瘤,多危及青少年,病死率极高。80%的患者在确诊时已有微小转移灶。

一、病因

近年来骨肉瘤的分子遗传学研究有了显著的进展。除了对以往的抑癌基因 p53、Rb 进行了更深入的研究外,对其他基因在骨肉瘤中的作用也进行了广泛的研究:包括 p16 抑癌基因的点突变,c-myc、MDM2、SAS,GLI 等癌基因扩增,以及 ras、C-sis、craf-1、c-fos 等癌基因的改变,这些基因的遗传学改变,在骨肉瘤的发生、发展的不同阶段起着不同的作用。

(一)癌基因

1.SAS 基因

SAS 基因最初从恶性纤维组织细胞瘤中分离出来,最近已得到克隆。定位于染色体 12q13-14,其编码的蛋白质为跨膜超家族中的一员,可能具有细胞信号转导作用,但具体机制尚不清楚。SAS 癌基因在人的一些软组织肉瘤中明显扩增,且与肿瘤的生长及转移有关。Tarkkanen 等用互补基因组杂交法检测 11 例入骨肉瘤,发现 8 例有 SAS 区域的扩增。SAS 基因所在区域尚有两个基因,即 MDM2 基因和 GLI 基因,此两个基因在人骨肉瘤中均有扩增。值得一提的是,SAS 扩增主要发生在腹膜及腹膜后肿瘤。对此有不同的解释,一种解释是腹膜后等深部的肿瘤,在确诊前已存在很长时间,更易发生基因异常;另一解释是不同的部位,对不同的基因异常敏感,但是,SAS 基因在骨肉瘤中的扩增说明,SAS 基因的扩增不仅见于腹膜及腹膜后肿瘤,其扩增也许与肿瘤的高度恶性有关。在进一步的骨肉瘤研究中,SAS 基因的改变,对帮助探明骨肉瘤的病因和发病机制有重要意义。

2.*MDM2* 基因

MDM2 基因最初是从一种小鼠成纤维细胞中发现的。Oliner 等用小鼠 MDM2cDNA 为探针,从人的基因库中筛选到了一个同源基因,即人的 *MDM2* 基因,位于染色体 12q13-14,人 *MDM2* 基因编码产物为分子量为 9 5000 的 *p53* 结合蛋白、扩增的 *MDM2* 基因能摆脱 *p53* 基因的生长调控作用,且与 *p53* 蛋白结合使 *p53* 功能失活,*MDM2* 基因在多种组织类型肉瘤中均有扩增现象,并且均为 *p53* 基因很少发生突变的肿瘤。*MDM2* 基因在骨肉瘤组织中的扩增常与 *p53* 基因失活同时存在或见于转移和复发肿瘤中。在骨肉瘤中检测到 *MDM2* 基因扩增,有可能成为估计其预后的指标。

3.*c-myc*、*ras*、*fos* 基因

c-myc 原癌基因表达活性与细胞的生长与分裂密切相关,在许多肿瘤中发现有 *c-myc* 基因扩增,并且其表达水平与疾病预后有关。Ozaki 等发现,人骨肉瘤细胞系中的 *c-myc* 基因扩增同时伴有 *Rb* 基因位点结构改变,且患者表现出临床上恶性进展迅速和转移倾向,说明 *Rb* 基因的结构改变和 *c-myc* 基因的扩增,在骨肉瘤病理形成和临床过程中起着重要作用。*ras* 基因突变或异常表达时可引起肿瘤发生,但与骨肉瘤的关系尚不十分确定。有学者发现,骨肉瘤中不存在 *ras* 基因的突变激活,对 49 例骨肉瘤标本进行了检测,结果未发现 *ras* 基因的点突变。*los* 基因是从两种小鼠的反转录病毒 FBJ 和 FBR 中得到的,两者都能诱发骨肉瘤。Wu 等用免疫组化方法检测了 35 例骨肉瘤 c-fos 蛋白质的表达情况,发现 c-fos 蛋白表达增加与大部分骨肉瘤的浸润性生长有关。还有学者证实,c-fos 在人骨肉瘤细胞系中有促使产生各种遗传学变化的作用,第一节骨肉瘤包括同源重组。研究发现,*jun* 基因的共表达可以增加 *fos* 诱导的体内肿瘤形成,并且骨肉瘤的发生需要一定的 *fos* 水平。除上述癌基因在骨肉瘤中有改变外,其他癌基因,*Usis*、*cabl*、*cmos*、*craf1*、*met*、*mac25*、*bmyb* 等,在骨肉瘤中也有改变及表达。

(二)抑癌基因

1.*p16* 基因

p16 基因的缺失在 50% 的瘤细胞中存在,其中骨肉瘤细胞系中缺失率达 60%。观察 52 例骨肉瘤中 *p16* 基因的改变,发现 8 例存在 *p16* 基因的缺失。由于 *p16* 基因的翻译产物 p16 蛋白与 p53 蛋白不同,是直接作用于细胞周期的抑癌因子,将细胞周期控制和癌基因两个曾经独立的研究领域连接在一起,因此有可能成为癌症基因治疗的新的目的基因。另外,p16、Rb 和细胞周期依赖性激酶在细胞周期调控中也互相作用。进一步研究 *p16* 基因在骨肉瘤中作用,对帮助探明骨肉瘤的病因和发病机制有着重要的意义。

2.*p53* 和 *Rb* 基因

人骨肉瘤中有关于 *p53* 基因改变,包括 *p53* 基因丢失、重排、点突变等。近年来,有关 *p53* 基因在骨肉瘤中的研究热点放在 p53 和 MDM2 的联合作用上,研究发现,*MDM2* 通过与 p53 基因结合来阻止 *p53* 的功能;当 *MDM2* 过量时,导致细胞产生肿瘤或转化,所有的 *p53* 活性均失活。Chen 等也发现,MDM2 抑制 *p53* 抑癌基因的 G_1 期生长停滞和引起细胞凋亡的功能。*Rb* 基因是研究得较多和公认的抑癌基因之一,其改变在肿瘤的发生、发展中起着重要的作用。*Rb* 基因的杂合性缺失提示骨肉瘤患者的预后不良。

(三)转移相关基因与转移抑制基因

nm23 基因是一种与恶性肿瘤转移相关的基因,在低转移细胞株中的表达强度为高转移细

胞株的 10 倍。人基因组中存在着两种不同的 *nm23* 基因,分别用 *nm23-1* 和 *nm23-2* 代表,均编码分子量约 1 7000 的蛋白质,约 90% 的氨基酸序列相同,且 *nm23-1* 和 *nm23-2* 基因分别与人二磷酸核苷激酶的 A 链和 B 链有高度同源性。由于 *nm23* 基因在低转移性肿瘤细胞中的高水平表达,故认为 *nm23* 是一种肿瘤转移抑制基因。关于 *nm23* 基因在骨肉瘤中的研究报道很少。Honoki 等用 Northernblot 检测发现,在具有较高肺转移能力的种植性小鼠骨肉瘤的原发灶和肺转移灶中,有高水平的 *nm23* 基因产物表达。值得指出的是,*nm23* 在某些类型的肿瘤中起着转移抑制作用,而在另一些类型的肿瘤中则与肿瘤进展有关。*nm23* 与肿瘤发生、发展及转移的关系尚需进一步研究。

(四)凋亡基因

bcl-2 基因是在人类滤泡型 T 淋巴瘤细胞染色体易位断点处发现的一种癌基因,具有阻断程序化死亡的作用。bcl-2 蛋白的异常表达不仅存在于恶性的固态肿瘤中,而且与肿瘤的发展和预后密切相关。Ultvai 等发现 bcl-2 是由一个分子量为 21 000 的 bcl-2 相关蛋白 BAX 来调节。BAX/bcl-2 的比值,对于决定细胞接受刺激后存活与否有关键性作用:bcl-2 过量表达,细胞存活;BAX 过量表达,细胞死亡。bcl-2 蛋白可以抑制 p53 介导的人肿瘤细胞系 Sao-2 的凋亡。bcl-2 在调控细胞凋亡中的作用已越来越为研究者们所重视。

有学者提出修复基因的突变是继癌基因和抑癌基因之后,发现的又一类肿瘤相关基因突变。修复基因在人类细胞中 DNA 错配的识别、切除和修复中起着核心作用。它的提出,有可能从整个基因和抑癌基因的结构和功能改变其相互关系。许多研究者认为,诱导肿瘤细胞产生细胞凋亡较抑制肿瘤细胞增生更为可取,为此设计了一系列的方法。在 p53 基因缺失或突变的肿瘤细胞系中,导入野生型 p53 基因;用反义核苷酸阻断突变型 p53、bcl-2 的 mRNA 的翻译,下调其活性和表达水平等。

二、肿瘤生长、浸润和转移

骨肉瘤好发于长骨的干骺端,恶性程度高,发展快,可在骨髓腔内广泛蔓延或穿破骨皮质,侵犯周围软组织。20 世纪 80 年代以前,多数学者认为发生于长骨干骺端的骨肉瘤极少侵袭骺板,并且认为骺板软骨能够分泌某种物质抵抗骨肉瘤的侵袭,以此为依据有些学者进行了软骨抗肿瘤的研究。然而自 20 世纪 80 年代初期以来,国内外许多学者在临床实践中发现骺板并不能阻止骨肉瘤对骨骺及关节的侵犯,骺板在骨肉瘤对骨骺及关节的侵袭过程中所起的阻碍作用是有限的,而不是像以往许多学者所认为的"屏障"作用。肿瘤血管是肿瘤生长、浸润和转移的病理学基础,一方面肿瘤通过肿瘤血管从宿主获得大量的氧气和营养物质,促使肿瘤细胞快速增生,加快了肿瘤的生长;另一方面,通过肿瘤血管源源不断地向宿主传递肿瘤细胞,使肿瘤向周围组织和器官浸润,并可以在宿主的其他部位继续生长和诱导血管生成,造成肿瘤的局部浸润和远处转移。大量研究证明,肿瘤组织能够合成和分泌多种血管生成因子和血管生成相关因子,这些血管生成因子通过各种机制降解血管基膜和周围细胞外基质,促进内皮细胞分裂、游走和增生,诱导宿主生成新的毛细血管并长入肿瘤组织。其中,作用较强的包括血管内皮生长因子、血小板衍生生长因子和肿瘤坏死因子。

血管内皮生长因子(VEGF)的作用机制:①增加微血管通透性,促进血浆纤维蛋白外渗,渗出的纤维蛋白沉积于血管外基质内,为血管生成过程中的多种细胞提供了纤维网络。②通过与内皮细胞上两个特殊的受体 flt 和 flk/KDR 作用,直接刺激内皮性细胞增生,并产生纤维蛋白溶解酶原激活剂和胶原酶等。这不仅促进内皮细胞的移动,有利于血管的生成,还有利于肿瘤性细胞的脱落,以及脱落后进入血管或邻近结缔组织,为肿瘤的浸润转移创造了条件。血小板衍生生长因子(PDGF)是内皮细胞特异的有丝分裂素,能刺激内皮细胞增生,使肿瘤血管密度明显增加,肿瘤坏死因子(TNF)能够通过促进内皮细胞分化、管状结构和基质的产生来刺激血管生成,也可经过其他间接途径刺激其他细胞产生血管生成因子,促进血管的生成。原发肿瘤和转移性肿瘤持续生长的先决条件是新血管的生成,因而抑制肿瘤血管的生成、切断肿瘤的营养供应及转移途径,从而抑制肿瘤的生长、浸润及转移,是一条很有希望的肿瘤治疗的新途径。软骨是无血管生长的特殊组织,其细胞器丰富,分泌旺盛,能产生大量的基质成分。20世纪70年代开始的研究中,已经发现在多种动物软骨中有抑制肿瘤生长的活性因子存在;1976年,Langer等首次从软骨中分离得到血管生成抑制因子(AGIF),并几发现AGIF具有很高的血管生成抑制活性,能够抑制肿瘤的生长。Takigawa等利用人软骨肉瘤细胞的一个分化类型,建立了一个永久性克隆软骨细胞系HCS-2/8,并且证明它能产生一种抑制血管形成的抗肿瘤因子,Moses等山鸡胚胎绒毛膜和兔角膜测定证突,软骨具有强效抑制血管形成物质,命名为软骨源性抑制因子;随后的许多实验证明,CDI有强烈的抑制毛细血管内皮细胞增生和移行的活性。高晓唯观察了活体状态下CDI对角膜新生血管的抑制作用,结果发现纯化的CDI在一定条件下能特异性地抑制机体组织中的角膜新生血管生长,抑制效果呈剂量依赖性。2002年,李颖嘉发现VEGF抗体能够显著抑制骨肉瘤OS732血管形成,抑制内皮细胞增生,促进内皮细胞凋亡,并通过抑制肿瘤血管的形成而促进肿瘤细胞凋亡,最终达到抑制肿瘤细胞生长的作用。

20世纪90年代初期,骺板被认为可以阻止骨肉瘤组织的侵袭,并成为影像学鉴别诊断的依据。Brem和Folkman曾将软骨和骨肉瘤组织移植至兔角膜和鸡胚胎中,观察肿瘤血管的生长情况,发现软骨对血管的生长有明显抑制作用,证明软骨能够产生一种肿瘤血管生长抑制因子,尽管最终部分软骨被肿瘤组织所包绕,但却不能侵入软骨。Dontenwill应用化学致癌药物在小鼠的耳郭处诱导成肉瘤,发现肉瘤组织能包绕软骨,但却不能穿越软骨。在人透明软骨抗骨肉瘤OS732细胞系侵袭的研究中发现,正常透明软骨具有抵抗骨肉瘤细胞系侵袭的作用;尽管实验证明了软骨能阻止肿瘤组织的侵袭,但20世纪80年代以来的临床观察结果却与其完全相反。Enneking对28例骺板未完全闭合的骨肉瘤进行了观察,发现其中17例肿瘤组织穿越骺板侵犯骨骺,仅有7例骨骺处未见肿瘤组织;4例骺板部分未闭的患者,骨骺处均可见肿瘤组织,Smon对26例骺板未闭合的骨肉瘤进行了观察分析,发现其中19例骺板受侵,并有1例关节软骨亦受侵,4例在显微镜下可以发现肿瘤组织已侵袭骺板,仅3例骺板未被侵袭。Norton对15例骺板未闭合的骨肉瘤患者进行了观察,其中有12例骨骺处可见肿瘤组织浸润。Panuel对17例骨肉瘤患者的离体标本进行病理学检查,发现其中12例可见骺板软骨和骨骺被肿瘤组织侵袭。San-Julian对47例骺板未闭合的骨肉瘤患者标本进行病理学观察,发现其中53%的病例的骺板被肿瘤组织侵袭。Holler对40例骺板未闭合的患者的术后标本进行研究,发现其中20例肿瘤侵及骺板。Jesus Gacia对28例骺板未闭合的骨肉瘤患者进行病理学观察,发现其中21例可见肿瘤组织已破坏部分或大部分骺板,侵入骨骺。

三、病理和临床表现

肿瘤源于长管状骨干骺端部的骨髓腔,随后可穿透骨皮质并揭起骨外膜,造成骨膜穿孔,在肌肉内也能发现软组织肿物。一般情况下,肿瘤中央部的骨化较四周为重,骨化部分为黄色砂粒状。细胞较多的区域韧性较大,呈白色。肿瘤的纵剖面血管丰富,易出血。骨的干骺端和瘤体之间分界不清。骺板常不受侵犯,到晚期骺板破坏也较骨皮质轻。关节面的玻璃软骨也能防止肿瘤侵入关节内。偶尔在同一骨的不同高度出现两处原发肿瘤,即所谓的跳跃型病变,在选择截肢平面时应予注意。

病理诊断的难易程度差别很大,如标本内含大量肉瘤样基质,则肿瘤骨和骨样组织不难明确区分;但有些切片内看不到肿瘤骨样组织,只有胶原条索,包以肿瘤细胞;肿瘤生长不太旺盛的区域只有细胞的间质。有的肿瘤主要是新生的软骨和不典型的菱形细胞。

骨肉瘤的病理可分为四型:第一型主要是骨样组织;第二型骨样组织和骨组织并存;第三型没有骨样组织和骨组织,只有胶原纤维;第四型很少见,其主要成分为软骨细胞和形态不一、分化不良的肿瘤细胞。病理所见和临床联系考虑是有价值的,单凭病理所见不能估计肿瘤生长的速度、转移途径和患者的生存时间。细胞核分裂情况是衡量肿瘤生长快慢的标志,但对估计预后的作用不大。

疼痛是一个重要症状,疾病开始时为间歇性,后来发展为持续性,夜间明显。恶性骨肿瘤生长迅速,病史短,增大的肿瘤可伴有皮温增高和静脉曲张。位于长骨骨端、干骺端者可有关节肿胀和活动受限,位于盆腔的肿瘤可引起机械梗阻,有便秘与排尿困难。

四、分期

骨肿瘤的 TNM 分期(UICC)如下。

(一)T——原发肿瘤

T_x:原发肿瘤不能确定。

T_0:未发现原发肿瘤。

T_1:肿瘤限于骨皮质。

T_2:肿瘤超过骨皮质。

(二)N——区域淋巴结转移

N_x:区域淋巴结转移不能确定。

N_0:无区域淋巴结转移。

N_1:有区域淋巴结转移。

(三)M——远处转移

M_x:不能估计有无远处转移。

M_0:无远处转移。

M_1:有远处转移。

(四)病理学分级(G)

G_x:不能估计病理学分级。

G_1:高分化。

G_2:中度分化。

G_3:低分化。

G_4:未分化。

(五)临床分期

Ⅰa 期:$G_{1,2}T_1N_0M_0$。

Ⅰb期:$G_{1,2}T_2N_0M_0$。

Ⅱa期:$G_{3,4}T_1N_0M_0$。

Ⅱb期:$G_{3,4}T_2N_0M_0$。

Ⅲ期:未定

Ⅳa期:任何 G,任何 T,N_1M_0。

Ⅳb期:任何 G,任何 T,任何 N,M_1。

五、诊断

骨肉瘤的诊断依靠影像学和病理学检查。骨肉瘤侵袭骺板的诊断主要依靠病理组织学检查,最好用大切片,包括肿瘤组织、骺板和骨骺、王云钊从研究病理大切片中发现,肿瘤细胞侵入骺板软骨是以溶解方式在软骨组织中浸润、扩散,呈筛孔样穿过骺板软骨侵入骨骺,但并没有发现破骨细胞存在;由于肿瘤组织侵犯到骺板软骨下,破坏了干骺端的正常血运而引起骺板肥大细胞钙化不足;影像学检查作为术前检查,能够清楚显示肿瘤组织对骺板的侵袭程度,可为肿瘤切除术提供充分依据。骨肉瘤侵袭骺板的影像学检查方法包括普通 X 线片、CT、MRI 和 DSA 检查,Enneking 对 28 例骺板未完全闭合的骨肉瘤进行的影像学检查,发现普通 X 线片的诊断准确率为 76%(16/21);Norton 发现普通 X 线片的诊断准确率为 75%(9/12)。CT 扫描因扫描断面与骺板平行而难以做出诊断,MRI 的诊断准确率为 100%(12/12)。Panuel 经过研究发现,普通 X 线片的诊断准确率为 30.8%(4/13),MRI 的诊断准确率为 100%(13/13)。SanJulian 对 47 例骺板未闭合的骨肉瘤患者行 MRI 检查,发现 MRI 的诊断准确率为 53%。JesusGarcia 对 28 例骺板未闭合的骨肉瘤患者的影像学资料进行分析,发现普通 X 线片的诊断准确率为 39.3%(11/28)。骨肉瘤侵袭骺板的影像学表现主要为骺板连续性的中断,以 MRI 表现最为明显。普通 X 线片上可以见到骺板被侵蚀,呈虫蚀状或筛孔状;当肿瘤组织穿越骺板侵入骨骺时,骨骺局部可有破坏征象,CT 扫描可以发现受侵袭的骺板变薄或骺板组织中有不规则状、虫蚀状或筛孔状异常密度影。在不同断面的 MRI 图像上,可以看到骺板受侵的不同形式:横断面图像上可以发现骺板组织的不规则状、虫蚀状或筛孔状的异常信号浸润;矢状位和冠状位图像上可以发现骺板连续性的中断征象,表现为异常信号侵入骺板组织或穿通骺板第一节骨肉瘤组织而侵入骨骺。DSA 检查能清楚显示肿瘤的血供和肿瘤血管的分布在动脉期,可以发现异常的肿瘤新生血管侵入骺板或穿通骺板组织而侵入骨骺;在毛细血管期或肿瘤实质期,可见肿瘤血管侵入骺板或穿越骺板侵入骨骺;在肿瘤实质期或静脉期,可见干骺端病变区、骺板和域骨骺处有异常的血管网及瘤染。

六、治疗

过去治疗方法唯有截肢,缺乏有效的化学治疗的药品。目前,只要及早诊断、术前仔细分型、细心手术加上术前和术后的化疗,则预后大为改观。近年来,随着新辅助化疗、保肢手术、肺转移瘤清扫术的开展,骨肉瘤治愈率明显提高,已达 80%,但仍是一种死亡率及致残率极高的肿瘤。介入治疗、物理治疗取得了新进展,生物调节治疗、免疫及基因治疗为骨肉瘤治疗提供了新的希望途径。

(一)化疗

自从 Wang 等发现阿霉素(ADM)、大剂量甲氨蝶呤(MTX)及四氢叶酸(CFR)对骨肉瘤原发灶及肺转移灶治疗有效以来,已相继发现若干个单独或者联合应用 ADM/HDMTX 治疗局部骨肉瘤方案。研究证明,顺铂(CDDP)对骨肉瘤化疗有较好效果,其他不良反应较小药物如依托泊苷(VP-16)、异环磷酰胺(IFO)、长春新碱(VCR)及 BCD。博来霉素、环磷酰胺、放线菌素 D 也可应用于联合化疗。目前国际上常用的化疗方案:Rosen 的下 7、T10、T12、T19、T20 系列方案,德奥联合小组 COSS 系列方案,意大利 Rizzoli 研究所及 Jaffe 等系列方案。给药途径有静脉给药(以 T 方案为代表)、动脉给药(Jaffe 方案为代表)、双途径给药(COSS 方案为代表),以及面部动脉给药(灌注)、高温隔离灌注(HILP)、术后面部缓释疗法。目前认为,动静脉结合化疗可能是控制局部及全身转移肿瘤的理想治疗途径。Rosen 提出新辅助化疗概念,强调术前化疗 6～10 周再行肿瘤切除术,根据肿瘤坏死程度,制订术后化疗方案:如果肿瘤坏死率在 90% 以上,则继续原方案化疗;如果肿瘤坏死率在 90% 以下,则更换化疗方案,增加新药或提高药物剂量。目前这已成为骨肉瘤治疗的标准模式。Rosen 长期随诊发现肿瘤坏死率在 90% 以上时,5 年生存率达 91%;肿瘤坏死率小于 90% 时,5 年生存率只有 38%。肿瘤坏死率是判断化疗疗效及预后最可靠指标。

近年来形成骨肉瘤化疗新概念如下:①多药联合化疗以控制处于细胞周期中各期的瘤细胞,消灭局部或远隔微小瘤灶,并减少耐药细胞的出现。②使患者可耐受最大剂量强度的化疗,以保证疗效。③新辅助化疗。④缓解化疗药物毒副作用。⑤耐药肿瘤的处理。骨肉瘤化疗药物剂量强度是疗程中单位时间内输入足够的药物剂量,对化疗效果至关重要。它主要包括三方面内容:标准的药物剂量;恰当的给药途经;准确的化疗间隔。Delepine 等总结多家研究成果显示,MTX 剂量强度是预后的主要因素,MTX 的峰值浓度与肿瘤坏死率有关,影响剂量强度的主要因素是大剂量药物致骨髓抑制,目前研究热点就是以集落刺激因子(GM-GSF)、造血干细胞移植、自体骨髓移植来支持大剂量药物化疗。骨肉瘤的多重耐药性(MDR)是化疗失败的主要原因。近来研究表明,多重耐药性与细胞质膜上的糖蛋白(P-gp 和 MRP)有关,P-gp 表达伴随 *mdrl* 基因扩增。P-gp 表达与骨肉瘤化疗反应率有关,P-gp 高表达时对化疗反应不佳。最近研究发现,P-gp 与 *p53* 基因共同表达的骨肉瘤预后差。克服 MDR 方法有用 Ribozyne 切割 *mdrl* 基因的 mRNA,降低 P-gp 的表达;用反义寡脱氧核苷酸或反义寡核苷酸抑制 *MDR* 基因的复制、转录及翻译;采用一种或几种 MDR 逆转剂,如钙通道阻滞剂维拉帕米、环孢素 A 与化疗药物合用,在儿童骨肉瘤治疗中取得一定疗效。

(二)放疗

骨肉瘤对放疗不敏感,放疗一直作为手术前后辅助手段存在,近年来放疗有如下进展:①能量在 4～25 MeV 的高能射线的应用,因其穿透力强,并且诱发骨肿瘤的发生率远低于以前低能射线的(0.03%)。②快中子治疗,具有杀伤作用高,对细胞含氧量依赖性低、对细胞周期中不同时期细胞的放射敏感性差别小的特点,与 X 线相比,局部控制率可由 20% 提高到 55%,国内已开始应用。③近距离照射,如将放射源直接插在肿瘤组织内进行治疗,临床结果提示对肢体软组织肉瘤治疗取得较好效果。④放射增敏剂近年来也是一热点,动物实验亦证明 PEG-HB(聚乙二醇结合牛血红蛋白)可增加对放疗的敏感性。Franzius 发现 1 535 m-EDTMP 内照射配合化疗,外周血干细胞移植,对不能切除的骨肉瘤治疗有效。

(三)物理疗法

主要有微波加热原位灭活及高能超声聚焦灭活两种,集肿瘤灭活与肢体功能重建于一体。微波加热原位灭活机制:肿瘤细胞以无氧代谢为主,周围环境 pH 低,因而对热敏感性较正常细胞高;利用微波热效应使其 DNA、RNA 和蛋白质合成被抑制,改变细胞膜的通透性及生物膜各种功能,导致细胞破坏、死亡。另外,微波亦能激活机体抗肿瘤免疫效应,可能与 T 细胞及 NK 细胞介导的免疫反应有关。微波加热原位灭活主要适用于肿瘤能充分显露的软组织肉瘤及非负重区骨肉瘤,具有保持骨原有形状及连续性、无免疫排斥反应及传播疾病的危险、操作简单等优点。研究显示,每野加热至 50 ℃,15 分钟可彻底杀灭瘤段骨肿瘤细胞,对骨组织生物力学性能无明显影响、高能聚焦超声(HIFU)也称超声聚焦刀,是近年来发展起来的非侵入性局部高温治疗骨肿瘤新技术,既能聚焦定位又能瞬间产生高温和空化效应;同时,可进行实时疗效监控,治疗后除能显示形态结构的改变外,还能评价血供状况,且简便易行。与微波治疗相比,HIFU 可使深部癌组织聚焦而产生凝固性坏死,又减少对周围组织的影响。动物实验和临床应用 HIFU 治疗多种实体瘤,已取得初步成功。

(四)介入治疗

介入治疗主要有选择性动脉栓塞治疗及动脉灌注化疗,肿瘤内血管生成和形成微血管网是肿瘤生存、生长的先决条件,选择性栓塞肿瘤供血管使肿瘤细胞发生坏死,不能建立有效的侧支循环。它主要作为骨肿瘤术前辅助疗法,不能手术或其他治疗无效的骨肉瘤姑息治疗,如脊柱、骨盆等特殊部位的良、恶性骨肿瘤。动脉内灌注化疗一般采用 Seldinger 技术插管至骨肿瘤靶动脉处,以等量或小于静脉量的化疗药物行动脉内灌注化疗。化疗药包括 DDP、MTX 和 ADM,以DDP 效果最好,可不保留导管,也可保留导管,借助微量泵行长时期或多次灌注化疗。它可提高局部化疗药物浓度,降低化疗药物的全身毒性,减少手术时出血及肿瘤边缘因手术而发生种植转移危险,从而提高手术切除率及保肢率。适用于血供丰富的原发骨肉瘤和软组织肉瘤及单发性骨转移瘤。

(五)生物调节治疗

近年来,对 I-MTP-PE(微脂粒包裹的戊基三肽磷脂酰乙胺醇)治疗骨肉瘤肺转移的研究引起了人们的重视。MTP-PE 包裹多层微脂粒形成 I-MTP-PE,经静脉注射后,能选择性作用于肺部巨噬细胞及单核细胞,使其激活,原因可能与一系列细胞因子,如 IL-1α、IL-1β、IL-6、IL-8、TNF(肿瘤坏死因子)、MCAFC(单核细胞趋化活化因子)有关,既可增加此类活性细胞对肿瘤细胞的黏附作用,又可减少其漏入血液循环减轻其不良反应。Ⅱ期临床实验用 I-MTP-PE 对骨肉瘤肺转移患者进行实验治疗,肿瘤复发时间明显延长,与化疗药合用无干扰作用,近年研究表明,骨肉瘤增生活性与系列生长因子有关,如胰岛素样生长因子(IGF)、转化因子。IGFI 对骨肉瘤细胞具有有丝分裂原活性,在骨肉瘤细胞表面有 IGF-IR 表达,用针对 IGF-IR 的单克隆抗体或反义寡核苷酸能封闭这些受体,从而抑制细胞株体外生长,有可能成为骨肉瘤治疗的新途径。

(六)免疫治疗

骨肉瘤免疫治疗成为手术、放疗、化疗以外的肿瘤第 4 种治疗模式,主要有:①非特异性免疫治疗。②特异性免疫治疗。③过继免疫治疗。④免疫导向疗法。非特异性免疫治疗有干扰素(IFN)、白介素-2(IL-2)、肿瘤坏死因子(TNF)等。Southam 用灭活的自体瘤苗对骨肉瘤患者进行特异性免疫治疗,发现肿瘤转移比对照组晚。免疫活性细胞的过继免疫治疗引人注目,肿瘤浸润淋巴细胞(TIL)的抗肿瘤活性较淋巴因子激活的杀伤细胞(LAK)强 50~100 倍。有研究表明,骨肉瘤特异诱导细胞毒 T 淋巴细胞(OSS-CTL)比 TIL 有更强的抗肿瘤活性,是一种新的高效免疫效应细胞。骨肉瘤单克隆抗体携带抗肿瘤药细胞因子、放射性核素的免疫导向疗法,在体外研究、动物实验及临床研究中均取得一定成果。近年来研究表明,实体瘤生长、转移都依赖于肿瘤血管生长,抑制肿瘤血管生长可抑制肿瘤。血管生成贯穿肿瘤生长、转移过程的始终。肿瘤血管生长与肿瘤血管生成因子有关,以血管内皮生成因子(VEGF)最重要。因此,可制备 VEGF 及其受体胎肝激酶(KDR)的抑制剂,或阻断 VEGF 对受体的作用,或降低 KDR 对 VEGF 的敏感性;通过敲除 VEGF 基因,借助细胞转染,可使肿瘤细胞不分泌 VEGF;将 VEGF 单抗与载体药物交联,进行肿瘤血管内皮细胞导向治疗,抑制肿瘤血管生长,抑制肿瘤抗血管生成技术正逐渐被用于骨肉瘤免疫治疗。

(七)基因治疗

随着基因治疗研究日新月异,骨肉瘤基因治疗迅速发展。人们已在实验中成功导入抑癌基因,如 $p53$ 和 Rb 基因使肿瘤细胞发生逆转。基因治疗另一手段是应用自杀基因,目前最常用带Ⅰ型单纯疱疹病毒胸腺嘧啶激酶(HSVI-TK)的基因,以重组腺病毒(Ad)、逆转录病毒载体或非病毒载体介导,直接注入肿瘤组织或全身运用,继而用其底物丙氧鸟苷(GCV)对肿瘤细胞进行杀伤:HSVI-TK/GCV 基因治疗系统能选择性杀死 HSVI-TK 阳性细胞,尤其是快速增生细胞,并出现旁观者效应(静止正常骨组织不良反应小),避免了全身化疗药物毒副作用,适用于对化疗不敏感或不能化疗的骨肉瘤患者。旁观者效应也加强了该系统杀伤肿瘤细胞效果,可有效治疗局部骨肉瘤或骨肉瘤转移灶。总之,骨肉瘤的治疗研究已取得较显著成果。通过积极合理化疗,80% 左右骨肉瘤患者肢体能保留,治愈率亦达 80%,但仍有 40% 左右患者在就诊或积极治疗过程中出现复发或转移,最终导致治疗失败。新药的开发、剂量强化、多药耐药性的克服、放疗增敏剂及生物调节、免疫、基因治疗为骨肉瘤提供了新的希望途径。

七、预后

肿瘤的部位距躯干越近,病死率越高。至于肿瘤的类型和血管丰富的程度与预后的关系则很难判断。患者对所患肿瘤的免疫反应也值得注意。有文献报道,因晚期肿瘤行截肢手术的患者,有的可长期存活,经放疗后局部不复发,肺部转移也奇迹般地消散。这可能与免疫反应有关,提示治疗后骨巨细胞瘤亡的肿瘤细胞起到了免疫作用。影响预后的因素关键在于就诊时间,手术前后的化疗和放疗。此外,还有瘤细胞的组织类型、肿瘤大小、手术前后血清碱性磷酸酶增加的变化,以及是否累及局部淋巴结等。

(王　蔚)

第二节　骨转移癌

一、概述

骨转移癌是指原发于某一器官的恶性肿瘤转移到骨骼所形成的继发肿瘤。骨转移癌是骨骼系统最常见的肿瘤。50% 左右的恶性肿瘤患者死后尸解发现有骨转移。骨转移癌最常见的原发肿瘤有乳腺癌、肺癌、前列腺癌、肾癌、甲状腺癌,其他有直肠癌、胰腺癌、胃癌、结肠癌、卵巢癌、恶性黑色素瘤等。转移部位以脊柱最为多见,其次为骨盆、肋骨和下肢长骨等。

二、诊断要点

(一)临床表现

1.局部疼痛

局部疼痛为最常见的症状。初期为间歇性疼痛,逐渐发展为持续痛,晚期可为剧痛。少数患者可无疼痛症状。

2.病理性骨折

病理性骨折可为骨转移癌的首发症状或在病程中发生,约 8% 的癌症患者可伴有病理性骨折。

3.脊髓压迫症

早期可仅表现为背痛,随着病变的加重,可出现局部肢体感觉障碍、肌肉乏力以至肢体瘫痪、尿潴留、便秘等症状。

4.高血钙症

高血钙症少见。可出现恶心、呕吐、腹泻、肾功能衰竭等症状,严重者可致死。

5.病史

仅 1/3 左右患者有原发肿瘤的病史。

(二)影像学检查

1.X 线片

X 线片是骨转移癌的最基本的检查手段,但敏感性低。骨转移癌的 X 线片表现有 3 种类型:溶骨性、成骨性和混合性,其中以溶骨性改变最为多见。

2.放射性核素骨扫描(ECT)

ECT 是早期发现骨转移癌的最好方法之一,可比常规 X 线片检查提早 3~6 个月发现病灶,且一次扫描可了解全身骨骼的情况。ECT 可作为诊断骨转移癌的常规方法,但存在假阳性和假阴性。

3.CT

在判断骨质破坏方面,CT 优于 X 线片。通过骨窗增强扫描能评估骨质破坏程度、范围、软组织肿块的范围及其与相邻血管的关系。

4.MRI

优于 CT、X 线片,不仅可提供病灶周围软组织及三维解剖情况,而且可了解骨髓腔浸润情况。MRI 是诊断脊柱转移癌最敏感和特异的检查手段,对整个脊柱的矢状位成像可以显示骨、硬膜外,以及椎旁肿瘤,了解脊髓受压的范围和程度。

5.PET/CT

对原发灶不明的骨病变有很大诊断价值,既可从分子代谢水平发现异常病变,又可明确解剖部位,有助于了解病变范围和原发灶。但费用昂贵,且临床应用时间不长,有待进一步评价。

(三)实验检查

检查血红细胞和血小板计数,了解贫血和骨髓抑制情况;检查血钙、磷、碱性磷酸酶,了解骨质的代谢水平,以及发现高钙血症;检查生化、电解质、肝功能和红细胞沉降反应了解全身情况;甲状旁腺激素测定,可评价骨代谢性疾病;疑似多发性骨髓瘤,可行血、尿免疫球蛋白和骨髓检查;原发肿瘤不明者,可行有关肿瘤标志物检查。

(四)病理检查

对以骨转移为首发且未发现原发灶或原发灶未能明确病理诊断者,原则上应通过活检明确病理诊断。活检应遵循肌肉骨骼系统肿瘤的活检原则,一般采用穿刺针或活检枪抽取肿瘤组织,偶尔切开活检。

三、预后因素

原发肿瘤是决定骨转移癌预后最重要的因素。某些类型的肿瘤,即使发生骨转移,仍然可能有较长的自然生存期,如乳腺癌、前列腺癌、肾癌、甲状腺癌;而如非小细胞肺癌等,一旦发生骨转移,提示预后较差。此外,转移癌的数量、部位、伴随病的有无,以及能否规范合理治疗等,也是影响预后的重要因素。

四、治疗

(一)治疗前评估

(1)详细询问病史及全面的体格检查,对患者的一般状况及预期寿命做出初步判断。

(2)明确患者转移病灶的数量、部位及其对生活质量的影响程度。

(3)明确原发肿瘤的诊治情况,对治疗是否敏感,了解原发肿瘤的预后,评估生存期。

(4)明确病理诊断。

(二)治疗原则

应遵循综合治疗的原则。在决定治疗方案前,必须慎重考虑患者的全身状况、肿瘤的类型和生物学行为、预期寿命和现有治疗手段的效果,以及患者本人的要求等,合理地选用各种治疗手段,以提高患者的生活质量、延长生命为治疗目标。

(三)治疗方法及评价

1.放射治疗

放疗对骨转移癌尤其脊柱转移癌有肯定的姑息性疗效。一些对放射线中度敏感的肿瘤,如肺癌、乳腺癌、骨髓瘤、淋巴瘤等椎体转移,放疗可迅速改善症状和神经功能。即使对放疗不敏感的肾癌和黑色素瘤,放疗对改善脊髓压迫症也有较好疗效。标准放疗方法:每天 300 cGy,总剂量为 3 000 cGy。

2.手术治疗

对孤立性骨转移可行手术切除。固定术用于治疗已发生病理性骨折的患者,也用于预防性治疗某些有病理性骨折危险的骨转移患者。病理性骨折处骨转移癌病灶的手术切除,具有局部辅助治疗作用,并有活检价值。对脊柱转移癌,手术治疗仅适用于原发灶不明的肿瘤侵犯椎体和/或脊髓,或曾接受过放疗而局部复发,或对放疗抗拒的肿瘤,或椎体破坏致使骨碎片压迫脊髓的病例。由于骨转移癌一般提示病情已届晚期,且手术存在并发症等风险,因此宜严格掌握适应证。

3.双膦酸盐

双膦酸盐可抑制破骨细胞活性而对病理性骨溶解起阻断作用,并可有效地抑制高钙血症。常用唑来膦酸,每次4 mg,静脉滴注,3~4 周 1 次;或帕米膦酸 30 mg,静脉滴注,1 次/天,连续3 天,4 周为 1 个疗程。

4.针对原发肿瘤治疗

根据原发肿瘤的病理类型,选择相应的化疗和内分泌治疗方案。化疗对乳腺癌、小细胞肺癌、淋巴瘤和生殖细胞肿瘤等所致的骨转移等较敏感,而内分泌治疗对前列腺癌、乳腺癌等所致的骨转移有效。

5.同位素内照射

适用于晚期广泛性骨转移,常用^{153}Sm或^{89}Sr。

(王　蔚)

第三节　软组织肉瘤

软组织肉瘤是指发生于间叶组织的恶性肿瘤,常发于纤维组织、滑膜、脂肪、血管、平滑肌及横纹肌等组织。可按其组织来源分类,并在其后加上"肉瘤"以表明其性质(如脂肪肉瘤),对某些分化程度差的软组织肉瘤,不能辨别其起源的软组织,则按其细胞形态命名,如圆形细胞肉瘤等。难于按一般标准命名的则沿用习惯名称,如 Kaposi 肉瘤、颗粒性肌母细胞瘤等。由于软组织肉瘤组织来源较杂,多数恶性程度高,预后较差,近十几年来治疗方法的改进,使软组织肉瘤的生存率有所提高。

一、流行病学

软组织肉瘤的发病相对少见,据中山医科大学肿瘤医院的统计资料显示,软组织肉瘤仅占全部恶性肿瘤的1%左右。在儿童期软组织肉瘤的发病次于白血病、脑肿瘤和淋巴瘤,居第四位。在软组织肉瘤中最常见的是纤维肉瘤、滑膜肉瘤、横纹肌肉瘤、脂肪肉瘤、平滑肌肉瘤和间皮肉瘤等。在儿童期,国内外的资料均认为横纹肌肉瘤的发病率最高,其次是纤维肉瘤。

二、病因

根据目前对软组织肿瘤的认识,对其致病因素都认为不是单一的。虽然通过动物实验证明了某种因素确能诱发软组织肿瘤,但在临床上却难以解释单一因素会促使软组织发生肿瘤。因此软组织肿瘤的致病原因仍不甚了解,但与下列因素关系密切。

(一)化学因素

流行病学调查发现,长期接触某些化学物质,如氯乙烯、二乙基己烯雌酚、聚集氯乙烯醇等,其人群中软组织肉瘤的发生率远高于普通人群。

(二)病毒因素

动物实验表明,将多瘤病毒注射到新生的小鼠、大鼠、仓鼠、豚鼠和兔子等动物,可诱发多部位的肉瘤。非洲儿童中多发性出血性肉瘤(Kaposi 肉瘤)的发生亦与某些病毒的感染有密切的关系。

(三)物理因素

在新英格兰、英格兰和南非,有石棉接触史者70%患间皮瘤。在 Ruiffie 收集的一组皮肤软组织及骨肿瘤和胸膜间皮瘤病例中,有石棉接触史者占44%。

(四)其他因素

放射损伤会诱导肉瘤的发生,如放射后纤维瘤病;遗传因素见于某些特殊肿瘤,如神经纤维瘤病。

三、病理

软组织肉瘤的组织学一般分为3级:Ⅰ级,高分化,低度恶性;Ⅱ级,中分化,中度恶性;Ⅲ级,低分化,高度恶性。这种分级与预后有一定关系。近年来有学者主张,以坏死的有无和范围作为分级的主要指标,这种分级法与肿瘤的复发和转移有很明显的关系。即Ⅰ级:肿瘤细胞分化好,无多形性;Ⅱ级:有轻微坏死;Ⅲ级:中等程度或明显坏死。

软组织肉瘤除有明显浸润性生长倾向,向周围组织浸润外,血道播散是其转移的主要途径,常见的转移部位为肺、肝等,而转移至骨、脑者较少见。淋巴道转移虽不多见,但常见于组织学分级高的软组织肉瘤,如胚胎性横纹肌肉瘤、恶性纤维组织细胞等。

四、临床表现

软组织肿瘤可发生于全身各部位的软组织内,其中下肢占40%,躯干和腹膜后占30%,上肢和头颈各占15%,由于类型的不同和发生部位的不同,决定了各自的特点,从而产生了一系列不同的临床表现。仅就其共有的一些特点概述如下。

(一)肿块

患者常以无痛性肿块就诊,可持续数月或一年以上。肿块大、小不等恶性肿瘤生长较快,体积较大。恶性肿瘤的直径多大于5 cm。生长较速并位于深层组织的肿瘤边界多不清晰。

(二)疼痛

高分级肉瘤因生长较快,常伴有钝痛。如果肿瘤累及邻近神经则疼痛为首要症状。肉瘤出现疼痛常预后不佳。Shiu于1989年强调,保肢成功的病例仅27%出现疼痛,而施行截肢手术组疼痛则高达50%。

(三)硬度

肉瘤中纤维、平滑肌成分较多者则质地较硬,而血管、淋巴管及脂肪成分较多者则质地较软。

(四)部位

纤维源性肿瘤多发于皮下组织;脂肪源性肿瘤多发生于臀部、下肢及腹膜后;间皮瘤多发生于胸、腹腔;平滑肌源性肿瘤多发生于腹腔及躯干部。滑膜肉瘤则易发生于关节附近及筋膜等处。

(五)活动度

良性及低度恶性肿瘤,生长部位常表浅,活动度较大。生长部位较深或周围组织浸润的肿瘤,其活动度较小。腹膜后肿瘤因解剖关系多为固定型。

(六)温度

软组织肉瘤的血供丰富,新陈代谢旺盛,局部温度可高于周围正常组织。良性肿瘤局部温度正常。

(七)区域淋巴结

软组织肉瘤可沿淋巴道转移。滑膜肉瘤、横纹肌肉瘤常有区域淋巴结肿大,有时融合成团。

五、诊断

(一)诊断要点

1.全身性症状

患者在几周或几个月的时间后才觉察到无痛性进行性增大的肿块,发热、体重下降及一般的不适等全身性症状则少见。

2.肿瘤引起的综合征

肿瘤引起的综合征临床上较少发生,如低血糖症,常伴发于纤维肉瘤。

3.X线摄片检查

X线摄片有助于进一步了解软组织肿瘤的范围、透明度,以及其与邻近骨质的关系。如边界清晰,常提示为良性肿瘤;如边界清楚并见有钙化,则提示为高度恶性肉瘤,该情况多发生于滑膜肉瘤、横纹肌肉瘤等。

4.超声显像检查

该法可检查肿瘤的体积范围、包膜边界和瘤体内部肿瘤组织的回声,从而区别良性还是恶性。恶性者体大而边界不清,回声模糊,如横纹肌肉瘤、滑膜肌肉瘤、恶性纤维组织细胞瘤等。超声检查还能引导做深部肿瘤的针刺吸取细胞学检查。该检查方法确是一种经济、方便而又无损于人体的好方法。

5.CT检查

由于CT具有对软组织肿瘤的密度分辨力和空间分辨力的特点,用来诊断软组织肿瘤也是近年常用的一种方法。

6.MRI检查

用它诊断软组织肿瘤可以弥补X线、CT的不足,它从纵切面把各种组织的层次同肿瘤的全部范围显示出来,对于腹膜后软组织肿瘤、盆腔向臀部或大腿根部伸展的肿瘤、腘窝部的肿瘤,以及肿瘤对骨质或骨髓侵袭程度的图像更为清晰,是制订治疗计划的很好依据。

7.病理学检查

(1)细胞学检查:是一种简单、快速、准确的病理学检查方法。最适用于以下几种情况:①已破溃的软组织肿瘤,用涂片或刮片的采集方法取得细胞,镜检确诊。②软组织肉瘤引起的胸腹水,必须用刚取到的新鲜标本,立即离心沉淀浓集,然后涂片。③穿刺涂片检查适用于瘤体较大、较深而又拟做放疗或化疗的肿瘤,也适用于转移病灶及复发病灶。

(2)钳取活检:软组织肿瘤已破溃,细胞学涂片又不能确诊时,可做钳取活检。

(3)切取活检:多在手术中采取此法。如较大的肢体肿瘤,需截肢时,在截肢前做切取活检,以便得到确切的病理诊断。肿瘤位于胸、腹或腹膜后时,不能彻底切除,可做切取活检,确诊后采用放疗或化疗。

(4)切除活检:适用体积较小的软组织肿瘤,可连同肿瘤周围部分正常组织整块切除送病理检查。

(二)分期

软组织肉瘤的分期需要结合临床和病理组织学两方面的资料,肿瘤的大小和肿瘤的分化程度决定分期。软组织肉瘤属于在分期、预后判断和决定治疗中主要是依据组织病理学分级的极少数肿瘤之一。

1.软组织肉瘤的 TNM 分类(AJCC,第六版)

(1)T——原发肿瘤

T_X:原发肿瘤无法评估。

T_0:无原发肿瘤的证据。

T_1:肿瘤最大径不超过 5 cm。

T_{1a}:浅表肿瘤。

T_{1b}:深部肿瘤。

T_2:肿瘤最大径大于 5 cm。

T_{2a}:浅表肿瘤。

T_{2b}:深部肿瘤。

注:浅表肿瘤位于浅筋膜表面而没有侵犯筋膜;深部肿瘤是位于浅筋膜者或是穿过深筋膜,或者虽然浅表但位于深筋膜之下。腹膜后、纵隔和骨盆的肿瘤为深部肿瘤。

(2)N——区域淋巴结

N_X:区域淋巴结无法评估。

N_0:无区域淋巴转移。

N_1^*:有区域淋巴结转移。

注:* 存在淋巴结转移(N_1)被认为是Ⅳ期。

(3)M——远处转移

M_X:远处转移无法评估。

M_0:无远处转移。

M_1:有远处转移。

2.组织病理学分级(G)

G_X:不能估计组织病理学分级。

G_1:高分化。

G_2:中分化。

G_3:低分化。

G_4:低分化或未分化(只在四级分级系统)。

3.软组织肉瘤的分期

Ⅰ:$T_{1a、1b、2a、2b}N_0M_0G_{1,2}G_1$ 低级。

Ⅱ:$T_{1a、1b、2a}N_0M_0G_{3,4}G_{2,3}$ 高级。

Ⅲ:$T_{2b}N_0M_0G_{3,4}G_{2,3}$ 高级。

Ⅳ:任何 T,N_1M_0,任何 G 分级,任何 G 高级或低级。

任何 T,N_0M_1,任何 G 分级,任何 G 高级或低级。

六、治疗

(一)治疗原则

软组织肉瘤的治疗效果除取决于早期发现和早期治疗外,关键在于首次治疗的合理性。其局部治疗的总原则为,最大限度地消除肿瘤,最大限度地保存机体的功能。手术切除、放射治疗、动脉内化疗、全身化疗,以及这些治疗方法的综合运用是治疗软组织肉瘤的主要方法。究竟以哪种治疗方法为主应根据组织病理学情况做具体分析。方法选择如下所述。

（1）高分化且肿瘤直径小于 5 cm 的肉瘤：应以广泛切除为主要治疗手段，但当肿瘤≥5 cm 时应结合术中所见，一旦可疑残留需辅助放疗和/或化疗。

（2）低分化的肉瘤。治疗方式为：①肿瘤直径小于 5 cm 的应广泛切除＋放疗＋化疗。②肿瘤直径不小于 5 cm 的采用放疗＋热疗＋手术＋化疗。

（3）肿瘤累及血管、神经干：应尽可能保存肢体，采取介入化疗＋热疗＋手术＋放疗的方法。

（4）截肢：只在各种综合治疗无效时才考虑实施。

（5）部位、组织学类型特殊：应以减轻症状为目的病例可优先考虑非手术治疗。

（6）远处孤立转移灶：经系统治疗并观察 6 个月以上、病情稳定者，可考虑手术切除。

（二）放射治疗

1.放疗应用原则

传统观点认为软组织肉瘤具有抗放射性因而对放疗不敏感。但近几十年来，对软组织肉瘤的生长与发展规律有了进一步认识。目前软组织肉瘤的治疗方式，可采用较为保守性手术，合理、适当切除原发肿瘤及其周围组织；然后采用根治性的放射治疗，在较大范围内杀灭原发病灶周围的亚临床病灶，使患者避免因扩大手术范围而造成的功能障碍，既达到根治局部肿瘤又能保存肢体的目的。目前常用的放射治疗方式有术前放疗、术后补充放疗、组织间质插入后装放射治疗及姑息性放疗。

2.术前放疗

适用于瘤体较大的病例。可使瘤细胞活力减弱，减少手术中的种植及远处播散的危险，并可使瘤体缩小，使肿瘤与正常组织间出现反应区，便于术中分离，增加手术切除度。Suit 等报道术前放疗 200 例，50～60 Gy，每次 1.8～2.0 Gy，2～3 周后手术。其局控率较对照组显著提高，可达 67%～89%。

术前放疗也有一定缺点，比如切口愈合受到影响，术前放疗再经手术后再补充放疗，二次放疗间隔时间长，疗效有一定影响。

3.术后放疗

术后放疗是最广泛应用的一种放疗和手术联合的方式，应在术后 10～20 天开始，适于肿瘤较小者，并在术后明确病理诊断情况下制订方案，同时放疗集中在一段时间进行保证剂量。术后放疗的优点是能确切的了解肿瘤的病理类型、恶性程度、侵犯范围及手术情况，为制订放射治疗方案提供了依据。术后放疗的缺点是由于手术操作致使放射范围增大，照射部位血供受手术影响，乏氧程度增加，影响放疗的敏感性。

放射治疗范围随肿瘤部位、恶性程度、大小等来决定。在肢体病变中，对 $G_{2\sim3}$ 小于 5 cm 肿瘤应包括瘤外 5 cm 的区域或整个手术范围；对 $G_{2\sim3}$ 大于 5 cm 肿瘤，应扩大到瘤床外 7 cm 范围。采用 ^{60}Co 或 6 MV X 线。先设两相对平行大野，50～55 Gy/（5～6）w，然后针对肿瘤床缩野，根据肿瘤不同深度，选用适当能量电子束照射，10～15 Gy/（1～2）w。总剂量 G_1 级 60 Gy/6 w，$G_{2\sim3}$ 级 63～65 Gy/7 w。

目前肉瘤的治疗应采用以手术、化疗、放射为主的综合治疗方案进行。其具体应用模式应根据不同病例，进行个体化治疗。

（三）化学治疗

化疗在软组织肿瘤治疗中的作用日益受到重视。特别对一些晚期病例，化疗发挥了很大的作用。IFO 和 ADM 单药治疗软组织肉瘤较其他药效果好,有效率为 30% 和 26%,因此联合化疗方案多以 IFO 和 ADM 为主。联合化疗优于单一用药。目前认为 IFO＋DTIC＋ADM 或 EPI 可作为治疗软组织肉瘤的首选方案。IFO 与 DDP、IFO 与 VP-16 合用也有报道,但不优于上述结果。常用化疗方案如下。

1.AD 方案

ADM $25～40$ mg/m^2,静脉注射,每 3 周 1 次;DTIC $200～400$ mg/m^2,静脉滴注,每 3 周连用3～5 天;6～9 周为 1 个疗程。

2.CVAD 方案

CTX $600～800$ mg/m^2,静脉注射,每周 1 次;VCR 1 mg/m^2,静脉冲入,每周 1 次;ADM $25～40$ mg/m^2,静脉注射,每 3 周 1 次;DTIC $200～400$ mg/m^2,静脉滴注,每 3 周连用 3～5 天;6～9 周为 1 个疗程。

3.AI 方案

ADM 30 mg/m^2,静脉注射,第 1、第 2 天;IFO 3.75 g/m^2,静脉滴注 4 小时,第 1 天、第 2 天;Mesna 750 mg/m^2,每天 3 次(于 IFO 用药后 0、4、8 小时)第 1 天、第 2 天;21 天为 1 周期。

七、预后

影响预后的因素很多,有些尚不十分明了,已知有关的因素有以下几种。

(1)早期发现、早期诊断及早期治疗对软组织肿瘤和其他系统肿瘤具有同等重要意义。应该提高对病程长、生长慢、症状轻的软组织肿块的警惕性。尽早予以各种检查,必要时施行病理检查,明确诊断,及时给予适当治疗。

(2)肿瘤的性质、部位、转移及分期分级,对正确的评价预后,进行适当的治疗很重要。

(3)肿瘤所在部位与预后的关系方面,据观察,位于表浅皮肤、皮下组织的肿瘤的预后比深在的肿瘤的预后好;位于四肢的肿瘤其解剖条件比其他部位好。

(4)采用的手术方法和预后的关系,曾有统计,对纤维肉瘤施行局部切除术的 5 年生存率为 30%,而根治性切除术的 5 年生存率则为 78%。

(5)手术治疗与辅助化疗、放疗同时进行,可提高疗效。

(6)组织学表现与预后的关系:①分化良好与分化不良的低度及高度恶性肿瘤的预后不同,如分化良好的隆突性皮肤纤维肉瘤虽然有复发,但是预后良好。②不同组织分型与预后的关系,如四肢脂肪肉瘤中,分化良好的脂肪肉瘤的 5 年生存率为 100%,黏液样型为 58%,脂肪母细胞性为 40%,多形性为 56%。

(王 蔚)

第四节 尤 文 肉 瘤

尤文肉瘤因由 Ewing 首先报道而得名。最初发现本病发生于长骨骨干,X 射线照片未见骨的增生,仅显示骨结构破坏,当时认为该病源于原始内皮细胞,且恶性度高,预后不良。多年来经众多学者的不断观察研究,对本病的组织学来源、临床及病理学、生物学特点,以及治疗反应及预后均有更深入的了解和提高。

一、流行病学

本病虽可发生于各年龄组,但好发于 5～20 岁青少年,而 5 岁以下及 30 岁以上少见。占儿童肿瘤仅 1%左右,而占儿童骨肿瘤约 20%。男性患者多于女性(2∶1),白种人发生率高于其他人种,我国本病发生率较低。

二、病因

本病病因未明。虽少数可伴泌尿生殖系统或骨的先天畸形,但未发现存在遗传现象,至 20 世纪 80 年代后期,Cavazzana 等在实验研究中发现了 Ewing′s 肉瘤细胞有特征性 11 和 22 号染色体移位 T(11;12),随后又发现可有 T(21;22)(Q21;Q12)这种移位与早先在神经外皮瘤瘤细胞中所见相同,根据这种特征性分子生物学表现,现普遍认为这两种肿瘤同样来源于神经外皮细胞,故现有主张把尤文肉瘤、神经外皮瘤和 Askins 瘤三者统称为尤文肿瘤(ET)。

三、临床表现

尤文瘤发生部位广泛,主要发生于长骨干骺端和扁骨,亦偶见发生于软组织。常见发生部位依次为骨盆、骶骨、腓骨、胫骨,而其他如肱骨、胸骨、锁骨、肋骨较少见。患者早期因病灶较小而无症状。最常见症状为局部胀痛,但全身症状较少,随病情进展,疼痛加重并出现局部肿块、肿胀以致活动受限制,发生转移之后则可出现渐进性发热,进行性贫血、疲倦和消瘦,实验室检查可有白细胞增多,核左移,血沉加快。结合全身症状而可致误诊为骨髓炎,个别患者因存在瘤内出血、坏死致局部及全身症状更明显。

但不同病例病情进展差别可较大,从出现症状至就诊可相距几天至几年不等。就诊时已有转移可见 5%～50%的患者。不管初诊或治疗后肿瘤转移均以肺转移最常见,其次,好发转移部位为骨和骨髓。但淋巴结转移则少见及较晚发生,纵隔和腹后转移亦相对少见,病程中中枢神经系统转移在 2%以下,但椎旁转移则相对多见,并可因肿瘤压迫或侵犯脊髓而出现截瘫。通常新病灶发展较快,有人对肺转移详细观察及测量后计出肿瘤倍增时间为 4～78 天。

四、诊断和鉴别诊断

(一)临床怀疑患本病需做下列诊断性检查

(1)详细和全面体检,明确病灶部位及范围。

(2)患处 X 射线照片,根据初步结果再决定行 CT 或 ECT 扫描检查以便更准确了解病灶范围、大小,根据胸部 X 射线照片或 CT 扫描、腹部 B 超以排除有否转移灶存在。

(3)实验室检查包括血常规、肝肾功能、血沉、血 LDN 等,须与神经母细胞瘤鉴别时可检查尿 VMA 和 HVA 等,骨髓穿刺涂片亦有诊断及鉴别诊断的肯定价值。

(4)活组织检查:为确诊常须做此项检查,但活检时特别要求取材要准确,避免只取坏死组织,要有充分材料以供病理、免疫组化及分子生物学检查之需。

(二)鉴别诊断

本病必须与急性骨髓炎、骨先天性结构不良性畸形,其他骨恶性肿瘤包括骨原性肉瘤,骨原发性淋巴瘤,小细胞骨肉瘤,中胚层软骨肉瘤和转移性神经母细胞瘤等相鉴别。上述肿瘤多数与尤文肉瘤同属小圆细胞肉瘤。有时鉴别可能不易。一般而言,骨肉瘤在组织学上可有典型成骨病灶,常见发生于长骨骨端。与本病多见于骨骺端和扁骨不同。神经母细胞瘤主要原发于腹腔,可较早出现多发性骨转移,此外还有尿液儿茶酚胺分解产物(VMA、HVA)及癌基因($N\text{-}myc$)检测可供鉴别。骨原性神经外皮瘤临床表现与本病近似常需靠电镜及免疫细胞化学等检查才能鉴别;骨原发淋巴瘤多为非霍奇金淋巴瘤,可以根据组织细胞形态、免疫组织化学检查鉴别,必要时需做基因重排分析。

五、治疗

治疗的目标是既要控制局部病灶,又要尽可能保存患侧肢体的功能,在以外科手术为主要治疗手段的时代,患者长期生存仅 15%～20%。而从应用多学科综合治疗之后,长期生存率已超过 50%,因此综合治疗已成普遍使用的治疗策略。本病目前尚无统一的分期标准,临床一般分局限期和广泛期,并根据病灶的部位大小作为治疗方法及强度的根据。

对局限期,病灶直径小于 5 cm 者,一般采用外科手术清除原发病灶,随后给予辅助化疗和/或放疗,如病灶较大者,以及非肢体原发、手术难于应用时则先给予联合化疗,肿瘤缓解后再手术和/或放疗。已有转移的病例,一般确诊后先予化疗,根据疗效再对不同部位病灶分别采取相应治疗措施。那些发生于肢体(尤其是远端者)的肿瘤,如瘤体大,化疗疗效欠佳,或治疗前肿瘤内部已有坏死、出血者,则宜尽早考虑采取截肢手术。

目前常用于治疗本病的药物有 CTX、ADR、Act-D、VP-16、VCR、DDP 和 Carboplatin,还有 IFO 和 DTIC。常用化疗方案有 VAC、VAAC、VAC-IVP。近期有学者报道应用 IFO 联合干扰素-α 或 β 在治疗动物(小鼠)移植性尤文肉瘤获良好疗效。

本病对放疗敏感,因此早已成为治疗的重要手段,为达到更好的疗效,减少复发率,放疗野及放疗剂量均要充分。

(王 蔚)

第十四章 肿瘤的中医治疗

第一节 鼻 咽 癌

鼻咽癌为原发于鼻咽部上皮细胞的恶性肿瘤,在中国较多见,居头颈部肿瘤发病率、病死率首位。临床表现为鼻塞、血涕、耳鸣耳聋、复视、头痛、面麻。EB病毒感染为鼻咽癌较确定的致病因素之一。

鼻咽癌的病证可按"颃颡岩""上石疽""控脑砂""失荣""恶核""鼻渊""鼻痔"等辨证论治。如《医宗金鉴》云:"鼻窍中时流色黄浊涕……若久而不愈,鼻中淋沥腥秽血水,头眩,必系虫蚀脑也,即名控脑砂"。《医宗金鉴》又云:"上石疽生于颈项旁,形如桃素李,皮色如常,坚硬如石,初小渐大,难消难溃,即溃难敛,疲顽之症也。"EB病毒属外感毒邪侵袭之病因认识的范畴。

一、生理特性

(一)吸清排浊,交通内外

鼻咽部属中医"颃颡"范畴,为咽的上部与鼻腔相通的部分,是人体与外界进行气体交换的必经通路。生理功能为通行气体,主司呼吸。《类经·卷二十一》释:"颃颡,即颈中之喉嗓,当咽喉之上,悬雍之后,张口可见者也。颡前有窍,息通于鼻。"

首先,颃颡为气体通行的必经通道,属肺之外窍,司属气分口鼻之功能,可升清阳,降浊阴。《灵枢·忧恚无言》云:"颃颡者,分气之所泄也……故人之鼻洞涕出不收者,颃颡不开,分气失也。"如其主气体升降功能失常,则见鼻塞、涕流。

其次,颃颡乃肝经循行所过,故喜疏泄条达而恶郁滞不畅。且其为通咽喉与鼻腔之要道,凡窍者以通为常,升清降浊、疏泄有度则气体津液运行通畅,若通道壅塞不通,痰湿聚集则易形成肿块。

结合西医认识,鼻咽部毗邻咽鼓管开口,颃颡有护卫咽鼓管、防御邪毒之责。其受肺所宣发的卫气敷布,脾所化生精微之濡养,亦是肝经循属之地受其所养。若颃颡受邪或御邪功能失常,形成肿瘤,则会影响咽鼓管功能。如肿瘤生长在咽隐窝或咽鼓管圆枕区的鼻咽癌,由于肿瘤浸润,压迫咽鼓管咽口,会出现分泌性中耳炎的症状和体征,譬如耳鸣、听力下降等。

(二)位居阳卫,易感阳邪

头为诸阳之会,手、足六阳经脉经气汇聚之处,故颅额居于阳位,且其位于口鼻相通的孔窍处,易受风、暑、燥、火等六淫邪气侵袭。"风为阳邪,轻扬开泄,易袭阳位""暑性升散、性炎热""燥易伤肺""火性炎上"且"火为热之极"等特点,故风热邪毒等阳邪易侵犯颅额。

二、病机要素

鼻咽癌病位在鼻,感阳邪、化伏毒、伤正气以致鼻窍津枯失润不荣、痰毒胶结不通形成癌毒肿块,故病理要素以"津、瘀、毒"为要。

EB病毒为确定的鼻咽癌致病因素之一,感染人体后引发急性感染,见高热、咽痛、肝脾大等,当属中医阳邪。中医有"伏邪"之谓,"感六淫而不发病,过后方发者,总谓之伏邪;有初感治不得发,正气内伤,邪气内陷,暂时假愈,后仍作者,亦谓之伏邪;有已治愈,而未能除尽病根,遗邪内伏,后又复发,亦谓之伏邪。"且言明:邪伏前提条件为正气不足或邪伏于正虚之所,待时而发。EB病毒为潜伏性感染,在自稳机制低下时启动致癌基因,诱发鼻咽上皮癌变,这一机制与中医"伏邪"致病认识极为相似。

本病寒热病性与病程发展密切相关。鼻咽癌生长迅速,易于流窜,符合阳主动,"阴静阳燥"的特点,故其属性当为热胜。初期以湿热为主,痰浊、瘀血、阳热伏毒结聚,表现为鼻塞、涕血、头痛、耳鸣耳聋等;放疗期见火热之邪杀伤癌毒邪气,耗伤人体阴液,上焦肺热阴亏,虚火内灼;中焦脾胃阴虚,燥热内结;下焦肾阴亏虚,相火上浮,表现为口鼻咽干燥、口腔溃疡、牙龈肿痛、小便短赤等;疾病后期正气内虚,伏邪未尽,则以虚热为主,见耳聋、口干、腰膝酸软等症。

颅额为肺之外窍,位处肝经循行之处,又受脾津滋润,是人体与外界气体通行的必经通道。肺体清虚,不能容纳丝毫异物;肝喜疏泄条达而恶郁滞,故颅额以通为常,润燥有度,阴平阳秘。鼻咽癌因肺之宣肃失司、肝升发疏泄无度,脾升清降浊失司起病。一方面气机升降失常、津液积聚,痰湿潴留,血行瘀滞日久颅额形成肿块,另一方面肺、脾、肾缺乏津液濡润而燥涩,则阴虚内热日甚。故鼻咽癌病性为燥湿相混。

初期起病多以正气内虚为基础,如《医宗必读》云:"积之成也,正气不足,而后邪气踞之。"肺经有热,劳倦内伤;肝阳郁久,恼怒不发,肝气郁结,气郁化火,炼津为痰,灼血为瘀,痰瘀互结,盘踞颅额;肝气横逆乘脾,脾气受损,中气内虚,营气生化无源,无以濡养,营络渐枯,加之热、痰、瘀胶结,发于颅额则为鼻咽癌。临床症见鼻塞、耳鸣、耳胀闷感、听力下降。如火热邪毒循经燔灼清窍,则见头痛;火毒灼伤肌膜脉络,肉腐脉损则见涕血,肿瘤表面呈溃疡型或菜花型。《外科正宗》云:"失荣者,先得后失,始富终贫,亦有虽居富美,其心或因六欲不遂,损伤中气,由忧思喜怒,郁火相凝,隧痰失道,停结而成。"

放疗期之放射线为热毒之邪,其用既能杀伤癌毒邪气,又能耗伤人体阴液,阴液耗损,病及肺、脾、肾:上焦肺热阴亏,虚火内灼;中焦脾阴不足,燥热内结;下焦肾阴亏虚,虚火上炎。临床表现为口鼻咽干燥,小便短赤,口腔溃疡,牙龈肿痛,舌红,苔黄,脉弦数等火热症状,也可见口干欲饮,气短,乏力,听力减退,发音困难,舌苔少或无苔,脉细等气血阴津亏损的症状。

后期鼻咽癌放、化疗治疗结束后多见肿瘤复发。这与中医"余毒未清"认识肿瘤复发的看法一致:因放疗热毒火热不及,潜伏于体内剩余的癌毒邪气,一旦遇到正气内虚之时,便鸱张生长,损脾伤肝,耗气伤津,导致鼻咽癌复发。

鼻咽癌病程发展、证型与西医手术、放化疗等干预措施密切相关。如手术治疗后,气血耗伤急剧;放射治疗期间,火热毒邪灼伤气阴;放疗后期肺肾气虚,阴津亏竭等证型;故结合中医证候演变规律,精准把握本病寒、热、燥、湿病性与脏腑病机,更加有助于临床辨病辨证。

三、立法组方

鼻咽癌发病,以肺虚无以布津、肝郁化火灼津、脾滞升清无力以致津凝成痰、热灼络瘀,毒、痰、瘀胶结致鼻窍失津液润泽,局部形成癌毒肿块,导致鼻窍吸清排浊、交通内外功能失司。以鼻塞、涕中带血、耳闷堵感、听力下降、复视及头痛为主要症状。

本病病机为鼻窍津枯失润不荣、瘀毒胶结不通,病理要素为"津、瘀、毒",以"开郁宣肺升津,散瘀解毒通窍"为基本治法,贯穿整个治疗过程,但放疗期以泻火解毒、化瘀散结为主;后期多以益气养阴、调补脾肾为主。

(一)分期论治,以顾护津液为要

本病主病在肺,以肺津失布、鼻窍失濡为基本病机。疾病早期,证多属肝热上扰,挟痰夹湿化热,当泻肺肝郁火,解热毒,通鼻窍,兼行气活血,气行则津、血并行,以期津液得护,方用龙胆泻肝汤合苍耳子散。鼻咽癌接受放疗后,射线热邪性炎热,且较一般热毒更为峻烈,极易进一步加重气津的耗伤,则此时宜以清宣肺热,透热邪外出,润养肺阴,养阴益气以生津,津液得复则鼻窍得养,方用清燥救肺汤加减。如患者反复接受放疗,射线热邪反复侵袭,灼津为痰,热损肺络,再加火热内盛化毒,痰、瘀、毒闭肺,则宜清泄肺脏实热以解火热邪毒,化痰散结以通肺窍、宣肺气,方用清金化痰汤加减。患者在放疗结束后,津枯气虚,阴液大伤,无力行津以化痰,无力行气以消既成之癌瘤,则宜滋阴生津,方用沙参麦冬汤,或在此基础上合用消瘰丸以滋阴降火,化痰软坚,如《外科正宗》言其:"治失荣症坚硬如石,不热不红,渐肿渐大者。"

(二)润燥相济,勿过用苦寒

在鼻咽癌整体论治过程中,需要注意的是用药需润燥相济,以润为主,因鼻咽癌患者虽有患部肿块、痰涕黏着,但其本质以肺脾肾阴亏为所致虚热证候为主,故多用健脾渗湿类药物,健运脾气,避免苦燥伤阴,再合滋阴润养及化痰之品,则鼻窍之痰瘀得化,肺窍之热燥得润。如补土生金之参苓白术散加减。

鼻咽癌虽受火热放疗之毒邪,仍忌攻伐太过,或苦寒太甚,若用大剂寒凉,则冰伏其邪,湿热留恋。《张氏医通》认为:"设以攻坚解毒清火消痰为事,必至肿破流水,津复外渗,至此日进参芪,徒资淋沥。"鼻咽癌病处阳位,鼻窍吸清排浊,交通内外,故以通畅气机为要,《疡科心得集》则言"宜戒七情,适心志,更以养血气,解郁结之药,常常服之,庶可绵延岁月。"选方用药中应适当加入开达、直透或通下之品,宣畅气机,使得邪有去路。且本病易夹痰夹湿,治湿必先化气,化气必先宣肺,治上焦如羽,则用药以宣展肺气,开郁散结,调畅气血,散瘀通窍。治以健脾化湿,祛痰散结之二陈汤合香砂六君子汤,临证可酌加升清上浮之桔梗、葛根、升麻、黄芪载攻邪之品直达病所。

四、选方示例

(一)龙胆泻肝汤(《医方集解》)合苍耳子散(《济生方》)

1.组成

龙胆草 10 g,黄芩 12 g,栀子 10 g,木通 10 g,泽泻 15 g,车前子 12 g,生地黄 15 g,当归 10 g,柴胡 10 g,甘草 5 g,苍耳子 20 g,辛夷 20 g,白芷 20 g,薄荷 15 g。

2.用法

水煎服。

3.证象

头痛鼻塞,脓性血涕,耳聋耳肿,耳内流脓,口苦口干,心烦易怒,便干溲黄。舌苔黄或腻,舌质红,脉弦滑数。

4.证析

鼻咽癌属肝胆火旺,痰瘀互结者,证因鼻咽癌早期肝失疏泄,气郁化火,火热循肝胆经脉循行部位上犯,兼夹痰浊、瘀血为湿热,故可见口苦、易怒、舌红、苔黄、脉数等现象。此证偏于少阳三焦气分,头胀、耳肿、目肿皆为少阳三焦水湿阻滞之象,故属肝胆湿热;复加痰浊、瘀血上壅于头,则头胀头痛,昏眩,目赤肿痛,耳聋耳肿。

5.病机

肝经湿热。

6.治法

清肝泻火,除湿散结,行气活血。

7.方解

湿热见于肝经,自宜清泻肝火,利水渗湿,湿热一去则诸证自除。龙胆草能清肝胆实火而除下焦湿热,泻火除湿,两擅其功;黄芩、栀子协助清泻肝火;木通、泽泻、车前子协助龙胆草利水渗湿,使湿热从前阴出,五药为辅,与主药呈清热除湿之效。"木郁达之,火郁发之",故用柴胡发之达之。肝为藏血之脏,火郁须防损伤肝血,故佐生地黄、当归养血顾护其虚。诸药苦难下咽,故用甘草调中和药。药味多酒炒,又于清泻之中寓有疏散之意。苍耳子能使清阳上行巅顶,上行头面,宣散风邪,止痛散结。辛夷轻浮上达,亦散风邪。白芷、辛夷均辛香走窜,通利鼻窍,助苍耳子之力。薄荷疏散风热,宣畅肺气,清利头目。方中清中寓疏,降中寓升,泻中寓补,清气凉血,除湿散结。

8.临证化裁

头痛昏胀,加钩藤、牡蛎平肝潜阳。目赤肿痛,加桑叶、菊花疏散风热,千里光、连翘清热解毒。耳聋为湿热痹阻清窍,可加石菖蒲芳化湿浊,细辛辛通气机,开其壅闭。鼻阻加山甲、皂角刺、金银花、连翘、蒲公英之类增强解毒之功。脓涕带血加小蓟、白茅根清热凉血止血,涕味腥臭加鱼腥草清热消痈。

(二)清燥救肺汤(《医门法律》)

1.组成

冬桑叶 10 g,杏仁 10 g,枇杷叶(刷去毛)3 片,阿胶(烊化)6 g,麦门冬 6 g,胡麻仁(炒研)3 g,人参 10 g,甘草 3 g,石膏 15 g。

2.用法

水煎服,频频热服。

3.证象

鼻腔壅塞,涕带血迹,口鼻咽干燥、痰少黏白,小便短赤,气短乏力,纳差,听力减退,发音困难,苔少或无苔,脉细。

4.证析

鼻咽癌放疗期属阴虚燥热者,证因放疗初期,热邪入侵,内外热毒,交困结合,化火灼津,损伤正气,热毒伤阴耗气,放射热邪耗伤肺阴,肺津受灼,肺失清润,故见干咳少痰。射线为阳邪性燥,化热灼络,可见鼻腔壅塞,涕带血迹,鼻燥咽干,舌尖红少津,苔少或薄黄,脉细略数等。患者因正虚发病,再受阳热之邪侵扰,气血津耗伤,故见气短乏力,纳差,听力减退,发音困难,苔少或无苔,脉细等阴亏气虚之象。

5.病机

肺阴亏耗。

6.治法

清热养阴润肺。

7.方解

桑叶清宣燥热,养阴益气,杏仁、枇杷叶宣降肺气;石膏清解肺热,阿胶、麦冬、胡麻滋润肺阴,人参、甘草补益肺气。使得燥热得清,痹郁肺气宣降,损失津气得补。全方合用既能治肺中因热邪侵袭头面清窍之鼻燥咽干涕血,又能滋阴润燥而恢复肺中被燥邪耗伤之阴液。应用此方时常加生姜,以佐其凉的同时,取甘辛合用之义。甘以滋液,并补脾助肺,培土生金也。益气生津,脾气能化津,水合于正化。

8.临证化裁

鼻腔壅塞重者可加贝母、瓜蒌清热化痰散结;津亏血枯者可加地黄滋阴补血;心肝火旺,木火刑金,可加水牛角、羚羊角或牛黄清心肝之火。津伤严重者加麦冬、玉竹、百合以滋阴润肺;热象明显者加知母、石膏、虎杖、鱼腥草以清肺泄热。

(三)清金化痰汤(《医学统旨》)

1.组成

黄芩12 g,山栀12 g,知母15 g,瓜蒌仁15 g,贝母9 g,麦冬9 g,橘皮9 g,茯苓9 g,桔梗9 g,桑白皮15 g,甘草6 g。

2.用法

水煎服,一天三次,一天一剂。

3.证象

鼻咽部肿块粗糙,色淡红,表面有分泌物附着,颈部或可扪及恶核,鼻塞,涕多黏稠,涕中或带血丝,或感一侧耳胀闷堵塞感,或偏头痛头胀,口干鼻焮,或咳嗽痰黄稠。舌质红,苔黄腻,脉滑数。

4.证析

鼻咽癌放疗痰瘀气滞,肺热郁闭者,证因鼻咽癌放疗过程中,热邪入里化热,灼络成瘀,灼津为痰,痰热瘀血结聚鼻咽。热灼肌膜,故见鼻咽部肿块粗糙,色淡红,表面有分泌物附着;肺中痰热内蕴,则咳嗽痰黄;痰热蒙蔽清窍,则鼻塞、耳胀闷堵塞感、头痛;痰热灼伤鼻咽血脉致鼻涕中带血丝,颈部或可扪及恶核;舌脉均为肺经痰热之象。

5.病机

邪毒外袭,肺热痰凝。

6.治法

清肺解毒,化痰散结。

7.方解

方中以黄芩、栀子、瓜蒌仁、桑白皮为主清肺化痰;辅以麦冬、知母清热润肺;贝母、陈皮、桔梗理气化痰;茯苓益胃和中,甘草调和诸药。诸药合用,共奏清金利肺,除痰散结消癌之功效。

8.临证化裁

鼻塞涕多,可加辛夷、白芷通窍化痰;涕血者,可加白茅根、茜草以凉血止血。对于瘀血内停者,适当配以蜈蚣、全蝎、地鳖虫、地龙等以加强搜风通络之力,叶天士《临证指南医案》言:"用虫蚁者有四:以谓飞者升,走者降,灵动迅速,追拔沉混气血之邪。"其为活血化瘀之峻剂,用之,血无凝着,气可宣通,对防止局部照射野纤维化有着积极作用。

(四)和荣散坚丸(《外科正宗》)

1.组成

当归60 g,熟地60 g,茯神60 g,香附60 g,人参60 g,白术60 g,橘红60 g,贝母30 g,南星30 g,酸枣仁30 g,远志30 g,柏子仁30 g,丹皮30 g,芦荟24 g,角沉24 g,龙齿30 g(煅,无则用鹿角尖60 g)。

2.用法

上药为细末,炼蜜丸,梧桐子大,朱砂18 g,研细为衣。每服80丸,食后用合欢树根皮煎汤送下。

3.证象

鼻咽部肿块隆起,色红或淡红,或血丝缠绕,或附着脓血涕,颈部或可扪及恶核,兼有鼻塞涕血,耳鸣耳聋,头痛眩晕,形体消瘦,或有盗汗,五心烦热,腰膝酸软,溺黄便干等症。舌红或暗红,少苔或花剥苔,脉细数或细弱。

4.证析

鼻咽癌正虚邪滞,气阴亏虚者,概为鼻咽癌年老体虚,邪毒乘虚而入,久积而成癌肿,或张元素《活法机要》谓:"壮人无积,虚人则有之。脾胃怯弱,气血两衰,四时有感,皆能成积。"禀赋不足,素体肾虚,久积而成癌肿,故见鼻咽部肿块隆起,色红或淡红,或血丝缠绕,或附着脓血涕;气虚则清阳不升,不能滋养头目诸窍,故见耳鸣耳聋、头痛眩晕;气虚津亏,机体失于濡润滋养,则见形体消瘦;同时由于阴不制阳,则阳热之气相对偏旺而生内热,故见盗汗、溺黄便干;盗汗、五心烦热、腰膝酸软,舌脉均为肾阴虚之象。

5.病机

正虚邪滞,气阴亏虚。

6.治法

扶正祛邪,益气养阴。

7.方解

方中以八珍汤调补气血;陈皮、香附行气散结;天花粉、昆布、贝母、夏枯草清热祛痰,软坚散结;红花活血散瘀;升麻、桔梗载药上行。全方共奏调和营血,祛邪散结之功。

8.临证化裁

若阴血亏虚明显者,可加当归、鸡血藤、桑椹子以滋阴血;若气虚明显者则可加西洋参、黄芪、菟丝子以健脾益气。

(五)二陈汤(《太平惠民和剂局方》)合香砂六君子汤(《古今名医方论》)

1.组成

陈皮15 g,半夏15 g,茯苓20 g,炙甘草6 g,人参10 g,白术15 g,砂仁10 g,木香10 g。

2.用法

水煎服,一天三次,一天一剂。

3.证象

鼻咽肿物色淡,有分泌物附着,颈项有恶核,头重胀痛,鼻塞涕血,痰多胸闷,体倦嗜睡,或见心悸,恶心,纳差,大便稀溏。舌质淡暗或淡红,舌体胖或有齿痕,苔白或厚腻,脉细滑或弦。

4.证析

鼻咽癌痰浊结聚者,痰浊内停,结聚成形,阻塞脉络而成癌肿,故见鼻咽肿物色淡,有分泌物附着,颈项有恶核;痰浊蒙蔽清窍,清阳不升,故头重胀痛,鼻塞;脾失健运,痰浊内停,则痰多胸闷,体倦嗜睡,心悸,恶心;脾胃受损,则纳差,大便稀溏;舌脉均为痰湿之象。

5.病机

脾胃虚弱,痰浊结聚。

6.治法

健脾化湿,祛痰散结。

7.方解

二陈汤燥湿化痰,香砂六君子益气健脾,化痰和胃。方中半夏辛温,燥湿和脾,祛痰降逆;陈皮芳香行气醒脾,气行则水行,痰湿可化,助半夏运脾化湿;茯苓淡渗利湿;人参、木香、砂仁合用益气健脾。二方合用既可补益虚损之脾胃,又可燥湿化痰。

8.临证化裁

若头疼较剧者,可加辛夷花、全蝎、蜈蚣以通络止血;若口干口苦,便秘、溺黄明显者,可加大黄、青天葵、白茅根以通腑泄热;若疼痛剧,血瘀明显者,可选加三棱、莪术、桃仁、红花、土鳖虫、三七末以助活血通络止痛;肿块明显者,可加之石上柏、牛黄、山海螺以消肿散结。

(六)消瘰丸(《医学心悟》)合沙参麦冬汤(《温病条辨》)

1.组成

玄参(蒸)12 g,牡蛎 12 g,贝母 3 g,沙参 10 g,麦门冬 10 g,玉竹 10 g,天花粉 6 g,生扁豆5 g,生甘草3 g,冬桑叶 6 g。

2.用法

蜜丸,每次服 9 g,日服 2 次,温开水下。若作汤剂,用量为原方 1/10。

3.证象

鼻咽部黏膜充血、干燥,或有干痂、脓痰附着,颈部淋巴结肿大,口唇燥裂,鼻干少津,大便秘结,小便短少,舌红而干,少苔或无苔,脉细数。

4.证析

鼻咽癌属气亏阴伤者,因鼻咽癌放疗后,火热灼伤阴津,见鼻咽部黏膜充血、干燥口唇燥裂,鼻干少津,大便秘结,小便短少;阴虚火旺,津聚痰凝,见鼻咽部有干痂、脓痰附着,颈部淋巴结肿大。舌脉均为阴虚火旺之象。

5.病机

阴虚火旺,津灼痰凝。

6.治法

滋阴降火,化痰消积。

7.方解

玄参滋水涵木,润燥养筋,筋脉得养,瘰结可散;贝母化痰散结,牡蛎咸寒软坚。三药同用可滋阴降火,润燥养筋,化痰消积。沙参、麦门冬、玉竹、天花粉甘寒生津,扁豆、甘草和养胃气,配冬桑叶清宣上焦燥热。二方合用,清养肺胃,滋阴降火,化痰消积。

8.临证化裁

本方可在原方基础上加山海螺、猫爪草以增祛瘀消积之功。咽痛咽干加木蝴蝶、射干、天花粉;痰多加前胡、白芥子;气滞湿阻,纳差,苔厚腻者加枳壳、厚朴、半夏、陈皮;痰中带血丝加仙鹤草、白及;气虚不足加黄芪、太子参;大便干结加火麻仁、生大黄;气虚乏力,大便溏薄者加党参、白术、茯苓。

(七)参苓白术散(《太平惠民和剂局方》)

1.组成

莲子肉 500 g,薏苡仁 500 g,缩砂仁 500 g,桔梗 500 g,白扁豆 750 g,白茯苓 1 000 g,人参 1 000 g,甘草 1 000 g,白术 1 000 g,山药 1 000 g。

2.用法

若作汤剂,用量按上述比例酌减。

3.证象

鼻咽部黏膜肿大肥厚、鼻塞多涕,痰浊量多,口中黏腻不爽,饮食不化,胸脘痞闷,四肢乏力,形体消瘦,面色萎黄,舌淡苔白腻,脉虚缓。

4.证析

鼻咽癌证属脾虚痰浊内阻者,因鼻咽癌素有正虚,其主病在肺,癌毒内蕴失于宣降故鼻咽部黏膜肿大肥厚、鼻塞多涕。脾气亦伤,脾虚津液不行失于输布而致痰浊内阻,中焦失运,故痰浊量多,口中黏腻不爽,饮食不化,胸脘痞闷。脾虚气血生化乏源,机体失于润养,故四肢乏力,形体消瘦,面色萎黄。

5.病机

脾虚湿盛。

6.治法

补土生金。

7.方解

本方以四君子汤为主补鼻咽癌之正虚,并配以扁豆、薏苡仁、山药之甘淡,莲子之甘涩,砂仁辛温芳香醒脾,脾健湿渗而鼻咽癌之痰浊得化;陈皮、桔梗佐四君更能促中州运化,中焦得运,气血生化有源,配当归、白芍养阴和营,则补益癌病消耗所致虚损。诸药共用,健脾助运,湿浊自去,气血得生,虚损得补,则诸症自除。

8.临证化裁

鼻咽癌见鼻咽黏膜肿甚者,加胆南星、王不留行等化痰通络;鼻塞较甚者,酌加辛夷等通鼻窍;胸胁痞闷、嗳气食少者加防风、柴胡;腰膝酸软者加桑寄生、续断、怀牛膝补肝肾强筋骨;四肢乏力,形体消瘦较甚者,加黄芪、当归等补虚。

(八)麦味地黄丸(《医部全录》引《体仁汇编》)

1.组成

熟地黄 24 g,山萸肉 12 g,山药 12 g,泽泻 9 g,牡丹皮 9 g,茯苓 9 g,麦冬 15 g,五味子 15 g。

2.用法

上为细末,炼蜜为丸,如梧桐子大,每服三钱(9 g),空腹时用白汤送下。

3.证象

鼻干燥热,耳鸣头痛,失语,形体消瘦,腰膝酸软,潮热盗汗,舌红少苔,脉沉细数。

4.证析

鼻咽癌后期肺肾阴虚者,因患者接受放疗,易致体内热毒之邪过盛,损伤人体正气及阴血,从而导致机体阴阳失调,变生他症。邪气伤阴耗气,损伤机体津液,损害脾胃之功能,影响气血生化之源,致气阴两虚脾胃失调,久病及肾,肾精亏损,肾虚不能生髓,髓海不充,脑失所养,故见清窍昏蒙,耳鸣头痛,失语,形体消瘦,潮热盗汗等症。

5.病机

邪热留着,肺肾阴虚。

6.治法

滋补肺肾,养阴生津。

7.方解

麦味地黄丸原名八味地黄丸,方中用麦门冬、五味子以养阴生津,润肺补肾;熟地黄滋阴补肾、填精益髓;山茱萸补养肝肾,并能涩精,取"肝肾同源"之意;山药补益脾肾、亦能固肾,再加五味子上敛肺气、下滋肾阴,益气生精。泽泻利湿而泄肾浊,并能减熟地黄之滋腻;茯苓淡渗脾湿,并助山药健运、麦门冬益胃津,与泽泻共泄肾浊,助真阴得复其位;丹皮清泄湿热,并制山萸肉之温涩。其功能在六味地黄丸滋肾阴而清肺胃的基础上增加了养阴生津之功效。

8.临证化裁

阴阳两伤,腰膝酸软,两目昏花,畏寒肢冷者,加肉桂;虚火明显,潮热盗汗,五心烦热者加知母、黄柏、玄参,《本草纲目》言玄参:"走肺脏,退无根之浮游之火,散周身痰结热痈,逐颈项咽喉痹、瘰疬……";脾虚湿滞者加白术、砂仁以健脾和胃。

五、中成药应用释义

(一)鼻渊舒口服液

由苍耳子、辛夷、薄荷、白芷、黄芩、栀子、柴胡、细辛、川芎、黄芪、川木通、桔梗、茯苓组成。具有疏风散热,祛湿通窍之功效,为解表剂。主治鼻炎、鼻窦炎属肺经风热及胆腑郁热证者。口服,一次 10 mL,一天 2~3 次,七日为 1 个疗程,或遵医嘱。

(二)六味地黄丸(《小儿药证直诀》)

由熟地黄、山萸肉、山药、泽泻、牡丹皮、茯苓组成,具有滋补肾阴之功效,长于肝、脾、肾三阴并补,并以补肾阴为主。可用于鼻咽癌放化疗后患者。口服,大蜜丸一次 1 丸,一天 2 次,或遵医嘱。

(三)鼻咽灵片(2010 版《中华人民共和国药典》)

具有清热解毒、软坚散结、益气养阴的功效。可用于鼻咽癌放疗、化疗的辅助治疗,适用于辨证属痰火郁结、热毒上攻、气阴耗伤之证型。口服,一次 5 片,一天 3 次,或遵医嘱。

(四)鼻咽清毒颗粒

具有清热解毒、化痰散结的功效。可用于鼻咽癌放疗后分泌物增多症。口服,一次 20 g,一天 2 次,30 天为 1 个疗程,或遵医嘱。

（五）西黄丸（《外科证治全生集》）

由牛黄、乳香、没药、麝香组成，具有清热解毒消肿之功效。可用于鼻咽癌放疗、化疗的辅助治疗。适用于辨证属肝胆火热、痰瘀互结之证。口服，一次 3 克，一天 2 次，或遵医嘱。

（六）梅花点舌丹（《疡医大全》）

由白梅花、蟾酥、乳香、没药、血竭、冰片、朱砂、雄黄、石决明、硼砂、沉香、葶苈子、牛黄、熊胆、麝香、珍珠组成。具有通经活络，清热解毒，消痈肿的功效。可用于鼻咽癌的辅助治疗，适用于辨证属鼻咽癌初期，鼻咽癌放疗、化疗初期热毒内盛，气津亏耗之证。每服 2～3 粒，日服 2 次，先饮水一口，将药放在舌上。以口麻为度，用温黄酒或温开水送下；外敷用醋调，涂患处，或遵医嘱。

（米小红）

第二节　胃　癌

一、概述

胃癌是指发生在胃上皮组织的恶性肿瘤，任何年龄均可发生，以 50～60 岁居多，早期诊断少，病程短，预后差。男女之比为（1.5～2.5）：1。属于中医的"伏梁""积聚""胃脘痛""噎塞""胃反"等范畴。

二、病因病机

（一）发病机制

胃癌发病与以下因素密切相关。

（1）环境与饮食因素：饮食因素较环境因素更重要。烟熏、腌制食物含大量硝酸盐及亚硝酸盐，进入体内形成致癌性亚硝酸胺化合物，导致胃黏膜癌变。

（2）种族及遗传因素。

（3）癌前病变与胃幽门螺杆菌感染。

（二）中医病因病机

中医学认为情志因素、饮食因素，饮酒过度，或多食辛香燥热之品、素体因素正气虚弱是形成肿瘤的内在根据。其病机主要为忧思恼怒，情志不遂或饮食不节，致肝失疏泄，胃失和降，或久病损伤脾胃，导致肝胃不和；或者正气不足，尤其是脾胃虚衰，加之情志、饮食失调，导致运化失职，痰凝气滞，热毒血瘀交阻于胃，积聚成块而发病。

三、病理

（一）Borrmann 分型

Borrmann 分型是胃癌经典的分型方法，此分型主要根据癌瘤在黏膜面的形态特征和在胃壁内的浸润方式进行分类，将胃癌分为 4 型。Ⅰ型（结节型），肿瘤向胃腔内生长，隆起明显，基底较宽，境界清楚。Ⅱ型（溃疡局限型），肿瘤有明显的溃疡形成，边缘隆起明显，基底与正常胃组织所成角度＜90°，境界较清楚。Ⅲ型（浸润溃疡型），肿瘤有明显的溃疡形成，边缘部分隆起，部分被浸润破坏,境界不清,向周围浸润明显,是最常见的类型,约占50%。Ⅳ型(弥漫浸润型),呈弥漫性浸润性生长,难以确定肿瘤边界,由于癌细胞弥漫浸润及纤维组织增生,胃壁呈广泛增厚变硬,称"革囊胃"。

WHO于1979年提出以组织来源及其异型性为基础的国际分型。该系统将胃癌分为腺癌(乳头状腺癌、管状腺癌、黏液腺癌、印戒细胞癌)、腺鳞癌、鳞状细胞癌、类癌、未分化癌和不能分类的癌。当两种类型组织并存时,根据占优势的组织分型,同时注明次要组织类型。对腺癌按其分化程度(分化程度最低的部分)分为高分化型、中分化型和低分化腺癌。1990年WHO对胃癌组织分型进行修改,新的标准将胃癌分为上皮性肿瘤和类癌两类,上皮性肿瘤包括腺癌(乳头状腺癌、管状腺癌、低分化腺癌、黏液腺癌、印戒细胞癌)、鳞腺癌、未分化癌和不能分类的癌。各种组织类型肿瘤显微镜下结构各异。①管状腺癌:癌组织呈腺管样或腺泡状结构。根据其细胞分化程度,可分为高、中分化两种。②乳头状腺癌:癌细胞一般分化较好,呈立方形或高柱状,排列在纤细的树枝状间质周围组成粗细不等的乳头状结构。③低分化腺癌:癌细胞矮柱状或不定形,呈小巢状或条索状排列;基本无腺管结构。根据间质多少分为实性型和非实性型。④黏液腺癌:其特点为癌细胞形成管腔,分泌大量黏液,由于大量黏液物质积聚,使许多腺腔扩展或破裂,黏液物质浸润间质,即形成"黏液湖"。⑤印戒细胞癌:为癌细胞分泌大量黏液,且黏液位于细胞内,将核推于细胞一侧周边,整个细胞呈印戒状。其恶性程度较细胞外黏液者更高。⑥腺鳞癌:又称腺棘细胞癌,是一种腺癌与鳞癌并存的肿瘤。腺癌部分细胞分化较好,而鳞癌部分细胞分化较差。⑦鳞状细胞癌:其细胞分化多为中度至低度,呈典型鳞癌结构,累及食管末端者,应考虑为食管原发性鳞癌扩展所致。⑧未分化癌:癌细胞弥散成片状或团块状,不形成管状结构或其他组织结构。细胞体积小,异形性明显,在组织形态和功能上均缺乏分化特征。⑨类癌:为来自消化道腺体底部嗜银细胞的一种低度恶性肿瘤,癌细胞较小,大小均一,排列密集,嗜银染色可见胞质内有黑褐色嗜银颗粒。

(二)胃癌的转移途径

1.直接扩散

浸润到胃浆膜层的癌组织,可直接扩散至邻近器官和组织,如肝、胰腺及大网膜等。

2.淋巴道转移

淋巴道转移为胃癌转移的主要途径,首先转移到局部淋巴结,其中以胃小弯侧的胃冠状静脉旁淋巴结及幽门下淋巴结最为多见。由前者可进一步扩散到腹主动脉旁淋巴结、肝门处淋巴结而达肝内;由后者可到达胰头上方及肠系膜根部淋巴结。转移到胃大弯淋巴结的癌瘤可进一步扩散到大网膜淋巴结。晚期,癌细胞可经胸导管转移到锁骨上淋巴结,且以左锁骨上淋巴结多见。

3.血道转移

多在晚期,常经门静脉转移到肝,其次可转移至肺、骨及脑。

4.种植性转移

胃癌特别是胃黏液癌细胞浸润至胃浆膜后,可脱落到腹腔,种植于腹壁及盆腔器官腹膜上。有时在卵巢形成转移性黏液癌,称Krukenberg瘤。

四、诊断与鉴别诊断

(一)临床表现

(1)上腹部饱胀不适及疼痛,与饮食多无明显联系,很少呈现节律性发作。

（2）恶心、呕吐，可出现朝食暮吐、暮食朝吐的现象，消瘦、食欲下降、乏力等症。

（3）呕血、黑便。

（4）腹部肿块。

（5）转移灶表现：Virchow 淋巴结、Krukenberg 瘤。

（6）其他如较晚期患者还会出现贫血、黄疸、肠梗阻，以及恶病质等表现。

（二）诊断要点

除上述临床症状外，以下辅助检查亦有助于明确本病的诊断。

1.实验室检查

（1）大便常规＋隐血试验。

（2）肿瘤相关抗原检查：癌胚抗原（CEA）、血清糖类抗原 19-9（CA19-9）、血清糖类抗原 125（CA125）、血清糖类抗原 7-24（CA7-24）等。

2.影像学检查

（1）纤维胃镜检查：敏感性高，可准确定位肿瘤位置，同时完成病理活检，为首选检查方法。

（2）上消化道造影：安全无创，可在基层医院开展或不能耐受胃镜检查者使用。

（3）螺旋CT（电子计算机 X 线断层扫描）：评价病变范围，局部淋巴结及远处转移情况。胃癌术前分期首选方法（图 14-1）。

（4）超声内镜：评价肿瘤浸润深度，黏膜下扩散情况及淋巴结转移情况。

（5）腹腔镜：怀疑肿瘤侵犯胃全层或周围组织脏器可考虑腹腔镜探查。

图 14-1　中上腹部 CT

注：胃窦部胃壁明显不规则增厚，增强扫描不均匀强化，相邻腹腔内见数个小淋巴结影，增强轻度均匀强化。

3.病理及细胞学检查

（1）脱落细胞学检查：胃脱落细胞学检查是一种简单、有效的定性检查方法。胃的脱落细胞获得有下列途径：线网气囊法、加压冲洗法、胃镜刷片法。细胞检查的阳性率 92％以上，早期胃癌的阳性率约 75％。

（2）胃黏膜活组织检查：胃黏膜的活检主要通过胃镜检查进行。胃组织的活检需要注意以下几点：活检要多取几个部位；取病灶的边缘区，不取坏死区；多处病灶活检的标本要分别放置和标记。

（三）鉴别诊断

1.中医鉴别诊断

中医学中并没有胃癌这个病名，而且限于历史条件，当时诊断为胃反、膈中等病已经是胃癌晚期，治疗效果不佳。本病需与痞满相鉴别。

两病皆有胃脘部胀满感，但痞满无论病之轻重，均触之无形，按之柔软，压之无痛，系自觉症状，如《伤寒论》中言"但满而不痛者，此为痞"。而胃癌上腹部有包块，触之有形，按之疼痛，咽干心烦,甚则吐血,消瘦,纳差,如《金匮要略》中描述"朝食暮吐,暮食朝吐,宿谷不化,名曰胃反"。

2.西医鉴别诊断

(1)浅表性胃炎:常有食欲缺乏、胀满感,偶有恶心呕吐;常在劳累受寒或饮食不当时发作;不伴极度消瘦、神疲乏力等恶病质征象。胃镜或钡餐检查很容易与胃癌相鉴别。

(2)胃溃疡:胃癌早期没有特殊症状,易与胃溃疡或慢性胃炎相混淆,应加以鉴别。特别是青年人,一般通过 X 线钡餐可鉴别,胃镜活检可明确诊断。

(3)胃良性息肉:又称胃腺瘤,来源于胃黏膜上皮的良性肿瘤。以 60~70 岁多见,较小的腺瘤一般无明显症状,较大者可见上腹部饱胀不适,或隐痛、恶心,偶见黑便。胃腺瘤应与早期隆起型胃癌相鉴别,胃镜活检可明确诊断。

(4)胃巨大皱襞症:好发于胃上部大小弯处,与浸润型胃癌相鉴别。X 线检查可见胃黏膜呈环状或弯曲改变,而浸润型胃癌黏膜多为直线形增粗。另外,巨大皱襞症常伴有低蛋白血症,而浸润型胃癌可见恶病质。

(5)胃黏膜脱垂:由于异常松弛的胃黏膜逆行进入食管或脱入十二指肠球部导致胃黏膜脱垂。通过 X 线钡餐检查可以鉴别,腹痛呈周期性、节律性,经胃镜检查较易区别。

(6)肥厚性胃窦炎:幽门螺杆菌感染病史,胃窦狭窄,蠕动消失。但黏膜正常多有环形皱襞,胃壁仍保持一定伸展性,而浸润型胃癌黏膜平坦或呈颗粒变形,胃壁僵硬,不扩张,两者不难相鉴别。

(7)胃平滑肌瘤:50 岁以下多见,其瘤体多单发,呈圆形或椭圆形,好发于胃窦及胃体部。患者常有上腹饱胀不适、隐痛或胀痛,当肿瘤增大时可出现间歇性呕血或黑便,通过胃镜可以鉴别。

(8)胃平滑肌肉瘤:多见于老年人,瘤体呈球形或半球形,好发于胃底及胃体部。临床表现为上腹部疼痛、恶心、呕吐、胃纳减退、消瘦、发热、上消化道出血等症状。X 线钡餐检查可见黏膜下型胃平滑肌肉瘤,呈半透明状,周围黏膜出现皱襞,一般与胃癌很容易鉴别。

(9)原发性恶性淋巴瘤:多见于青壮年。临床表现为腹部饱胀、疼痛、恶心等非特异性消化道症状,还可见贫血、消瘦、乏力等症状,胃镜下组织活检有助于鉴别诊断。

(四)分期

1.国际抗癌联盟 UICC 的 TNM 分期 AJCC 分期(第 7 版)

(1)T 原发肿瘤。

T_x:原发肿瘤无法评估。

T_0:无原发肿瘤的证据。

T_{is}原位癌:上皮内肿瘤或未侵及固有层。

T_1:肿瘤侵犯固有层、黏膜肌层或黏膜下层。

T_{1a}:肿瘤侵犯固有层或黏膜肌层。

T_{1b}:肿瘤侵犯黏膜下层。

T_2:肿瘤侵犯固有肌层。

T_3:肿瘤穿透浆膜下结缔组织,而尚未侵犯脏腹膜或邻近结构。

T_4:肿瘤侵犯浆膜(脏腹膜)或邻近结构。

T_{4a}:肿瘤侵犯浆膜(脏腹膜)。

T_{4b}:肿瘤侵犯邻近结构。

(2)N 区域淋巴结。

N_x:区域淋巴结无法评估。

N_0:无区域淋巴结转移。

N_1:1～2 枚区域淋巴结转移。

N_2:3～6 枚区域淋巴结转移。

N_3:7 枚或 7 枚以上区域淋巴结转移。

N_{3a}:7～15 枚区域淋巴结转移。

N_{3b}:16 枚或 16 枚以上区域淋巴结转移。

(3)M 远处转移。

M_0:没有远处转移。

M_1:远处转移。

2.TNM 临床分期

0 期:$T_{is} N_0 M_0$。

I_A:$T_1 N_0 M_0$。

I_B:$T_2 N_0 M_0$;$T_1 N_1 M_0$。

II_A:$T_3 N_0 M_0$;$T_2 N_1 M_0$;$T_1 N_2 M_0$。

II_B:$T_{4a} N_0 M_0$;$T_3 N_1 M_0$;$T_2 N_2 M_0$;$T_1 N_3 M_0$。

III_A:$T_{4a} N_1 M_0$;$T_3 N_2 M_0$;$T_2 N_3 M_0$。

III_B:$T_{4b} N_{0\sim1} M_0$;$T_{4a} N_2 M_0$;$T_3 N_3 M_0$。

III_C:$T_{4b} N_{2\sim3} M_0$;$T_{4a} N_3 M_0$。

IV:任何 T 分期,任何 N 分期,M_1。

五、治疗

(一)综合治疗原则

(1)Ⅰ期肿瘤侵透肌层或有区域淋巴结转移时($T_1 N_1 M_0$,$T_{2b} N_0 M_0$),建议术后同步化疗放疗。

(2)Ⅱ期($T_1 N_2 M_0$,$T_{2a/b} N_1 M_0$,$T_3 N_0 M_0$),建议术后同步化疗放疗。

(3)Ⅲ期($T_{2a/b}\sim T_3 N_2 M_0$,$T_3 N_1 M_0$,$T_4 N_0 M_0$),建议术后同步化疗放疗,也可以考虑术前同步化疗放疗。

(4)Ⅳ期($T_4 N_{1\sim3} M_0$,$T_{1\sim3} N_3 M_0$),建议术后同步化疗放疗,也可以考虑术前同步化疗放疗。

(5)局部晚期不可手术切除胃癌($T_4 N_x M_0$),如果患者一般情况允许,建议同步化疗放疗。

(6)各期病例如果术后有肿瘤残存,建议术后同步化疗放疗。

(7)不可手术晚期胃癌($T_x N_x M_1$)出现呕血、便血、吞咽不顺、腹痛、骨或其他部位转移灶引起疼痛,严重影响患者生活质量时,如果患者身体状况允许,可考虑同步化疗放疗或单纯放疗达到姑息减症治疗目的。

(8)术后局部复发病例如果无法再次手术且未曾接受过放疗,身体状况允许,可考虑同步化疗放疗,化疗放疗后 4 周评价疗效,期望争取再次手术。

377

(二)西医治疗

1.手术治疗

(1)根治性切除术。①根治性切除:范围应包括原发病灶,连同胃远端的 2/3 或 4/5,全部大、小网膜,十二指肠第一部分和区域淋巴结,以及局部受浸润的脏器整块切除,胃或十二指肠断端无癌细胞残留。②扩大根治性切除:还要切除全胃或邻近受侵犯的横结肠、肝左叶、脾、胰体尾和贲门左、脾脉管旁的淋巴结等。

以上两种手术方式的选择直至目前尚无统一意见,主要分歧点是胃切除范围和淋巴结清除的范围。

(2)姑息性切除术:凡胃癌已有腹膜或淋巴结广泛转移时,而原发肿瘤可以切除,患者一般情况能耐受手术者,可以行姑息性胃切除术。

(3)短路手术:适用于晚期胃癌不能手术切除,同时伴有梗阻的患者。

2.放射治疗

(1)术前化放疗:T_2 以上或者 N+ 的局部进展期病灶,术前放化疗可能降低分期提高手术切除率。

(2)不能耐受手术治疗,或者虽然能耐受手术但病灶不可切除的病例,可以选择放化疗同步治疗。

(3)术后放射治疗:术后病理分期为 T_3、T_4 或者区域淋巴结阳性的,需要放疗＋氟尿嘧啶(5-FU)或紫杉类为基础的增敏剂行同步放化治疗。肿瘤有镜下或肉眼残留的,术后亦应行同步放化疗。

(4)局部复发的病例,可以考虑放疗或者放化疗。

(5)为减轻症状,病变相对局限时,可以考虑局部姑息性放疗。

3.化学药物治疗

(1)术前化疗:ECF[表柔比星＋顺铂(DDP)＋5-FU]或其改良方案。

(2)术前放化疗:推荐用于局部进展但估计无法根治切除的病例。①以 5-FU 为基础的方案。②以铂类为基础的方案。③以紫杉类药物为基础的方案。④以 CPT-11 为基础的方案。

(3)术后辅助放化疗、化疗:①5-FU 类药物联合放疗(推荐)。②以 5-FU 为基础的方案:5-FU/DDP;ECF 或其改良方案。

(4)晚期胃癌化疗方案。①CF 方案(醛氢叶酸＋5-FU):奥沙利铂 200 mg/m²,静脉滴注,第 1～5 天。5-FU 425 mg/m²,静脉滴注,第 1～5 天。21 天后重复治疗。②卡培他滨:2 000～2 500 mg/(m²·d),口服,分 2 次,服 14 天休 7 天为 1 个疗程。21 天后重复治疗。③DDP/S1:DDP 25 mg/(m²·d),静脉滴注,第 1～3 天,S1 40 mg/m²,口服,每天 2 次,连服 14 天。21 天后重复治疗。④XP(卡培他滨＋DDP):卡培他滨 1 600～2 000 mg/(m²·d),口服,分 2 次;第 1～14 天。DDP 25 mg/(m²·d),静脉滴注,第 1～3 天。21 天后重复治疗。⑤ECF(表阿霉素＋DDP＋5-FU):表柔比星 50 mg/(m²·d),静脉推注,第 1 天。DDP 60 mg/(m²·d),静脉滴注,第 1 天。5-FU 200 mg/(m²·d),持续静脉滴注,第 1～21 天。21 天后重复治疗。或:表柔比星 50 mg/(m²·d),静脉推注,第 1 天。DDP 25 mg/(m²·d),静脉滴注,第 1～3 天。5-FU 500 mg/(m²·d),静脉滴注,第 1～5 天。21 天后重复治疗。⑥奥沙利铂＋醛氢叶酸＋5-FU:奥沙利铂 85 mg/(m²·d),静脉滴注 2 小时,第 1 天。奥沙利铂 400 mg/(m²·d),静脉滴注,第 1 天。5-FU 400 mg/(m²·d),静脉推注,第 1 天。5-FU 2 400 mg/(m²·d),持续静脉滴注

46 小时。14 天后重复治疗。⑦CPT-11＋醛氢叶酸＋5-FU:CPT-11 180 mg/(m²·d),静脉滴注 30～120 分钟,第 1 天。奥沙利铂 400 mg/(m²·d),静脉滴注,第 1 天。5-FU 400 mg/(m²·d),静脉推注,第 1 天。5-FU 2 400 mg/(m²·d),持续静脉滴注 46 小时。14 天后重复治疗。⑧DCF(多西紫杉醇＋DDP＋5-FU):多西紫杉醇 75 mg/(m²·d),静脉滴注 1 小时,第 1 天,先用(需预处理)。DDP 75 mg/(m²·d),静脉滴注,第 1 天。5-FU 750 mg/(m²·d),持续静脉滴注 5 天。21 天后重复治疗。⑨TCF(紫杉醇＋DDP＋5-FU):紫杉醇 175 mg/(m²·d),静脉滴注 1 小时,第 1 天,先用(需预处理)。DDP 60 mg/(m²·d),静脉滴注,第 1 天。5-FU 750 mg/(m²·d),静脉滴注,第 1～5 天。21 天后重复。

4.靶向治疗

针对 HER2 的 ToGA 研究开启胃癌靶向治疗时代。该研究显示针对免疫组化(IHC)2＋荧光原位杂交(FISH)＋或 IHC3＋的患者,曲妥珠单抗联合化疗可将 OS 延长至 16 个月。

阿帕替尼为全球首个口服抗血管生成药物,二线治疗失败后,晚期胃癌患者在阿帕替尼组仍有 7.6 个月中位生存时间,较对照组延长 2.6 个月,死亡风险下降接近 40%。

(三)中医治疗

胃癌初期以标实为主,多呈气滞、血瘀、痰凝、邪热;后期以本虚为主,表现为气血的亏虚、津液枯槁、脏器的衰弱。治宜权衡病情轻重,根据不同阶段的表现,采取不同的措施,或祛邪、或扶正、或祛邪扶正并举。

1.辨证分型治疗

(1)肝胃不和。

主症:胃脘痞满,痛及两胁,进食哽噎或嗳气连连,苔薄白或薄黄,舌质红,脉弦。

治则:疏肝和胃,降逆止痛。

方药:柴胡疏肝散(《证治准绳》)加减。

柴胡 15 g,白芍 10 g,当归 10 g,茯苓 10 g,代赭石 15 g,旋覆花 15 g,法半夏 15 g,甘草 10 g,郁金 10 g。

方解:病变早期,郁怒伤肝,肝失疏泄,肝郁犯胃,胃失和降,故见胃脘胀满或疼痛,串及两肋,嗳气陈腐或呃逆,纳食少或呕吐反胃;舌质淡红,苔薄黄,脉弦为肝胃不和之候。方中以柴胡疏肝解郁,旋覆花降气,代赭石重镇逆气,共为君药;辅以郁金、半夏理气和胃,降逆止呕共为臣药;甘草调和诸药为使药。

辨证加减:①若口苦口干,胃脘痞胀伴灼热感,郁热不宣,去当归、柴胡、生姜,酌加吴茱萸、黄连、黄芩等之类。②若便秘燥结,腑气不通者,酌加瓜蒌仁、郁李仁、火麻仁之类。③服药后大便仍不通畅者,去法半夏、茯苓、生姜,加生大黄 12 g(后下),芒硝 10 g(烊化)。④若嗳腐吞酸,矢气臭秽,胃内停食者,酌加山楂、神曲、连翘、莱菔子(打碎)之类。

(2)脾胃虚寒。

主症:胃脘隐痛,喜温喜按,遇寒或进食生冷痛剧,进食热食则舒,时呕清水,大便溏薄,或朝食暮吐,或暮食朝吐,神疲肢冷,舌淡胖齿痕,苔白滑润,脉沉细或沉缓。

治则:温中和胃,健脾益气。

方药:理中汤(《伤寒论》)合四君子汤(《太平惠民和剂局方》)加味。

熟附子 10 g,炮姜 10 g,人参 15 g,白术 15 g,茯苓 10 g,砂仁 6 g,甘草 10 g,黄芪 15 g,生薏苡仁 10 g,法半夏 10 g,陈皮 10 g。

方解：疾病日久，致脾阳虚，阳虚阴盛，寒从内生，寒凝气滞，故胃脘隐痛，喜温喜按，神疲肢冷；胃失温煦，受纳、腐熟之功衰败，故朝食暮吐，暮食朝吐，时呕清水，大便溏薄；舌淡胖齿痕，苔白滑润，脉沉细或沉缓为脾胃虚寒的表现。方中人参、白术、炮姜温中补气健脾为君药；辅以熟附子、砂仁温中散寒，半夏、陈皮理气和胃，降逆止呕为臣药；黄芪益气，茯苓、生薏苡仁健脾祛湿为佐药；甘草温中健脾调和诸药，共为使药。

辨证加减：①若便溏泄泻，属脾肾阳虚，加山药、芡实、鸡内金、儿茶、补骨脂、制豆蔻健脾益肾。②若脘胀嗳气，呕恶，苔白厚腻，寒湿内盛，减人参量，酌加藿香、苍术、草果之类。

(3)胃热伤阴

主症：胃脘嘈杂灼热，痞满吞酸，食后痛胀，口干喜饮，尿赤便干，舌苔黄燥或少苔、无苔，舌质红绛，脉细数。

治则：清热和胃，养阴润燥。

方药：玉女煎(《景岳全书》)加减。

沙参15 g，麦冬15 g，玉竹10 g，生地10 g，知母10 g，白花蛇舌草10 g，西洋参15 g，山药15 g，甘草10 g。

方解：胃热内盛，灼伤阴津，故胃脘嘈杂灼热，痞满吞酸，食后痛胀，口干喜饮，尿赤便干；舌苔黄燥或少苔、无苔，舌质红绛，脉细数为胃热伤阴的表现。方中麦冬、生地黄、玉竹、沙参养阴益胃；西洋参清热益气；知母养阴；白花蛇舌草清热解毒散结；甘草调和诸药。诸药合用，具有养阴清热，解毒抗癌，健脾和胃之功效。

辨证加减：①胃热呕吐恶心，唾吐痰涎，兼痰气上逆者，去知母，加法半夏、黄连降逆化痰。②脘痛腹胀，气血不和者，加木香、大腹皮、延胡索活血理气。③便结，加生大黄通便。

(4)瘀血内阻。

主症：脘痛剧烈，心下痞，肌肤甲错，或上腹部可及肿块，舌质紫黯或瘀斑，舌下脉络紫胀，脉弦涩。

治则：理气活血，解毒祛瘀。

方药：膈下逐瘀汤(《医林改错》)加减。

五灵脂15 g，桃仁10 g，红花10 g，赤芍10 g，牡丹皮10 g，川芎10 g，乌药10 g，延胡索15 g，香附15 g，枳壳10 g。

方解：气血瘀滞于胃脘，不通则痛，故胃脘痛剧烈。瘀血阻络，气血运行不畅，肌肤失养，故肌肤甲错；舌质紫黯或瘀斑，舌下脉络紫胀，脉弦涩为瘀血内阻之证。方中以赤芍、桃仁、红花活血化瘀养血为君药；辅以五灵脂破血散瘀消积为臣药；牡丹皮、香附、枳壳、延胡索理气活血止痛为佐药。

辨证加减：①服药后神疲乏力者，加黄芪、党参益气。②服药后泛恶纳减者，加神曲、藿香。

(5)痰湿阻胃。

主症：脘膈痞闷，呕吐痰涎，面黄虚胖，口淡纳呆，大便时溏时结，舌胖边齿痕，苔白厚腻，脉濡。

治则：消痰和胃，燥湿健脾。

方药：二陈汤(《和剂局方》)加减。

半夏10 g，生姜10 g，橘红10 g，茯苓10 g，乌梅10 g，甘草10 g。

方解：本证多因饮食不节，恣饮无度，或劳倦内伤，脾胃受损，中阳不振，脾失健运，水湿内停，湿聚为痰。痰湿结聚于胃脘,遏阻气机,故脘膈痞闷,口淡纳呆。胃失和降,痰湿随胃气上逆,故呕吐痰涎。湿邪下注,故大便时溏时结。舌胖边齿痕,苔白厚腻,脉濡为痰湿阻胃之佐证。方中半夏辛温性燥,善能燥湿化痰,且可降逆和胃为君药;辅以橘皮理气燥湿使气顺而痰消,加之茯苓健脾渗湿,使湿无所聚,痰无由生为臣药;甘草调和诸药为使药。

辨证加减:①症见气短、乏力,属脾虚痰湿者,加黄芪、党参。②呕恶频繁,为痰气上逆,加生姜、藿香。

(6)气血两虚。

主症:神疲乏力,少气懒言,面色无华,唇甲色淡,消瘦,舌苔薄白,舌淡白边齿痕,脉沉细无力或虚大无力。

治则:益气养血。

方药:八珍汤(《正体类要》)加味。

人参15 g,白术10 g,茯苓10 g,甘草10 g,当归15 g,川芎10 g,熟地15 g,白芍15 g。

方解:疾病日久,加之放化疗损伤脾胃,饮食不下,气血化生无源,导致气血双虚,故神疲乏力,少气懒言,面色无华,唇甲色淡,消瘦。舌苔薄白,舌淡白边齿痕,脉沉细无力或虚大无力为气血两虚之佐证。方中人参补益脾胃元气;当归、白芍、熟地滋阴补血;白术、茯苓健脾燥湿,理气痰,和胃降逆;川芎活血行气;甘草调和众药。诸药合用,能补元气,滋阴血,养精血,健脾胃,畅中气,化浊,助消化,抗癌肿,对胃癌出现气血两虚证者较为适宜。

辨证加减:①病有畏寒肢冷,脾肾阳虚,加桂枝,重者加熟附子(先煎)。②面浮肢肿,血清蛋白低,为脾虚水停,加猪苓、泽泻、生姜,黄芪加量。③头晕目眩,耳鸣、健忘,腰膝酸软,妇女经少发落,男子阳痿,白细胞、血小板计数减少,为肾精虚衰,髓失充养,酌加淫羊藿、肉苁蓉(便溏慎用)、菟丝子、鹿角胶(烊化冲服)、杜仲、紫河车之类。

2.辨病选药

辨病用药是指在辨证论治的基础上,可适当选用一些对胃癌有抗癌作用的药物,如冬凌草、天南星、半夏、龙葵、白英、喜树、肿节风、柘木、猴头菇、棉籽、刺五加、向日葵秆心、七叶一枝花等。

(1)冬凌草:苦、甘、寒。清热解毒,活血消肿。常用治食管癌、贲门癌等癌瘤中热毒瘀结者。内服煎汤,30~60 g。主要成分为萜类化合物,已提取抗肿瘤有效成分冬凌素,现已制成冬凌草片、冬凌草注射液等成药使用。

(2)天南星:苦、辛、温。有毒。燥湿化痰,祛风散结。《开宝本草》云:"主中风麻痹,除痰,下气,破坚积,消痈肿,利胸膈。"临床常用治消化道肿瘤、肺癌、子宫颈等癌瘤中属痰湿壅阻、瘀血凝结者。内服煎汤,5~10 g,宜久煎,或入丸散。

(3)半夏:辛、温,有毒。燥湿化痰,降逆止呕,消痞散结。《外台秘要》云:"燥胃湿,化痰,益脾胃气,消肿散结,除胸中痰涎。"临床常用治食管癌、胃癌、肺癌、宫颈癌等癌瘤中属痰湿内阻者。内服煎汤5~10 g,宜久煎。

(4)龙葵:苦、寒,有毒。清热解毒,活血消肿。《唐本草》:"食少解劳少睡,去虚热肿。"《滇南本草》:"治小儿风热,攻疮毒,洗疥癣痒痛,祛皮肤风。"《贵州本草》:"治瘰疬。"临床常用治疗胃癌、食管癌、癌性胸腔积液、腹水等癌瘤证属热毒壅阻、瘀血郁结者,内服煎汤,15~30 g。

(5)白英:甘、苦、寒。清热解毒,祛风利湿。《本草拾遗》曰:"主烦热,风疹,丹毒,疟瘴,寒热,小儿热结。"《本草纲目拾遗》:"清湿热,治黄疸水肿……"临床常用治胃癌、食管癌、肝癌等癌瘤中属热毒内盛、湿热蕴结者,内服煎汤,10~15 g。

381

(6)喜树:苦、涩,寒,有毒。清热解毒,活血消肿。江西《中草药学》:"治癌,消结。"《新编中医学概要》曰:"破血化瘀。"临床常用治胃癌、肠癌、肝癌等癌瘤中属热毒内盛,瘀血积聚者,内服煎汤,根皮 9~15 g,果实 3~9 g,叶 10~15 g,现已制成喜树碱注射液。

(7)肿节风:辛、苦,微寒,有小毒。清热解毒,活血祛瘀,祛风通络,祛痰平喘。《陆川本草》曰:节接骨,破积,止痛。《闽东本草》:"健脾,活血,止渴,消肿胀。"临床常用治胃癌、胰腺癌、食管癌等癌瘤中属热毒、瘀血壅积者。内服煎汤,10~30 g。

3.常用中成药

(1)小金丸:主要组成、功能主治、用法用量及禁忌如下。

主要组成:麝香、木鳖子(去壳去油)、制草乌、枫香脂、乳香(制)、没药(制)、五灵脂(醋炒)、当归(酒炒)、地龙、香墨。

功能主治:散结消肿,化瘀止痛。用于痰气凝滞所致的瘰疬、瘿瘤、乳岩、乳癖,症见肌肤或肌肤下肿块一处或数处,推之能动,或骨及骨关节肿大、皮色不变、肿硬作痛。

用法用量:口服,每次 1.2~3.0 g,每天 2 次,小儿酌减。

禁忌:孕妇禁用,过敏体质者慎用。

(2)金龙胶囊:主要组成、功能主治、用法用量及注意事项如下。

主要组成:鲜守宫、鲜金钱白花蛇、鲜蕲蛇等。

功能主治:破瘀散结,解郁通络。用于血瘀郁结证,症见右胁下积块、胸胁疼痛、神疲乏力、腹胀、纳差等。

用法用量:口服,每次 4 粒,每天 3 次。

注意事项:服药期间出现变态反应者,应及时停药,并给予相应的治疗措施。妊娠及哺乳期妇女禁用。

(3)西黄丸:主要组成、功能主治、用法用量及注意事项如下。

主要组成:体外培育牛黄、麝香、乳香(醋制)、没药(醋制)。

功能主治:清热解毒,和营消肿。用于痈疽疔毒,瘰疬,流注,各种癌症,如乳腺癌、宫颈癌、膀胱癌、肝癌、肺癌、食管癌、胃癌、甲状腺癌、淋巴癌、直肠癌、白血病等。

用法用量:口服,每次 3 g,每天 2 次。

注意事项:孕妇忌服。

(4)茯苓多糖口服液:主要组成、功能主治、用法用量如下。

主要组成:茯苓多糖。

功能主治:健脾益气。用于肿瘤患者放化疗脾胃气虚证者。具有免疫增强活性,可用于抗肿瘤、抗病毒、减轻放、化疗不良反应,以及治疗慢性肝炎、延缓衰老等。

用法用量:口服,每次 10 mL,每天 3 次

(5)榄香烯口服乳:主要组成、功能主治、用法用量、不良反应及禁忌如下。

主要组成:β、γ、δ-榄香烯混合液。

功能主治:主要功能是抑制肿瘤细胞生长,诱发肿瘤细胞凋亡。用于食管癌及胃癌改善症状的辅助治疗。

用法用量:口服,每次 20 mL,每天 3 次。饭前空腹小口吞服,连服 4~8 周为 1 个疗程。或遵医嘱。

不良反应:可能有消化道反应,如恶心、呕吐、腹泻等,偶有食欲减退、色素下降、白细胞计数

减少等。不良反应多为轻度,不影响治疗。

禁忌:①高热患者禁用;②有进行性出血倾向的患者应慎用本品;③孕妇及哺乳期妇女不推荐使用。

(6)平消胶囊:主要组成、功能主治、用法用量、不良反应及禁忌如下。

主要组成:郁金、马钱子粉、仙鹤草、五灵脂、白矾、硝石、干漆(制)、枳壳(麸炒)。

功能主治:活血化瘀,散结消肿,解毒止痛。对毒瘀内结所致的肿瘤患者具有缓解症状、缩小瘤体、提高机体免疫力、延长患者生存时间的作用,主要用于肺癌、胃癌、食管癌、肝癌、乳腺癌、骨肿瘤、子宫肌瘤、淋巴瘤、鼻咽癌。

用法用量:口服,每次4~8粒,每天3次。

不良反应:少见恶心、药疹,偶见头晕、腹泻。停药后上述症状可自行消失。

禁忌:①孕妇禁用;②用药过程中饮食宜清淡,忌食辛辣刺激之品;③本品不可过量服用;④不宜久服;⑤运动员慎用。

(7)参芪十一味颗粒:主要组成、功能主治、用法用量如下。

主要组成:人参(去芦)、泽泻,决明子、鹿角、菟丝子、黄芪、细辛、枸杞子、当归,天麻、熟地黄。

功能主治:补气养血,健脾益肾。适用于癌症应用放疗、化疗所致白细胞和血小板计数减少及因放疗、化疗引起的头晕、倦怠乏力、消瘦、恶心呕吐等症,并适用于脾肾亏虚、免疫力低下的治疗,具有控制各种肿瘤的复发与转移作用。

用法用量:口服,每次2 g(每次1袋),每天3次。

(8)补气养阴丸:主要组成、功能主治、用法用量如下。

主要组成:生地黄、党参、黄芪等。

功能主治:益气养阴,生津止渴。用于化疗后气阴两虚,头晕乏力,气促心跳,口干咽痛,口舌糜烂等。

用法用量:口服,每次1袋,每天2次。

4.特色治疗

(1)中药外敷:①癌理痛膏。功能主治:化痰散结,清热解毒,活血止痛,攻毒抗癌。用法用量:外用,敷于癌痛患处,每次1贴,每天2次,10天为1个疗程;或遵医嘱。②玉龙散。功能主治:温经散寒,活血止痛,用于寒邪着络引起的肿物。用法用量:分为药粉和贴剂两种剂型,外用,敷于患处,每天1~2次;或遵医嘱。③金黄散。主要成分:天花粉、红花、大黄等。功能主治:清热凉血,化瘀止痛,用于疮疡红肿热痛一类的肿物。用法用量:分为药粉和贴剂两种剂型,外用,敷于患处,每天1~2次;或遵医嘱。

(2)针灸:①针刺止痛。主穴:中脘、下脘、章门、脾俞、胃俞、膈俞、足三里、三阴交;配穴:丰隆、公孙、肾俞。②艾灸止痛。穴位:中脘、下脘、脾俞、胃俞、关元、神阙、足三里、三阴交。③术后顽固性呃逆或重症患者的呃逆:按压百会穴,由轻渐重,至产生较强酸胀感为度;或用拇指按压膻中穴。④针刺止呃:针刺双侧内关、足三里。平补平泻,留针40分钟,每天1次;针刺迎香穴;针刺缺盆穴。⑤耳针止呃。主穴:膈、胃、肝、脾、交感;配穴:神门、皮质下、肾上腺。⑥穴位封闭止呃法:用维生素B_1、维生素B_6各2 mL,或甲氧氯普胺20 mg,取双侧内关或双足三里做穴位封闭,有效率在95%以上。

5.经验与研究

(1)八月野藤汤理气活血、解毒消积治胃癌。①组成:八月札5 g,藤梨根30 g,石打穿30 g,

白花蛇舌草30 g,菝葜30 g,野葡萄藤30 g,红藤15 g,白毛藤30 g。②主治:胃癌。③加减:脾肾两虚加党参、太子参、白术、茯苓、陈皮、法半夏、砂仁、木香、扁豆、生薏苡仁、补骨脂、薜荔果、焦山楂、焦六曲、鸡内金等温肾和胃药;胃热伤阴加北沙参、麦门冬、生地黄、川石斛、枸杞子、瓜蒌仁、黄连等养阴清热药;肝胃不和加柴胡、赤芍、白芍、枳壳、枸橘李、降香、木香、月季花、沉香曲等理气降逆药;有瘀结加夏枯草、海藻、瓦楞子等软坚散结药;瘀滞疼痛加徐长卿、乳香、没药、延胡、金铃子、失笑散、马钱子、参三七等行气化瘀药;痰湿积滞加槟榔、谷麦芽、生山楂、六神曲、鸡内金、南星、法半夏等化痰消滞药;便秘加瓜蒌仁、火麻仁、大黄;呕血、便血加仙鹤草、白及、生地榆、血余炭、血见愁、参三七;呕吐频繁加旋覆花、代赭石、生半夏、姜竹茹、荜澄茄;呕逆加刀豆壳、枇杷叶,公丁香、柿蒂、韭菜籽;气血两虚加黄芪、人参、当归、白芍、阿胶。

(2)健脾补肾汤扶正治胃癌。①组成:党参15 g,白术9 g,枸杞子15 g,女贞子15 g,菟丝子9 g,补骨脂9 g。②主治:胃癌。

(3)健脾散结汤扶正、祛邪治胃癌。①组成:党参15～20 g,黄芪15～20 g,白术15 g,薏苡仁30 g,生半夏15 g,菝葜30 g,狼毒3 g,陈皮6 g,甘草3 g。②主治:胃癌。

(4)消积导滞汤软坚散结治胃癌。①组成:炒山楂9 g,六神曲9 g,炒麦芽15 g,鸡内金9 g,陈皮9 g,木香9 g,枳壳9 g,瓦楞子30 g,川楝子9 g,延胡索15 g,丹参15 g,桃仁6 g,赤芍9 g,海藻12 g,牡蛎30 g,夏枯草15 g,党参12 g,黄芪9 g,蒲黄9 g,白芍12 g,仙鹤草30 g,白及4.5 g。②主治:胃癌。

(5)理胃化结汤养血消肿治胃癌。①组成:党参15 g,白术12 g,茯苓12 g,甘草3 g,黄芪15 g,熟地黄15 g,黄精12 g,白毛藤30 g,白花蛇舌草30 g,芡实15 g,田三七(研冲)15 g,大枣6枚,沙参10 g,羊肚枣10 g,枸杞子9 g。②主治:中、晚期胃癌。③加减:脾胃虚寒者选加砂仁、蔻仁、淡附子,重用田三七,酌减白毛藤、沙参、白花蛇舌草;气血两虚、白细胞降低者选加鸡血藤、女贞子、当归,重用生芪;呕血及便血者先用紫珠草、仙鹤草、金银花、血余炭、阿胶、白及;便秘者选加瓜蒌、麻仁、大黄、肉苁蓉、番泻叶,酌减大枣、田三七、熟地黄;腹泻者选加秦皮、厚朴、黄连、白屈菜,酌减白花蛇舌草、白毛藤;食欲缺乏者选加谷麦芽、山楂、鸡内金、建曲,酌减熟地黄、大枣;疼痛者选加延胡索、乌药;水肿,选加车前子、茯苓皮、猪苓、泽泻;幽门梗阻、吐出酸味食物选加旋覆花、赭石、生半夏、吴茱萸,酌减熟地黄、枸杞子、大枣、黄精。

六、预防与康复指导

(一)预防要点

一级预防要求加强预防胃癌的宣传教育,纠正不良的生活习惯,特别是饮食习惯,应避免进食粗糙食物,少吃烫食,不过快进食,避免对上消化道黏膜的物理刺激;少吃或不吃盐腌食物,不吃霉变食物,少吃烟熏、油炸和烘烤食物,减少致癌物的摄入;保持乐观开朗的情绪,不生气进食、不抽烟,使机体免疫及神经系统保持良好的状态。提倡多吃新鲜蔬菜、水果,多饮鲜牛奶,经常饮茶特别是绿茶,有助于预防胃癌的发生。

二级预防提倡"三早",即早发现、早诊断、早治疗。对胃癌的高危人群,如慢性萎缩性胃炎、肠上皮化生、胃溃疡、胃息肉、术后残胃、恶性贫血等患者,尤其是有胃癌家族史、40岁以上胃病久治不愈者,应定期复查,有条件者对有癌前病变者应通过X线、纤维胃镜和黏膜活检进行监测,一经确诊,尽早争取手术治疗。

三级预防要对中、晚期胃癌患者加强整合治疗,提高生存率,晚期病例要减轻痛苦,提高生活质量。治疗后应定期随访观察,采取各种措施促进康复。

(二)康复要点

胃癌患者在确诊时多属中晚期,5年生存率仅为11.6%,许多患者虽经手术治疗,常作大部或全胃切除术,对术后患者的消化功能有一定的影响,术后化疗,也会出现一些毒副反应。胃癌患者除定时接受治疗外,要根据自己的病情安排好自己的日常生活,如听轻松的音乐、读书、看报、下棋、绘画、书法,参加适度的社会活动,或从事适当的工作,重建生活规律,有利于促进机体免疫功能的提高。

心理治疗:"三忌三勤"的自我养生方法。一忌丧志,即对疾病要充满信心,不要乱投医、乱服药,在饮食上不必过多忌嘴,可让其适量地吃,让患者把自己当正常人看待,解除精神上的抑郁,过多的忌嘴,会造成精神上的负担。二忌疲劳。三忌烦恼。过度的疲劳和烦恼是刺激与诱发癌症复发转移的重要因素,疲劳使正气受损,烦恼使气血不畅,都将影响机体的抵抗力。勤就医,即任何局部的不适与障碍,即使与癌症部位无关的病症,也应尽早就医,及时消除病痛,不要拖延硬挺。

七、饮食调养

(一)药膳食疗

(1)荜茇2~4 g,胡椒1~3 g,粳米100 g。将荜茇、胡椒研为细末,粳米加水煮开后调入药末,再煮成黏稠状即可食。适应证:胃癌属脾胃虚寒型者。

(2)陈皮9 g,乌贼骨12 g,猪瘦肉50 g,粳米适量。陈皮、乌贼与粳米煮粥,熟后去陈皮及乌贼骨,加入瘦肉片再煮,食盐少许调味食用。适应证:胃癌腹胀者。

(3)生花生(连红衣)250 g,大枣5枚,桂圆肉12 g,大枣去核,与花生、桂圆肉一起,加水煮食。每天1次。适应证:胃癌贫血者。

(4)羊乳500 mL,粳米100 g,白糖适量。粳米煮粥,熟后加入羊乳、白糖即可。做早、晚餐,空腹温热服食。长期便溏、腹泻者忌食之。适应证:胃癌属胃阴亏虚型者。

(5)鲜猴头菇100 g,鲜椰菜花150 g,大葱花15 g,大蒜苗15 g。将鲜猴头菇水泡后洗净切片,鲜椰菜花洗净切片,一起加油、盐炒片刻,加水煮至将熟,倒入大葱花、大蒜苗及酱油,略加味精少许调味。每天1次,5~7天为1个疗程。适应证:胃癌,亦可做防胃癌的食疗。

(二)饮食宜忌

1.化疗期间饮食

化疗常常引起恶心、呕吐、食欲缺乏、腹胀、腹泻等消化道症状。为保证化疗顺利进行,应注意以下几点:①处理好饮食与化疗药物作用高峰时间的关系,避免在药物作用的高峰期进食。例如采用静脉给药,最好在空腹时进行,因空腹可使恶心和呕吐症状减轻。如采用口服给药,以饭后用为好,因为药物经2~3小时后吸收入血液,其浓度达到最高时,即使有消化道反应也是空腹状态,症状会因此减轻。②在化疗期间,进餐次数要比平时多一些,食物的性状要稀软易消化又含有丰富的蛋白质、维生素和充足的热能。即使有呕吐,也要坚持进食,必要时可通过输液补充能量。

2.放疗期间饮食

放疗时可出现恶心、食欲下降,高峰时可有呕吐。放疗后期可出现腹痛及腹泻、血象下降、免疫功能下降等,这时必须给予充足的营养和丰富的维生素,以补气生血。属阴虚者宜清补,常用食品有山药、桂圆、莲子、木耳、香菇、百合、冰糖、藕、豆腐、蜂蜜、绿豆、鸭、甲鱼、蚌肉、牛乳、薏苡仁、大枣、糯米等。

3.饮食应与体质相应

平素肥胖者不宜进肥腻食物,应多进清淡食物;体瘦患者不宜食香燥食物,应多食滋阴生津的食物。无论何种体质,平日均应多食蔬菜水果、蘑菇类食物、豆类食物,含硒、钼等微量元素丰富的食物,含大蒜素丰富的食物(如大蒜、葱等)。不吃霉变、熏制、腌制食物。

(尚　娟)

第三节　原发性肝癌

一、概述

原发性肝癌(primarylivercancer,PLC)可起源于肝细胞、胆管上皮细胞、内皮细胞,以及结缔组织间质细胞,是最常见的恶性肿瘤之一。据国际癌症研究中心(IARC)估计,2000年全球肝癌发病数为56.4万人。其中我国肝癌发患者数为30.6万,死亡人数为30万,分别占全世界的54.26%和54.64%,且由于肝癌起病隐匿,就诊时多数为中晚期,在肿瘤相关死亡中位居第二。我国肝癌中,肝细胞癌(HCC)占80%～90%,其次为胆管细胞癌和混合细胞癌。本病起病隐匿,进展迅速,疗效差,病死率高。本病可发生于任何年龄,以40～49岁为多,男女比(2～5):1。原发性肝癌属于中医学中"肝积""臌胀""癖黄""肥气""积聚"等范畴。

二、病因病机

(一)发病机制

1.病毒性肝炎

乙型肝炎和丙型肝炎病毒感染作为肝癌的直接病因目前尚未得到证实,但是就目前研究认为肯定与肝癌的发生密切相关。依据如下:①流行病学结果提示病毒性肝炎与原发性肝癌的发病率的地理分布相一致;原发性肝癌患者中约1/3有慢性肝炎史;高发区人群 HBsAg 阳性率高于低发区。②组织学显示肝癌细胞中有 HBsAg 存在。③分子生物学证实乙肝病毒的 DNA 序列可整合到宿主肝细胞核 DNA 中。

2.肝硬化

一般认为血吸虫性肝纤维化、胆汁性和淤血性肝硬化与原发性肝癌的发生无关。在欧美国家肝癌常发生在酒精性肝硬化的基础上,而我国与病毒性肝炎有关。依据如下:①原发性肝癌合并肝硬化者占50%～90%。②病理发现肝癌合并肝硬化多为肝炎后的大结节性肝硬化。

3.黄曲霉素(AF)

黄曲霉素 B_1 是具有强烈毒性的致癌物质,被列为一类致癌物。依据如下:①流行病学发现在粮油、食品受 B_1 黄曲霉素污染严重的地区,肝癌的发病率高。②动物实验发现 AF 可使多种动物急性和慢性中毒,急性中毒主要是肝坏死、出血、肾炎和肺充血,慢性主要致突变、致畸和致癌作用。

4.饮用水污染

目前研究提出饮用水是独立于肝炎病毒感染和黄曲霉素等以外的肝癌危险因素,其有机致癌物质(如六氯苯、苯并芘等)污染与发病密切相关。

5.其他化学物质

乙醇等。

（二）中医病因病机

中医的肝癌,可说是包括肝脏所有之"邪"积,尤以蕴毒为最。《中藏经》曰:"痈疽疮毒之所作也,皆五脏六腑蓄毒不流则生矣。"宋代杨士瀛《仁斋直指方》亦云:"癌者,上高下深,岩穴之状,颗颗累垂……毒根深藏,穿孔透里。"这些论述明确指出了癌症发病过程中毒邪的致病性、侵袭性及转移性。

中医学文献中虽无原发性肝癌这一病名,但类似的记载十分丰富,如《灵枢·水胀》谓:"腹胀身皆大,大与肤胀等也,色苍黄,腹筋起,此其候也"。中医藏象学说认为,主疏泄及藏血是肝的两大主要生理功能。《临证指南医案·肝风》有"肝体阴而用阳"之说。肝癌的病位在肝,病机责于肝气郁结凌脾而致脾气亏虚;肝郁化火伤阴导致肝阴受损,肝肾精血同源,连及肾水匮乏;肝胆互为表里,肝失疏泄则胆汁排泄不畅,胆腑功能失调。肝为刚脏,特性主升散、调达,故肝癌为病,阴虚阳亢者多,阳虚阴盛者少,常见肝火内盛的阳亢征象,如《西溪书屋夜话录》中云:"肝火燔灼,游行于三焦,一身上下内外皆能为病,难以枚举,如目红颧赤,痉厥狂躁,淋秘疮疡,善饮烦渴,呕吐不寐,上下血溢皆是"。

中医学认为肝癌的病机是由于正气亏虚,肝郁气滞,湿、热、毒蕴积于肝胆脾胃所致,病变与肝胆脾胃功能失调有关,其病位在肝。

三、病理

（一）分型

1.病理大体分型

(1)巨块型:最多见,大小癌块直径＞10 cm 者称之,结节数量可呈单个、多个或融合成块,形状多为圆形,质地坚硬,呈膨胀性生长,此类癌块组织易出现坏死,引起肝破裂。

(2)结节型:为大小、结节数目不等的癌结节组成,一般直径5 cm 左右,多位于肝右叶,与周围组织界限不如上型清楚,常伴有肝硬化。

(3)弥漫型:为米粒状至黄豆大小的癌结节组成,分布于全肝,肉眼不易与肝硬化区别,肝大不明显甚至缩小。

(4)小癌型:是指早期、体积较小的肝癌,标准为单个结节最大直径＜3 cm 或癌结节数不超过 2 个,最大直径之和＜3 cm。

2.病理细胞学分型

(1)肝细胞型:此型占肝癌的 90%,癌细胞由肝细胞发展而来。

(2)胆管细胞型:此型较少见,由胆管细胞发展而来。

(3)混合型:此型更为少见,为上述两型同时存在或呈过渡形态,既不像肝细胞,又不像胆管细胞。

(二)转移途径

1.血行转移

肝内血行转移是发生最早,也是最常见的转移方式,为肿瘤侵犯肝内门静脉分支形成瘤栓,然后脱落后在肝内引起多发性转移灶。如门静脉干支癌栓形成可导致门脉高压。血行肝外转移最常见的部位是肺,其次是肾上腺、骨、肾、脑等部位。

2.淋巴转移

以肝门部淋巴结转移最多,也可转移至胰、脾、主动脉旁淋巴结、锁骨上淋巴结。

3.种植转移

较少见,从肝脏脱落的癌细胞可种植于腹膜、胸腔、横膈等处引起血性胸腔积液、腹水,种植于盆腔在卵巢形成较大肿块。

四、诊断与鉴别诊断

(一)临床表现

原发性肝癌早期起病隐匿,早期缺乏典型症状。临床上将经 AFP 检测和/或 B 超发现而缺乏临床症状和体征的早期小肝癌称之"亚临床肝癌"或"Ⅰ期肝癌"。中晚期常见的症状和体征有以下几个。

1.主要症状

肝区疼痛、乏力、纳差及消瘦是肝癌较为典型的临床症状。

(1)肝区疼痛:是肝癌最为常见的症状,多为持续性胀痛或钝痛,为迅速增长的肿瘤细胞使肝包膜牵拉所致。如肿瘤细胞生长缓慢则可完全无痛或轻微疼痛,疼痛与肿瘤的部位有关,如侵犯膈肌可出现右肩和右背放射性疼痛;向后生长可出现腰痛。当出现剧烈而突发性疼痛或伴有腹膜刺激征时,应警惕癌结节破裂出血的可能。

(2)消化不良症状:为首发症状时,常易被忽视。

(3)乏力、消瘦、全身衰竭,晚期患者可呈恶病质。

(4)发热:一般为低热,多为持续性午后低热,除外感染因素外,主要原因是癌热,与肿瘤代谢旺盛,肿瘤坏死产物吸收有关。

(5)转移灶症状:①肿瘤转移之处可出现相应的症状,有时可成为本病的首发症状,故应引起注意。如转移至肺可出现咳嗽、咯血;②胸膜转移可出现胸痛和血性胸腔积液;③癌栓栓塞肺动脉或其分支可引起肺梗塞,出现突发性严重胸痛和呼吸困难;④癌栓阻塞下腔静脉可出现下肢严重水肿甚至血压下降;⑤癌栓栓塞肝静脉导致 Budd-Chiari 综合征;⑥骨转移可出现局部疼痛乃至病理性骨折;⑦脊柱转移可出现局部疼痛甚至截瘫;⑧脑转移可出现相应的临床症状和体征甚至脑疝形成。

(6)伴癌综合征:是指癌肿本身代谢异常或癌组织对机体发生各种影响引起的内分泌或代谢方面紊乱而引起的临床综合征称之伴癌综合征。常见的有以下几种。

1)自发性低血糖症:10%~30%的患者可出现,严重者可导致昏迷、休克甚至死亡。原因:①肝细胞能异位分泌胰岛素或胰岛素样物质;②肿瘤抑制胰岛素酶使其降解减少;③肿瘤分泌β细胞刺激因子使胰岛素合成分泌增多;④癌组织消耗葡萄糖增多。

2)红细胞增多症:2%~10%患者可出现,与循环系统中促红细胞生成素增多有关。

3)罕见的还有高血钙、高血脂、类癌综合征、性早熟和促性腺激素分泌综合征、皮肤卟啉症和异常纤维蛋白原血症等。

2.体征

(1)进行性肝大：是最常见的具有特征性的体征。肝脏质地坚硬，表面凹凸不平，可触及结节或巨块，边沿不整齐，常有不同程度的压痛。如突出右肋弓或剑突下可出现局部饱满或隆起；如位于膈面可出现膈面抬高而在肝下缘触不到肝脏；有时可闻及肝区血管杂音（系由于巨大的癌肿压迫肝动脉或腹主动脉、或丰富的血供所致）或肝区摩擦音（肝包膜受累所致）。

(2)肝硬化征象：多见于合并肝硬化和门脉高压的患者，可有脾大、腹水甚至侧支循环的建立。脾大主要是门静脉或脾静脉内癌栓形成或外肿块压迫所致；腹水一般为漏出液，一旦出现，增长迅速，往往为顽固性腹水，肿瘤侵犯肝包膜或向腹腔内破溃，以及凝血机制障碍可出现血性腹水。

(3)黄疸：一般为晚期患者的常见体征，当肝癌广泛浸润是引起肝细胞损害出现肝细胞性黄疸；当肿瘤侵犯肝内胆管或肝门淋巴结转移肿大压迫胆道可出现进行性梗阻性黄疸；当肿瘤坏死组织和血块脱落入胆道引起急性胆道梗阻出现梗阻性黄疸。

(二)诊断要点

1.实验室检查

(1)肿瘤标志物 AFP 的检测：就肝癌而言，AFP 仍是特异性最强的标志物和诊断肝癌的主要指标。

诊断标准：① AFP＞500 μg/L，持续 4 周。② AFP 由低浓度逐渐升高不降。③ AFP 在 200 μg/L 以上的中等水平持续 8 周。注意除外妊娠、生殖腺胚胎瘤、少数转移性肿瘤如胃癌、肝炎、肝硬化。

AFP 在慢性肝病中的变化：20％～45％慢性肝病中 AFP 呈低浓度阳性，一般波动在 25～200 μg/L，一般 ALT 与病情呈同步关系；如 AFP 呈低浓度阳性（50～200 μg/L）持续大于 2 个月，ALT 正常，应警惕亚临床肝癌的存在。

AFP 异质体：原发性肝癌、继发性肝癌、生殖腺胚胎瘤和良性肝病等均可合成 AFP，但是 AFP 在糖链上的结构有所差异，在糖基化过程中表现与植物凝集素如扁豆凝集素（LCA）和刀豆凝集素（ConA）反应时呈现不同的亲和性，从而分出不同的异质体。应用亲和层析和电泳技术可将 AFP 分为 LCA 结合型（AFP-R-L）和 LCA 非结合型（AFPN-L）。临床意义一是可作为良恶性肝病的鉴别指标之一，肝癌患者 AFP-R-L 明显高于良性肝病；二是对小肝癌有一定的诊断价值，因为 AFP 异质体对肝癌的诊断不受 AFP 的浓度、肿瘤的大小和病期早晚的影响。

AFP 单克隆抗体：较现有 AFP 的异种多克隆抗体更敏感、特异性更强；近年来已用此开展大量的动物实验研究（如核素扫描和导向治疗），目前正逐步向临床过渡。

(2)血清酶学检查：目前已有数十种血清酶检测用于肝癌的诊断，对肝癌的诊断有一定的价值，但是对肝癌诊断的敏感性抑或特异性不尽人意；或者操作复杂、实验的稳定性及重复性差，目前尚无任何酶学检查可代替 AFP 的检测。在诊断困难时可选用 2～3 项联合检测，有望提高肝癌的检出率。目前比较成熟的、可与 AFP 互补的有 GGT-2、ALP-1。

2.影像学检查

(1)B超检查：为本病的首先检查方法，尤其适用于普查的筛选，本法的优点是迅速、准确、价廉、无创伤性、可重复检查，可显示直径＞2 cm 的肿瘤，并可定位，结合 AFP 检查更具有诊断价值。现彩色多普勒血流成像还可提供病灶血流情况，有助于良恶性病变的鉴别。

(2)CT 检查:增强 CT 扫描,有助于良恶性病变的鉴别。如结合肝动脉造影可发现直径<1.0 cm的肿瘤,是目前诊断小肝癌或微小肝癌的最佳方法(图 14-2)。

(3)MRI 检查:能清楚显示癌内结构特征,对显示子瘤和癌栓有价值。

(4)DSA 血管造影(数字减影肝动脉造影):意义同上。

(5)正电子发射计算机断层成像(PET/CT):探测肿瘤远处转移最有效的影像学方法,可较全面的评估患者病情,确定肿瘤分期,协助临床确定个体化治疗方案。

图 14-2 　中上腹部 CT

注:肝脏右叶见一巨大团块状稍低密度影,密度较均匀,边界较清晰;图示,增强动脉期见明显斑片状不均匀强化,门脉期见更明显强化,延迟期强化下降,部分呈低密度,呈现混杂密度影,增强后肝左叶见一不规则强化影,动脉期见明显强化,门脉期强化更明显强化,延迟期强化下降;门脉主干及右支内见对比剂充盈缺损;腹腔大量积液

3.病理及细胞学检查

肝癌病理诊断的标本主要来自:①细针穿刺活检组织;②腹腔镜及术中活检组织;③腹水及腹腔冲洗液;④血液。

(三)鉴别诊断

1.中医鉴别诊断

肝癌一病在中医学中与肝积相类似,隋朝巢元方在《诸病源候论》中记载:"诊得肝积,脉弦而细,两胁下痛,邪走心下,足胫寒,胁下痛引少腹……身无膏泽,喜转筋,爪甲枯黑。"与积聚证候相似。本病当与"痞满""水肿"相鉴别。

与痞满相鉴别,两者均可出现脘腹部痞塞不行,胀满不舒症状,但痞满无论病之轻重,均触之无形,按之柔软,压之无痛,系自觉症状,如《伤寒论》中言"但满而不痛者,此为痞"。另外痞满的部位多为心下胃脘处;而肝癌与积聚相似,除了腹部胀满外,多是触之有形,压之痛楚,且日久可出现黄疸、鼓胀等症,更有甚者腹部胀满膨大,状如蛙腹,至死不消。

与水肿相鉴别,两者都会有四肢、躯体的水肿。肝癌多在晚期出现,以腹部胀大为主,可有四肢水肿,多兼有面色青晦,面颈部有血痣赤缕,胁下癥积坚硬,腹皮青筋显露。而水肿多从眼睑开始,继而延及头面和肢体,或者从下肢开始,而后遍及全身,多伴有面色苍白,倦怠。

2.西医鉴别诊断

(1)肝硬化:病程发展缓慢,肿大的肝脏仍保持正常的轮廓。B 超检查、核素扫描及血清AFP 测定有助于鉴别。肝硬化呈结节状,或肝脏萎缩,放射性核素肝扫描图上表现为放射性稀疏区时不易鉴别。应密切观察,动态观察血清 AFP。

(2)继发性肝癌:病程发展相对较缓慢。主要鉴别方法是寻找肝脏以外有无胃肠道、泌尿生殖系统、呼吸系统、乳腺等处原发灶。

(3)肝脓肿:一般都有化脓性感染或阿米巴肠病病史和寒战发热等临床表现。肿大肝脏表面无强节,但多有压痛。B 超检查肝区内有液性暗区。

(4)肝棘球蚴病:右上腹或上腹部有表面光滑的肿块,患者一般无明显的自觉症状。肝棘球蚴皮内试验阳性可资鉴别。

(5)肝外肿瘤:腹膜后的软组织肿瘤,来自肾、肾上腺、胰腺、结肠等处的肿瘤也可在上腹部呈现肿块。超声及CT(电子计算机X线断层扫描)其他检查有助于区别肿块的部位和性质。

(6)肝良性占位病变:肝血管瘤、多囊肝、肝腺瘤等可应用CT、核素血池扫描、MRI和超声检查帮助诊断。

(四)分期

1.AJCC分期

(1)T原发肿瘤。

T_x:原发肿瘤大小无法测量。

T_0:没有原发肿瘤的证据。

T_1:单个肿瘤结节,无血管浸润。

T_2:单个肿瘤结节,伴有血管侵润;或多个肿瘤结节,≤5 cm。

T_3:多个肿瘤结节,>5 cm;或肿瘤侵犯门静脉或肝静脉的主要分支。

T_4:肿瘤直接侵犯除胆囊以外的附近脏器;或穿破内脏腹膜。

(2)N区域淋巴结。

N_x:淋巴结转移情况无法判断。

N_0:无局部淋巴结转移。

N_1:有局部淋巴结转移。

(3)M远处转移。

M_x:无法评价有无远处转移。

M_0:无远处转移。

M_1:有远处转移。

2.临床分期

Ⅰ期:$T_1 N_0 M_0$。

Ⅱ期:$T_2 N_0 M_0$。

Ⅲ$_a$期:$T_3 N_0 M_0$。

Ⅲ$_b$期:$T_4 N_0 M_0$。

Ⅲ$_c$期:任何 T $N_1 M_0$。

Ⅳ期:任何 T 任何 N M_1。

3.肝癌的中国分期

(1)Ⅰ$_a$:单个肿瘤最大直径<3 cm,无癌栓、腹腔淋巴结及远处转移;肝功能分级 Child A。

(2)Ⅰ$_b$:单个或两个肿瘤最大直径之和<5 cm,在半肝,无癌栓、腹腔淋巴结及远处转移;肝功能分级 Child A。

(3)Ⅱ$_a$:单个或两个肿瘤最大直径之和<10 cm,在半肝或两个肿瘤最大直径之和<5 cm,在左、右两半肝,无癌栓、腹腔淋巴结及远处转移;肝功能分级 Child A。

(4)Ⅱ$_b$:单个或两个肿瘤最大直径之和>10 cm,在半肝或两个肿瘤最大直径之和>5 cm,在左、右两半肝,或多个肿瘤无癌栓、腹腔淋巴结及远处转移;肝功能分级 Child A。肿瘤情况不论,有门静脉分支、肝静脉或胆管癌栓和/或肝功能分级 Child B。

（5）Ⅲ_a：肿瘤情况不论，有门静脉主干或下腔静脉癌栓、腹腔淋巴结或远处转移之一；肝功能分级 Child A 或 B。

（6）Ⅲ_b：肿瘤情况不论，癌栓、转移情况不论；肝功能分级 Child C。

五、治疗

（一）综合治疗原则

目前将肿瘤分期治疗方案和预期生存相结合的唯一分期系统是巴塞罗那分期系统。A 期（早期）：根治性治疗如肝切除及肝移植等，5 年存活率达 50%～70%；B 期（中期）：肝动脉栓塞化疗及其他局部肿瘤微创治疗综合治疗；C 期（晚期）：可以进入临床试验如分子靶向新药的治疗，可考虑联合局部微创治疗。对 B、C 期患者，包括射频消融、瘤内无水乙醇注射、聚焦超声、热疗等局部治疗手段的应用及分子靶向治疗如索拉非尼的临床应用已经为大家熟悉。我们的临床实践中注重多种介入治疗的序贯应用，并且口服中药扶正抗癌，增效减毒贯穿始终，3 年生存率 20%～40%；D 期（终末期）：最佳支持治疗，1 年存活率 10%。

治疗注意事项：①强调整合治疗以提高疗效和防止复发；②治疗中要注意保护肝脏功能；③以提高患者生活质量为重点。

治疗方法。①手术治疗：早期根治性肝切除术（肿瘤不超过 2 个、无肝内外转移、无静脉癌栓等）、肝移植（小肝癌）和姑息性切除治疗（多发性肿瘤、周围脏器受侵犯等）；②非手术治疗：局部治疗（肿瘤直径<5 cm、病灶不超过 3 处、患者全身状况差等）、TACE（无法切除的中晚期肝癌）、化疗、放疗（患者全身状况好、肝功基本正常的局限性肿瘤等）、生物治疗、分子靶向治疗、中医中药治疗；③其他治疗：参加临床试验。

由于我国大多数患者有乙肝和/或肝硬化背景，肝功能障碍及多灶复发是肝癌各种现代医学手段的主要治疗难点，多学科综合治疗，为患者制定最佳的个体化治疗方案为业界共识。而中医药以整体观为指导，强调个体化的辨证论治，注重肝功能的保全，具有使用方便，毒副反应小，应用范围广的特点，其特色和优势恰与现代医学取长补短，在肝癌的综合治疗中占有重要地位。

（二）西医治疗

1.手术治疗

肝癌的治疗仍以手术切除为首选，早期切除是提高生存率的关键，肿瘤越小，五年生存率越高。手术适应证为：①诊断明确，估计病变局限于一叶或半肝者；②无明显黄疸、腹水或远处转移者；③肝功能代偿尚好，凝血酶时间不低于 50%者；④心、肝、肾功能耐受者。在肝功能正常者肝切除量不超过 70%；中度肝硬化者不超过 50%，或仅能作左半肝切除；严重肝硬化者不能做肝叶切除。手术和病理证实 80%以上肝癌合并肝硬化，公认以局部切除代替规则性肝叶切除效果相同，而术后肝功能紊乱减轻，手术死亡率亦降低。由于根治切除仍有相当高的复发率，故术后宜定期复查 AFP 及超声显像以监察复发。对较大的肿瘤估计一期切除困难，可先栓塞，然后再手术切除。由于根治切除术后随访密切，故常检测到"亚临床期"复发的小肝癌，乃以再手术为首选，第二次手术后五年生存率仍可达 38.7%。另外，肝移植术不失为治疗肝癌的一种方法。

2.肝动脉栓塞化疗（TAE）

这是 80 年代发展的一种非手术的肿瘤治疗方法，对肝癌有很好疗效，甚至被推荐为非手术疗法中的首选方案。多采用碘化油混合化疗法药或⁹⁰钇微球等栓塞肿瘤远端血供，再用吸收性明胶海棉栓塞肿瘤近端肝动脉，使之难以建立侧支循环，致使肿瘤病灶缺血坏死。化疗药常用

DDP 80～100 mg,5-Fu 1 000 mg,丝裂霉素 10 mg 或表柔比星 40～60 mg,先行动脉内灌注,再混合丝裂霉素 10 mg 于超声乳化的碘化油内行远端肝动脉栓塞。肝动脉栓塞化疗应反复多次治疗,效果较好。但 TACE 治疗后,会造成不同程度的胃肠道反应、骨髓抑制、肝肾功能损害及免疫抑制等,使患者生活质量下降,生存期受到影响。中药栓塞的不良反应则相对较少,可采用鸦胆子油:碘油混合液按 1∶1 灌注栓塞。鸦胆子油乳可通过激活凝血系统形成血栓而起栓塞作用,此外,还具有免疫增强、抗炎、抗病毒和促进黏膜修复等作用,对肝功能无明显影响,无骨髓抑制,并有升高白细胞等作用。

3.肝癌的消融治疗

肝癌消融治疗可分为温度治疗和化学治疗 2 种。温度消融是利用光、电、声等导入肿瘤组织内制造冷场(冰冻消融)或热场(微波消融、射频消融、激光消融和高强度超声聚焦),使肿瘤组织产生凝固性坏死(热场)或促使细胞脱水、形成冰晶而致肿瘤组织坏死。化学消融的原理是通过化学物质(乙醇、醋酸等)导致肿瘤细胞坏死,达到肿瘤消融的目的。

肝癌消融治疗的适应证:根据 2009 年《原发性肝癌规范化诊治专家共识》,消融治疗的适应证为:直径≤5 cm 的单发肿瘤或最大直径 3 cm 的多发结节转移(3 个以上),无血管、胆管侵犯或远处转移,肝功能 Child-PughA 或 B 级的早期肝癌患者,射频或微波消融是外科手术以外的最好选择。对于单发肿瘤直径≤3 cm 的小肝癌可获得根治性消融,乙醇消融也能达到同样的目的;对于无严重肝、肾、心、脑等器官功能障碍且凝血功能正常或接近正常的肝癌,不愿接受手术治疗的小肝癌及深部或中心型小肝癌,手术切除后复发或中晚期癌等由于各种原因不能手术切除的肝癌,肝脏转移性肿瘤化疗后、等待肝移植前控制肿瘤生长,以及移植后复发转移等患者均可采用消融治疗。

消融治疗的禁忌证:①位于肝脏脏面,其中 1/3 以上外裸的肿瘤;②肝功能 Child-Pugh C 级,TNMIV 期或肿瘤呈浸润状;③肝脏显著萎缩,肿瘤过大,需消融范围达 1/3 肝脏体积者;④近期有食管静脉曲张破裂出血;⑤弥漫性肝癌合并门静脉主干至二级分支癌栓或肝静脉癌栓;⑥主要脏器严重功能衰竭;⑦活动性感染尤其是胆系炎症等;⑧不可纠正的凝血功能障碍及血象严重异常的血液病;⑨顽固性大量腹水;⑩意识障碍或恶病质。

消融治疗的并发症:目前认为射频消融和微波消融的并发症相同。严重的致死性并发症通常有败血症、肝功能衰竭和门静脉血栓形成。常见的非致死性并发症包括腹腔内出血、肝脓肿、胆道损伤、肝功能失代偿和电极烧伤,轻微的并发症通常是自限性和短暂的,一般包括术后疼痛、低热、乏力、转氨酶一过性升高、自限性的胸腔积液或腹水等,针道转移并不常见。化学消融术的并发症较少,除了极少数患者对乙醇过敏外,大多对乙醇有良好的耐受性。

4.放射治疗

放射治疗是利用放射线照射来杀伤肿瘤细胞的一种治疗方法。自从报道肝癌放射治疗以来近 40 年,大体经历了全肝照射-局部照射-全肝移动条照射-手术准确定位局部照射-超分割照射等变迁。据国内研究,凡病灶局限、肝硬化不严重的情况下,放射准确,尽可能覆盖整个肿瘤,并采用较少剂量、较长疗程,积累总剂量足够大,适当联合化疗,疗效相当理想。

(1)肝癌放射治疗的方法。①全肝照射:适用于弥漫型和巨块型病灶。全肝照射每天 1.5 Gy,总量 25～30 Gy 后缩小照射野,肿瘤部位剂量 50～55 Gy/6～7 周。②局部放射治疗:仰卧位用 AP-PA 照射野或加用侧野(用楔形板)。照射野包括肿瘤边缘外 2～3 cm。单次剂量视照射野大小而定,一般在 1.5～2.0 Gy。放射治疗 30 Gy 后,缩小照射野到肿瘤局部,加量照射到总剂量 50~55 Gy/5~6 周。③立体定向放射治疗:取仰卧位,采用适当方法固定体位后用 CT 模拟机作扫描定位。利用所得的 CT 图像勾划靶区(GTV,CTV 及 PTV)及周围重要的器官轮廓,利用三维治疗计划系统制定治疗计划利用剂量——体积直方图进行优化。对优化的治疗计划作物理剂量验证后开始三维适形放射治疗或调强适形放射治疗。

肝癌放疗对原发性肝癌肿瘤缓解复发有一定的疗效,但同时放射线没有肿瘤细胞识别能力,在照射肿瘤病变时对人体正常细胞也造成损害,对患者身体造成损伤。

放射治疗随着照射时间和照射范围的延长和扩大,对人体造成的损害亦大,因此,肝癌放射时间不宜太长,照射范围根据肝癌患者病变部位确定范围,尽量减少对人体的损伤。

近年来,放疗技术不断改进,在肝癌常规治疗中占有重要的辅助作用,但并不是所有的肝癌患者都适合于放射治疗,其有一定的适应证与禁忌证。

(2)肝癌放疗适应证:①只要一般情况好,且无严重肝功能损害和肝硬化,无黄疸、腹水,肿瘤局限而且发展缓慢,无远处转移的患者,可采用根治性放疗或经放疗使肿瘤缩小后行手术切除。②患者虽已有肝内播散或为弥漫型肝癌,但一般情况好,无黄疸、腹水,可行全肝移动条野放疗。③只要不是严重肝硬化伴有肝功能损害,就可行放射治疗。④对肿瘤位于肝门区压迫所致的黄疸或腹水者,可对准肝门靶区适形放疗,以期解除压迫,缓解症状。⑤有肝硬化,肝脏代偿能力尚可的患者。⑥术后有局部小范围复发者及接受经导管肝动脉化疗栓塞术(TACE)后局部复发或残留者。

(3)肝癌放疗禁忌证:①肝癌伴严重肝硬化或肝功能异常者。②弥漫性肝癌或巨大肿块型肝癌。③炎症型肝癌,病情危险,不宜放疗。④肝功能 Child-Pugh 评价为 B 或 C 级者。

总之,类似于肝功严重受损,严重肝硬化,肝内病灶广泛,全身情况差,恶病质的肝癌患者均不适合肝癌放疗。

肝癌单纯放疗效果并不明显,放射治疗虽然可以杀灭肿瘤细胞,其毒副作用也十分明显,特别是其免疫抑制作用对患者危害很大。患者长期放疗会严重影响其生活质量,也阻碍了治疗的深入进行。所以一般放疗时都会配合一些抗癌扶正药物进行辅助治疗,可考虑联合生物免疫治疗来提高放疗疗效,修复放疗对人体造成的损伤,提高患者免疫功能,增强患者抗肿瘤体质。

5.化学药物治疗

化疗在肝癌的非手术治疗中占有重要地位,主要方式为全身化疗和化疗相关治疗,如肝动脉栓塞化疗等。卡培他滨等新一代细胞毒性药物应用于临床后显著提高了肝癌疗效,同时进一步推动了肝癌系统性全身化疗的研究。

(1)卡培他滨联合 DDP:具体如下。

研究一:Shim 等回顾性分析 178 例 HCC 患者资料,90% 为Ⅳ期患者,评价卡培他滨联合 DDP 的疗效。

结果显示,总缓解率为 19.7%,45.0% 患者肿瘤生长得到控制。中位疾病进展时间(TTP)为 2.8 个月,中位 OS 为 10.5 个月;血清 AFP<400 ng/mL,CLIP 评分≤2、单结节性肝内肿瘤或残留肝内肿瘤合并肝外肿瘤患者的疗效明显较高($P<0.05$)。

研究提示,在不考虑肝外肿瘤状态的前提下,卡培他滨联合 DDP 方案对于单结节或无残留肝内肿瘤的 HCC 患者具有一定疗效。

研究二:Lee 等评价卡培他滨联合 DDP 治疗转移性肝癌患者的疗效和安全性。研究纳入 32 例转移性肝癌患者,中位年龄为 53 岁,口服卡培他滨 2 000 mg/m²,服用 2 周后停用 1 周;

DDP 60 mg/m²,第 1 天,每 3 周重复。

结果显示,总缓解率为 6.3%,疾病控制率(DCR)为 34.4%;中位 TTP 为 2 个月,中位 OS 为 12.2 个月;3/4 级血液学不良反应包括血小板减少(7.6%)、中性粒细胞减少(4.3%)、贫血(2.1%);3/4 级非血液学不良反应包括转氨酶升高(12.9%)、黄疸(3.2%)、黏膜炎(3.2%)和恶心(3.2%)。

研究提示,卡培他滨与 DDP 联合化疗对于一线治疗后转移性 HCC 患者有温和抗肿瘤疗效,不良反应可耐受。

(2)吉西他滨联合铂类:具体如下。

吉西他滨联合奥沙利铂:Taieb 等采用该方案治疗 21 例肝癌患者,11 例患者在第 1 天接受吉西他滨 1 000 mg/m²,第 2 天奥沙利铂 100 mg/m²(GEMOX-1);另外 10 例患者在第 1 天接受吉西他滨 1 500 mg/m²,奥沙利铂 85 mg/m²(GEMOX-2)。结果显示,缓解率(RR)约为 19%,疾病控制率(DCR)约为 70%,中位 OS 为 10~11 个月;化疗可耐受,主要不良反应为血小板减少;GEMOX-2 较 GEMOX-1 的不良反应严重。

吉西他滨联合 DDP:UkaK 等采用系统的吉西他滨化疗联合动脉内小剂量 DDP 和 5-氟脲嘧啶(GEMFP)方案对无法切除的 HCC 患者进行临床试验。

结果显示,客观缓解率为 57%;7 例患者均发生白细胞减少,其中 6 例发生中性粒细胞减少,1 例还发生血小板减少和贫血。GEMFP 方案或有潜在治疗无法切除的进展期 HCC 的作用,但也有严重血液学不良反应。

(3)吉西他滨联合奥沙利铂和厄洛替尼:具体如下。

Patt 等采用该方案治疗 HCC。结果显示,入组的 26 例患者中,1 例 PR,10 例 SD,9 例 PD。中位生存时间为 196 天,中位 PFS 为 149 天,1 年生存率为 40%;3 级不良反应为疲乏、嗜中性白细胞减少症、血小板减少、腹泻。研究表明,吉西他滨联合奥沙利铂和厄洛替尼治疗肝癌有效,但仍需大量临床数据。

(4)FOLFOX4 方案:具体如下。

秦叔逵教授等开展的Ⅲ期临床研究(EACH),在亚洲晚期肝癌患者中对比 FOLFOX 方案与多柔比星系统化疗。

该研究共入组 371 例局部晚期或转移性肝癌患者,随机接受 FOLFOX4(奥沙利铂＋5-氟脲嘧啶＋亚叶酸钙)方案或多柔比星治疗。主要终点是 OS,次要终点包括 PFS、RR、DCR 及安全性等。结果显示,FOLFOX 组、多柔比星组的 OS 分别为 6.5 个月和 4.9 个月(P=0.04),PFS 分别为 3.0 个月和 1.8 个月(P=0.000 3),客观缓解率分别为 8.7% 和 2.8%(P=0.01),DCR 分别为 53.3% 和 32.6%(P<0.000 1);FOLFOX 组除轻微的手足麻木外,其他不良反应与多柔比星组比较差异无统计学意义。

该项肝癌系统化疗的大型临床试验,是目前全球入组例数最多的国际多中心随机对照研究,首次证明系统化疗对于晚期肝癌患者具有生存益处。

6.分子靶向治疗

分子靶向治疗是当今肿瘤临床研究最活跃的领域之一。索拉非尼治疗晚期肝细胞癌的作用已经有充分循证医学证据的支持。索拉非尼联合介入治疗(TACE、DEB)或根治性治疗(肝移植、切除、局部消融)后辅助治疗的疗效有待于多中心的随机对照临床试验结果来证实。目前,索拉非尼延长生存改善预后的疗效还很有限,亟须进一步探索与其他抗肿瘤治疗的联合应用,以及其他分子靶向药物治疗 HCC 的临床研究,形成针对 HCC 多信号通路的多靶点综合治疗。其他新的分子靶向药物单药或联合应用治疗肝癌的临床试验正在陆续开展。

7.止痛治疗

晚期肝癌出现顽固性疼痛者,可按 WHO 推荐的"三阶梯止痛"原则控制疼痛。对肝癌侵犯腹腔神经丛出现持续上腹部及腰背部疼痛,剧烈难忍者可行腹腔神经丛阻滞止痛,常用药物有6%石炭酸或无水乙醇。

8.其他治疗

有人使用沙利度胺治疗中晚期肝癌,有一定的姑息治疗效果。沙利度胺开始作为一种镇静剂进入临床,1961 年因其致畸作用而被禁用,现因其抗血管生成和免疫调节性质,又重新引起人们的兴趣。近年来研究发现,沙利度胺具有更广泛的药理作用谱,其抗癌机制可能有:①抑制由 VEGF 和碱性成纤维细胞生长因子诱导的血管新生,抗肿瘤血管新生。②加速降解 TNF-α mR-NA,从而抑制 TNF-α 的合成,减少 IL-6 的产生,抑制肿瘤生长。③通过非自由基介导的 DNA 氧化损伤直径抑制或杀伤瘤细胞。④通过下调表皮及内皮细胞表面的黏附分子及减少血液循环中辅助 T 细胞的同时升高血液循环中的抑制性 T 细胞,调节细胞表面的整合素受体,抑制整合素的合成分泌,进而起到抗肿瘤的作用。

(三)中医治疗

肝癌的临床表现往往为全身属虚,局部属实,虚实夹杂的证候。虚者多见脾胃气虚或气血两虚;实者多见为气滞血瘀、热毒蕴结,湿热黄疸之证。临证时抓住其主要病机,分清标本虚实,灵活运用益气健脾、清热利湿、清热解毒、祛瘀散结等治则。

1.辨病基本方治疗

中医学对肝癌治疗的记载可追溯到秦汉时期的《神农本草经》,其中用斑蝥、蟾酥、瓜蒂治疗"积病"的药物,至今仍在沿用。中医药治疗肝癌强调对肝疏泄及藏血功能的调节,注重整体辨证,在疏理肝气、清肝凉血同时,并时时顾及健脾气、养肝阴,滋肾水以息肝风。

根据肝癌患者主要以右肋部疼痛、积块为主要临床表现。中医学认为,其发病与饮食不节;脾气虚弱,情志失调,肝气郁结;湿热毒内蕴,久之积而成癌,为本虚标实之证。治宜疏肝理气,健脾利湿,清热解毒,散瘀止痛。选用佛山中医院肿瘤科协定处方——肝积方。

基本方:党参 30 g,白术 12 g,柴胡 15 g,白芍 15 g,土茯苓 30 g,莪术 20 g,牡蛎 30 g(先煎),土鳖虫 15 g,水蛭 10 g,白花蛇舌草 30 g,半枝莲 30 g,薏苡仁 30 g。

方中柴芍四君汤减味加薏苡仁、牡蛎疏肝健脾,理气消积,水蛭、莪术、土鳖虫、白花蛇舌草、半枝莲清热止痛,诸药配伍,疏肝理气,清热解毒,健脾利湿退黄,软坚散瘀止痛,延缓病情发展。

2.辨证论治

(1)肝郁脾虚证。

主症:两胁胀痛,嗳气纳呆,便溏,泛吐酸水,舌淡苔薄白,脉弦。

治法:健脾疏肝理气,消积解毒抑瘤。

方药:肝积方(柴胡 15 g,土茯苓 30 g,白花蛇舌草 30 g,半枝莲 30 g,薏苡仁 30 g,莪术 15 g,土鳖虫 15 g,水蛭 10 g,牡蛎 30 g,党参 15 g,白术 15 g,白芍 15 g)合柴胡疏肝散加减。党参 15 g,白术 15 g,土茯苓 30 g,白花蛇舌草 30 g,半枝莲 30 g,薏苡仁 30 g,莪术 15 g,土鳖虫 15 g,水蛭 10 g,牡蛎 30 g,八月札 20 g,柴胡 15 g,黄芪 20 g,山楂 30 g,神曲 30 g,半夏 10 g,陈皮 10 g。

(2)气滞血瘀证。

主症:右胁下积块,按之质硬,胀痛或刺痛,窜及两胁,舌质紫黯或有瘀斑,苔薄白,脉弦或涩。

治法:理气化瘀,软坚散结。

方药:肝积方合血府逐瘀汤(《医林改错》)加减。桃仁 15 g,川红花 10 g,当归 12 g,生地 15 g,川芎 10 g,赤芍 15 g,牛膝 15 g,柴胡 10 g,山楂 30 g,鳖甲 20 g(先煎),牡蛎 15 g(先煎),甘草 6 g。

(3)湿热蕴结证。

主症:右胁下积块,增大较快,发热,口苦口干,面目黄如橘子色,小便短赤,大便干或溏,舌红苔黄腻,脉弦滑数。

治法:清热利湿,疏利肝胆。

方药:肝积方、茵陈蒿汤(《伤寒论》)合龙胆泻肝汤(《医方集解》)加减。茵陈 15 g,栀子 15 g,大黄 9 g,龙胆草 10 g,柴胡 15 g,黄芩 10 g,枳壳 15 g,车前草 15 g,生地 10 g,泽泻 15 g,木通 10 g,甘草 6 g。

(4)肝肾阴虚证。

主症:右胁下积块疼痛,低热或午后潮热,五心烦热,或手足心热,口干喜饮,舌红少苔,脉弦细数。

治法:滋补肝肾,扶正抑瘤。

方药:一贯煎(《柳州医话》)合六味地黄丸(《小儿药证直诀》)加减。生地 15 g,沙参 20 g,白芍 20 g,麦冬 15 g,当归 10 g,枸杞子 15 g,山萸肉 15 g,茯苓 15 g,山药 20 g,丹皮 10 g,泽泻 10 g,陈皮 6 g。

3.辨证加减

(1)黄疸:酌加田基黄、大黄、芒硝或玄明粉、虎杖等,阴黄减清热解毒药酌加干姜、制附片等。

(2)腹胀痛加青陈皮、大腹皮、枳壳、厚朴。

(3)气虚加黄芪或酌加白参、五指毛桃等。

(4)阴虚加知母、地骨皮、沙参、麦冬。

(5)阴虚内热加鳖甲、地骨皮、银柴胡等。

(6)瘀血加桃仁、红花、丹参。

(7)出血加土大黄、蒲公英、血余炭、白及、侧柏叶、生地榆等。

(8)纳呆加谷芽、麦芽、山楂、神曲等。

(9)腹水加赤小豆、葶苈子、猪苓、车前子。

4.辨病选药

辨病用药是指在辨证论治的基础上,可适当选用一些对肝癌有抗癌作用的药物,如白花蛇舌草、半枝莲、龙葵、藤梨根、白背叶根、三棱、莪术、全蝎、土鳖虫、鳖甲、蜈蚣、壁虎、八月札、生南星、生半夏等。

(1)白花蛇舌草:性味甘淡、微苦寒。功效清热解毒、利湿消肿。含三萜类、齐墩果酸、八甾醇类、生物碱、蒽醌、多糖类、强心苷、香豆素等。对白血病和多种实体瘤有显著抑制作用,同时具有增强机体免疫功能作用及抗化学诱变作用,属广谱抗癌中草药。可用于肝癌等多种癌症而属于热证者,用法用量:水煎服,每天 30～150 g。

(2)半枝莲:性味辛、苦、寒。功效:清热解毒,散瘀消肿。含生物碱、多糖类、黄酮苷、酚类及甾醇类等。体内外实验证实对多种肿瘤均有显著抑制作用,其半枝莲多糖有免疫调节作用,可用于肝癌等多种癌病而属于热证者。用法用量:一般与白花蛇舌草同用,各 30～150 g,水煎服。

(3)龙葵:味苦,性寒。功效:清热解毒,活血消肿,主治疔疮、痈肿及肿瘤。用量用法 30～100 g,水煎服。

(4)藤梨根(猕猴桃根):性平,味淡、微涩。功效:清热解毒,利湿消肿,用治黄疸、痈肿、疮疖及消化道多种肿瘤。含熊果酸、齐墩果酸、胡萝卜苷等,体内外实验,有抗肿瘤及增强免疫作用,用治消化道癌等多种癌病,用法用量:30～60 g,煎汤或捣汁饮用。如藤虎饮:藤梨根 60 g,虎杖 30 g,共煮水 60 mL,分 2 次内服。

(5)山慈姑:味甘、微辛,性凉。功效:清热解毒,化痰散结。主治:痈肿、疔毒、瘰疬、痰核及肿瘤。含菊甘露聚糖、杜鹃素Ⅰ、Ⅱ及秋水仙碱。动物实验对消化道肿瘤、乳腺癌、肺癌和卵巢癌等有抑制作用,并有抗血管生成及抗菌作用。用法用量:5～15 g,水煎服。山慈姑含抗癌成分秋水仙碱,长期应用会引起血小板减少而有出血倾向,应慎用。

(6)肿节风:味辛、苦,性平。功效:祛风除湿,清热解毒,活血散瘀。主治风湿痹痛、跌打损伤、肺炎、胃肠炎、胆囊炎及肿瘤。肿节风含左旋类没药素甲、异秦皮定、延胡索酸、琥珀酸、黄酮苷、香豆精及挥发油等,动物实验对白血病、肺腺癌、乳腺癌、肉瘤等均有一定抑制作用,以及抗菌、抗病毒作用。用法用量:10～30 g,煎服,宜先煎或久煎。

(7)薏苡仁:味甘淡,性凉。功效:健脾利湿,清热排脓。用治水肿、脾虚泄泻、肺痈、肠痈、扁平疣、带状疱疹等,含薏苡仁酯、硬脂酸、棕榈酸,实验对肝癌、吉田肉瘤、艾氏腹水癌等有杀灭作用,以及免疫促进作用。用法用量 10～60 g,水煎服。

(8)(生)大蒜每天 1 个,切片待片刻氧化后,混合干饭一并食用。另外菱角每天 20 g、赤灵芝每天 20 g,煮水 10 小时,持续服用 5 年。

(9)三棱 15 g,莪术 15 g,半枝莲 15 g,生薏仁 30 g,水煎内服,每天一剂。

(10)蒲公英 30 g,败酱草 30 g,田基王 30 g,生黄芪 24 g,大腹皮 12 g,生熟薏仁各 24 g,水煎服,日一剂。

5.常用中成药

(1)小金丸:主要组成、功能主治、用法用量及禁忌如下。

主要组成:麝香、木鳖子(去壳去油)、制草乌、枫香脂、乳香(制)、没药(制)、五灵脂(醋炒)、当归(酒炒)、地龙、香墨。

功能主治:散结消肿,化瘀止痛。用于痰气凝滞所致的瘰疬、瘿瘤、乳岩、乳癖,症见肌肤或肌肤下肿块一处或数处,推之能动,或骨及骨关节肿大、皮色不变、肿硬作痛。

用法用量:口服,每次 1.2～3.0 g,每天 2 次,小儿酌减。

禁忌:孕妇禁用,过敏体质者慎用。

(2)槐耳颗粒:主要组成、功能主治、用法用量如下。

主要组成:槐耳菌质。

功能主治:扶正固本,活血消癥。适用于正气虚弱,瘀血阻滞,原发性肝癌中不宜手术和化疗者的辅助治疗用药,有改善肝区疼痛、腹胀、乏力等症状的作用。

用法用量:口服,每次 1 包,每天 3 次。1 个月为 1 个疗程。

(3)金龙胶囊:主要组成、功能主治、用法用量及注意事项如下。

主要组成:鲜守宫、鲜金钱白花蛇、鲜蕲蛇等。

功能主治:破瘀散结,解郁通络。用于原发性肝癌,以及胃肠道肿瘤的血瘀郁结证,症见右胁下积块、胸胁疼痛、神疲乏力、腹胀、纳差等。

用法用量:口服,每次 4 粒,每天 3 次。

注意事项:服药期间出现变态反应者,应及时停药,并给予相应的治疗措施。妊娠及哺乳期妇女禁用。

(4)化癥回生口服液:主要组成、功能主治、用法用量不良反应、注意事项及禁忌如下。

主要组成:益母草、红花、当归、苏木、人参、高良姜、丁香、肉桂、鳖甲胶、大黄、桃仁、熟地黄、紫苏子、白芍、人工麝香等。

功能主治:消癥化瘀。用于癥积、产后瘀血,少腹疼痛拒按,适用于属血瘀气滞型的原发性支气管肺癌及原发性肝癌、卵巢癌等妇科肿瘤。

用法用量:口服。一次 10 mL,一天 2 次。

不良反应:个别患者出现恶心,呕吐,腹泻,腹痛。

注意事项:经期妇女。体质虚弱者,出血性疾病患者慎用。

禁忌:孕妇禁用。

(5)复方斑蝥胶囊:主要组成、功能主治、用法用量如下。

主要组成:斑蝥、人参、黄芪、刺五加、三棱、莪术、半枝莲、女贞子、熊胆粉、山茱萸、甘草等。

功能主治:解毒逐瘀,破血蚀疮,补益肝脾。用于消化道癌、肺癌、妇科癌等。

用法用量:口服,每次 3 粒,每天 2 次。

(6)肝复乐片:主要组成、功能主治、用法用量不良反应及禁忌如下。

主要组成:党参、鳖甲(醋制)、重楼、白术、黄芪、陈皮、土鳖虫、桃仁、郁金、苏木、柴胡、大黄、桃仁、牡蛎、茵陈、半枝莲、败酱草、茯苓、木通、香附(制)、沉香。

功能主治:健脾理气,化瘀软坚,清热解毒。适用于肝郁脾虚为主症的原发性肝癌,症见上腹肿块、肋胁疼痛、神疲乏力、食少纳呆、脘腹胀满、心烦易怒、口苦咽干等。

用法用量:口服,每次 6 片,每天 3 次。Ⅱ期原发性肝癌疗程 2 个月,Ⅲ期原发性肝癌疗程 1 个月。

不良反应:少数患者服药后出现腹泻,一般不影响继续治疗,多可自行缓解。

禁忌:孕妇忌服。

6.特殊兼证的治疗

(1)肝性脑病:中医药治疗以化痰开窍,凉血清心为主。①紫雪丹 3~6 g,2~3 次/天,口服。②安宫牛黄丸,每次 1 丸,2~3 次/天,口服。③清开灵注射液 60~100 mL,加入 10% 葡萄糖 250 mL 静脉滴注,每天 1~2 次。

(2)肝脏破裂出血:绝对卧床休息,补液输血扩容,应用止血药物,尽快行手术治疗。

(3)肝肾综合征:①复方丹参注射液、川芎嗪注射液,每次 10~20 mL,加入液体糖盐中静脉滴注,每天 1 次。②灌肠:大黄 45 g(后下),黄芩 20 g,槐花 15 g,白头翁 30 g,苏叶 15 g,生牡蛎 30 g(先煎)。水煎取汁 150~200 mL 保留灌肠,每天 1 次,10 天为 1 个疗程。

7.特色治疗

(1)针刺:章门、期门、肝俞、内关、公孙。疼痛加外关、足三里、支沟、阳陵泉;呃逆加膈俞、内关;腹水加气海、三阴交、水道、阴陵泉、上消化道出血加尺泽、列缺、曲泽、合谷;肝昏迷加少商、涌泉、人中、十宣、太溪。早期以针刺为主,晚期以艾灸为主,针刺以平补平泻法为主,得气后提插捻转,留针 15～20 分钟;疼痛者可留针 20～30 分钟,每隔 5～10 分钟行针 1 次。每天 1 次,10～15 天为 1 个疗程,休息 3～5 天,再开始另 1 个疗程。

(2)穴位注射:针对肝癌疼痛,选取肝俞、内关、外关、公孙、足三里及阿是穴进行穴位予野木瓜注射液或当归注射液进行穴位注射治疗。

(3)贴敷疗法:①癌理痛膏。功能主治:化痰散结,清热解毒,活血止痛,攻毒抗癌。用法用量:外用,敷于癌痛患处,一次 1 贴,每天 2 次,10 天为 1 个疗程;或遵医嘱。②玉龙散。功能主治:温经散寒,活血止痛,用于寒邪着络引起的肿物。用法用量:分为药粉和贴剂两种剂型,外用,敷于患处,每天 1～2 次;或遵医嘱。

(4)中药熏洗疗法:手足麻木方。

组成 1:熟附子 40 g,桂枝 40 g,川芎 40 g,淫羊藿 60 g,透骨草 60 g,白芍 40 g。

功效:温阳通络,祛瘀止痛。

用法:上方加水 800 mL,煎 200 mL,沐手足用。

适应证:化疗后周围神经病变、手足综合征,症见:手足末端麻木,青黑,冷痛等。

组成 2:黄芪 200 g,丹参 400 g,川芎 100 g,当归 200 g,桂枝 300 g,透骨草 600 g,乳香 25 g,没药 25 g,制附片 100 g。

功效:温阳通络,祛瘀止痛。

用法:将药物压碎分为 10 份,分别用 20 cm×20 cm 白色棉布缝袋装药,最后将袋口缝好备用。用时取药袋 1 个,放入脚盆内,加水 2 000 mL 浸泡 120 分钟,文火煮沸 30 分钟,由护士用温度计测水温,待水温降至 38 ℃时,告知患者将双足浸于药液中泡洗,每次 20 分钟,每天 1 次,15 天为 1 个疗程。每 2 天更换 1 次药袋,均连续使用 2 个疗程。

六、预防与康复指导

(一)预防要点

预防肝癌关键是纠正不健康的生活方式,养成健康的生活方式。

(1)首先要从调整膳食结构着手,尽量少食高脂肪、高蛋白、煎、油炸、烧焦和烤糊的食物,少吃咸鱼、咸菜、腌菜等高盐食物,这样可以减少 2/3 以上肝癌的发生。日常饮食宜清淡,多选择食用五谷杂粮、豆类、甘薯,以及新鲜蔬菜水果。

(2)生活作息要有规律,工作、学习、进餐、睡眠、娱乐应有规律进行,尤其要有充足睡眠,不要打乱人体的"生物钟"。一天三餐应八分饱。切勿暴饮暴食,否则,轻则引起消化不良或超重,重则引起胃肠炎。作息不规律,特别经常熬夜,透支身体,导致抵抗力降低,引发多种疾病的发生。

(3)适当体育锻炼,增强体质,避免体重超重和肥胖。

(4)戒烟酒、少饮咖啡,目前认为乙醇与肝癌的发生有着密切的关系。

(5)定期进行防癌普查,对 40 岁以上的人群,特别是有肝炎背景者,有条件者定期进行 B 超检查及肿瘤标记物(如 AFP 等)检查,以便早发现。早诊断及早治疗。经过综合治疗的肝癌患者也应遵医嘱定期复查,及时发现复发或转移,早诊早治取得更好的治疗效果。

(二)康复要点

1.心理调整

调整好心态非常重要。肝癌患者治疗后需要长期后续治疗与康复。故一定要有必胜的信心和长期与疾病作战和克服困难的思想准备。保持乐观的情绪,尽量避免在遇到困难和病情出现反复时产生急躁、焦虑、恐惧、绝望、抑郁等情绪,以防导致机体内分泌失调,抗病力下降而不利于治疗。

2.注意劳逸结合

不宜整天卧床或过多过剧锻炼,根据自身条件和爱好,做一些力所能及的运动,如步行、气功、体操、太极拳、爬山等。

3.饮食调理

适当服食补益气血、健脾和胃之品,如黄芪、党参、怀山药、枸杞子、淡菜、无花果、牛奶、陈皮粥等,因为本病的发生、复发、转移主要与脾胃失健运,导致抵抗力下降有关。

4.戒掉不良饮食习惯

养成良好的饮食习惯,戒烟戒酒,忌食一切煎炸、烧、烤食物,以及不易消化的食物,多食新鲜蔬果,最好五色俱全的各种蔬菜水果。

5.遵照医嘱定期复查治疗

前2年内每1~3个月复查一次,2年后3~6个月1次,检查项目根据具体情况有一般体检,肿瘤标记物检查、B超、胸片、CT或MRI等。

七、饮食调养

(一)药膳食疗

1.枸杞甲鱼

枸杞30 g,甲鱼150 g。将枸杞、甲鱼共蒸至熟烂即可食用。每周1次,不宜多食,尤其是消化不良者、失眠者不宜食。忌饮白酒、辣椒、母猪肉、韭菜、肥肉、煎炸及坚硬的食物、有刺激性的调味品。具有滋阴、清热、散结、凉血、提高机体免疫等功能。

2.佛手猪肝汤

佛手片10 g,鲜猪肝150 g,生姜10 g,食盐、葱适量。用法:将佛手片置锅中,加清水500 mL,煮沸约20分钟,滤渣取汁;将猪肝洗净,切成片,加姜、盐、葱略腌片刻,锅中药汁煮沸后倒入猪肝,煮一二沸后即可服用。功效:疏肝解郁,行气止痛。主治:肝癌,属气滞血瘀型,两胁刺痛、腹痛,呕吐反胃,纳差者。

3.翠衣番茄豆腐汤

西瓜翠衣30 g,番茄50 g,豆腐150 g。将西瓜翠衣、番茄和豆腐全部切成细丝做汤食经常食用,具有健脾消食、清热解毒、利尿、利湿等功效,虚寒体弱者不宜多服。

4.芡实猪肉汤

芡实30 g,猪瘦肉100 g。一起放砂锅中,加水适量,炖熟后去药渣,吃肉喝汤。经常食用可泻火、祛痰、通便,有腹水者可用此方。

5.薄荷红糖饮

薄荷15 g,红糖60 g。煎汤后加糖调味即成。可代茶饮,此药膳清热、利湿、退黄;有黄疸、腹水者可选用。

6.果烧鸡蛋

青果20 g,鸡蛋1只。先将青果煮熟后再卧入鸡蛋,共煮后食用。每周3次,每次1个鸡蛋,可破血散瘀,适用于肝癌瘀痛、腹水明显者。

7.猕猴桃根炖肉

鲜猕猴桃根 100 g,猪瘦肉 200 g,放砂锅内加水同煮,炖熟后去药渣即成。经常食用,具有清热解毒,利湿活血作用。

8.苦菜汁

苦菜适量洗净捣汁加白糖后即成。每周服 3 次,具有清热作用,适宜于肝癌口干、厌食等症。

9.马齿苋煮鸡蛋

马齿苋适量,鲜鸡蛋 2 只。先用马齿苋煮水 300 mL,用汁煮鸡蛋,每天 1 次,连汤服。能清热解毒、消肿去瘀、止痛,适宜于巨型肝癌发热不退、口渴烦躁者。

10.藕汁炖鸡蛋

藕汁 30 mL,鸡蛋 1 只,冰糖少许。鸡蛋搅匀后加入藕汁拌匀,加少许冰糖稍蒸熟即可。经常服食,具有止血、止痛、散瘀的作用,肝癌有出血者宜用。

11.车前子粥

车前子 15～30 g,粳米 100 g,将车前子包煎取汁后,放入粳米共煮粥食用。用于肝癌湿热证的辅助治疗。

12.竹叶粥

淡竹叶 15 g,茵陈 15 g,粳米 100 g。将淡竹叶、茵陈煎汁去渣,加入粳米共煮食用。用于肝癌湿热证的辅助治疗。

13.灵芝补脾汤

灵芝 15 g,大枣 30 g,党参 30 g,枸杞子 30 g,人参须 15 g,猪排骨 300 g,食盐适量。将上述灵芝等药材用布袋装好,扎口浸入 6 000 mL 水中 10～20 分钟后加入猪排骨,武火煮沸后,文火煮 3 小时,捞出布袋,加入食盐调味,每次 250～300 mL,吃肉喝汤。每天 1～2 次,多余放入冰箱或者将汤煮沸后,不能掀盖,否则会变味,第二天加热后再食,此汤益气健脾,防癌抗癌。适用于肝癌脾胃虚弱者。

14.附子粥

制附子 3 g,干姜 3 g,粳米 100 g,葱白 2 茎。红糖适量。制附子、干姜共研细末,先用粳米煮粥,待粥煮熟后,加入药末及葱白、红糖同煮 5 分钟即可。此粥温中散寒,补阳止痛,适用于肝癌属虚寒痛者。

15.三仙芋头汤

芋头 100 g,焦麦芽 30 g,焦谷芽 30 g,焦六曲 30 g。芋头洗净去皮,加入布袋包好的三仙(谷芽、麦芽、六曲)共入锅中,加清水适量,煮至芋头熟透,喝汤吃芋头,每天一次。用于肝癌患者有纳差及便秘者。

(二)饮食宜忌

(1)忌煎、炸、烧焦和烤糊的食物。

(2)少食高脂肪、高蛋白等肥甘厚味食物。主食注意选择粗粮、五谷、豆类、甘薯等,每天应有新鲜蔬菜及水果 500～750 g,并在饮食中增加食物纤维及富含维生素的食物。

(3)忌烟、酒、咖啡。

(4)疾病过程中如出现发热、面红、目赤、尿黄、舌红苔黄等热毒壅盛表现者,忌热性食物,忌煎、炸及姜、葱、韭菜、辣椒等辛辣食物和荔枝、桂圆等热性食物。如表现气短、乏力、纳呆、怕冷者,证属虚寒,则禁寒性及生冷食物,如大多数蔬菜水果,以及甲鱼、乌龟、螃蟹、泥鳅等,对偏寒凉蔬菜等,如要食用应炒用并加姜汁或姜片或胡椒调味。

(5)多程化疗后或疾病后期如出现纳呆、怕冷、气短、乏力、舌淡、脉细弱者属气虚、阳虚证,忌食生冷及伤阳助阴的食物,如甲鱼、乌龟等水中食物,以及大多数蔬菜水果等。

(6)疾病晚期如出现腹水者忌食高盐食物;如有腹胀、屁多者忌食产气多的食物,如红薯、山芋及各种甜品如糖水、甜牛奶等,以及不易消化的食物。

八、情志调护

《类证治裁》:"凡上升之气,自肝而出""木性升散,不受遏郁,郁则经气逆"。《医碥》:"郁则不舒,则皆肝木之病矣"。《灵枢·百病始生》:"喜怒不节则伤脏"。

(一)情志相胜法

以情治情法是指以五行相克为理论依据,用一种情志纠正另一种情志的方法。"怒伤以忧胜之,以恐解之;喜伤以恐胜之,以怒解之;恐伤以思胜之,以忧解之;惊伤以忧胜之,以恐解之;悲伤以喜胜之,以怒解之。"结合患者症状、体征,得出患者七情的胜与不胜,从而以另一情志解之。

(二)以情治情法

以情治情法是有意识地采用一种情志战胜控制另一种相关情志刺激而引起的疾病,达到治疗目的。在疾病过程中,需加强意志锻炼,将有利于调节内脏的生理活动,促进疾病的愈合。必须使患者树立与疾病作斗争的信念,有了坚定的信念,改变对病态的感觉、认识、情绪、态度、行为,从而减轻痛苦。

(三)移情疗法

移情疗法是让患者将注意力从疾病转移其他方面上去。晚期肝癌患者有时会胡思乱想,陷入痛苦烦恼之中,我们要教导患者自我疏导,克服消极情绪,使之忘记病痛,保持积极情绪,达到心理平衡。

(四)暗示疗法

我们用各种方法给患者暗示,使患者解除思想负担,增强战胜疾病的信心。暗示还可以减轻疼痛,改善睡眠,提高生活质量。

(尚　娟)

第四节　乳　腺　癌

一、概述

乳腺癌是乳腺导管上皮细胞在各种内外致癌因素的作用下失去正常特性异常增生,以致超过自我修复限度而发生的疾病。临床以乳腺肿块为主要表现,与其他恶性肿瘤相比具有发病率高、侵袭性强但病情进展缓慢、自然生存期长等特点。

乳腺癌是一种女性最常见和致死率最高的恶性肿瘤。全球癌症统计分析表明,乳腺癌在欧洲西部、北部,澳大利亚/新西兰和北美高发,南美、加勒比地区和北非次之,撒哈拉沙漠以南的非洲和亚洲发病率较低。相对而言,中国属于乳腺癌低发病地区,但其发病率仍呈现出总体上升的趋势,并且呈现年轻化趋势,与发达国家出现惊人的巧合。我国乳腺癌发病年龄高峰较西方国家早10年,在40~49岁,但是30岁以后就有明显增加。生活条件改善与乳腺癌发病率的上升有关。在国内的大城市中,北京、天津、上海及沿海一些大城市的发病率较高,上海的发病率居全国之首。

年龄、家族史、遗传和内分泌因素对乳腺癌的发生有较大的影响,饮食、饮酒和外源激素的应用(避孕及激素替代疗法)对乳腺癌的发生也有影响。微观上特殊基因的突变,尤其是BRCA1和BRCA2在乳腺癌的发生发展上起着重要作用。

中医很早就注意到了乳腺恶性肿瘤的存在。乳腺癌在中医文献中常被冠之以"乳石痈""乳岩""炻乳""乳癌""乳栗""乳痞""妒乳""乳痛坚""乳毒""苟抄乳""石榴翻花发"等名称。晋代葛洪著《肘后备急方》中提及"痈结肿坚如石,或如大核,色不变,或作石痈不消""若发肿至坚而有根者,名曰石痈"。晋末《刘涓子鬼遗方》中首次出现了"乳岩"一词,"大痈七日,小痈五日,其自有坚强色诊宁生破发背及乳岩,热手近不得者,令人之热熟,先服王不留行散……"隋代巢元方《诸病源候论》第140篇名为石痈候:"石痈之状,微强不甚大,不赤,微痛热,热自歇,是足阳明之脉,有下于乳者……谓之乳石痈。"北宋《圣济总录》载:"乳痈大坚硬,赤紫色,衣不得近,痛不可忍。"非常类似炎性乳癌的表现。元代朱丹溪在《格致余论》中将乳腺癌称为"奶岩",并提出了"乳子之母浓味""乳子膈有滞痰"导致乳生结核的理论。明清大量文献对乳腺癌进行论述,其中医病名也相对固定为"乳岩"。明代朱橚《普济方》详细描述了乳腺癌的自然病程:"初结如桃核,渐次浸长至如拳如椀,坚硬如石,数年不愈,将来溃破,则如开石榴之状,又反转外皮,名审花奶",并指出"年四十以下,间有可治者;五十以上,有此决死",提示年轻患者预后相对较好。陈实功在《外科正宗》论述男性乳腺癌:"又男子乳节与妇人微异,女损肝胃,男损肝肾。"

二、病因病机

中医认为,乳腺癌的成因包括外因和内因两方面。本病的发生与肝、脾、冲脉、任脉关系最为密切。正虚为乳腺癌致病之本,气滞、血瘀、痰湿为本病之标。所以"扶正祛邪"是中医治疗乳腺癌的宗旨和总则。

(一)感受外邪

足阳明胃经经气衰弱,风寒之气外袭,邪气客于经络,导致气血运行涩滞,结成乳岩。

(二)情志因素

忧怒抑郁,情志失调,肝郁气逆犯脾,脾失健运,加之嗜食肥甘厚味,则痰湿内生,气滞、血瘀、痰湿相互搏结于乳络形成乳岩。

(三)肝肾亏虚

年事已高致肝肾亏虚,或房劳过度致冲任失调,气血不足,经络气血运行不畅,气滞、血瘀阻于乳络而发病。

三、诊断

(一)诊断要点

1.临床表现

乳腺肿块为乳腺癌的首发症状,当肿瘤细胞继续生长,侵及局部相邻组织时,可引起一系列相应临床症状或体征。

(1)乳房肿块：常为乳腺癌的最常见体征，80％以上的乳腺癌患者以乳腺肿块为首发症状。多数患者为无意中触知，不伴或偶伴疼痛，多为单发，质地较硬，增大较快，可活动，如侵及胸肌或胸壁则活动差或固定。肿块表面皮肤可呈橘皮样改变。

(2)乳头改变：乳头脱屑和糜烂是 Paget 病的特有表现，乳头内陷为癌侵及皮肤和乳头的表现，部分患者可见乳头血性溢液，有溢液患者适宜行乳腺导管内镜检查。

(3)区域淋巴肿大：腋窝和锁骨上淋巴结肿大、质硬、活动、融合或固定。

(4)晚期乳腺癌表现：血行转移至肺、肝、骨、脑而出现相应的临床表现。

2.影像学诊断

以乳房出现肿块伴有腋下淋巴结转移为主要典型表现，通过钼靶 X 线检查、CT、MRI、B 超、PET-CT 等影像学手段，有助于乳腺癌的早期诊断。

3.病理诊断

通过病理学检查明确诊断、确定侵犯范围和手术切缘情况，以及预测对 ER、PR、Cerb-2 受体情况和耐药分子水平的异常。

(二)辅助检查

1.影像学检查

(1)乳腺 X 线照相检查：可见乳腺内密度增高、边缘不规则的肿块阴影，有时中心可见钙化，如 1 cm^2 范围内钙化点超过 5 个则应警惕恶性。

(2)乳腺 B 超检查：非创伤性，可同时检查双腋下淋巴结，对乳腺组织致密者较有价值。B 超下可见形状不规则的低回声区，准确率 80％～85％，如能同时发现腋窝淋巴结肿大、融合、固定则提示乳腺肿块很可能是乳腺癌。

对有病理性溢液的患者，可行导管造影或导管镜检查，以观察导管有无中段扩张、受压移位和占位性病变。

2.病理或细胞学检查

病理或细胞学检查的诊断准确性高，主要包括以下几种。①乳头分泌物细胞学检查：无创且操作简便，但阳性率低，仅适用于有乳头溢液者；②肿块穿刺检查：细针针吸细胞学涂片或 B 超引导下穿刺活检，应用简单，准确性高，创伤小；③切除活检：先做肿物整块切除，冷冻切片病理确诊后行乳腺癌保乳手术或扩大切除术。

3.肿瘤标志物检查

(1)CA153：其表达与乳腺癌的分化程度和雌激素受体状态有关，分化好的肿瘤和雌激素受体阳性者 CA153 阳性率较高。

(2)CEA：绝大多数浸润性导管癌患者 CEA 为阳性，原位癌和小叶癌的阳性率仅为 30％，而良性病变很少见阳性。

4.乳腺癌内分泌受体检查

雌激素受体(ER)、孕激素受体(PR)检查是乳腺癌病理检查必须包括的项目，阳性者内分泌治疗有效，检测结果决定术后治疗方案的选择和患者的预后。

5.基因检查

(1)CerB-2：结果阳性者，靶向治疗有效，阴性者靶向治疗无效。是否阳性影响到化疗方案和生物治疗方案的选择，以及患者的预后。

(2)BRCA 基因检查：遗传性乳腺癌占全部乳腺癌的 5％～10％，BRCA 基因突变发生于

70%的遗传性乳腺癌中。

(三)临床分型

乳腺恶性肿瘤以乳腺癌为主,肉瘤少见。乳腺癌的组织形态较为复杂,类型众多,往往在同一块癌组织中,甚至同一张切片中,可有两种以上的类型同时存在。目前,国内将乳腺癌病理分型分为非浸润性癌、早期浸润性癌和浸润性癌三大类。

1.非浸润性癌

非浸润性癌又称原位癌,指癌细胞局限在导管基底膜内的肿瘤。按其组织来源,又可分为小叶原位癌和导管内癌两类。

2.早期浸润性癌

癌组织开始突破基底膜,刚向间质浸润的时期,既不同于原位癌,又不同于一般浸润癌。根据形态不同分为早期浸润性小叶癌和早期浸润性导管癌。

3.浸润性癌

癌组织向间质内广泛浸润,形成各种结构的癌组织和间质相混杂的图像。国内将具有特殊组织结构的浸润癌归为特殊型癌,其余为非特殊型和罕见型癌。非特殊型癌包括浸润性小叶癌、浸润性导管癌、单纯癌、髓样癌、硬癌和腺癌。罕见型癌有大汗腺癌、鳞形细胞癌、黏液表皮样癌、类癌、未分化癌及分泌型癌等。

(四)TNM 分期

ESMO 分期标准(2013 版)

1.原发肿瘤(T)

T_x:原发肿瘤不能确定。

T_0:没有原发肿瘤证据。

T_{is}:原位癌。

T_{is}(DCIS):导管原位癌。

T_{is}(LCIS):小叶原位癌。

T_{is}:乳头 Paget 病,与乳腺实质内的浸润性癌和/或原位癌无关。与 Paget 病有关的乳腺实质内的癌应根据实质内肿瘤的大小和特征进行分类,尽管仍需注明存在 Paget 病。

T_1:肿瘤最大直径≤2 cm。

T_{1mic}:微小浸润癌,最大直径≤0.1 cm。

T_{1a}:肿瘤最大直径>0.1 cm,但≤0.5 cm。

T_{1b}:肿瘤最大直径>0.5 cm,但≤1 cm。

T_{1c}:肿瘤最大直径>1 cm,但≤2 cm。

T_2:肿瘤最大径>2 cm,但≤5 cm。

T_3:肿瘤最大径>5 cm。

T_4:无论肿瘤大小,直接侵及胸壁或皮肤(溃疡或皮肤结节)。

T_{4a}:肿瘤侵犯胸壁,不包括胸肌。

T_{4b}:乳腺皮肤水肿(包括橘皮样变),和/或溃疡,和/或不超过同侧乳腺的皮肤卫星结节。

T_{4c}:同时包括 T_{4a} 和 T_{4b}。

T_{4d}:炎性乳腺癌。

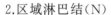

2.区域淋巴结(N)

N_x:区域淋巴结无法评估(已切除)。

N_0:无区域淋巴结转移。

N_1:同侧Ⅰ、Ⅱ级腋窝淋巴结转移,可移动。

N_2:同侧Ⅰ、Ⅱ级腋窝淋巴结转移,固定或融合;或有同侧内乳淋巴结转移临床征象,而没有Ⅰ、Ⅱ级腋窝淋巴结转移临床征象。

N_{2a}:同侧Ⅰ、Ⅱ级腋窝淋巴结转移,淋巴结彼此间或与其他组织结构固定、融合。

N_{2b}:有内乳淋巴结转移临床征象,而没有Ⅰ、Ⅱ级腋窝淋巴结转移临床征象。

N_3:同侧锁骨下淋巴结(Ⅲ级腋窝淋巴结)转移,伴或不伴Ⅰ、Ⅱ级腋窝淋巴结转移;或有同侧内乳淋巴结转移临床征象,并且显示Ⅰ、Ⅱ级腋窝淋巴结转移;或同侧锁骨上淋巴结转移,伴或不伴腋窝或内乳淋巴结转移。

N_{3a}:同侧锁骨下淋巴结转移。

N_{3b}:同侧内乳淋巴结转移伴腋窝淋巴结转移。

N_{3c}:同侧锁骨上淋巴结转移。

3.区域淋巴结病理分类(pN)

pN_x:区域淋巴结无法评估(既往已切除,或切除后未进行病理学检查)。

pN_0:组织学检查无区域淋巴结转移,未行进一步孤立肿瘤细胞检测。

$pN_0(i-)$:组织学检查无区域淋巴结转移,免疫组化检查阴性。

$pN_0(i+)$:组织学检查或免疫组化检查发现孤立肿瘤细胞,转移灶最大直径≤0.2 mm。

$pN_0(mol-)$:组织学检查无区域淋巴结转移,分子生物学检测(RT-PCR)阴性。

$pN_0(mol+)$:组织学检查或 IHC 方法测定无区域淋巴结转移,分子生物学检测(RTPCR)阳性。

pN_1:1~3 枚同侧腋窝淋巴结转移,和/或经前哨淋巴结活检发现内乳淋巴结镜下转移,但无临床征象。

pN_{1mi}:微小转移(>0.2 mm 或单个淋巴结单张组织切片中肿瘤细胞数量>200 个),但最大直径≤2 mm。

pN_{1a}:1~3 枚腋窝淋巴结转移,至少 1 处转移灶>2 mm。

pN_{1b}:经前哨淋巴结活检发现内乳淋巴结镜下转移(包括微转移),但无临床征象。

pN_{1c}:$pN_{1a}+pN_{1b}$。

pN_2:4~9 枚腋窝淋巴结转移;或者是有同侧内乳淋巴结转移临床征象,但不伴有腋窝淋巴结转移。

pN_{2a}:4~9 枚腋窝淋巴结转移,至少 1 处转移灶>2 mm。

pN_{2b}:临床上发现有内乳淋巴结转移临床征象,但不伴有腋窝淋巴结转移。

pN_3:≥10 枚同侧腋窝淋巴结转移;或锁骨下淋巴结(Ⅲ级腋窝淋巴结)转移;或有同侧内乳淋巴结转移临床征象,并伴有至少 1 枚Ⅰ、Ⅱ级腋窝淋巴结转移;或≥3 枚腋窝淋巴结转移,兼有无临床征象的内乳淋巴结镜下转移;或同侧锁骨上淋巴结转移。

pN_{3a}:≥10 枚同侧腋窝淋巴结转移(至少 1 处转移灶>2 mm),或锁骨下淋巴结(Ⅲ级腋窝淋巴结)转移。

pN_{3b}:有同侧内乳淋巴结转移临床征象,并且有≥1 枚腋窝淋巴结转移;或存在≥3 枚腋窝淋巴结转移,通过检测前哨淋巴结发现镜下内乳淋巴结转移,但无临床征象。

PN_{3c}:同侧锁骨上淋巴结转移。

4.远处转移(M)

M_x:远处转移无法评估。

M_0:无远处转移的临床或影像学证据。

$cM_0(i+)$:无远处转移的临床或影像学证据,但通过分子学方案或显微镜检查在循环血液、骨髓、或其他非区域淋巴结组织中发现不超过 0.2 mm 的肿瘤细胞,患者没有转移的症状和体征。

M_1:通过传统影像学方法发现的远处转移和/或组织学证实超过 0.2 mm 的转移灶。

5.TNM 分期和临床分期的关系

见表 14-1。

表 14-1　乳腺癌的 TNM 分期和临床分期的关系

ESMO　2013 版	T	N	M
0 期	Tis	N_0	M_0
I_a 期	T1	N_0	M_0
I_b 期	T0	N_{1mi}	M_0
	T_1	N_{1mi}	M_0
II_a 期	T_0	N_1	M_0
	T_1	N_1	M_0
	T_2	N_0	M_0
II_b 期	T_2	N1	M_0
	T_3	N_0	M_0
III_a 期	T_0	N_2	M_0
	T_1	N_2	M_0
	T_2	N_2	M_0
	T_3	N_1,N_2	M_0
III_b 期	T_4	N_0	M_0
	T_4	N_1	M_0
	T_4	N_2	M_0
III_c 期	任何 T	N_3	M_0
IV 期	任何 T	任何 N	M_1

(五)中医辨证分型

1.证候要素

临床上乳腺癌虚实夹杂,可数型并见。根据患者的临床表现,在既往研究基础上,结合文献报道及国内中医肿瘤专家意见,乳腺癌可分为以下 6 种证候要素。

(1)气虚证。

主症:神疲乏力,少气懒言,胸闷气短。

主舌:舌淡胖。

主脉:脉虚。

或见症:食少纳呆,形体消瘦,自汗,畏寒肢冷。

或见舌:舌边齿痕,苔白滑,薄白苔。

或见脉:脉沉细,脉细弱,脉沉迟。

(2)阴虚证。

主症:五心烦热,口咽干燥,潮热盗汗。

主舌:舌红少苔。

主脉:脉细数。

或见症:口咽干燥,面色潮红,失眠,消瘦,大便干结,小便短少。

或见舌:舌干裂,苔薄白或薄黄而干,花剥苔,无苔。

或见脉:脉浮数,脉弦细数,脉沉细数。

(3)痰湿证。

主症:胸脘痞闷,恶心纳呆,呕吐痰涎。

主舌:舌淡苔白腻。

主脉:脉滑或濡。

或见症:口渴少饮,口粘纳呆,头身困重,痰核。

或见舌:舌胖嫩,苔白滑,苔滑腻,苔厚腻,脓腐苔。

或见脉:脉浮滑,脉弦滑,脉濡滑,脉濡缓。

(4)血瘀证。

主症:乳房包块,刺痛固定,肌肤甲错。

主舌:舌质紫黯或有瘀斑、瘀点。

主脉:脉涩

或见症:面色黧黑,唇甲青紫,阴道出血色黯瘀,或夹血块。

或见舌:舌胖嫩,苔白滑,苔滑腻,苔厚腻,脓腐苔。

或见脉:脉沉弦,脉结代,脉弦涩,脉沉细涩,牢脉。

(5)热毒证。

主症:口苦身热,尿赤便结,局部肿痛。

主舌:舌红或绛,苔黄而干。

主脉:脉滑数。

或见症:发热,面红目赤,口苦,便秘,小便黄,出血,疮疡痈肿,口渴饮冷。

或见舌:舌有红点或芒刺,苔黄燥,苔黄厚黏腻。

或见脉:脉洪数,脉数,脉弦数。

(6)气滞证。

主症:胸胁胀满,痛无定处。

主舌:舌淡黯。

主脉:脉弦。

或见症:烦躁易怒,情志抑郁或喜叹息,嗳气或呃逆。

或见舌:舌边红,苔薄白,苔薄黄,苔白腻或黄腻。

或见脉:脉弦细。

2.辨证方法

(1)符合主症 2 个,并见主舌、主脉者,即可辨为本证。

(2)符合主症 2 个,或见症 1 个,任何本证舌、脉者,即可辨为本证。

(3)符合主症 1 个,或见症不少于 2 个,任何本证舌、脉者,即可辨为本证。

3.辨证分型

见表 14-2。

表 14-2　乳腺癌的辨证分型

治疗阶段	手术阶段	化疗阶段	放疗阶段	内分泌治疗阶段	单纯中医治疗阶段
辨证分型	气血亏虚	脾胃不和	气阴两虚	阴虚内热	肝气郁结
	脾胃虚弱	气血亏虚	热毒瘀结		毒热蕴结
		肝肾阴虚			气血亏虚
					肝肾阴虚

四、治疗

(一)治疗原则

1.中西医结合治疗原则

对于接受手术、放疗、化疗、内分泌治疗、靶向治疗且具备治疗条件的乳腺癌患者,采用中西医结合的治疗方式。西医治疗根据 ESMO 乳腺癌指南的治疗原则进行。中医根据治疗阶段的不同,可以分为以下 4 种治疗方法。

(1)中医防护治疗:具体如下。

适应人群:围手术期、放化疗、内分泌治疗、靶向治疗期间的患者。

治疗原则:以扶正为主。

治疗目的:减轻手术、放化疗、内分泌治疗、靶向治疗等治疗手段引起的不良反应,促进机体功能恢复,改善症状,提高生存质量。

治疗手段:辨证汤药±口服中成药±中药注射剂±其他中医治法。

治疗周期:围手术期,或与放疗、化疗、内分泌治疗、靶向治疗等治疗手段同步。

(2)中医加载治疗:具体如下。

适应人群:有合并症,老年 PS 评分 2,不能耐受多药化疗而选择单药化疗的患者。

治疗原则:以祛邪为主。

治疗目的:提高上述治疗手段的疗效。

治疗手段:中药注射剂±辨证汤药±口服中成药±其他中医治法。

治疗周期:与化疗同步。

(3)中医巩固治疗:具体如下。

适应人群:手术后无须辅助治疗或已完成辅助治疗的患者。

治疗原则:扶正祛邪。

治疗目的:防止复发转移,改善症状,提高生存质量。

治疗手段:辨证汤药＋口服中成药±中药注射剂±其他中医治法。

治疗周期:3 个月为 1 个治疗周期。

(4)中医维持治疗:具体如下。

适应人群:放化疗后疾病稳定的带瘤患者。

治疗原则:扶正祛邪。

治疗目的:控制肿瘤生长,延缓疾病进展或下一阶段放化疗时间,提高生存质量,延长生存时间。

治疗手段:中药注射剂±辨证汤药±口服中成药±其他中医治法。

治疗周期:2个月为1个治疗周期。

2.单纯中医治疗原则

适应人群:不适合或不接受手术、放疗、化疗、内分泌治疗、靶向治疗的患者。

治疗原则:扶正祛邪。

治疗目的:控制肿瘤生长,减轻症状,提高生存质量,延长生存时间。

治疗手段:中药注射剂＋口服中成药±辨证汤药±中医其他疗法。

治疗周期:2个月为1个治疗周期。

(二)治疗手段

1.中西医结合治疗

中西医结合治疗要采取辨病与辨证相结合的原则,根据不同的病理类型、不同的西医治疗背景、不同的临床表现,对于接受手术、放疗、化疗、内分泌治疗且具备治疗条件的乳腺癌患者,予以不同的中医药治疗。在不同治疗阶段,分别发挥增强体质、促进康复、协同增效、减轻不良反应、巩固疗效等作用。

(1)手术结合中医治疗:①气血亏虚。临床表现:神疲乏力,气短懒言,面色淡白或萎黄,头晕目眩,唇甲色淡,心悸失眠,便不成形或有肛脱下坠,舌淡脉弱。治疗原则:补气养血。中药汤剂:八珍汤加减。药物组成:人参、白术、茯苓、当归、川芎、白芍、熟地黄、炙甘草。辨证加减:兼痰湿内阻者,加半夏、陈皮、薏苡仁;若畏寒肢冷,食谷不化者,加补骨脂、肉苁蓉、鸡内金。若动则汗出,怕风等表虚不固之证,加防风、浮小麦。②脾胃虚弱。临床表现:纳呆食少,神疲乏力,大便稀溏,食后腹胀,面色萎黄,形体瘦弱,舌质淡,苔薄白。治疗原则:健脾益胃。中药汤剂:补中益气汤。药物组成:黄芪、人参、白术、炙甘草、当归、陈皮、升麻、柴胡、生姜、大枣。辨证加减:若胃阴亏虚,加沙参、石斛、玉竹;若兼痰湿证者,加茯苓、半夏、薏苡仁、瓜蒌。

(2)化疗结合中医治疗:是指在化疗期间所联合的中医治疗,发挥提高化疗疗效(中医加载治疗)、防治化疗不良反应(中医防护治疗)的作用。①脾胃不和。临床表现:胃脘饱胀、食欲减退、恶心、呕吐、腹胀或腹泻,舌体多胖大,舌苔薄白、白腻或黄腻。多见于化疗引起的消化道反应。治疗原则:健脾和胃,降逆止呕。中药汤剂:旋覆代赭汤。加减,或橘皮竹茹汤加减。药物组成:旋覆花、人参、生姜、代赭石、甘草、半夏、大枣;或半夏、橘皮、枇杷叶、麦冬、竹茹、赤茯苓、人参、甘草。辨证加减:若脾胃虚寒者,加吴茱萸、党参、焦白术;若肝气犯胃者,加炒柴胡、佛手、白芍。②气血亏虚。临床表现:疲乏、精神不振、头晕、气短、纳少、虚汗、面色淡白或萎黄、脱发,或肢体肌肉麻木,女性月经量少,舌体瘦薄,或者舌面有裂纹,苔少,脉虚细而无力。多见于化疗引起的疲乏或骨髓抑制。治疗原则:补气养血。中药汤剂:八珍汤加减,或当归补血汤加减,或十全大补汤加减。药物组成:人参、白术、茯苓、当归、川芎、白芍、熟地黄,或黄芪、当归,或人参、肉桂、川芎、地黄、茯苓、白术、甘草、黄芪、当归、白芍、生姜、大枣。辨证加减:兼痰湿内阻者,加半夏、陈皮、薏苡仁;若畏寒肢冷,食谷不化者,加补骨脂、肉苁蓉、鸡内金。③肝肾阴虚。临床表现:腰膝酸软,耳鸣,五心烦热,颧红盗汗,口干咽燥,失眠多梦,舌红苔少,脉细数。多见于化疗引起的骨髓抑制或脱发。治疗原则:滋补肝肾。中药汤剂:六味地黄丸加减。药物组成:熟地黄、山茱萸(制)、山药、泽泻、牡丹皮、茯苓。辨证加减:若阴虚内热重者,加墨旱莲、女贞子、生地;若阴阳两虚者,加菟丝子,杜仲,补骨脂。兼脱发者,加制首乌、黑芝麻。

(3)放射治疗结合中医治疗:是指在放疗期间所联合的中医治疗,发挥提高放疗疗效(中医加载治疗),防治放疗不良反应(中医防护治疗)的作用。①气阴两虚。临床表现:神疲乏力,少气懒言,口干,纳呆,干咳少痰或痰中带血,胸闷气短,面色淡白或晦滞,舌淡红或胖,苔白干或无苔,脉细或细数。多见于放射性损伤后期,或迁延不愈,损伤正气者。治疗原则:益气养阴。中药汤剂:百合固金汤加减。药物组成:生地黄、熟地黄、当归、芍药、甘草、百合、贝母、麦冬、桔梗、玄参、党参、五味子。辨证加减:纳呆者,加鸡内金、焦三仙;阴虚盗汗,手足心热者,加鳖甲、地骨皮、牡蛎、浮小麦;兼血虚者,加阿胶、丹参;若久病阴损及阳者,加菟丝子、肉桂。②热毒瘀结。临床表现:发热,皮肤黏膜溃疡,咽喉肿痛,或见胸痛,呛咳,呼吸困难,呕吐,呕血,或见高热,头痛,恶心呕吐,大便秘结,舌红,苔黄或黄腻,脉滑数。多见于放射性肺炎、皮炎。治疗原则:清热化痰,活血解毒。中药汤剂:清气化痰汤(《医方考》)合桃红四物汤(《医宗金鉴》)加减。药物组成:黄芩、瓜蒌仁、半夏、胆南星、陈皮、杏仁、枳实、茯苓、桃仁、红花、当归、川芎、白芍。辨证加减:患侧上臂肿胀,加络石藤、桑枝、路路通;局部皮肤破溃流脓者,加芦根、冬瓜仁;便秘者,加大黄、柏子仁;眠差者,加夜交藤、炒枣仁。

(4)内分泌治疗结合中医治疗:阴虚内热。临床表现:月经紊乱,头目晕眩,耳鸣,烘热汗出,五心烦热,腰膝酸软,皮肤干燥,舌红少苔,脉细数。治疗原则:滋阴清热。中药汤剂:丹栀逍遥丸(《太平惠民和剂局方》)合二至丸加减。药物组成:丹皮、栀子、柴胡、当归、白芍、茯苓、白术、橘核、瓜蒌、山慈姑、土贝母、薄荷、女贞子、墨旱莲。辨证加减:若头痛较甚,加天麻、钩藤。

(5)放化疗后结合中医治疗:手术后已完成辅助放化疗的患者,采用中医巩固治疗,能够防止复发转移,改善症状,提高生存质量;放化疗完成后疾病稳定的带瘤患者,采用中医维持治疗,能够控制肿瘤生长,延缓疾病进展或下一阶段放化疗时间,提高生存质量,延长生存时间。

2.单纯中医治疗

对于不适合或不接受手术、放疗、化疗、内分泌治疗、靶向治疗的乳腺癌患者,采用单纯中医治疗,发挥控制肿瘤,稳定病情,提高生存质量,延长生存期的作用。

(1)肝气郁结。临床表现:乳房内单发肿块,或结块如石,伴或不伴胀痛,两胁胀痛,易怒易躁,胸胁苦满,饮食不振,舌苔薄黄或薄白,舌红有瘀点,脉弦有力。治疗原则:舒肝散结。中药汤剂:逍遥散加减。药物组成:柴胡、当归、白芍、茯苓、白术、橘核、瓜蒌、山慈姑、土贝母、薄荷。辨证加减:气滞不舒,胁痛剧者加青皮、枳壳、八月札、香附;伴腰酸膝软,月经不调者加仙茅、菟丝子、熟地。

(2)毒热蕴结。临床表现:心烦发热或身微热,乳房肿块红硬增大,溃烂疼痛,有恶臭,便干尿黄,口苦咽干,头痛失眠,面红目赤,舌质红绛无苔,脉滑数有力。治疗原则:清热解毒。中药汤剂:五味消毒饮加减。药物组成:银花、野菊花、紫地丁、山慈姑、土鳖虫、天葵、蒲公英、七叶一枝花、生薏苡仁、白花蛇舌草、象贝母、海藻、甘草。辨证加减:热盛痰多者加生南星、生半夏、瓜蒌;高热者加丹皮、生地、水牛角;瘀血明显加乳香、没药、桃仁、红花;伴阴血损伤者加当归、生地、玄参、女贞子、墨旱莲、鸡血藤;毒热炽盛者可加蜈蚣、全蝎、壁虎等解毒之品。

(3)气血亏虚。临床表现:头晕耳鸣,倦怠乏力,形体消瘦,心悸气短,面色无华,夜寐不安,乳腺肿块未切除可出现乳房结块溃烂,色黯,时流污水;或乳腺根治术后多脏器转移,少气懒言,舌质黯淡,苔薄,脉细或细弱,沉细,无力。治疗原则:补气养血。中药汤剂:八珍汤(《正体类要》)合归脾汤加减。药物组成:党参、白术、茯苓、甘草、黄芪、龙眼肉、大枣、当归、香附、白芍、鸡血藤、桂心。辨证加减:失眠心烦不寐者加远志、炒枣仁、茯神;转移肿块增大者加白花蛇舌草、石见穿、山慈姑、龙葵。痛甚者加乳香、没药、三七粉(冲服);红肿溃烂者加草河车、凤尾草、蒲公英、紫草、醒消丸(吞服);出血甚者加阿胶、地榆炭、蒲黄炭。

(4)肝肾阴虚。临床表现:经事紊乱,伴有腰膝酸软,头晕目眩耳鸣,身倦乏力,经前期乳房胀痛,乳肿结块,或坚硬如石,推之不移,舌质黯,苔薄,脉弦细或无力。治疗原则:滋补肝肾。中药汤剂:知柏地黄丸加减。药物组成:知母、黄柏、熟地、山药、山茱萸、茯苓、丹皮、泽泻。辨证加减:乳房结块坚硬者加全瓜蒌、夏枯草、山慈姑;气血虚衰者加熟地、鸡血藤、党参、黄芪;腰酸膝软,月经不调者加菟丝子、熟地;脾肾阳虚,大便溏泄,身倦乏力,畏寒肢冷,加黄芪、党参、白术、附子、干姜;肝肾阴虚,五心烦热,头晕目眩耳鸣,加熟地、茯苓、丹皮、知母;失眠,盗汗,潮热加龟板、鳖甲、地骨皮等药物。

(三)其他中医治法

1.中药外治法

(1)中药贴敷疗法:穴位贴敷疗法作为中医外治法的一部分,是中医辨证论治的另一体现。穴位贴药治疗疾病依据中医学的经络学说,属灸法的延伸。药物组方多选生猛燥烈,具有刺激性及芳香走窜的药物。现代医学也认为穴位敷贴疗法不但可以直接通过药物的作用起到治疗疾病的效果,还可通过穴位贴药刺激穴位,以及药物的吸收、代谢对机体的有关物理、化学感受器产生影响,直接反射性的调整大脑皮质和自主神经系统的功能,通过细胞免疫和体液免疫,增强机体的抗病能力,从而达到治疗和预防疾病的目的。

1)注意事项:①对久病体弱消瘦,以及严重心脏病、肝脏病的患者,使用药量不宜过大(特别是利水药物和一些有毒药物),贴敷时间不宜过久,以免发生呕吐、眩晕等。可以采用日用夜停、夜用日停、今用明停等间歇贴敷法。②使用膏剂贴敷穴位,应注意膏的软硬度,并须及时更换,以防药膏干燥,裂伤皮肤,引起疼痛或溃烂。③使用穴位贴药前,对病员要详细询问病史。皮肤过敏的患者不能使用此法。应用过程中若出现皮肤过敏现象如皮肤瘙痒、潮红、出现水泡应立即停用。④为了取得较好疗效,敷贴期间禁食生冷、刺激性食物、海鲜等发物,以免影响治疗效果。

2)取穴原则:以阴阳、脏腑、经络和气血等学说为依据,在"循经取穴"的指导下,取穴原则可包括近部取穴、远部取穴、取阿是穴、随证取穴和经验选穴等。

3)中药贴敷方:中药贴敷多选气味俱厚之品,一则易透入皮肤起到由外达内之效;二则气味俱厚之品经皮透入,对穴位局部起到针灸样刺激作用;三则其所含芳香性物质,能促进药物的透皮吸收,即起到皮肤渗透促进剂的作用。几乎每方都用姜、葱、韭、蒜、槐枝、柳枝、桑枝、桃枝、凤仙、菖蒲、木鳖、山甲、蓖麻、皂角等气味俱厚之品。贴敷药常用药不止走一经治一症,用多味药物汇而集之。①仙人掌膏:仙人掌30 g、三亚苦30 g、马鞭草15 g、夜香牛15 g、兰花草15 g、半边旗9 g、白骨四方全9 g、小猛虎9 g、马齿苋9 g、蜂窝草9 g、大果9 g、曼陀罗叶6 g、小果6 g,以鲜品捣烂加冷水或醋酸调匀,每剂分成3份,每天外敷肿块处1份,连敷6~9天。若病灶在乳头线以上,另加乳香、没药9 g煎水分服。适用于乳腺癌患者。②鲫鱼山药膏:活鲫鱼1条,鲜山药50~150 g,麝香0.5 g,冰片0.5 g。鲫鱼去头、尾及内脏,鲜山药去皮后,2味共捣如泥,加入麝香、冰片混匀,用时将上药涂患处,外用纱布固定,每7天一换。适用于乳腺癌初起患者。③珍珠膏:珍珠 0.2 g,炉甘石 3 g,生龙骨 3 g,轻粉 1.5 g,冰片 0.6 g。上药共研细末,麻油调匀,外敷于溃疡面,每天换 1 次。适用于乳腺癌溃烂,久不收口者。④麝香硼砂散:冰片、硼砂、卤砂、珍珠母、樟脑、康谷老各 5 g,麝香 1 g。上药共研细末,用鸡蛋清调和成糊状备用。用时将药糊装入油纸袋内,背面刺几个小孔,置癌肿面上,并与固定,干则更换。适用于乳癌疼痛剧烈者。⑤芙蓉泽兰膏:芙蓉叶、泽兰叶、黄柏、黄芩、黄连、大黄各 50 g,冰片 6 g。上药除冰片外共研细末,过重箩,入冰片 6 g,用凡士林调成 20% 软膏,外涂于患处。适用于乳腺癌伴感染者。⑥蟾雄膏:大黄 100 g,乳香、没药、血竭各 50 g,蟾酥、雄黄、冰片、铅丹、皮硝各 30 g,卤砂 10 g,麝香 1 g。共研细末,用米醋或温开水或猪胆汁调成糊状,摊在油纸上(或将粉末撒在芙蓉膏药面上)贴敷患处,日换 1 次。治疗癌性疼痛。

(2)中药泡洗疗法:中药泡洗疗法指采用药物煎汤,趁热将全身或局部的皮肤熏蒸、淋洗或浸泡的一种治疗方法。中药常常可以通过泡洗起到温通散寒、活血止痛的效果。

1)注意事项:①泡洗时以微微出汗为宜,汗出过多,对身体没有好处,同时时间不宜过长,尤其对身体虚弱的患者。②泡洗后可以用温水洗一洗泡洗处、减少变态反应的可能。③如果出现变态反应,立即停药。

2)中药泡洗方。组方成分:生黄芪 30 g,当归 10 g,赤芍 10 g,红花 15 g,川芎 10 g,丹参 20 g,牛膝 10 g,桑枝 10 g,炮山甲 9 g,路路通 15 g,地龙 10 g,葛根 15 g,秦艽 10 g,九香虫 6 g,皂角刺 10 g,苏木 10 g,泽泻 10 g,甘草 6 g。手臂红肿热痛加柴胡、黄芩、银花藤、蒲公英。功能主治:活血化瘀、利水通络,治疗乳腺癌术后上肢水肿。用法:每天 1 剂,文武火煎 30 分钟,水煎 2 次,各取汁 200 mL,混合为 400 mL,分早晚泡洗。

(3)中药灌肠疗法:中药保留灌肠是将中药液从肛门注入,使之保留于肠道内并吸收,从而达到全身或局部治疗疾病的目的。灌肠是一种比较好的给药途径,药物通过肠壁的半透膜的渗透性被迅速吸收,而起到全身治疗的作用,特别适用于各种原因引起的不方便服药,或服药后呕吐的患者。

1)注意事项。①灌肠时间的选择:应选择在临睡前,排空大小便后,肠道保留 4 小时以上。每天 1 次为宜,少数患者可一天 2 次。②灌肠液温度:灌肠液温度应在 38～40 ℃,冬天需加温,患者自己用手掌根部测试以不烫手为宜,避免因寒冷刺激肠蠕动影响药物保留时间。③灌肠体位及方法:患者取左侧卧位,两膝屈曲,臀下垫一塑料布保护床褥,插管深度 15～20 cm,导尿管前端用肥皂水或液状石蜡润滑,术者戴一次性手套。④灌肠速度:调节滴速为 50～60 次/分,速度不能太快,否则影响在肠道保留的时间。⑤导管闭塞的处理:滴入时如出现闭塞,液体进不去,可转动导管或将导管稍拉出一点,或摇动灌肠液以免药液沉渣闭塞导管。⑥灌肠结束后的处理:将导管轻轻拉出,臀下垫 1 个软枕,仰卧 30 分钟后再改变体位,以防药液外流。

2)中药灌肠方:便秘是晚期癌症患者使用阿片类药物镇痛治疗中最常见的不良反应,且持续存在于应用阿片类药物的全过程,成为制约阿片类药物镇痛治疗的最大障碍,严重影响疾病的治疗及患者的生活质量。阿片类药物镇痛治疗后易出现口干、便秘、恶心、呕吐等症状,据此分析此类药物多为燥烈之品,易伤阴耗气,使患者体内热毒积聚,津亏液耗,肠道失润,大便燥结;加之久病体衰,长期卧床,气机不利,腑气郁滞,通降失常,大肠传导失司,导致便秘。中药灌肠方中以半夏、旋覆花降逆理气;枳壳、厚朴、莱菔子行气除满;鸡内金消食导滞;玫瑰花行气解郁;大黄泻热通便,荡涤积滞;全方共奏理气降逆、解毒祛瘀、通便泻浊之功。根据临床观察应用理气降逆中药可以有效地治疗阿片类药物所导致的便秘及其相关的恶心、呕吐、厌食等症状,大大提高了患者的生活质量,并使镇痛治疗取得满意效果。

2.非药物疗法

(1)针灸:针灸疗法是在经络学说等中医理论的指导下,运用针刺和艾灸等方法对人体一定的穴位进行刺激,从而达到防治疾病的一种治疗方法,是中医学的重要组成部分。通过对体表的穴位施行一定的操作,以通调营卫气血,调整经络、脏腑的功能而达到治疗疾病的目的。

1)注意事项:①过度劳累、饥饿、精神紧张的患者,不宜立即针刺,需待其恢复后再治疗。②胸、背穴位应斜刺和浅刺,有重要血管均不宜深刺和做大幅度的提插、捻转,针刺时病人不要转动体位。③局部皮肤有瘢痕、溃烂者均不宜针刺。

2)针刺方案:①减轻术后上肢淋巴水肿。穴位组成:阿是穴、合谷、肩髃、外关、曲池、肩井、肩贞、肩髎、臂臑、中府、列缺、水分、阴陵泉、足三里、太冲等。功能主治:疏通经脉,运行气血,活血化瘀,调理脏腑。治疗乳腺癌术后上肢淋巴水肿。用法用量:每周治疗5次,每次20分钟,3周为1个疗程。②中草药热刺激疗法。穴位组成:乳中穴、乳根穴、华盖穴、玉堂穴、膻中穴、期门穴、幽门穴、天突穴、中庭穴、上脘穴、中脘穴、天池穴及风门穴、膏肓穴、天宗穴、神堂穴、心俞穴、神道穴、膈俞穴、灵台穴、肝俞穴、胆俞等。功能主治:止痛、消炎、散结。用法用量:将特制的中草药散剂放在布袋内,加热到较高的温度后,放置在体表病灶部位或有关的穴位上进行短时间药热刺激。

(2)推拿:推拿是一种非药物的自然疗法、物理疗法。通常是指医者运用自己的双手作用于病患的体表、受伤的部位、不适所在、特定的腧穴、疼痛处,具体运用推、拿、按、摩、揉、捏、点、拍等形式多样的手法,以期达到疏通经络、推行气血、扶伤止痛、祛邪扶正、调和阴阳的疗效。

1)注意事项:①用力恰当:因为过小起不到应有的刺激作用,过大易产生疲劳,且易损伤皮肤。②掌握推拿保健的时间:每次以20分钟为宜,最好早晚各1次,如清晨起床前和临睡前。③为了加强疗效,防止皮肤破损,在施推拿术时可选用一定的药物做润滑剂:如滑石粉、香油、按摩乳等;若局部皮肤破损、溃疡、骨折、结核、肿瘤、出血等,禁止在此处做推拿保健;自我推拿时,最好只穿背心短裤,操作时手法尽量直接接触皮肤。④在过饥、过饱、酗酒或过度疲劳时,不要做保健推拿。⑤有骨转移或疑似骨转移、重度骨质疏松的患者不应进行推拿治疗。

2)推拿方案、部位、手法:依据中医基础理论,通过推拿手法直接作用于乳房和其他部位及特定穴位,纠正经络偏差,疏通乳络,理气散结,通络止痛,调和气血,达到治疗乳腺疾病的目的。对于乳腺癌术后上肢水肿的患者,西医治疗除采用利尿、消炎、微波及指导患者进行功能锻炼外,尚无有效便捷的内科保守治疗方法,中医药在此方面治疗上具有一定的优势。如王天松等采用循经揉压及艾灸循经取穴:天泉、曲泽、大陵、劳宫、中冲治疗乳腺癌术后上肢肿胀患者30例。先采取揉压法从天泉穴开始揉压至中冲穴,对大陵、劳宫应重压,然后将艾条点燃,在距穴位1寸左右进行艾灸,顺序则从中冲穴到天泉穴,每个穴位灸5~10分钟,灸至皮肤红晕为度,每天1次,连续治疗15天,配合肢体功能锻炼,30天后评价疗效,发现优26例,占86.7%;良3例,占10.0%;差1例占3.3%,疗效优于单纯肢体功能锻炼组($P<0.05$)。

五、预防与调护

(一)严密监测乳腺癌高危人群

严重高危人群是指有明显乳腺癌家族倾向,一级亲属绝经前患乳腺癌及乳腺癌相关基因阳性,既往有乳腺癌、乳腺导管内癌、小叶原位癌或非典型性增生的患者。

(二)普及妇女自我检查法

检查者站立在穿衣镜前,仔细观察两乳房外观有无改变,然后平卧于床上,将枕头垫于肩下,使肩部抬高,将手臂举过头,左手指并拢,平放在右乳房表面,利用指端掌面轻柔地进行乳房各部位的触摸。检查从乳房外上象限开始,沿顺时针方向依次进行,然后用右手以同样方法检查左侧乳房。该检查最好在月经期后1周左右进行。

(三)纠正成年妇女的不良生活及行为习惯

煎炸类、烧烤类食品含有较多的苯并芘、丙烯酰胺等致癌物,长期使用提高女性患乳腺癌的概率。日常应多食牛奶、鱼类、肉类、家禽类、豆制品等蛋白质含量高的食物,多食含维生素丰富的水果即新鲜蔬菜,多食谷物,少食高脂肪食物。

六、研究进展

乳腺癌是女性最常见的恶性肿瘤之一,目前治疗强调以包括手术、放化疗、内分泌、中医药等为一体的综合治疗。中医药治疗可以贯穿于综合治疗的任何一个环节,且近年来在乳腺癌的病因病机、治则治法、辨证分型治疗、专方验方治疗及外治等方面均取得了长足的进步,弥补了西医治疗的不足。

(一)病因病机

乳腺癌的病性为本虚标实,本虚以肝、脾、肾为主,标实以气滞、血瘀、痰浊、热毒为多。唐汉钧认为乳腺癌是机体正气虚弱,外邪入侵导致气血瘀滞,邪浊交结所致,正虚包括脏腑功能减退,气血阴阳失调,机体抗病能力的降低等内环境失调;邪实包括各种致病因素导致气滞、血瘀、痰凝、湿聚等互相交结。金静愉认为乳腺癌的病因虽有情志、饮食、体质、外因等因素,但总体病机以痰瘀阻络、化热成毒为主。王桂绵认为乳腺癌多由于忧思郁怒、邪毒内蕴而生。气滞、毒邪是发病之因,正气受损,瘀血阻滞,为病之渐,痰浊内停为病之成。郁在气分、毒在血分,郁毒互结,而成乳岩。宁全福等认为乳腺癌的病因病机可概括为肝郁气滞,冲任失调,热毒瘀结。

总体来说乳腺癌的发生及其机理离不开一个"郁"字,在病因上为情志抑郁,忧思恼怒;在病机上则为肝气郁结,气火内盛。

乳腺癌病因病机的复杂性需要我们开展中医病因与现代医学不同角度和不同层次客观指标的关联规律研究,并且要进行复杂调控网络的关系、动态演变研究,多学科技术和方法的交叉融合有助于乳腺癌中医病因病机的科学阐释。

(二)治则治法

目前治疗乳腺癌的大法概括起来有疏肝清热、清肝解郁、养血调肝、益气养荣、清气化痰、大补气血、健脾和胃、滋阴补肾、活血养血、清热解毒等。

王居祥指出乳腺癌的治疗重点在于"调肝清热、益肾助阳",疏肝之中勿忘清火,即清郁热、清痰热、清瘀热。卞卫和提出术后整个治疗过程中应以益气活血为基本大法,益气扶正治其本,活血化瘀治其标,通过中药扶助正气,调整机体趋于平衡,使正气恢复,达到正胜邪消的目的,增强机体对癌细胞的耐受性,控制癌细胞的增殖和活动,从而提高生存期。宁全福认为治疗乳腺癌应强调从肝郁出发,以疏肝解郁为主,在坚持疏肝解郁的基础上,配合消肿散结、清热解毒、通络止痛、益气养血、滋补肝肾等法,随证变通,可取得良好效果。王桂绵认为治疗乳腺癌重点是健脾化痰,同时应针对病因予以疏肝解郁、清热解毒。

(三)辨证论治

目前对乳腺癌的辨证分型,各地尚不统一。但总的依据阴阳盛衰、气血虚实、脏腑病机,以及邪毒性质进行归类分型。这些证型基本能反映乳腺癌病情发展的不同阶段的规律。

余桂清将乳腺癌分为 4 型:肝郁气滞型、脾虚痰湿型、瘀毒热结型、气血双亏型,分别予以:疏肝理气,养血散结(以逍遥散加减);健脾祛湿,散结化痰(以六君子汤加减);解毒化痰,扶正祛邪(以桃红四物汤加减);益气养血,温阳解毒(以八珍汤加减)治疗,同时在中医辨证分型的基础上,有选择地加以 1～2 味具有现代药理研究结果的中药。如出现肺转移,常投以沙参、麦冬、鱼腥草、贝母、百部等;如出现肝转移,常投以茵陈、龙葵、八月札、凌霄花等;如出现骨转移,常投以川断、牛膝、透骨草、木瓜、威灵仙等。刘胜等对 302 例乳腺癌术后患者进行回顾性分析和多元统计,建立了乳腺癌术后的分型标准,将术后患者分为气虚、阴虚、肝郁、冲任失调及脾虚痰湿型,对于提纲挈领地辨治乳腺癌术后患者,具有一定的指导意义。龙浩等将 34 例晚期乳腺癌患者分为热毒蕴结、气滞血瘀型,气血亏虚、冲任失调型,肝肾阴亏、痰湿内阻型 3 型,分别予龙胆泻肝汤合柴胡疏肝散加减、八珍汤合逍遥散加减、一贯煎合参苓白术散加减治疗,同时对体质尚好者,配合生物碱、内分泌,以及免疫治疗。结果发现患者的中为生存期为 13.6 个月,卡氏评分提高的患者达 85.3%(29/34)。田劭丹等认为乳腺癌患者早、中期多为肝郁气滞,冲任不调,痰瘀互结之实象,晚期多为气血亏虚之虚象,治疗上对证予以逍遥散加减、二至丸合二仙汤加减、化岩汤加减、归脾汤加减治疗治疗。

(四)存在问题及展望

中医药治疗从整体出发,调整机体阴阳、气血、脏腑功能的平衡,结合内治和外治,根据不同的临床证候,因人因时而异,灵活变通,辨证施治,对乳腺癌术后并发症及减轻乳腺癌放化疗等辅助疗法所致的毒副反应具有积极意义,对增进乳腺癌术后患者的体质恢复,改善患者的生存质量,提高生存率,降低发病率等都有着重要的临床意义和广泛的应用前景。但是总体来说中医药在乳腺癌综合治疗中地位不高,临床研究尚处于摸索阶段,没有统一的辨证及疗效标准;大样本临床观察少;实验研究少;没有研发出疗效显著、服用方便的制剂等。如何发挥中医药、中西医结合优势;如何从现代科学的角度阐明中医药治疗乳腺癌的机制,探究中医药治疗乳腺癌的作用机制和确切疗效,增强中医治疗的可信性;如何引用流行病学的调查方法,进行大样本调查及科学统计,以得出具有客观性、系统性和可重复性的结果,为中医药治疗乳腺癌提供确实的临床基础和依据是我们所面临的严峻挑战。

(尚　娟)

第十五章 肿瘤的护理

第一节 甲状腺癌

一、解剖生理概要

甲状腺上起甲状软骨中点,下至第六气管软骨环,分左右两叶,呈"H"形,分列气管两旁,中间以峡部相连;峡部向上延伸可形成锥体叶,可与舌骨相连。少数人甲状腺向下延伸至胸骨柄后方,称为胸骨后甲状腺。甲状腺由两层被膜构成,内层为甲状腺固有被膜,紧贴腺体;外层为假被膜,又称甲状腺外科被膜,由气管前筋膜形成,包绕并固定甲状腺于气管及环状软骨上。同时左右两叶上极内侧有悬韧带将甲状腺悬吊于环状软骨上,因此,甲状腺肿瘤体检时,肿块随吞咽上下移动,成为特征性的体征之一。甲状腺内外两层包膜之间存在许多重要结构:甲状腺动静脉、喉返神经,及甲状旁腺;因此在甲状腺手术时,尽量沿此层间隙解剖,可以最大限度地避免血管、神经及甲状旁腺的损伤。

甲状腺有着丰富的血液循环。两侧主要由甲状腺上动脉供应甲状腺上极,部分中极及峡部区域(其主要血供来源于两侧颈外动脉),背侧及下极血供主要由甲状腺下动脉供应(其主要血供来源于锁骨下动脉);约33%的人存在甲状腺最下动脉,分左右两支,为甲状腺峡部及部分下极主要血供。甲状腺上下动脉之间存在广泛分支相互沟通,故在手术时需将甲状腺上下血管结扎以减少术中出血。甲状腺的血液回流有3条主要静脉,即甲状腺上、中、下静脉,其中上中静脉汇入颈内静脉,下静脉汇入无名静脉。

颈部淋巴结的分布及引流较为清楚,一般可分为七组:Ⅰ组为颏下及下颌下淋巴结;Ⅱ组为颈内淋巴结上群;Ⅲ组为颈内淋巴结中群;Ⅳ组为颈内淋巴结下群;Ⅴ组为颈后淋巴结;Ⅵ组范围较广上起舌骨,下至胸骨上间隙,外至颈动脉鞘内缘,内及气管旁气管前淋巴结;Ⅶ组胸骨上淋巴结。在颈部七组淋巴结中,Ⅰ组淋巴结较少累及,Ⅱ~Ⅶ组淋巴结在甲状腺恶性肿瘤中均可出现转移性淋巴结,术中常需行根治性淋巴结切除术。目前对于直径较小的甲状腺癌,仅需行Ⅵ组淋巴结切除术,而直径较大的肿瘤则需行Ⅵ及Ⅱ、Ⅲ、Ⅳ组淋巴结根治性切除术,有部分病例报道,Ⅱ、Ⅲ、Ⅳ组淋巴结术中冷冻阳性者有50%易发生Ⅴ组淋巴结转移。

总结来说,甲状腺的前面,由浅入深依次有皮肤、浅筋膜、封套筋膜、舌骨下肌和气管前筋膜。左右两页内侧为气管、食管、喉返神经等,外侧为颈动脉鞘(从内到外依次为颈总动脉、迷走神经及颈内静脉)及颈交感干。当甲状腺肿大或者肿瘤增大,压迫内侧时可出现呼吸困难、吞咽困难及声音嘶哑等症状;如向外后侧压迫颈交感干时,可出现 Horner 综合征:瞳孔缩小、上睑下垂、眼球内陷、患侧面部少汗。

甲状腺素是调节人体能量代谢,控制生物氧化磷酸化水平的重要激素。甲状腺合成和分泌甲状腺素(T_4)和三碘甲状腺原氨酸(T_3)。T_4 分子中含有 4 个碘原子(在内环中 3、5 位和外环 37、57 位),T_3 中含有 3 个碘(在内环中 3、5 位和外环中 37 位),所以碘是甲状腺激素中不可缺少的元素。甲状腺有主动从血液循环中摄取碘离子的能力。甲状腺滤泡细胞通过钠-碘同向转运器将碘离子从血液输入到甲状腺滤泡腔的胶质中,随后氧化、有机化生成碘化酪氨酸,继之经偶联反应生成有生物活性的 T_4 和 T_3。外周组织中的 T_4 全部来源于甲状腺分泌,而 T_3 除小部分(约 20%)来自甲状腺分泌外,大部分(80%)来自 T_4 在外周组织的转化。虽然血液中总激素的浓度 T_4 远高于 T_3(为 50~60 倍),半寿期(6.7 天)也远长于 T_3(0.75 天),但发挥生物作用的游离激素浓度 T_4 仅是 T_3 的 4 倍左右,而且 T_3 的生物活性是 T_4 的 3 倍多,T_4 需转化成 T_3 后才起作用。约 64% 的 T_3 存在于细胞内,而约 85% 的 T_4 存在于细胞外。所以 T_3 是具有生物活性的主要甲状腺激素,T_4 可看作 T_3 的前体。下丘脑-垂体-甲状腺轴是甲状腺激素分泌的主要调节系统,通过该系统的自我调节,维持体内激素平衡。甲状腺本身也有一定自我调节能力。

二、临床概述

甲状腺癌在临床并不多见,约占全部恶性肿瘤的 1%,但在内分泌系统中,它是最常见的恶性肿瘤。甲状腺癌的发病率按国家或地区而异,在我国发病率是比较低的。近年来因开展定期体检,甲状腺癌的检出率不断提高。根据《2012 中国肿瘤登记年报》,我国甲状腺癌发病率为 7/10 万。全球范围内,甲状腺癌的发病率也有逐渐上升的趋势。

甲状腺癌好发于女性,通常女性患者为男性的 2~4 倍。不同类型的甲状腺癌发病年龄高峰不同,乳头状癌多见于 30~39 岁,滤泡样癌多见于 30~49 岁,未分化癌则多见于 70 岁以上患者。甲状腺癌的病死率 1994 年上海男性为 0.4/10 万,女性为 0.9/10 万,美国每年死于甲状腺癌的患者约 1 200 名例,约占美国全部恶性肿瘤病死率的 0.2%。

三、病因与发病机制

(一)电离辐射

早在 1950 年 Doniach 实验时即发现用放射线可诱发鼠甲状腺癌。以后的大量研究证实儿童期有头颈部放疗史者所诱发的甲状腺癌的发病率明显增高,提示儿童甲状腺对放射线更敏感。放射线所诱发的甲状腺肿瘤往往是双侧性,一般潜伏期为 10~15 年。

(二)缺碘与高碘

缺碘一直被认为与甲状腺肿瘤的发生有关,其所诱发的甲状腺癌以滤泡样癌为主,多见于我国内陆地区。流行病学研究发现,富碘饮食亦是甲状腺癌高发的诱因,我国东部沿海地区是富碘饮食地区,也是我国甲状腺癌高发地区,主要以乳头状癌为主。其致病原因可能是缺碘而引发的甲状腺滤泡过度增生而致癌变,或由于长期的高碘刺激甲状腺上皮而致突变。

(三)癌基因及生长因子

许多动物及人类肿瘤的发生与野生型基因序列的过度表达突变或缺失有关,目前有关甲状腺肿瘤的分子病理学研究的重点有以下两类。

1.多肽生长因子

一些癌基因实质上所编码的是生长因子或生长因子受体,因此生长因子不仅作用于正常甲状腺滤泡细胞,也有可能与癌基因共同参与肿瘤的发生及生长,常见相关的生长因子:①促甲状腺激素;②类胰岛素生长因子(Insulinlake growth factor IGF);③上皮生长因子(Epidermoid growth factor EGF)等。

2.癌基因与抑癌基因与甲状腺癌

已有报道从甲状腺乳头状癌细胞中分离出 RET/PTC 癌基因,H-ras、K-RAS 及 N-ras 等癌基因的突变形式也已在多种甲状腺肿瘤中被发现。此外,还发现 c-myc 及 c-fos 癌基因的异常表达在各种甲状腺癌组织中;c-erbB2 癌基因过度表达在甲状腺乳头状癌中被检出;活跃的 cras 癌基因出现在多数甲状腺滤泡状癌中。而 P53 是一种典型的抑癌基因,突变的 P53 不仅失去正常野生型 P53 的生长抑制作用,而且能刺激细胞转化,促进肿瘤生长,分化性甲状腺癌组织中 P53 基因蛋白也是呈高表达现象。

近年来认为至少 50% 的甲状腺乳头状癌发生染色体结构异常,多为 10 号染色体的长臂受累,其中,大多为原癌基因 RET 的染色体内反转;滤泡癌起源可能是单克隆的,癌基因常因 ras 变异和错位而被激活,约 40% 可见此种情况,细胞水平的遗传异常包括 3 号染色体短臂缺失和重组;髓样癌起源于 C 细胞,一般常为先有前恶性 C 细胞过度增生而后出现家族性多样表现,原癌基因 RET 与家族性 C 细胞癌,以及多发性内分泌腺瘤的结构异常存在相关性。

总之,甲状腺癌的发生和生长为一复杂的生物学过程,受不同的癌基因和多种因子的影响,这些因子对甲状腺癌细胞各个阶段生长及分化的调节作用,以及各类甲状腺癌的特异基因,仍有待深入研究。

(四)性别与女性激素

甲状腺癌发病性别差异较大,女性明显高于男性。近年研究显示,雌激素可促使垂体释放促甲状腺激素而作用于甲状腺,因而当血清雌激素水平升高时,促甲状腺激素水平也升高。至于雌激素是否直接作用于甲状腺尚不明确。

国内余建年报道用 PCR 方法检测各类甲状腺疾病组织中雌激素受体及孕激素受体。结果表明以乳头状癌组织中 ER 及 PR 阳性率最高,表明甲状腺癌组织对女性激素具有较活跃的亲和性。女性激素是否作为甲状腺致癌因素之一,有待进一步研究。

(五)家族因素

在一些甲状腺癌患者中,常可见到一个家族中一个以上成员同患甲状腺癌。文献报道甲状腺乳头状癌发病比例中家族性占 5%～10%,通过对 10 号染色体 RET 突变的基因检测,有助于家庭成员中基因携带者的诊断,可考虑对其进行预防性手术治疗;来源于滤泡旁 C 细胞的家族性甲状腺髓样癌亦不少见,占所有髓样癌的 25%,可单独发生或与其他家族性癌症综合出现,如 Gardner 综合征及 Cowden 病。

(六)病理分类

1.甲状腺乳头状癌

乳头状癌是甲状腺癌中最常见的一种,占成人甲状腺癌的 50%～70%,儿童甲状腺癌都是乳头状癌。在肿瘤病灶中 1/3～1/2 的患者有淋巴细胞浸润,病灶以外的正常甲状腺组织中,通常没有淋巴细胞浸润。乳头状癌的切除标本中常可见距原发灶相当远,甚至对侧腺叶内的微播散灶,有文献报道在仔细检查时可见于 90% 的标本中,但往往难以区别是腺内淋巴道播散的结果还是多中心灶肿瘤。乳头状癌有明显的区域淋巴结浸润倾向,手术时大约 50% 的病例有明显的区域淋巴结转移,切除的标本仔细检查颈部淋巴结转移率可高达 90%。乳头状癌的远处转移发生较少。

2.甲状腺滤泡状癌

甲状腺滤泡状癌占所有甲状腺癌的 15%。患者发病年龄平均年龄为 45～50 岁,较乳头状癌的平均年龄稍大一些。女性患者是男性患者的 3 倍。70% 的滤泡状癌分化较好。滤泡状癌侵犯淋巴系统较少,就诊时的淋巴结转移率约在 10% 以下;但侵犯血管较多,就诊时远处转移率(血道转移)达 15%～20%;也有极少数病例可在腺体内播散形成卫星结节。滤泡状癌是甲状腺恶性肿瘤中摄碘最多者,癌组织中促甲状腺激素受体量约为正常甲状腺组织的 70%。

3.未分化癌

甲状腺未分化癌占甲状腺癌的 5%～10%,常见于老年人,该病发展迅速,高度恶性,发现时约 50% 的患者存在淋巴转移,部分患者甚至侵犯喉返神经,气管或者食管等邻近结构,常经血运转移,因此该类型甲状腺癌手术以后常规行外放疗。该病预后很差,中位生存期 3～6 个月,1 年存活率仅 5%～15%。

4.髓样癌

甲状腺髓样癌较一般甲状腺癌少见,病理上来源于甲状腺滤泡旁细胞,具有内分泌功能,可分泌降钙素,中等恶性程度,可有颈部淋巴结转移及血运转移,患者就诊时常有低钙血症及骨质疏松表现。

5.临床分期

TNM 分类与临床分期:根据第 7 次修订(2010)制定的 AJCC 国际 TNM 分类及分期(表 15-1～表 15-3)。

表 15-1　乳头状或滤泡状癌分期

分期	肿瘤情况	
	<45 岁	≥45 岁
Ⅰ期	任何 T 和 N;M_0	$T_1 N_0 M_0$
	任何 T 和 N;M_1	$T_2 N_0 M_0$
Ⅱ期		$T_3 N_0 M_0$
		$T_{1\sim3} N_{1a} M_0$
		A $T_{1\sim3} N_{1b} M_0$
Ⅳ期		$T_4 N_{0,1a} M_0$
		B T_{4b} 任何 $N_0 M_0$
		C 任何 T 任何 N M_1

表 15-2　髓样癌分期

分期	肿瘤情况
Ⅰ期	$T_1 N_0 M_0$
Ⅱ期	$T_2 N_0 M_0$
Ⅲ期	$T_3 N_0 M_0$
	$T_{1,2,3} N_{0,1a} M_0$
Ⅳ期	A $T_{4a} N_{0,1a} M_0$
	$T_{1\sim3,4a} N_{1b} M_0$
	B T_{4b} 任何 N M_0
	C 任何 T 任何 N M_1

表 15-3　未分化癌

分期	肿瘤情况
Ⅳ期	A T_{4a} 任何 N M_0
	B T_{4b} 任何 N M_0
	任何 T 任何 N M_1

分期标准如下。

原发肿瘤(T)

(1)T_x:无法对原肿瘤作出估计。

T_0:未发现原肿瘤。

T_1:肿瘤限于甲状腺,最大直径≤2 cm。

T_{1a}:肿瘤限于甲状腺,最大直径≤1 cm。

T_{1b}:肿瘤限于甲状腺,最大直径>1 cm,≤2 cm。

T_2:肿瘤限于甲状腺,最大直径>2 cm,≤4 cm。

T_3:肿瘤限于甲状腺,肿瘤最大直径>4 cm,或有微小甲状腺侵犯(如胸骨甲状肌,甲状腺周围软组织)。

T_{4a}:肿瘤侵犯甲状腺包膜外,肿瘤侵犯皮下软组织、喉、气管、食管或喉返神经。

T_{4b}:肿瘤侵犯椎前筋膜、纵隔血管或颈总动脉。

(2)区域淋巴结转移(N)。

N_x:未确定有无淋巴结转移。

N_0:未发现区域淋巴结转移。

N_1:区域淋巴结转移。

N_{1a}:肿瘤转移至Ⅵ区淋巴结(气管前、喉前及 Delphian 淋巴结)。

N_{1b}:肿瘤转移至一侧、双侧或对侧颈淋巴结(Ⅰ、Ⅱ、Ⅲ、Ⅳ、Ⅵ区)或咽后或纵隔淋巴结(Ⅶ区)。

(3)远处转移(M)。

M_0:无远处转移。

M_1：有远处转移。

（七）诊断与鉴别诊断

甲状腺癌几乎没有明显的临床症状，大部分患者因为体格检查或者 B 超检查发现结节而就诊，极少数患者因为肿瘤增大压迫或者侵犯周围邻近器官而发现，这类临床表现通常包括呼吸困难、吞咽困难、声音嘶哑及 Horner 综合征等。病理学诊断可通过细针穿刺细胞学涂片证实。

（1）B 超检查：高分辨率超声检查是评估甲状腺结节的首选方法。所有甲状腺结节患者均应行颈部超声检查。某些超声征象有助于甲状腺结节的良恶性鉴别。恶性结节通常有如下表现：①实性低回声结节；②结节内血供丰富；③结节形态和边缘不规则；④微小钙化、针尖样弥散分布或簇状分布的钙化；⑤同时伴有颈部淋巴结超声影像异常，如淋巴结呈圆形、边界不规则或模糊、内部回声不均、内部出现钙化、皮髓质分界不清、淋巴门消失或囊性变等。

（2）甲状腺^{131}I 或^{99m}Tc 核素显像：判断结节是否有自主摄取功能。"热结节"绝大部分为良性，一般不需细针穿刺活检。

（3）细针穿刺活检：评估甲状腺结节良恶性时穿刺活检敏感度为 83%（65%～98%），特异度为 92%（72%～100%）。凡直径＞1 cm 的甲状腺结节，均可考虑。部分情况下可不考虑穿刺：①经甲状腺核素显像证实为有自主摄取功能的"热结节"；②超声提示为纯囊性的结节；③根据超声影像已高度怀疑为恶性的结节。直径＜1 cm 的甲状腺结节，不推荐常规行穿刺活检。

（4）不建议将计算机体层摄影术（computed tomography，CT）、磁共振成像（magnetic resonance imaging，MRI）和正电子发射断层扫描（positron emission tomography，PET）作为评估甲状腺结节的常规检查。

（5）拟行手术治疗的甲状腺结节或穿刺病理明确的甲状腺癌，术前可行颈部 CT 或 MRI 检查，显示结节与周围解剖结构的关系，发现肿大淋巴结，确定清扫范围。

四、治疗原则与策略

对于甲状腺癌的治疗方法来说手术切除仍然是最主要的治疗方法，同时还有内分泌治疗，放射性核素治疗及外放疗等。甲状腺乳头状癌目前仍主要采用外科治疗。

（一）原发病的外科治疗

（1）癌限于单侧腺叶。目前推荐术式：患侧腺叶加峡部切除术＋气管前淋巴结清扫。但全甲状腺切除术后并发甲状旁腺功能不足的发生率增加，严重影响了患者的生活质量。

（2）双侧腺叶受累或有多发病灶，此种情况多属施行双侧甲状腺切除术＋气管前＋颈动脉鞘旁清扫，术中要注意对甲状旁腺及喉返神经的保护。

（3）癌变位于峡部：此种情况一般主张做扩大的甲状腺峡部切除术加气管前淋巴结清扫术。

（4）癌变突破甲状腺包膜或侵犯甲状腺外组织：甲状腺乳头状癌累及腺外组织并不少见，往往给手术带来很大困难，是影响预后的重要因素之一。本病很少血行转移，如果手术评估可切除，可以在甲状腺癌根治手术切除范围的基础上将受累组织一并彻底切除，术后辅助^{131}I 内放疗，一些患者仍有获得长期生存的可能。

（二）颈淋巴结清扫

目前一般主张首次手术即使未见肿大淋巴结，也考虑行中央区淋巴结清扫；对临床上已出现颈淋巴结转移，肿瘤侵犯包膜外，以及超过 60 岁者，且原发灶可以切除时，一般均主张行甲状腺原发灶与颈淋巴结清扫术。目前主要采用功能性颈淋巴结清扫术，即常规保留颈内静脉、副神经、胸锁乳突肌等。如为双颈淋巴结转移，可一期或分期行颈清扫术，要求尽可能保留一侧颈内静脉，避免严重影响颈部静脉回流。

(三)外放疗

甲状腺乳头状癌对放射线敏感性较差，且甲状腺邻近重要组织众多，如：甲状软骨、气管软骨、食管，以及脊髓等，均对放射线耐受性较低，大剂量照射常引起严重并发症，一般不宜采用，尤其作为常规术后辅助治疗更属错误。适应证：仅对镜下或肉眼有残留者，可以辅以放疗，常用放疗剂量为 50～60 Gy，有姑息治疗的效果。

(四)^{131}I 治疗

主要用于治疗甲状腺癌的远处转移。一般需先行全甲状腺切除术，以增强转移灶对碘的浓集。癌组织的吸碘能力与其病理组织结构有关，一般癌组织中含滤泡结构愈多，愈完整，胶质愈多，其浓集碘的能力愈高；癌组织分化越差，吸碘越少。未分化癌几乎不吸碘，滤泡样癌吸碘较多，次之为乳头状癌。关于用药的剂量，意见不一，有学者主张小量多次，每次 30～50 mci，每隔 4～5 天给药 1 次，此法比较安全，反应亦较轻，适用于晚期患者，尤其广泛转移、全身情况较差者。另有主张一次大剂量法，每次给药 75～150 mci 甚至 200 mci，半年后根据病情需要，考虑是否重复给药，适用于转移较少，全身情况较佳者。本疗法可并发骨髓抑制、生殖功能障碍或黏液性水肿等，肺转移者常并发放射性肺炎，弥散性肺转移者可致肺纤维化等。对于术后患者应根据病理结果，综合评估是否有周围组织侵犯、淋巴结转移、远处转移，以及患者的意愿等，根据评估结果确定是否进行清甲治疗。对存在癌组织周围组织明显侵犯(术中可见)、淋巴结转移或远处转移(如肺、骨、脑等器官)者需行 ^{131}I 治疗。肿瘤较小(≥1 cm)，没有周围组织的明显侵犯、淋巴结转移及其他侵袭性特征者可不推荐行 ^{131}I 治疗，但如果甲状腺组织已经全切，为了方便随诊，可以行 ^{131}I 清甲治疗，这些患者残留甲状腺组织被清除后，在随访中可以通过检测 ^{131}I 检测了解分化型甲状腺癌的复发和转移，简化随诊检查内容。

(五)内分泌治疗

甲状腺激素可抑制脑腺垂体促甲状腺激素的分泌，从而减少其对甲状腺组织的刺激作用，使甲状腺组织的生长或癌灶处于抑制状态。因此临床上采用甲状腺激素来预防和治疗甲状腺癌术后复发和转移。一般认为甲状腺激素对来源于甲状腺滤泡的分化型癌有一定疗效，而对非来源于甲状腺滤泡的其他恶性肿瘤(髓样癌、恶性淋巴瘤、肉瘤等)和未分化型癌疗效较差。目前经观察甲状腺激素治疗分化型甲状腺癌的复发灶或转移灶的效果是肯定的。但在较满意的根治术后意在预防复发所采用的治疗，疗效尚难肯定。常用的甲状腺激素制剂有左甲状腺素，以不产生临床甲状腺功能亢进症状为宜，可终身服用。应用的剂量，以患者血清 FT_4 和 FT_3 达正常值的上限，促甲状腺激素在 0～1 mU/L 为临床最佳状态、这时为最佳剂量；因为这个剂量下，使患者处于亚临床甲亢状态，该状态下，对甲状腺癌的治疗能达到较理想的效果。目前使用的左甲状腺素或甲状腺素片，仅起替代作用。常用剂量左甲状腺素 50～100 μg/d，或甲状腺素片 40～80 mg/d。有些研究发现，正常甲状腺组织中和甲状腺肿瘤组织中可查到不同含量的雌激素受体，雌激素通过受体直接作用于甲状腺，影响其生长。甲状腺乳头状癌雌激素受体阳性率高达 44%。因此，有学者认为甲状腺乳头状腺癌是雌激素依赖性肿瘤。对于一些晚期或转移癌可试用抗雌激素药物，从而抑制肿瘤生长。目前常用的药物是三苯氧胺；每天口服两次，每次 20 mg。用药时间根据病情需要而定。主要用于雌激素受体阳性者。三苯氧胺不良反应很小，偶尔可出现轻度胃肠道反应。由于三苯氧胺用于治疗甲状腺癌的时间不久，其疗效如何尚需进一步观察。

五、治疗药物的安全应用

甲状腺癌的药物治疗包括化疗和内分泌治疗。分化性甲状腺癌和髓样癌对化疗药物均不敏感，因此不应作为常规的术后辅助治疗，研究表明化疗的无效与这两类甲状腺癌肿瘤细胞的分化程度及多药耐药基因的高表达有关。

化疗主要被用于：①20%的不吸碘的分化性甲状腺癌；②外科治疗或¹³¹I治疗无效的复发及转移病例；③甲状腺未分化癌和甲状腺恶性淋巴瘤的治疗。常用于甲状腺未分化癌的化疗药物主要有多柔比星（ADM）、顺铂（DDP）、长春新碱（VCR）、博来霉素（BLM）等。

内分泌治疗主要是指促甲状腺激素抑制治疗，也被称为甲状腺素替代治疗，是临床上最常用的甲状腺癌患者的辅助治疗手段之一。甲状腺癌细胞含有促甲状腺激素受体，而且其癌细胞的转移具有促甲状腺激素依赖性，促甲状腺激素抑制治疗通过口服甲状腺素，反馈抑制体内促甲状腺激素的水平。

（一）单药化疗药物的安全应用

多柔比星（ADM）单药化疗

1.治疗方案

静脉注射：$40\sim50$ mg/m^2，每 $3\sim4$ 周 1 次，总量 <450 mg。

2.适应证

用于不能手术或远处转移的甲状腺未分化癌。

3.注意事项

(1)严重器质性心脏病和心功能异常及对本品及蒽环类过敏者禁用。

(2)孕妇及哺乳期妇女禁用。

(3)用药期间应严格检查血象、肝功能及心电图。

4.不良反应及防治措施

(1)骨髓抑制和口腔溃疡：存在骨髓抑制和口腔溃疡时不可重复使用本品，后者可能存在口腔烧灼感的先兆症状，出现症状时应不再使用。多柔比星使用后 10 天左右可出现明显的骨髓抑制，故无论血液疾病或非血液疾病患者都应常规监测血象。防治措施：白细胞及血小板计数减少可用重组人粒细胞巨噬细胞集落刺激因子、注射用重组人白介素-2、血小板生成素进行治疗；贫血时可用重组人红细胞生成素预防治疗。

(2)心脏毒性：心脏毒性可表现为心动过缓，包括室上性心动过缓和心电图改变，建议常规监测心电图，对已有心功能损害的患者需格外小心，累积剂量超过 500 mg/m^2 时须特别小心，超过该剂量水平时，发生不可逆性充血性心力衰竭的危险性大大增加。当考虑多柔比星的用药总量时，应对患者以往或同时使用其他有明显心脏毒性药物（如高剂量静脉给药的环磷酰胺，纵隔放疗或相关的蒽环类化合物如柔红霉素）的使用情况进行综合评定。已证实每周给予多柔比星比每 3 周给予多柔比星的心脏毒性要低，这样可允许患者得到较高的累积剂量的治疗。必须注意心力衰竭可在用药后几周出现，且可能对治疗无反应。建议监测基础心电图，并在用药期间和用药后即刻做心电图随访。一过性心电图改变，如 T 波低平，ST 段下降和心律失常，并不认为是停止使用药物的指征。现在认为 QRS 波降低是心脏毒性较为特异的表现。如果出现这个变化，须慎重权衡继续用药治疗的益处及发生不可逆性心脏损害的危险两者间的关系。严重的心力衰竭可突然发生，而预先无心电图改变。防治措施：如果心脏已被 ADM 损伤，治疗方法很少，

ADM 心肌病和心力衰竭对传统治疗是抗拒的,可暂时使用地高辛和利尿药来减轻临床症状。严格掌握 ADM 的用药量是预防心脏毒性的关键。

(3)胃肠道反应:呕吐、恶心和腹泻也可发生。防治措施:可使用甲氧氯普胺每次 5～10 mg,每天 3 次。

(4)肝肾功能异常,脱发也是常见现象,包括干扰胡子的生长,不过停药后所有的毛发可恢复正常生长。

5.疗效评价

甲状腺未分化癌的化疗药物中以多柔比星最为常用,并被认为单药有效,文献报道反应率为 30%～45%。

(二)联合化疗方案药物的安全应用

1.AP 方案(ADM＋DDP)

(1)治疗方案:ADM 30～40 mg/m²,静脉注射,第 1 天;DDP 60～80 mg/m²,静脉注射,第 1 天,需水化。每 3～4 周 1 次,4～6 次为 1 个疗程。

(2)适应证:不能手术或远处转移的甲状腺未分化癌。

(3)注意事项:①严重器质性心脏病和心功能异常及对 ADM 过敏者禁用。②孕妇及哺乳期妇女禁用。③肾损害患者禁用。④用药期间应严格检查血象、肝功能及心电图。⑤老年患者肾小球滤过率及肾血浆流量减少,药物排泄率减低,故慎用。如肾功能正常,可给予全量的 70%～90%。

(4)不良反应及防治措施。①消化道反应:严重的恶心、呕吐为主要的限制性毒性。急性呕吐一般发生于给药后 1～2 小时,可持续 1 周左右。防治措施:需并用强效止吐剂,如 5-HT₃ 受体拮抗剂恩丹西酮等,基本可控制急性呕吐。②骨髓抑制(白细胞和/或血小板计数下降)。防治措施:白细胞计数下降可用重组人粒细胞集落刺激因子防治,血小板计数降低应密切关注血小板计数及出血倾向,必要时给予血小板生成素、白细胞介素-2 等升高血小板。③肾毒性:累积性及剂量相关性肾功能不良是顺铂的主要限制性毒性,一般剂量每天超过 90 mg/m² 即为肾毒性的危险因素。主要为肾小管损伤。急性损害一般见于用药后 10～15 天,血尿素氮(BUN)及肌酐(Cr)增高,肌酐清除率降低,多为可逆性,反复高剂量治疗可致持久性轻至中度肾损害。防治措施:目前除水化外尚无有效预防本品所致的肾毒性的手段;用前先给等渗糖及生理盐水 1 000～2 000 mL,再给 20%甘露醇 250 mL,保证尿量每天 1 500～2 000 mL。④神经毒性:神经损害如听神经损害所致耳鸣、听力下降较常见。末梢神经毒性与累积剂量增加有关,表现为不同程度的手套、脚套样感觉减弱或丧失,有时出现肢端麻痹、躯干肌力下降等,一般难以恢复。癫痫及视盘水肿或球后视神经炎则较少见。

(5)疗效评价:甲状腺癌联合用药以 ADM＋DDP 为主的化疗方案,缓解率可达到 83%。但用药时需注意随访甲状腺素水平及心脏功能。

2.ADM＋VCR＋BLM 方案

(1)治疗方案:ADM 30～40 mg/m²,静脉注射,第 1 天;VCR 1～2 mg/m²,静脉注射,第 1 天。每 3～4 周 1 次,4～6 次为 1 个疗程。BLM 10 mg/m²,肌内注射,每周 2 次,总量＜300 mg。

(2)适应证:不能手术或远处转移的甲状腺未分化癌。

(3)注意事项:①严重器质性心脏病和心功能异常及对 ADM 过敏者禁用。②孕妇及哺乳期妇女禁用。③用药期间应严格检查血象及心电图。④肝功能异常时减量使用。⑤VCR仅用于静脉注射,漏于皮下可导致组织坏死、蜂窝织炎。⑥70岁以上老年患者、肺功能损害及肝肾功能损害者慎用。⑦发热患者及白细胞计数低于 2.5×10^9/L者禁用。

(4)不良反应及防治措施。①消化道和骨髓抑制反应:同AP方案。②心脏毒性:同ADM单药化疗。③神经系统毒性:主要引起外周神经症状,如手指、神经毒性等,与累积量有关。足趾麻木、腱反射迟钝或消失,外周神经炎。腹痛、便秘、麻痹性肠梗阻偶见。运动神经、感觉神经和脑神经也可受到破坏,并产生相应症状。④可引起手指、脚趾、关节处皮肤肥厚及皮肤色素沉着、指甲变色脱落、脱发。⑤使用BLM 10%～23%的患者可发生肺毒性,表现为呼吸困难、咳嗽、胸痛、肺部啰音等,导致非特异性肺炎和肺纤维化,甚至快速死于肺纤维化。防治措施:对于肺纤维化没有很好的治疗方案,目前多采用激素加免疫抑制剂治疗,但疗效较差,因此对于肺功能差的患者应慎用该方案。⑥应用BLM后约1/3的患者有发热反应,一般于用药3～5小时后发生,个别患者可出现高热,常在几小时后自行退热。防治措施:可于应用BLM前1小时应用解热镇痛药或地塞米松来减轻发热反应。

(三)内分泌治疗药物的安全应用

由于甲状腺组织具有天然的多药耐药基因产生P-糖蛋白高表达现象。故甲状腺癌化疗敏感性很差。目前主要用于不能手术或远处转移的晚期癌肿,常用药物阿柔比星50 mg＋顺铂100～120 mg为1个疗程,有时可以起到姑息作用,但不做常规术后化疗。

1.制剂

左旋甲状腺素钠片剂50 μg,100 μg。

2.适应证

(1)治疗非毒性甲状腺肿(甲状腺功能正常)。

(2)甲状腺肿瘤切除术后,预防甲状腺肿瘤复发。

(3)甲状腺功能减退的替代治疗。

(4)抗甲状腺药物治疗甲状腺功能亢进的辅助治疗。

(5)甲状腺癌术后的抑制治疗。

(6)甲状腺抑制试验。

3.用法用量

本项所推荐的计量为一原则,患者个体日剂量应根据实验室检查及临床检查的结果来确定,由于许多患者的 T_4 和 FT_4 的水平会升高,因此血清中促甲状腺激素的基础浓度是确定治疗方法的可靠依据。应用的甲状腺片量,以患者血清 FT_4 和 FT_3 达正常值的上限,促甲状腺激素在0～1 mU/L为临床最佳状态、这时所用的甲状腺片量为最佳剂量;因为这个剂量下,使患者处于亚临床甲状腺功能亢进状态,该状态下,对甲状腺癌的治疗能达到较理想的效果。

4.注意事项及禁忌证

患者在接受甲状腺素治疗之前不得有以下疾病或者这些疾病未接受治疗:冠心病、心绞痛、动脉粥样硬化、高血压、垂体功能不足、肾上腺功能不足和甲状腺自律。对于心源性疾病的患者必须注意用左甲状腺激素引起的轻度甲亢症状。因此对于这些患者需进行甲状腺激素水平的检测。对于本品过敏,未经治疗的肾上腺功能不足和甲状腺毒症均为禁忌证。应用本品治疗时不得从急性心肌梗死四期,急性心肌炎和急性全心炎时开始。

5.不良反应及防治

对于服用左甲状腺素片的患者如果按医嘱服药或者检测临床及实验室指标一般不会出现不良反应,如果超过个体耐受剂量或者过量服药,特别是由于治疗开始时剂量增加过快,可能出现下列症状包括:心动过速,心悸,心律失常,心绞痛,头痛,肌肉无力和痉挛,面色潮红,发热,呕吐,月经紊乱,假脑瘤,震颤,坐立不安,失眠,多汗,体重下降和腹泻。如出现上述情况,应减少患者每天剂量或者停药几天,一旦上述症状消失后,重新开始药物治疗。对于部分超敏患者可能会出现变态反应。

6.药物相互作用

(1)抗糖尿病药物:左甲状腺素片可以降低该类药物的降血糖作用。因此,在治疗时应检测患者的血糖水平,如需要,调整降血糖药物剂量。

(2)香豆素衍生物:左甲状腺素片能够取代抗凝药与血浆蛋白结合,从而增强作用,因此,在治疗时应检测患者的凝血指标,必要时调整抗凝药剂量。

(3)考来烯胺,考来替泊:考来烯胺抑制左甲状腺素片的吸收,故左甲状腺素片应在考来烯胺前4~5小时服用。

(4)含铝药物,含铁药物及碳酸钙:该类药物主要降低左甲状腺素片的吸收,故左甲状腺素片应在考来烯胺前2~3小时服用。

(5)巴比妥酸盐:巴比妥酸盐类可以诱导肝酶的性质,增加左甲状腺素片的肝脏清除率。

(6)水杨酸盐,双香豆素,大剂量呋塞米、氯贝丁酯及苯妥英等可导致FT_4水平升高。

(7)丙硫氧嘧啶、糖皮质激素、β-拟交感神经药、胺碘酮和含碘造影剂:这些药物能够抑制外周T_4向T_3的转化。胺碘酮的含碘量很高,能够引起甲状腺功能亢进和甲状腺功能减退,对可能有未知自律性的结节性甲状腺肿应特别注意。

(8)舍曲林、优甲乐:这些药物能够降低左甲状腺素的作用,升高血清促甲状腺激素的水平。

7.疗效评价

应用的甲状腺片量,以患者血清FT_4和FT_3达正常值的上限,促甲状腺激素在$0\sim1$ mU/L为临床最佳状态,这时所用的甲状腺片量为最佳剂量。

六、护理

(一)护理评估

1.健康史

了解患者的发病情况、病程长短,肿块有无突然增大,是否伴有其他自身免疫性疾病等。

2.心理-社会状况

患者常因无意间发现颈部肿块或因已存在较长时间的颈部肿块突然增大而表现为惶恐、担心肿块的性质和预后,害怕手术,注意评估患者的性别、年龄、性格特征及患病以来的情绪变化。

(二)常见的护理诊断/护理问题

1.焦虑

焦虑与颈部肿块性质不明、担心手术及预后有关。

2.急性疼痛

急性疼痛与囊性腺瘤发生出血或手术创伤有关。

3.知识缺乏

缺乏与甲状腺腺瘤的治疗、预后及术后保健知识。

4.潜在并发症

切口出血、呼吸困难、喉返神经损伤、喉上神经损伤、手足抽搐、甲状腺危象等。

(三)护理措施

1.术前护理

(1)与患者多交流,给予心理支持,消除其顾虑和恐惧心理。让患者树立战胜疾病的信心,能积极配合治疗。

(2)全麻患者按全麻术前常规护理。

(3)完善本病术前所需各项检查:包括术前常规检查和颈部影像学检查。

(4)备皮范围上自下唇,下至乳头连线,两侧至斜方肌后缘,包括两侧腋窝。

(5)教会患者头低肩高体位,每天可用软枕练习数次,使机体适应术中颈部过伸的体位。

(6)如术前需服用碘剂时,应教会患者正确服用的方法,以免影响手术和术后愈合。

2.术后护理

(1)全麻患者按全麻术后常规护理。

(2)饮食:术后 3 小时后可先饮温开水,如无呛咳后方可给予半流质饮食。饮水有呛咳的患者指导其抬头进餐,弯腰低头吞咽,即可顺利进食进水。要控制含磷较高的食物,如牛奶、蛋黄、鱼等。禁浓茶、咖啡等兴奋性饮料。

(3)体位:取平卧位,待患者全麻清醒后抬高床头 30°～45°,取半坐位,有利于减轻疼痛和保持呼吸通畅。指导患者在变换体位时用手托住颈部,翻身时头部与身体一起转动,以保护伤口。

(4)疼痛的护理:给予心理安慰,疼痛严重者可遵医嘱给予止痛药或镇痛泵止痛,观察止痛的效果并予舒适的体位减轻疼痛。

(5)病情观察:监测生命体征的变化。带引流管者保持引流管的固定通畅,防止引流管扭曲、受压、脱出,观察记录 24 小时引流量。

(6)术后并发症的观察和护理。①术后出血:多发生在术后 24 小时之内,如出血量大,可因血肿压迫气管造成窒息。密切观察心率、血压、呼吸、神志、敷料渗血情况,若患者出现烦躁、心率加快、血压下降、呼吸困难或伤口敷料被渗血浸湿时应立即通知医师。②呼吸困难:甲状腺术后患者,可因气管软化塌陷、伤口内血肿压迫、喉返神经损伤、喉头水肿或伤口敷料包扎过紧等原因,造成呼吸困难,甚至发生窒息。故床旁应常规备气管切开包,以备急用。凡有呼吸困难发生,应立即通知医师。③神经损伤:一侧喉返神经损伤主要表现有声音嘶哑、音调降低或呛咳。双侧喉返神经损伤可导致失声或严重的呼吸困难,甚至窒息,须立即通知医师做气管切开。喉上神经内支损伤可使喉部感觉丧失,饮水时发生咳嗽、误咽等。在患者全麻清醒后,可嘱患者大声说话、饮少量的水,以了解有无神经损伤。④甲状旁腺损伤:术后患者有手足抽搐、麻木时提示有甲状旁腺损伤的可能,严重者四肢抽搐、喉肌痉挛。典型的四肢症状为五指并拢,拇指内收,掌指关节屈曲,腕掌关节过度屈曲呈"鹅颈"状。发现此类情况应及时报道医师,监测血钙、磷。遵医嘱口服钙片或静脉内注射钙剂,注射时注意切勿将药液漏于皮下,以免发生组织坏死。⑤甲状腺危象:多发生在术后 12～36 小时,应注意患者有无体温突然升高(40～42 ℃),并伴有抽搐、烦躁不安、谵妄、脉搏增快、血压增高等,若有此类症状应及时通知医师,配合抢救。

(四)健康教育

(1)指导患者术后早期下床活动,保持头颈部处于舒适位置。变换体位、起身、咳嗽时用手固定颈部以减少震动。拆线后教会患者练习颈部活动,如练习吞咽动作,防止伤口粘连,促进功能恢复。指导声嘶者做发声训练。

(2)指导患者出院后经常观察颈前部、胸前皮肤有无红、肿、痛现象,经常检查颈部、耳后有无淋巴结或包块,如有异常及时就医。

(3)需服用甲状腺素者,嘱其按时按量服药,若出现疲乏、行动迟缓、嗜睡、记忆力明显减退、且注意力不集中或因周围血循环差和能量产生降低而异常怕冷、无汗,应及时就诊。

(4)遵医嘱定期门诊复查。3~6个月后酌情1~2年复查1次。

(田　飞)

第二节　胰岛素瘤

一、临床概述

胰岛素瘤也称为胰腺神经内分泌肿瘤,是最常见的胰腺功能性内分泌肿瘤,通过分泌胰岛素可以引起低血糖症状。每100万人中有1~4个人患胰岛素瘤。胰岛素瘤占全部胰腺肿瘤的1%~2%,可以发生在任何年龄,且发病率与性别无关。胰岛素瘤中90%是良性的,90%为单发,90%直径<2 cm。胰岛素瘤均匀地分布于胰头、胰体、胰尾,绝大多数位于胰腺内或紧贴胰腺组织,可引起低血糖症状且位于胰腺外的胰岛素瘤极为罕见(<2%),此类肿瘤绝大多数发生于十二指肠壁。

(一)病因及发病机制

胰岛素瘤的病因及发病机制尚未明确,但有相关研究提示以下因素与胰岛素瘤发病相关。包括:基因突变、原癌基因、细胞凋亡、生长因子、神经递质、胃肠激素等,具体病因仍有待进一步研究。

(二)临床表现

由于肿瘤组织间断分泌胰岛素,胰岛素瘤是最常见的内源性胰岛素分泌过多所致低血糖症的病因。Whipple三联征是典型的胰岛素瘤临床表现,包括低血糖症;神经性低血糖症状;予升高血糖处理后症状缓解。常见临床表现包括震颤、心悸,神经系统低血糖症状包括意识障碍、行为改变、人格改变、视觉障碍、癫痫发作甚至昏迷。

(三)诊断及鉴别诊断

1.定性诊断

对于伴有神经系统症状或明确有低血糖的患者,生化诊断的金标准是测量72小时饥饿试验时血浆葡萄糖、胰岛素、C肽,以及胰岛素原指标。延长的禁食试验可以检测出99%的胰岛素瘤。72小时禁食试验低血糖症发作时,胰岛素阈值为5 mIU/L(36 pmol/L);C肽阈值为0.6 ng/mL(0.2 nmol/L);胰岛素/C肽比值<1.0;胰岛素原截止水平为20 pmol/L;血浆或尿液中无磺酰脲类药物或其代谢产物。

2.定位诊断

（1）经腹B超：经腹超声对于诊断胰岛素瘤来说灵敏度较低（9％～64％），已经被其他检测手段所替代。

（2）CT检查：可以显示胰岛素瘤的准确位置、与周边重要结构的关系，以及是否存在远处转移。一般来说，胰岛素瘤是富血供的，因此在增强CT检查的动脉期，相较于正常的胰腺实质组织，胰岛素瘤有着明显的强化。当肿瘤组织内出现钙化时，多提示为恶性病变可能。多排螺旋CT检查可以发现94.4％的胰岛素瘤。CT检查目前是胰岛素瘤检查的一线方案。

（3）MRI检查：MRI检查同样也是安全、快速、无创的检测胰岛素瘤的方法。T_1加权时，胰岛素瘤多显示为低信号，T_2加权时则多为高信号。MRI检查有着CT检查全部的优点，近来的研究表明其有更好的灵敏度。

（4）超声内镜检查：可以检出86.6％～92.3％的胰岛素瘤。绝大多数的胰岛素瘤在超声内镜下显示为：低回声、类圆形，以及清晰的边界。超声内镜下引导的细针穿刺可以于术前明确病理诊断。但是超声内镜检查过多的依赖于检查者的经验判断，容易产生假阳性或假阴性结果。有些等回声的胰岛素瘤也容易被漏诊。此外，肿瘤的位置也将影响准确性，位于胰头的肿块相较于胰尾或者胰腺外的肿瘤，更容易被发现。

（5）生长抑素受体显像：对于探查胰腺神经内分泌肿瘤具有很强的灵敏性和特异性，优于其他显像技术。生长抑素受体显像采用被放射性核素标志的生长抑素类似物奥曲肽作为显像剂，令其与肿瘤细胞表面的生长抑素受体结合，从而使肿瘤显像。是生长抑素受体阳性的胰腺神经内分泌肿瘤诊断的重要工具。

3.鉴别诊断

胰岛素瘤需要与其他可以引起高胰岛素血症的疾病相鉴别。

（1）婴儿期持续性高胰岛素低血糖症：也叫作家族性高胰岛素血症或原发性胰岛细胞肥大症，大多数是常染色体隐性遗传性疾病，但常染色体显性遗传也有报道。

（2）胰腺来源非胰岛素瘤低血糖综合征：发生于成人，与胰岛细胞肥大相关，特点是低血糖症状发生于餐后2～4小时，而胰岛素瘤的特征——饥饿后低血糖，罕见于此综合征。

（3）胰岛细胞增殖症：一种较为罕见的疾病，症状类似于胰岛细胞瘤。异常胰岛β细胞增殖是该病的组织学特征。从临床及生化方面无法鉴别弥散性胰岛细胞增殖症与胰岛素瘤。其余需要鉴别的疾病包括磺胺类药物引起的低血糖，以及胰岛素自身免疫性低血糖症等。

（四）病理分级与分期

胰岛素瘤是胰腺神经内分泌肿瘤的一种，按照组织分化程度，以及细胞增殖活性进行分级。

二、治疗原则及策略

（一）良性胰岛素瘤

大多数的良性胰岛素瘤患者可以接受外科手术、奥曲肽注射治疗、超声内镜引导下乙醇消融、射频消融，以及肿瘤栓塞等。

1.乙醇与射频消融术

已经作为肝脏肿瘤的一种微创疗法。近来，有报道显示已经有超声内镜引导下乙醇消融与CT定位引导下射频消融成功治疗胰岛素瘤的案例。

2.胰岛素瘤栓塞

胰岛素瘤是富血供肿瘤,因此动脉造影动脉期为强化图像,可以直接栓塞肿瘤。尽管目前对于胰岛素瘤栓塞的研究仍较少,但它仍可以视为对部分特定患者(如无法接受手术)的一种治疗手段。

3.药物治疗

围术期控制血糖对于手术患者是十分重要的,这一方法同样适用于那些无法接受手术的患者。奥曲肽,一种生长抑素抑制剂类似物,可以抑制胰岛素分泌,并且可以限制许多胃肠激素的外周作用。奥曲肽已经广泛用于胰岛素瘤患者的治疗当中。奥曲肽甚至有抗增殖作用,对于胰腺神经内分泌肿瘤有中度抗癌作用。

(二)恶性胰岛素瘤

恶性胰岛素瘤,是指胰岛素瘤侵犯局部周围软组织或者有明确的淋巴转移或肝转移,发生率为7%~10%,有报道称10年生存率为29%。主要的转移部位是肝脏和区域淋巴结。

1.非药物治疗

手术切除是目前所推荐的方法,因为恶性胰岛素瘤所导致的内分泌激素症状是较难用药物控制的。射频消融可以用于治疗肝脏转移病灶,同时减轻激素异常分泌所致症状。肿瘤栓塞合并动脉内化疗可以同时改善激素异常分泌所致症状,以及肝脏转移病灶。对于没有肝外转移的患者,肝移植可以作为胰岛素瘤多发肝转移的治疗方法。持续的血糖监测可以有效发现低血糖症的发作并及时反馈相关信息,防止患者出现神经系统低血糖症状。

2.药物治疗

化疗在胰岛素中有一定疗效。氟尿嘧啶和/或表柔比星联合链佐星对于G1/G2胰岛素瘤的疗效证据最为充分,有效率为35%~40%。有研究报道,卡培他滨联合替莫唑胺可能是个不错的方案,其在30例转移性胰腺神经内分泌肿瘤中达到70%的部分缓解,有待进一步的临床研究证实。奥沙利铂或伊立替康联合5-FU或卡培他滨等方案也可以作为胰岛素瘤二线治疗方案。

3.生物靶向治疗

生长抑素类似物如奥曲肽和干扰素能够抑制胃泌素瘤生长,并抑制其异位激素的分泌。此类药物无明显缩小肿瘤的作用,但可以保持肿瘤大小稳定。mTOR信号通路及酪氨酸激酶受体信号通路在神经内分泌肿瘤中有重要作用。一项随机双盲安慰剂对照的临床研究表明,依维莫司(mTOR抑制剂)10 mg/d可明显延长转移性神经内分泌肿瘤患者的无进展生存(11个月 vs.4.6个月),尽管总生存无明显差异。另一项研究表明,小分子、多靶点酪氨酸激酶抑制剂舒尼替尼可延长转移性神经内分泌肿瘤患者的无进展生存(11.4个月 vs.5.5个月),并能延长总生存。欧美国家已批准舒尼替尼用于不可切除的、转移性胰腺神经内分泌肿瘤。

三、护理

(一)护理评估

1.健康史

低血糖发生的频率,诱发因素,血糖值。

2.症状

(1)低血糖发生时伴随症状:心慌、手抖、出汗、精神症状。

(2)进食后是否好转。

（3）有无严重的低血糖昏迷。

3.身体状况

生命体征变化,有无肥胖,血脂有无异常。

4.心理状况

有无焦虑、抑郁等不良情绪反应。

(二)主要护理问题

1.疼痛

疼痛与手术创伤有关。

2.潜在的并发症

（1）出血:与胰液刺激腐蚀周围血管有关。

（2）术前低血糖与术后高血糖。

（3）胰瘘:与手术探查胰腺有关。

3.生活自理能力缺陷

生活自理能力缺陷与手术及留置引流管有关。

(三)护理目标

（1）患者未发生跌倒、坠床等意外,知道预防的方法。

（2）患者未发生低血糖昏迷/发生低血糖昏迷可及时给予升糖处理。

（3）患者进食量减少,体重下降。

(四)护理措施

1.术前护理

（1）饮食指导:许多患者往往在求医前就已自己发现进食能防止症状的发作。入院后应详细了解患者已有的加餐规律,提醒和督促患者按时加餐,平时随身带一些糖果,当感到有发作的前兆时即刻服用,避免低血糖发作,减少对脑组织的损害,平时应食用吸收缓慢的主食,如精玉米、荞麦面、豆面等制作的食品,以稳定地提供能量。

（2）心理护理:胰岛素瘤患者心理负担较重,因临床表现复杂多样,容易被误诊为精神病。低血糖发作时,时间和地点不能控制,限制了人际交往和社交活动。由于依靠加餐缓解症状而且体重偏胖,害怕被人嘲笑,不愿与人交往,所以心理护理非常重要,要多关心、体贴患者,多与患者沟通,使其消除思想顾虑,保持乐观情绪,增强战胜疾病的信心。

（3）低血糖发作时护理:①仅有交感神经兴奋表现时,立即经口进食,可先进食高糖食品,如果糖,50%葡萄糖等使血糖在最短时间内回升,再进食一定量的碳水化合物及脂肪,以维持长时间血糖稳定,但不可过多,以免再次刺激胰岛分泌胰岛素。进食后20～30分钟复测血糖,如仍偏低可嘱患者继续进食,直至恢复较高水平。②已出现中枢神经抑制表现时,立即静脉推入50%葡萄糖,原则为直至患者清醒,再静脉持续滴注10%葡萄糖,以维持血糖稳定。③对低血糖发作时躁狂的患者可预先留置静脉通路,防止发作时无法顺利穿刺。如遇实用护理操作技能与应用无法静脉给药的躁狂患者,口服糖水时应避免发生呛咳,防止窒息等意外发生。

（4）血糖监测:监测空腹血糖及症状发作时的血糖,要对患者做好宣教,嘱其测空腹血糖前不可进食,如感觉有低血糖发作先检测血糖后进食,以保证检测的准确性,若血糖低于2.8 mmol/L,应立即抽血查静脉血糖和血胰岛素,然后静脉推注50%葡萄糖10～20 mL,直至症状缓解。

（5）安全护理：患者低血糖发作时，应安置床挡，防止坠床；抽搐时注意保持呼吸道通畅，同时用牙垫保护舌头，防止咬伤。

（6）术日晨护理：手术当天晨抽取空腹血糖及胰岛素，作为术中血糖及胰岛素监测的基础值。手术当天晨不加餐，以免麻醉中误吸和影响术中血糖监测。以往认为手术当天晨的禁食会诱发患者出现低血糖，但根据经验发现，由于患者心理上处于一定的紧张状态，肾上腺皮质激素分泌增多，血糖浓度并不过低，未及发病水平，待进入麻醉状态后即容易控制患者的情况，如无低血糖发作，术前及术中不输糖及含糖的药物。

2.术后护理

（1）调整术后"反跳性高血糖"：胰岛素瘤患者由于胰岛素瘤细胞不断分泌大量的胰岛素，造成患者机体内肿瘤以外的正常 β 细胞长期处于被抑制状态；因而，一旦切除肿瘤，由于正常胰岛的分泌尚未及时恢复，加上手术创伤刺激，势必出现患者术后高血糖反应。多数患者术后第 1 天血糖达高峰，而且血糖反跳越高者，术后出现高血糖的时间越早；但血糖升高的程度与恢复至正常所需的时间无关，而病程的长短与术后血糖恢复的时间有关；病程越短者，术后血糖恢复至正常所需的时间越短，病程越长者，所需的时间明显延长。

肿瘤切除术后出现的持续高血糖状态将不利于患者的恢复，并增加术后并发症的发生机会。要对术后患者常规应用胰岛素，将血糖维持在正常范围，使患者胰岛细胞功能的恢复和血糖的变化处于平稳的状态。一般输液中血糖控制在 8.4 mmol/L 或 11.1 mmol/L 以内，输液时可用输液泵来调控速度，以避免血糖波动过大。术后连续查晨起空腹血糖，至血糖恢复正常范围后即可停用胰岛素。

（2）术后并发症及预防：胰岛素瘤手术最严重的并发症是急性坏死性胰腺炎。最常见的并发症是胰瘘，胰液外漏可以引起腹腔内感染，组织坏死，延迟愈合。通常采用的预防措施如下：①术后禁食和持续胃肠减压 5～7 天，同时给予抑酸药物和生长抑素制剂，直至进食为止，以减少酸性胃内容物刺激十二指肠分泌促胰液素，从而间接减少胰液的分泌，有助于胰瘘的愈合。②应注意保持胰床引流的通畅，不过早拔除引流，至少应保留 7 天。另外要密切观察引流液的颜色、性质和量，一般应隔天测定引流液淀粉酶含量。如术后 7 天引流量仍多于 10 mL，淀粉酶含量大于1 500 U，则应继续保持引流。而且决定拔管时应分次逐步拔除，以避免引流管位置不佳引起的胰液积聚，甚至形成胰腺假性囊肿。③出现胰瘘，应保护好引流管周围皮肤，定期换药，保持干燥，防止因胰液外渗引起皮肤糜烂。

（3）围术期的营养支持：围术期胃肠外营养一方面可以维持和改善患者的营养及免疫状态，提高手术耐受性，降低死亡率和并发症的发生率；另一方面还可避免刺激胰液分泌，以利于疾病的治疗，防止和治疗手术后可能出现的并发症。患者所需的热量主要由碳水化合物和脂肪共同供给，并注意补充电解质、维生素及微量元素。

（五）健康指导

（1）加强低血糖症状的自我观察，随身携带含糖食品，如糕点或糖果等。

（2）避免情绪激动，过度劳累。

（3）家属应了解患者低血糖的好发时间和常见症状，并及时提供含糖食品。若发现患者出现大汗淋漓、神志淡漠等严重低血糖症状时，应及时送医院急救。

（4）戒烟、戒酒，给予高蛋白、高维生素、易消化、无刺激性的饮食，忌暴饮暴食。

（田　飞）

第三节　胃泌素瘤

一、临床概述

胃泌素瘤也称卓-艾综合征,是一种少见的神经内分泌肿瘤,多为散发,20％～30％伴随Ⅰ型多发性内分泌肿瘤综合征,60％～90％为恶性肿瘤。年发病率为(0.1～3.0)/100万。在美国,大约每100个消化性溃疡患者中有0.1～1.0个胃泌素瘤患者。发病年龄多在20～50岁,也有7岁和90岁诊断该病的报道。男女发病比率为(1.5～2.0)∶1。十二指肠、胰腺是胃泌素瘤的好发部位,其他少见的部位包括淋巴结、胃、肠系膜、肾包膜、脾门、大网膜、卵巢及肝胆系统,也有腹腔外脏器发病的报道如心、肺。

(一)病因及发病机制

胃泌素瘤的病因至今尚不清楚。与消化道腺癌不同,抑癌基因如$P53$、Rb等的失活,以及癌基因如Ras、myc等的功能异常都不常见。Ⅰ型多发性内分泌肿瘤综合征相关的胃泌素瘤涉及染色体11q13上$MEN1$基因的缺失,导致其编码蛋白Menin的功能异常,后者是一种610个氨基酸残基组成的进化上高度保守的核蛋白,参与转录调节、基因组稳定、细胞分裂增殖、细胞周期调控等。在散发性胃泌素瘤中,44％的患者出现$MEN1$基因的功能异常,50％～92％出现p16/MTs1的异常表达,也有一些涉及mTOR信号通路的改变。胃泌素瘤的细胞起源还存在争议。有学者认为胰腺胃泌素瘤可能起源于胰岛非β细胞。在Ⅰ型多发性内分泌肿瘤综合征患者中,十二指肠部位的胃泌素瘤可能源于十二指肠壁G细胞的过度增生,后者伴随G细胞内染色体11q13上的$MEN1$基因的功能缺失。

(二)病理分类及分期

胃泌素瘤是胃肠胰神经内分泌肿瘤的一种,组织学上按分化程度及组织分级分类。前者包括分化良好和分化差,后者根据组织分化及细胞增殖程度,包括核分裂象数及Ki67指数,分为G1、G2、G3。

二、临床表现

虽然大多数胃泌素瘤是恶性的,但其发展缓慢,肿瘤相关的临床症状出现较晚,其临床表现多与高胃泌素血症和高胃酸分泌相关。

(一)消化性溃疡

60％～90％的胃泌素瘤患者有消化性溃疡,主要发生在十二指肠球部以下,甚至可累及空肠上段,表现为多发性,难治性溃疡。临床表现为长期慢性上腹部疼痛,可为烧灼样,且对常规抗溃疡治疗反应欠佳,容易导致相关并发症如出血、穿孔等。

(二)腹泻

腹泻也是胃泌素瘤常见的症状,30％～73％的患者伴随腹泻,其中20％表现严重腹泻。胃泌素瘤患者的腹泻是分泌性的,因为高胃泌素导致胃酸大量分泌并进入肠道,同时刺激胰液大量分泌,超出了肠道吸收能力。

(三)胃食管反流/Barrett 食管

约 2/3 的患者出现反流性食管炎的症状,表现为胃灼热感。在散发性胃泌素瘤中并未发现 Barrett 食管的发生率增加,而Ⅰ型多发性内分泌肿瘤综合征相关型胃泌素瘤中 Barrett 食管的发生率比正常高 5 倍以上。另有部分患者可能并发食管狭窄。

(四)其他

Ⅰ型多发性内分泌肿瘤综合征相关型胃泌素瘤可能合并其他功能性神经内分泌肿瘤,表现出相应激素水平升高所致的症状,如甲状旁腺功能亢进相关的临床症状等。

三、诊断及鉴别诊断

(一)诊断

胃泌素瘤的诊断平均在临床症状出现 5~8 年后才能确立。随着质子泵抑制剂的广泛应用,胃泌素瘤的诊断越来越困难。胃泌素瘤的诊断包括定性诊断和定位诊断,前者包括空腹血胃泌素测定、胃液分析、激发试验(胰泌素、钙)等;后者包括超声检查、CT 检查、MRI 检查、动脉造影/动脉内胰泌素激发试验、生长抑素受体显像等。虽然胃泌素瘤的定位诊断方法很多,仍有近 30% 无法找到原发灶。

1.定性诊断

(1)空腹血胃泌素测定:对疑似患者的首选检测,超过 99% 的胃泌素瘤患者空腹血胃泌素升高,>150 pg/mL 有诊断价值,40%~60% 的患者比正常高出 10 倍以上。少部分患者由于肿瘤分泌胃泌素前体蛋白而造成假性低胃泌素血症。

(2)胃液分析:90% 的胃泌素瘤患者的基础排酸量(BAO)≥15 mmoL/h,应同时测定最大排酸量(MAO)以增加实验的敏感性以鉴别某些普通消化性溃疡患者。BAO/MAO 比值>0.6 高度提示胃泌素瘤,但<0.6 不能排除胃泌素瘤的诊断。

(3)激发试验:胰泌素激发试验:静脉快速注射 2 μg/kg 体重的胰泌素,在注射前 10 分钟、1 分钟,以及注射后 2.5、10、15、20 分钟,以及 30 分钟分别检测血胃泌素浓度。血胃泌素水平较基础值增高 100 pg/mL 为阳性,增高超过 200 pg/mL 作为诊断标准。胰泌素激发试验在胃泌素瘤诊断中起到决定性作用,敏感性和特异性分别达到 94% 和 100%,同时作为外科切除术后疾病复发监测最敏感的方法。但是应用质子泵抑制剂会造成假阳性结果。钙激发试验:静脉连续输注葡萄糖酸钙[5 mg/(kg·h)]3 小时,每隔 30 分钟测血胃泌素水平。在输注的第 3 小时内,超过 80% 的胃泌素瘤患者的胃泌素水平可增高 395 pg/mL 以上。钙激发试验可作为胰泌素激发试验阴性患者的有效补充。

(4)其他:血清嗜铬粒蛋白 A(chromogranin A,CgA)的检测、血清钙、催乳素、甲状旁腺素的测定,有助于Ⅰ型多发性内分泌肿瘤综合征的诊断。

2.定位诊断

(1)超声检查:临床最常用也是首选的方法,其中体外超声敏感性为 20%~30%,内镜超声敏感性约 70%,对胰腺病灶的敏感性要高于十二指肠病灶。无论是体外超声还是内镜超声,都可以进行超声引导下的病灶穿刺活检,有助于病理诊断的确立。

(2)CT 检查:由于胃泌素瘤血供丰富,动脉早期即可出现强化。诊断敏感性约 50%,对于直径<2 cm 的病灶敏感性下降。CT 检查能较好地显示病变周围组织的结构,并有助于转移性病变的检出。

（3）MRI 检查：胃泌素瘤在 MRI 检查上表现为 T_1 低信号、T_2 高信号，但诊断敏感性较低，为 25％～50％。对肝转移的诊断有较大帮助。

（4）动脉造影/动脉内胰泌素激发试验：将导管插至胃十二指肠动脉或胰十二指肠下动脉，注入造影剂/胰泌素，观察病灶强化情况/测定血胃泌素变化情况，敏感性为 40％～60％，是胃泌素瘤定位诊断很有价值的检查，同时有助于较小病灶的发现。因其为有创检查，临床应用受到一定限制，但可于术中应用以指导手术。

（5）生长抑素受体核素显像：90％以上胃泌素瘤中有生长抑素受体表达，将核素标记（如铟-111、碘-123）的生长抑素类似物（如奥曲肽）注入体内，经 ECT 显像可以发现原发病灶和转移灶，敏感性达到 80％，可作为首选检查。可检出 92％的转移性肝癌，对胰腺胃泌素瘤的检出率近100％，同时可以检出腹腔外的转移瘤。生长抑素受体核素显像联合单光子发射体层摄影可提高其敏感性。

（二）鉴别诊断

胃泌素瘤的鉴别诊断主要涉及高胃泌素血症的鉴别。临床上常见高胃泌素血症的疾病包括：恶性贫血、慢性萎缩性胃炎、短肠综合征、肾衰竭、胃潴留、迷走神经切断术史等。原发病灶的鉴别主要以病理组织学检查，通过穿刺（内镜下活检、内镜超声或体外超声引导下活检）获得组织样本进行病理学检查，包括免疫组织化学等确定疾病性质。

四、治疗原则及策略

胃泌素瘤的治疗目的控制高泌酸状态并尽可能切除原发病灶，对复发转移患者可考虑化疗、二次手术等。

（一）药物治疗

1.H_2 受体阻断剂

通过阻断组胺和胃泌素对壁细胞的刺激作用，减少胃酸分泌，常用药物包括西咪替丁、雷尼替丁、法莫替丁，三者的药效强度比为 1∶3∶32，西咪替丁和雷尼替丁药效持续时间相同，法莫替丁延长 30％左右。一般采用每 4～6 小时口服 1 次，每天平均剂量分别为西咪替丁 4.9 g，雷尼替丁 2.2 g，法莫替丁 0.33 g。

2.质子泵抑制剂

通过抑制壁细胞膜上的 Na^+-K^+-ATP 酶，高选择性抑制胃酸分泌，常用药物包括奥美拉唑、兰索拉唑、埃索美拉唑、雷贝拉唑、泮托拉唑。一般每天需要相当于 60 mg 奥美拉唑才能达到控制症状的目的。

（二）化疗

化疗在胃泌素瘤中有一定疗效，适用于转移性胃泌素瘤。链脲霉素、氟尿嘧啶或联合多柔比星在分化良好的转移性胃泌素瘤中客观缓解率到达 20％～40％，平均缓解期 5～20 个月。亦有研究报道，卡培他滨联合替莫唑胺可能是个有效的方案，其在 30 例转移性胰腺神经内分泌肿瘤中达到 70％的部分缓解，有待进一步的临床研究证实。分化差、增殖活跃的胃泌素瘤预后较差，推荐以顺铂为基础的方案，并联合依托泊苷、紫杉醇、长春新碱等药物，缓解率为 14％～80％，平均生存＜12 个月。

（三）生物靶向治疗

生长抑素类似物如奥曲肽和干扰素能够抑制胃泌素瘤生长，并抑制其异位激素的分泌。此类药物无明显缩小肿瘤的作用,但可以保持肿瘤大小稳定。mTOR 信号通路及酪氨酸激酶受体信号通路在神经内分泌肿瘤中有重要作用。一项随机双盲安慰剂对照的临床研究表明,依维莫司(mTOR 抑制剂)10 mg/d 可明显延长转移性神经内分泌肿瘤患者的无进展生存(11 个月 *vs.* 4.6 个月),尽管总生存无明显差异。另一项研究表明,小分子、多靶点酪氨酸激酶抑制剂舒尼替尼可延长转移性神经内分泌肿瘤患者的无进展生存(11.4 个月 *vs.* 5.5 个月),并能延长总生存。欧美国家已批准舒尼替尼用于不可切除的、转移性胰腺神经内分泌肿瘤。

(四)其他

介入治疗(栓塞、栓塞化疗等)适用于弥散、不能手术或射频的胃泌素瘤肝转移。同位素标记的生长抑素类似物治疗是内放疗的一种,常用 ^{90} 铟-DOTA-奥曲肽/兰瑞肽等,完全缓解率在 $0\sim 6\%$,部分缓解率在 $7\%\sim 37\%$,轻微缓解率为 43%。

(四)预后

胃泌素瘤预后较好,影响因素主要为有无肝转移及细胞增殖率。无肝转移的 10 年生存率约 96%,异时性肝转移率约 85%,同时性肝转移率约 26%。胃泌素瘤患者需定期随访、复查。

五、护理

(一)主要护理问题

(1)疼痛:与溃疡、穿孔有关。

(2)有体液不足的危险:与大量腹泻有关。

(3)知识缺乏:缺乏胃泌素瘤的治疗与护理知识。

(4)潜在并发症:多发性内分泌腺瘤。

(5)焦虑:与恐惧与恶性疾病预后不佳有关。

(6)皮肤受损:与长期腹泻、体质消瘦及卧床有关。

(二)护理措施

1.环境与休息

保持室内空气新鲜,定时通风,维持适宜的温湿度。指导患者生活要有规律,劳逸结合,选择合适的锻炼方式,提高机体抵抗力。

2.饮食护理

细嚼慢咽,避免急食,咀嚼可增加唾液分泌,后者能稀释和中和胃酸,并可能具有提高黏膜屏障作用。有规律地进食,以维持正常消化活动的节律。以少食多餐为宜。饮食宜注意营养。餐间及睡前避免零食。避免咖啡、浓茶、浓肉汤和辣椒、醋等刺激性调味品或辛辣的饮料,以及损伤胃黏膜的药物。饮食不过饱,以防止胃窦部的过度扩张而增加胃泌素的分泌。

3.用药护理

指导患者遵医嘱服药,不随意停药或减量,避免加重病情。慎用或勿用阿司匹林、泼尼松、咖啡因及利血平等可致溃疡的药物。

4.水、电解质紊乱的护理

腹泻患者注意监测电解质,防止电解质紊乱。记录 24 小时便量,观察排便的性状,遵医嘱及时给药。

5.皮肤护理

保持肛周皮肤清洁干燥,必要时涂抹保护黏膜药物。使用柔软纸巾或专用软质物品进行皮肤清洁。

6.心理护理

神经因素对消化性溃疡的发生、发展均有重要影响,因此患者要保持乐观的情绪、规律的生活、劳逸结合,以及避免过度的精神紧张。在患者知情的情况下,讲解胃泌素瘤相关知识,减少患者疑虑。

7.病情观察

密切监测患者生命体征,咳嗽、咳痰情况,记录 24 小时痰液引流量,如有异常及时通知医师,遵医嘱予患者相应处理,书写护理记录,及时评价护理效果。

(三)健康指导

指导患者改变不良的生活习惯。

(1)避免长期精神紧张:长期精神紧张会通过大脑皮质影响自主神经系统,使胃黏膜血管收缩,胃功能紊乱,胃酸和胃蛋白酶分泌过多,导致胃炎和溃疡发生。

(2)避免过度劳累:无论从事体力劳动还是脑力劳动,都不能过度劳累,否则就会引起消化器官供血不足,胃黏膜分泌失调,从而导致各种胃病发生。

(3)避免饮食饥饱不均:有规律地进餐,定时定量,可形成条件反射,有助于消化腺的分泌,更利于消化。

(4)避免酗酒无度:乙醇会使胃黏膜发生充血、水肿,甚至糜烂出血而形成溃疡。长期饮酒还损害肝脏,会引起酒精性肝硬化,胰腺炎的发生也与酗酒有关,这些损害反过来又会加重对胃的伤害。

(5)避免嗜烟成癖:吸烟会引起胃黏膜血管收缩,使胃黏膜中的前列腺素合成减少,前列腺素是一种胃黏膜保护因子,它的减少会使胃黏膜受到伤害。吸烟又会刺激胃酸和胃蛋白酶的分泌,所以嗜烟成癖是引起各种胃病的重要诱因。

(田　飞)

第四节　胆　囊　癌

以往认为原发性胆囊癌是少见病,近年来,随着诊断技术的提高,发现率有逐年增加的趋势;我国 1 281 例统计分析,发病年龄为 22～82 岁,平均 56 岁,其中 50 岁以上者占 82.3%,高发年龄为 53～57 岁,与日本(50～60 岁)相近,比欧美(68～72 岁)年轻。胆囊癌以女性多见,女男之比为(3～6):1。胆囊癌早期诊断困难,恶性程度高,根治机会少,预后很差。

一、病因和发病机制

胆囊癌的病因尚不完全清楚,普遍认为胆囊结石是胆囊癌的一个重要致病因素,其间有平行关系。国外报道胆囊癌患者 60%～100%伴有结石,而国内为 50%～96%。有胆囊结石患者患胆囊癌的危险性是无结石者的 6～15 倍。此外,结石愈大,胆囊癌的危险性愈高,若以结石直径小于 1 cm 者患癌的概率为 1,则 2.0～2.9 cm 者为 2.4,3 cm 以上者可高达 10。一般认为胆囊结石对胆囊黏膜的慢性刺激或胆囊管梗阻,引起的胆囊炎症的长期刺激可导致黏膜增生而癌变。

慢性胆囊炎合并胆囊壁钙化,即所谓"瓷胆囊"是胆囊癌的高危因素之一,从文献中收集到 100 例"瓷胆囊",其中 22 例伴胆囊癌。另外,胆囊腺瘤恶变越来越为人们所重视,较大的及短、粗蒂的腺瘤癌变机会较多。

溃疡性结肠炎患者的胆道肿瘤发病率约为一般人群的 10 倍,发病机制尚不清楚,可能与胆汁酸代谢改变有关。此外,先天性胆总管扩张、女性激素、胆固醇代谢失常及肥胖等,均有与胆囊癌发生有关的报道。以上种种理论均需进一步研究方能得出结论。

二、病理

(1)胆囊癌多发生在胆囊底部,其次为壶腹与颈部,这也是胆囊结石易于嵌顿并经常受结石刺激的部位。体部较少,发生于全胆囊癌,多系癌肿浸润蔓延所致。

(2)胆囊癌可分为肿块型及浸润型。肿块型可向胆囊内、外生长,生长到一定程度,腹部可触及肿块。浸润型胆囊癌多无明显肿块,胆囊壁因肿瘤组织浸润而增厚,且常伴有不同程度的慢性或急性炎症。有的胆囊癌在胆囊内呈乳头状生长。

(3)胆囊癌以腺癌最常见,占 80%～90%。根据组织分化程度及特点,腺癌又分为乳头状腺癌、高分化管状腺癌、中度分化管状腺癌、低分化管状腺癌、黏液腺癌及印戒细胞癌。前 2 种腺癌较多见,且预后较好。未分化癌约占 10%,鳞癌及鳞腺癌约占 5%,其他类癌、表皮样癌、间皮细胞癌等极为罕见,不到 1%。

三、分期

文献中多采用 Nevin 分期方法:①Ⅰ期,病变局限于黏膜,即原位癌;②Ⅱ期,病变限于黏膜及肌层;③Ⅲ期,癌肿侵犯全层;④Ⅳ期,癌肿侵犯全层伴胆囊管淋巴结转移;⑤Ⅴ期,癌肿侵犯肝脏及其他邻近脏器,或已有广泛转移。术后生存率与其病期密切相关。

国际 TNM 系统可将胆囊癌做如下分期:①T_{is},原位癌;②T_1,侵及肌层;③T_2,侵犯浆膜层;④T_3,穿破浆膜并侵犯胆囊床的肝组织;⑤T_4,侵入肝脏的范围超过 2 cm,或侵犯 2 个以上的周围脏器;⑥N_0,无淋巴结转移;⑦N_1,有局部淋巴结转移;⑧M_0,无远处转移;⑨M_1,有远处转移。

由于采用不同的分期标准,早期和晚期如何界定,尚有争议,一般认为早期癌的定义应包括:①无淋巴结转移;②没有淋巴管、静脉及神经浸润;③癌细胞的浸润深度限于黏膜下或固有肌层。

四、转移

胆囊癌的转移途径主要是局部浸润和淋巴系统转移,血行转移比较少见。局部浸润以肝脏受累最为多见,约占全部转移的 62%,其次易被浸润的器官包括胆管、胃、十二指肠、结肠肝曲、大网膜及胰腺等。肝脏受累主要表现为胆囊窝附近肝组织的局部浸润,分散的结节转移少见。转移至肝脏的途径除局部浸润外,尚有淋巴、血行及沿小胆管的转移。胆囊癌溃破或胆囊穿孔而引起的腹腔广泛种植性转移甚为少见。

淋巴转移发生率为 45%～80%。沿神经蔓延是肝外胆管癌的独特转移方式,在胆囊癌,这种转移一般仅限于胆囊壁内。文献报道其发生率为 22%～24%。胆管内扩散主要发生在乳头状癌,约占乳头状癌的 19%。癌组织脱落后进入胆总管,可能引起阻塞性黄疸,无黄疸者常被忽视。

五、临床表现及分型

胆囊癌无特异临床表现,其早期现象常被胆囊炎、胆石症及其并发症所掩盖。临床上可出现以下几种表现。

(一)慢性胆囊炎症状

30%～50%的病例有长期右上腹痛等慢性胆囊炎或胆结石的症状,在鉴别诊断上比较困难。一般认为已经确诊为慢性胆囊炎或胆囊结石的患者,年龄在 40 岁以上,近期症状有变化,或右上腹可扪及肿块者,均应高度怀疑原发性胆囊癌的可能性,做进一步检查以明确诊断。

(二)急性胆囊炎症状

出现急性胆囊炎症状的患者占胆囊癌的 10%～16%。这类患者多系胆囊颈部肿瘤或结石嵌顿引起急性胆囊炎或胆囊积脓。此类患者的生存率较高,其切除率约为 70%,术中注意检查,对胆囊造瘘病例也应仔细探查胆囊腔以明确诊断。

(三)阻塞性黄疸症状

部分患者是以黄疸为主要症状而就诊。在一组 2 680 例胆囊癌患者中,有黄疸者占 38%。黄疸的出现提示肿瘤已侵犯胆管或浸润转移至肝门部压迫胆管,多为晚期表现。但有 2 种情况例外,即乳头状癌组织脱落进入胆总管内或同时伴有胆总管结石。因此,对胆囊癌患者不应单纯因黄疸而放弃探查。

(四)右上腹肿块

胆囊癌以右上腹肿块为主者占 29%。肿瘤或胆囊结石阻塞胆囊管或胆囊颈部可引起胆囊积液、积脓而使胆囊胀大。这种光滑而有弹性的包块多可切除,且预后较好。硬而呈结节状不光滑的肿块多为不能根治的晚期肿瘤。

(五)其他

肝大、消瘦、恶心、呕吐、腹水、贫血都可能是胆囊癌的晚期征象。

六、诊断检查

胆囊癌的临床表现缺乏特异性,其早期征象又常被胆石症及其并发症所掩盖,它是胆、胰、十二指肠区手术前最难诊断的恶性肿瘤。胆囊癌能否早期诊断直接影响着患者的治疗效果及预后。目前尚无特异性血清生化学检测胆囊癌的方法,其诊断主要依靠影像学检查。影像学检查的主要目的是诊断梗阻的部位、范围和可能的病变性质,以及和周围组织器官的关系等。

(一)B 超和 CT 检查

其中 B 超和 CT 检查是首选的无创伤检查方法,前者可定期反复多次检查,不受肝功能、黄疸等影响。B 超扫描可以采用多部位和体位做横向或纵向断层扫描,可清楚地显示肝胆系统,对胆囊癌的诊断准确率可达 50.0%～88.8%。CT 检查能比较清晰地显示胆囊内或胆囊壁上软组织阴影,如能增强扫描效果更好。有报道,CT 胆道造影,即按传统口服或静脉注射造影剂后,再行 CT 扫描,则可直接显示胆囊、胆管甚至远端胆管。CT 扫描对早期诊断有一定价值。另外,CT 对判断胆囊癌的浸润及扩散范围、术前手术方式的选择,以及预后的估价有一定参考意义。

(二)超声内镜

超声内镜是近年来发展的一种将内镜和超声结合起来的技术,与一般超声波比较,对胆囊病变影像显示更清晰,并能因声像图不同而显示胆囊壁的 3 层结构,对早期胆囊癌诊断及胆囊癌浸润深度的判断有一定优越性。Chimwa 认为超声内镜是一种了解胆囊癌对胆囊壁的浸润程度以及对肝脏、胆道浸润情况的最佳检查手段,但对存在于腺瘤中的早期癌,或沿黏膜水平方向浸润的早期胆囊癌与慢性胆囊炎鉴别有一定困难。超声内镜是近年来新开展的检查方法,尚缺乏大宗临床应用的经验报道。

(三)经皮穿刺肝胆道成像和经内镜逆行胆胰管成像

经皮穿刺肝胆道成像和经内镜逆行胆胰管成像仅对胆囊癌伴黄疸者可以明确胆道梗阻部位、程度及梗阻性质,但对胆囊癌的早期诊断常帮助不大。

(四)血管造影

血管造影对判断胆囊癌及其浸润深度的准确性比超声、CT 及胆道造影均高。胆囊癌常见的血管造影异常为胆囊动脉扩张、胆囊壁动脉不规则和中断,胆囊壁呈高低不平的增厚以及肿瘤区有新生血管或动脉包绕。日本学者报道,胆囊癌在 4 mm 大小时,便可见肿瘤新生血管,于动脉造影时可见肿瘤染色征象,肿瘤 1.5 cm 时可清楚显示。当有肝脏浸润时,造影可见肝右动脉有新生血管形成,肝静脉早期淤血和肝右动脉缺损。尽管超选择性血管造影成功,可发现早期病变,但毕竟为创伤性检查,加之技术要求较高,有一定的并发症,目前尚难在临床上普遍应用。

(五)磁共振成像

胆囊癌的磁共振成像显示为高信号的胆囊内不规则的低信号区,或于胆囊窝内显示为边界不清的低信号肿块,同时还可显示胆囊周围肝实质浸润情况。磁共振成像的费用贵,且诊断胆囊癌的特异性和灵敏度并不优于 B 超和 CT。但磁共振胰胆管成像可以无创地显示胆管梗阻部位、形态,还能见到类似充盈缺损的胆囊影像,目前有取代诊断性经内镜逆行胆胰管成像和经皮穿刺肝胆道成像的趋势。

(六)经皮经肝胆囊穿刺及细胞学检查

经皮经肝胆囊穿刺及细胞学检查是在超声引导下经皮经肝胆囊穿刺行胆囊壁及胆汁的细胞学检查及造影,对发现早期胆囊癌有一定价值。穿刺应经肝脏胆囊床途径入胆囊,选择胆囊壁增厚最明显处并尽量在黏膜层附近取样。文献报道,胆囊壁穿刺细胞学的阳性率为 74.3%,胆囊胆汁细胞学阳性率为 77.4%,两者并用阳性率为 80.9%。对怀疑早期胆囊癌者,作胆囊外引流,反复多次行胆汁细胞学检查,能提高诊断率。

(七)腹腔镜检查

腹腔镜检查可直接观察到胆囊壁的转移灶。腹腔镜因受腹腔器官及局部粘连等影响,确诊率一般为 50% 左右。腹腔镜对胆囊癌早期诊断意义不大,但对晚期患者可减少不必要的手术探查率。

尽管胆囊癌的诊断技术不断在发展,但最重要的是应经常想到癌肿存在的可能性,并及早进行必要的检查。

七、治疗

胆囊癌的治疗以手术为主,但由于起病隐匿,无特异症状,早期诊断困难,故能手术切除者不多。国内文献报道为 50%,能行根治性手术者更少,仅为 20.2%。即使已做病灶切除,手术后平均存活时间仅 8.4 个月,近 90% 的患者死于手术后 1 年内,5 年存活率不及 5%(0~10%),个别报道为 14.5%。近年国外开展手术切除病灶加核素术中照射治疗晚期患者,对其预后及生活质量可能有所改善。

（一）手术疗法

凡病变尚局限于胆囊周围的邻近肝脏,淋巴转移未超过第二站,即应认为是可根治的胆囊癌,施行合理的根治手术。癌肿仅限于黏膜层者,单纯胆囊切除术即可达到根治目的,不需清扫淋巴结。侵及胆囊肌层和全层者,多有胆囊淋巴结转移。恶性度较高的病理类型,如黏液腺癌、未分化癌也需行淋巴结清扫。凡病变侵及胆囊全层或邻近肝脏者,应加肝楔形切除。对于邻近肝脏有转移的病例,肝Ⅳ、Ⅴ段切除是比较合理的扩大手术方式。

姑息性胆囊切除术是指病变已超出可根治的范围,为缓解症状可行姑息性胆囊切除术;患者年龄过大、患有其他内科病或胆囊伴有严重感染等不宜扩大手术范围时,亦应施行姑息性胆囊切除手术。胆管引流术包括胆肠内引流术或支撑管引流术、胆管外引流术和经皮肝穿刺胆道引流术等,用于伴有梗阻性黄疸者。

（二）非手术治疗

1.化疗

现有的化疗药物对胆囊癌收效甚微,加之有较大的不良反应,临床应用意义不大。

2.放疗

放疗对缓解症状和延长生存期有一定作用。外照射可用于非手术患者的治疗以及手术前后预防性放疗和辅助治疗。Hanna 以 40 Gy 的治疗量,26 Gy 的姑息量治疗胆囊癌 51 例,平均生存 10.4 个月,对照组仅 5.3 个月。其他学者分别报道了少数病例的放疗效果,尚缺乏有说服力的大宗病例报道,有待继续研究观察。近年来国外已将术中放疗用于术中的辅助疗法,提高了晚期胆囊癌患者的生存期,改善了生活质量。

八、护理

（一）护理评估

1.个人及家族史

有无胆囊炎、胆囊结石、胆囊息肉、胆囊腺肌症等病史;有无胆囊癌家族史。

2.现病史

是否存在腹痛、黄疸,腹痛、黄疸的严重程度;是否伴恶心、呕吐;是否出现腹水;是否出现消瘦或者体重减轻;首次出现肝区不适、腹痛的时间。

3.治疗经过

接受的检查及结果,如 B 超、胆囊造影、CT、MRI 等检查;接受的治疗、疗效和不良反应。

（二）主要护理问题

（1）疼痛。

（2）有皮肤完整性受损的危险。

（3）营养失调:低于机体需要量。

（4）潜在并发症:出血、吻合口瘘。

（5）缺乏胆囊癌治疗、护理和康复等方面的知识。

（6）焦虑。

（三）护理措施

1.术前护理

（1）体位:注意休息,根据病情选择舒适卧位。

（2）饮食护理：按医嘱进食低脂、高糖、优质蛋白质、富含维生素、易消化、清淡食物，避免刺激性食物。

（3）协助检查：配合完成 B 超、B 超造影、CT、血常规、生化、肝功能、出凝血功能、心电图、胸片、消化道肿瘤等术前检查。

（4）病情观察：①有无进行性加重的上腹部疼痛。②观察患者的食欲、体重；大便次数、色和性状；黄疸出现的时间、程度，是否伴随皮肤瘙痒。③危重患者观察生命体征及意识、尿量变化。

（5）用药护理：根据医嘱给予营养支持、护肝治疗；配合医师进行肠内、外营养或输注入清蛋白等改善营养状况；按医嘱补充维生素 K。

（6）治疗护理：协助医师做好术前减黄治疗，如经皮肝穿刺置管引流术、内镜鼻胆管引流术等及相关管道护理。

（7）皮肤护理：指导黄疸皮肤瘙痒患者剪指甲，勿抓挠皮肤，使用温和无刺激性沐浴液洗澡，必要时按医嘱使用炉甘石洗剂外擦或镇静药物。给予术前备皮，指导进行手术野皮肤的清洁。

（8）心理护理：了解患者有无焦虑、恐惧等心理状况，给予安慰与支持，列举成功手术案例，增强患者治疗的信心。

2.术后护理

（1）按麻醉护理常规护理。

（2）体位：平卧 4～6 小时患者清醒、血压平稳后取半坐卧位。术后 3～5 天可起床活动。单纯胆囊切除术血压平稳后可尽早离床活动。

（3）饮食护理：按医嘱术后禁食，待肛门排气、拔除胃管后进食少量流质。逐渐过渡到半流质、普食，遵循少量多餐原则。

（4）病情观察：①按医嘱使用心电监护，观察记录生命体征每 1～2 小时 1 次，稳定后适当延长时间，24 小时后视病情而定。②注意观察患者切口，引流、腹部体征及全身情况。③准确记录出入量，保持有效引流；观察各引流管引流液的颜色、量、性质。④观察黄疸消退情况。⑤观察有无腹腔出血，表现为引流管引出血性液体、呕血、便血，患者伴有出汗、脉速、血压下降等现象。⑥观察有无腹痛、腹胀、伤口渗出或腹腔引流管引出胆汁样液体，有无胆漏发生。⑦观察有无发生膈下积液及脓肿，表现为体温升高或持续不降，患者出现上腹部或右季肋部胀痛、呃逆、脉速、白细胞增多等。

（5）引流管的护理：注意引流袋的位置勿高于引流口以防逆流增加感染概率，按无菌操作原则更换引流袋，保持引流管整个装置衔接紧密，避免渗漏，并妥善固定。在引流期间观察切口敷料及引流液量、色、性质，预防胆道出血、肝功能障碍、膈下感染等并发症的发生。

（6）用药护理：按医嘱使用抗生素，护胃药物、营养支持等输液。维持水、电解质平衡，纠正低蛋白血症。

（7）治疗护理：按医嘱给予低流量吸氧 2～3 天。

（8）心理护理：胆囊癌术后可能需要继续化疗，需鼓励患者坚持治疗。

（四）健康指导

进食少油腻、富含维生素、低脂的饮食，烹调方式以蒸、煮为宜，少吃油炸类的食物。保持心情舒畅，适量活动，避免劳累及受凉，适当体育锻炼，提高机体抵抗力。遵医嘱复诊，如果出现伤口红、肿、热、痛或腹痛，及时就诊。

(五)护理评价

(1)疼痛是否缓解。

(2)皮肤完整性是否受损。

(3)营养状况是否改善,体重有无继续下降。

(4)有无并发症发生,并发症能否得到及时发现及处理。

(5)对胆囊癌治疗、术前及术后护理和康复知识是否了解。

(6)焦虑情绪是否缓解。

(田 飞)

第五节 皮 肤 癌

皮肤癌是人类最常见的恶性肿瘤之一,在我国发病率较低,但在白种人中发病率较高且呈上升趋势。皮肤癌可发生在体表各个部位,但多发生在体表暴露部分,如头面部、四肢及背部等,约95%发生在体表暴晒部位。皮肤癌以基底细胞癌和鳞状细胞癌最为常见,多见于50岁以上的患者。

一、病因

人们早就注意到皮肤癌的发生与化学致癌物质有关,但直到目前为止,皮肤癌的病因仍未完全了解,可能与下列因素有关。

(一)物理因素

1.紫外线照射

世界范围的流行病学研究表明,紫外线是皮肤癌的最重要致癌物,尤其中波紫外线与皮肤癌的发生密切相关。皮肤癌多见于白种人和经常直接暴晒的渔民、农民及野外工作者,其暴晒部位易患皮肤癌。动物实验也证实紫外线照射能诱发老鼠皮肤癌。

2.放射线

接受放射线的患者在多年之后,有少数可在放疗部位发生皮肤癌。长期接触 X 射线而保护不当的放射工作者,亦偶见发生皮肤癌。

3.长期不愈的慢性溃疡、瘘管和烧伤瘢痕

多年之后这些部位可能发生癌变,以鳞状细胞癌较多见。

(二)化学因素

1775 年,英国医师 Pott 首次描述了扫烟囱工人好发阴囊皮肤癌,100 年后人们才发现经常接触砷化合物、焦油和沥青的工人容易发生皮肤癌。动物实验也证实了上述观点。现已证实煤焦油中含有致癌物质。

(三)病毒因素

人乳头瘤病毒与鳞状细胞癌的发病可能密切相关。目前研究表明,大部分人乳头瘤病毒的原发感染主要发生于生命早期,但在体内一直保持潜伏状态,紫外线照射时间过长可能会激活病毒基因,或者灭活控制细胞生长的基因,近年来,对于人乳头瘤病毒感染和紫外线照射是否具有协同作用的研究也引起人们的关注。

（四）癌前病变

皮肤的某些病变,如脂溢性角化病、着色性干皮病等常可发生癌变。

二、病理

（一）基底细胞癌

基底细胞癌起源于表皮和皮肤附属器的基底细胞,其基本特点是肿瘤细胞呈大小不等的集合状,细胞形态大小较为一致,核的非典型性及核丝分裂象少见。肿瘤周边的细胞呈栅栏状排列,常与周围组织间有裂隙形成。按其组织学形态可分为以下几型:①结节型;②色素型;③表浅型;④硬斑病样型;⑤腺样型;⑥异性型。

（二）鳞状细胞癌

肿瘤由鳞状上皮细胞团块所组成,不规则向真皮层内浸润性生长,达到真皮网状层,部分可与表皮相连。肿瘤团块中有分化好的鳞状细胞,也有异型性鳞状细胞,在瘤体中可见角化珠、鳞状涡。根据异型性鳞状细胞与分化好的鳞状细胞的比例多少、瘤细胞浸润的深度及角化珠的多少来估计肿瘤的恶性程度,将其分为Ⅰ～Ⅳ级:①Ⅰ级不典型鳞状细胞低于25%,常有角化珠,真皮内伴有明显的炎症反应;②Ⅱ级不典型细胞占25%～50%,仅见少许角化珠;③Ⅲ级不典型细胞占50%～75%,角化情况不明显,核分裂明显;④Ⅳ级几乎所有肿瘤细胞均有不典型性,核分裂象很多,完全看不到角化珠,有时与肉瘤很难鉴别。

三、临床表现

（一）基底细胞癌

1.一般情况

基底细胞癌多见于50～70岁的中老年人,男女发病差异不大。

2.好发部位

基底细胞癌以常暴露于日光的头面部最常见,且多在口部以上,如鼻侧、颊部、前额、眼眦及鼻唇沟等。

3.皮损特点

基底细胞癌的典型病变为蜡样半透明小结节,针头至黄豆大小,早期为一表面光亮的具有珍珠样隆起边缘的圆形斑片,表面的形态多种多样,大致分为以下4型:①结节型最常见,皮损单发,为半球状隆起的结节,表面有蜡样光泽,中央常有溃疡、结痂,又称结节溃疡型。②色素型皮损与结节型相似,但有黑褐色色素沉着,色素分布不均。③浅表型少见,多见于男性,以躯干部特别是背部好发。皮损为淡红色或黄褐色斑片,境界清楚,不规则,表面可附有鳞屑,类似银屑病、湿疹或脂溢性皮炎。部分皮损边缘呈线状或堤状隆起。④硬斑病样型少见,皮损单发,呈淡红或淡黄色斑块,质较硬,边缘不清,似硬斑病,后期可出现溃疡。本型肿瘤可侵犯神经、肌肉甚至骨组织。

4.其他

多数略有瘙痒症状。肿瘤恶性度低,进展缓慢,罕有远处转移和淋巴道转移。但日久局部可发生破坏,肿瘤缓慢向深部组织生长,破坏鼻、眼眶、上颌窦等处的软骨及骨组织。

(二)鳞状细胞癌

1.一般情况

鳞状细胞癌多发生于老年患者,男性多于女性。

2.好发部位

鳞状细胞癌好发于头皮、面部、颈部和手背部等暴露部位,并且多继发于原有皮损处,如日光性角化病、慢性溃疡、瘢痕、放射性皮炎、黏膜白斑及砷剂角化病等。

3.皮损特点

早期的鳞状细胞癌和基底细胞癌的皮损没有明显的区别,先为红色硬结,以后逐渐发展为斑块或疣状损害,有浸润感,表面常有溃疡、结痂。有时能形成结节或乳头状肿物,发展快的溃疡能形成相当深的溃穴,状似火山喷口。若继发感染,则可有脓性分泌物,伴恶臭。如发生转移,则相应的淋巴结可肿大。

4.其他

鳞状细胞癌可有轻微痒或痛感。肿瘤恶性程度较基底细胞癌为高,皮损发展快,破坏性大,肿瘤向深部浸润性生长可达肌肉骨骼,并可发生区域淋巴结转移,较少发生血行转移。

四、诊断

对于 40 岁以上的患者,在原有皮损处或在正常皮肤上,发生质地较硬的结节或斑块,边缘隆起并有向四周发展的趋势,或中心破溃呈菜花样生长,应注意皮肤癌的可能,并及早做活检以明确诊断。

五、治疗

皮肤癌的非手术治疗方法包括放疗、化疗、冷冻治疗和激光治疗等。对于每 1 个病例应选择哪种治疗方法,必须依据病灶的部位、大小、侵犯范围(周围和深层组织)、病理类型和分化程度,有无区域淋巴结转移、原发或复发,以及病史的长短、年龄和全身情况综合考虑。

(一)放疗

皮肤癌对放疗敏感,单纯放疗常可达到治愈的目的,特别是基底细胞癌对放疗的效果更为理想,对临床早期皮肤癌的治愈率可达 95% 以上。特别适用于鼻翼、耳郭、眼睑、眼眦等手术易造成畸形的部位,以及分化程度差、有手术禁忌或切除有困难的患者。但对先前有烧伤或放射性瘢痕基础上发生的癌,放疗后复发,浸润较深或累及其他组织器官的癌,硬斑性基底细胞癌疗效均不佳,对此宜采用手术治疗。

(二)冷冻治疗

冷冻治疗适用于病灶较小且局限于皮肤者。当病变侵及其他组织器官时就不适合冷冻治疗。治疗前必须做活检证实,因为冷冻后没有标本可供病理检查。该方法的优点是方法简单,易于操作,治愈率高,美容效果好,特别适用于颜面部临界部位如眼睑、眼内外眦部、鼻翼、唇、耳郭等部位的皮肤癌。

(三)激光治疗

激光治疗常用的有 CO_2 激光及 Nd:YAG。其优点是对病灶周围正常组织的损伤范围局限于 200 pm 以内,故特别适用于门诊治疗,其炎性反应比冷冻治疗为小,且修复快,如果治疗深度不超过 3 mm,则治疗后不遗留瘢痕,故适用于治疗小而浅表的基底细胞癌。其缺点是缺乏病理检查结果,无法了解切缘情况。

(四)药物治疗

对小而浅表的基底细胞癌、原位鳞状细胞癌和癌前期病变,可采用局部搽敷抗癌药物治疗,常用的药物有氟尿嘧啶软膏、皮癌净、20%蟾酥软膏。一般认为此法的疗效不如手术、放疗等疗效可靠。因此,局部用药对较大病灶者应慎用。

(五)化疗

1.局部治疗

(1)氟尿嘧啶:对皮肤癌有较好的疗效,局部用药因很少全身吸收,故毒性小,而且一般很少残留瘢痕。局部应用浓度为0.1%~5.0%。多应用5%的氟尿嘧啶油膏外涂,每天1~2次,连用4周。若在外涂氟尿嘧啶之前或同时进行液氮冰冻治疗,则疗效更快更好。也有用2%普鲁卡因2~4 mL,氟尿嘧啶0.25~0.50 g,去甲肾上腺素0.5~1.0 mL混合,先在癌瘤四周皮下的健皮内行浸润注射,然后再在癌内做多方向注射,3~5天1次。

(2)博来霉素或平阳霉素:国内多用0.1%~0.2%博来霉素软膏外涂,每天1~2次,一般无毒副作用。

2.全身治疗

主要适用于不宜做手术切除或放疗的晚期病例、手术和/或放疗后怀疑有残留病变及转移的患者。多用博来霉素或平阳霉素每次10 mg肌内注射或静脉注射,每周2~3次,可加用环磷酰胺400~600 mg/m²,静脉注射,每周1次,4~6周为1个疗程。

六、护理

(一)放疗期间的护理

1.心理护理

大多数患者对放疗缺乏了解和认识,普遍存在紧张、焦虑、恐惧心理,因此,在治疗前应向患者及家属介绍放疗的目的、方法、效果、疗程,以及在治疗期间的注意事项、可能会出现的不良反应、预防措施等,让他们对放疗有正确的认识和准备,并为他们解决一些实际问题,使其得到安慰和鼓励,帮助他们树立信心,消除紧张恐惧心理,主动配合放疗及护理。

2.休息

放射线在杀害癌细胞的同时,对正常个体细胞也有不同程度的伤害,所以放疗中出现白细胞减少、全身各脏器功能减退、乏力、食欲缺乏、疲劳、头昏等症状。嘱患者卧床休息,保持足够的睡眠,减少机体消耗。

3.营养饮食

由于放疗中常出现食欲缺乏、恶心、呕吐或腹泻等胃肠道反应,所以应鼓励患者增加进食量,多吃营养丰富、高热量、高维生素食物。如牛奶、鱼、鸡蛋、新鲜蔬菜、水果等,多饮水,如出现消化道症状,给予清淡易消化饮食。

4.造血系统不良反应

治疗期间应注意观察患者的出血倾向,每周查血象,白细胞计数<3.2×10⁹/L暂停放疗。放疗期间应保持病房空气疏通,每天紫外线消毒,遵医嘱使用升白细胞药,营养支持,提高免疫力后继续坚持放疗。

5.皮肤的护理

指导患者放疗期间保护照射野皮肤,保持局部清洁干燥,穿宽松棉布内衣裤,禁肥皂擦洗,禁用刺激性消毒液,局部皮肤不要搔抓,蜕皮时切忌用手撕剥,若有皮肤破损,经涂无刺激性软膏等处理后可愈合。

(二)化疗期间的护理

1.化疗前期护理

(1)做好护理评估:当患者被确定需化疗时,化疗之前护理人员应对患者的性别、年龄、心理状态、体质状况及病史做初步的分析评估。体质虚弱和前次化疗后恢复欠佳,以及有胃肠疾病的患者均较易发生呕吐。

(2)心理护理:对首次接受化疗的患者,护士应解释化疗的目的、方法,以及治疗可能出现的不良反应,使患者了解有关知识。曾经化疗但呕吐较剧烈的患者,往往在未化疗前已经产生了恐惧心理,这时护理人员应做好心理疏导,帮助患者分析致吐的原因,采取相应的预防措施。初次复发的患者再次接受化疗时,会对化疗药物治疗疾病信心不足,护士要帮助患者正确认识和对待化疗,增强战胜疾病的信心。

(3)饮食指导:化疗药物在杀伤肿瘤细胞的同时,对正常细胞同样有杀伤作用。因此,化疗后对机体的损害是较大,患者在接受化疗前可适当补充营养,鼓励多进高蛋白、高热量、高维生素易消化的食物,选择适合患者口味、注意色香味的搭配,避免油腻、辛辣的食物,为化疗打下较好的身体基础。

2.化疗期间护理

(1)创造良好环境:保持病室内的整洁安静,为患者营造舒适轻松的环境。减少各种不良的刺激,如污物、药物、气味等,尤其是和化疗药稀释后的颜色相同的食物,应尽量避免,以防产生不良的条件反射。护士在施行化疗时,要态度和蔼、语言恰当、操作规范、准确无误。当患者出现呕吐时,要给予安慰,协助患者坐起,呕吐后帮助患者用温水漱口,及时清理呕吐物。

(2)掌握用药时间:在睡眠中给药可预防化疗所致的呕吐。这是因为胃酸分泌随迷走神经的控制而周期性变化,睡眠时胃肠蠕动慢,肛门括约肌反射改变,吞咽活动弱,唾液分泌近乎停止,所以睡眠中呕吐反射会减弱。因此,对呕吐频繁者可采取午睡时给药。静脉化疗于餐后 3～4 小时用药较适宜,此时胃充盈度小,胃内压力低,发生呕吐症状少。

(3)饮食清淡少量:化疗时恶心呕吐使交感神经兴奋性增高,抑制消化腺分泌和胃肠平滑肌的蠕动,直接抑制了消化机能,这时患者常无进食的生理和心理要求,护士不必强求患者多进食,饮食给予流质或半流质,如稀饭、清汤、粥等,少量多餐。并根据患者进食和呕吐的情况给予适当补充水分,如果汁、糖水、盐水等。

(4)观察药物不良反应:化疗药引起恶心呕吐时常伴有唾液分泌增加、心动过速、出冷汗、头晕眼花等症状,剧烈呕吐可导致嘴唇干燥、唾液黏稠、尿色暗黄、极度口渴等脱水症状。同时止吐药也会产生头痛、嗜睡、肌肉强直等不良反应。因此,用药期间护理人员应严密观察上述症状,做好详细记录,对症状严重者应汇报医师,以便及时调整药物剂量和给药间隔时间。对脱水患者要注意保持水电解质及酸碱平衡。

3.化疗后期护理

通常化疗 1 个疗程结束后,恶心呕吐症状也随之消失。但也有个别患者恶心呕吐会延迟发生在化疗后 24 小时,甚至持续几天。因此,护士仍应关心患者,多与患者交谈,劝其适当起床活动,摆脱化疗时不适的阴影,使机体在化疗后能尽快地康复。

七、出院指导

(1)防止长时间的皮肤暴晒,切忌酗酒、吸烟,改正不良的生活习惯。

(2)嘱患者劳逸结合,加强体育锻炼,养成规律、健康的生活方式,提高自身免疫力。

(3)饮食:加强富含维生素 C 和维生素 E 的食物的摄入。

(4)坚持治疗,定期门诊随访。

(田 飞)

参考文献

[1] 刘媛媛.肿瘤诊断治疗学[M].北京:中国纺织出版社,2021.

[2] 易子寒.肿瘤科常用诊断技术与治疗方案[M].天津:天津科学技术出版社,2020.

[3] 高文斌,曹伟灵,陈盛阳.肿瘤并发症诊断与治疗[M].北京:科学出版社,2020.

[4] 付凯.肿瘤诊疗技术的研究与应用[M].北京:中国纺织出版社,2020.

[5] 刘封.现代肿瘤内科临床诊断与治疗实践[M].长春:吉林科学技术出版社,2020.

[6] 王博.常见肿瘤诊断与治疗要点[M].北京:中国纺织出版社,2021.

[7] 木亚林.肿瘤学基础与临床诊疗[M].开封:河南大学出版社,2020.

[8] 李友强.实用肿瘤诊断技术与治疗进展[M].上海:上海交通大学出版社,2020.

[9] 李长仔.临床肿瘤诊疗新进展[M].开封:河南大学出版社,2020.

[10] 刘方.肿瘤综合诊断与治疗要点[M].北京:科学技术文献出版社,2021.

[11] 杨忠光.肿瘤综合治疗学[M].西安:陕西科学技术出版社,2021.

[12] 魏永长.现代肿瘤综合诊断与治疗精要[M].北京:科学技术文献出版社,2020.

[13] 张龙,于洪娜.临床常见肿瘤诊断思维与治疗技巧[M].北京:中国纺织出版社,2021.

[14] 刘林林,崔久嵬,程颖.肿瘤生物治疗学[M].北京:人民卫生出版社,2021.

[15] 罗迪贤,颜宏利,等.肿瘤临床检验诊断学[M].北京:科学技术文献出版社,2021.

[16] 刘凤强.临床肿瘤疾病诊治与放化疗[M].哈尔滨:黑龙江科学技术出版社,2021.

[17] 范东旭.实用肿瘤临床诊断与治疗[M].长沙:湖南科学技术出版社,2020.

[18] 夏小军.常见肿瘤诊疗方案中西医结合[M].兰州:甘肃科学技术出版社,2021.

[19] 王晖.现代肿瘤放射治疗临床实践指导[M].长沙:湖南科学技术出版社,2021.

[20] 王嘉伟.肿瘤诊断与治疗[M].长春:吉林科学技术出版社,2020.

[21] 唐曦,许立功.肿瘤化疗[M].上海:上海科学技术文献出版社,2020.

[22] 任保辉.肿瘤综合防治[M].北京:科学技术文献出版社,2020.

[23] 张金兰.实用临床肿瘤护理[M].沈阳:沈阳出版社,2020.

[24] 李英红.临床肿瘤诊断与治疗[M].北京:中国纺织出版社,2020.

[25] 付凯.肿瘤诊疗技术的研究与应用[M].北京:中国纺织出版社,2020.

[26] 齐元富,李秀荣.现代中医肿瘤防治学[M].济南:山东科学技术出版社,2020.

［27］徐振晔,林丽珠,祝利民,等.常见恶性肿瘤［M］.上海:上海交通大学出版社,2020.

［28］衣学新.临床常见肿瘤诊断与治疗精要［M］.哈尔滨:黑龙江科学技术出版社,2020.

［29］焦桂梅.常见肿瘤的诊断与治疗［M］.长春:吉林科学技术出版社,2019.

［30］贾英杰.肿瘤临床技能手册［M］.北京:中国协和医科大学出版社,2019.

［31］李华飞.恶性肿瘤诊断与治疗前沿［M］.天津:天津科学技术出版社,2020.

［32］周岱翰.中医肿瘤学［M］.广州:广东高等教育出版社,2019.

［33］刘倩.现代肿瘤护理规范［M］.长春:吉林科学技术出版社,2019.

［34］袁传涛.常见肿瘤诊断与治疗实践［M］.北京:科学技术文献出版社,2019.

［35］孟德峰.临床肿瘤诊断与治疗技术［M］.天津:天津科学技术出版社,2020.

［36］杜红飞,庞雪利,阳燕,等.Tbx3 在膀胱癌中的表达及其对肿瘤干细胞样细胞的影响［J］.四川医学,2021,42(4):342-345.

［37］余帅.PET/CT 联合支气管镜、CEA、NSE 检测支气管癌的价值［J］.深圳中西医结合杂志,2020,30(3):9-11.

［38］朱诚程,汪向明,倪观太,等.前哨淋巴结绘图联合病理超分期在子宫内膜癌中的临床研究［J］.现代妇产科进展,2021,30(4):281-284.

［39］冯涛,杨霄鹏,李富强,等.细胞增殖上调因子促进神经胶质瘤细胞增殖的潜在机制［J］.中国老年学杂志,2020,40(23):5058-5062.

［40］陆宇云,黄梅,石新蕾,等.2011 至 2020 年乳腺癌干细胞 Web of Science 数据库的文献计量学与可视化分析［J］.中国组织工程研究,2021,25(25):4001-4008.